シミュレイション内科

# 腎疾患を探る

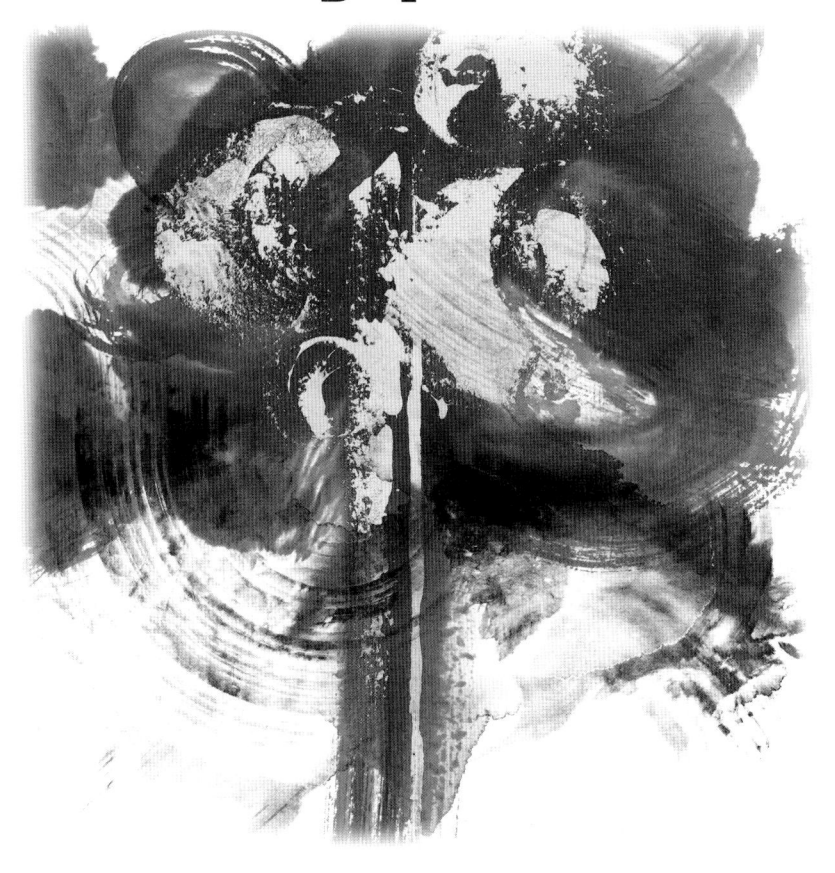

編著

今井 裕一
愛知医科大学 教授

永井書店

# ●執筆者一覧●

《編　集》

今井　裕一　　愛知医科大学腎臓・膠原病内科学　教授

《執筆者》(執筆順)

今井　裕一　　愛知医科大学腎臓・膠原病内科学　教授
富野　康日己　順天堂大学医学部腎臓内科学講座　教授
守山　敏樹　　大阪大学保健センター　教授
升谷　耕介　　九州大学大学院病態機能内科学
平方　秀樹　　九州大学病院腎疾患治療部　助教授
有村　義宏　　杏林大学医学部第1内科学教室　助教授
鎌田　貢壽　　北里大学医学部腎臓内科学　助教授
勝二　達也　　大阪府立急性期・総合医療センター腎臓内科　医長
椿原　美治　　大阪府立急性期・総合医療センター腎臓内科　部長
飯野　靖彦　　日本医科大学第2内科学教室　教授
西野　友哉　　長崎大学大学院医歯薬学総合研究科病態解析・制御学
宮崎　正信　　長崎大学大学院医歯薬学総合研究科病態解析・制御学　助教授
河野　茂　　　長崎大学大学院医歯薬学総合研究科病態解析・制御学　教授
大石　明　　　独立行政法人国立病院機構　霞ヶ浦医療センター内科
川西　秀樹　　あかね会土谷総合病院　副院長
原田　孝司　　長崎大学医学部・歯学部附属病院・血液浄化療法部　助教授
齋藤　和英　　新潟大学大学院腎泌尿器病態学分野
高橋　公太　　新潟大学大学院腎泌尿器病態学分野　教授
早野　恵子　　熊本大学医学部附属病院総合診療部
白浜　雅司　　三瀬村国民健康保険診療所　所長
松島　秀樹　　聖隷三方原病院腎臓内科　部長
菱田　明　　　浜松医科大学第1内科学教室　教授
河田　哲也　　独立行政法人国立病院機構　西札幌病院内科
森田　良樹　　名古屋大学大学院病態内科学講座免疫応答内科学
志水　英明　　中部労災病院腎臓内科
松尾　清一　　名古屋大学大学院病態内科学講座免疫応答内科学　教授
土井　研人　　東京大学医学部附属病院腎臓内分泌内科
中尾　彰秀　　東芝病院　副院長
安田　隆　　　聖マリアンナ医科大学腎臓・高血圧内科　助教授
池田　和人　　神戸逓信病院内科　主任医長
深川　雅史　　神戸大学医学部代謝機能疾患治療部　助教授
竹内　和久　　東北大学大学院腎・高血圧・内分泌学分野　助教授
野田　裕美　　東京医科歯科大学大学院腎臓内科
寺田　典生　　東京医科歯科大学大学院腎臓内科　助教授

| | |
|---|---|
| 佐々木 成 | 東京医科歯科大学大学院腎臓内科　教授 |
| 金崎 聖伸 | 福島県立医科大学第3内科学教室 |
| 渡辺 毅 | 福島県立医科大学第3内科学教室　教授 |
| 井上 武明 | 熊本大学大学院腎臓内科学 |
| 冨田 公夫 | 熊本大学大学院腎臓内科学　教授 |
| 阿部 高明 | 東北大学病院腎・高血圧・内分泌科　講師 |
| 稲熊 大城 | 公立陶生病院腎・膠原病内科 |
| 須藤 博 | 東海大学医学部内科学系総合内科学　講師 |
| 池田 洋一郎 | 虎の門病院分院腎センター（現 昭和大学藤が丘病院腎臓内科） |
| 竹本 文美 | 虎の門病院腎センター　内科医長 |
| 宮田 幸雄 | 自治医科大学内科学講座腎臓内科学部門　講師 |
| 草野 英二 | 自治医科大学内科学講座腎臓内科学部門　教授 |
| 小松田 敦 | 秋田大学医学部第3内科　講師 |
| 涌井 秀樹 | 秋田大学医学部第3内科　講師 |
| 山縣 邦弘 | 筑波大学大学院人間総合科学研究科病態制御医学専攻腎臓病態医学　助教授 |
| 小山 哲夫 | 筑波大学大学院人間総合科学研究科病態制御医学専攻腎臓病態医学　教授 |
| 遠藤 正之 | 東海大学医学部内科学系腎・内分泌・代謝内科　助教授 |
| 横山 仁 | 金沢大学医学部附属病院血液浄化療法部　助教授 |
| 山辺 英彰 | 弘前大学医学部保健学科成人看護学　教授 |
| 服部 元史 | 東京女子医科大学腎臓病総合医療センター腎臓小児科　助教授 |
| 中谷 公彦 | 奈良県立医科大学第1内科学教室 |
| 椎木 英夫 | 町立榛原総合病院内科　副院長 |
| 相馬 淳 | 岩手県立中央病院腎臓内科 |
| 杉山 敏 | 藤田保健衛生大学医学部腎臓内科　教授 |
| 吉田 篤博 | 名古屋市立大学大学院人工透析部　助教授 |
| 湯村 和子 | 東京女子医科大学腎臓病総合医療センター内科（第4内科）　助教授 |
| 網頭 慶太 | 日鉱記念病院糖尿病科　科長 |
| 羽田 勝計 | 旭川医科大学第2内科学教室　教授 |
| 乳原 善文 | 虎の門病院分院腎センター内科　医長 |
| 笹冨 佳江 | 福岡大学医学部内科学第4教室 |
| 斉藤 喬雄 | 福岡大学医学部内科学第4教室　教授 |
| 堅村 信介 | 三重大学医学部附属病院血液浄化療法部　助教授 |
| 宮川 博 | 公立昭和病院腎臓内科 |
| 内田 俊也 | 帝京大学医学部内科学教室　教授 |
| 中元 秀友 | 埼玉医科大学内科腎臓内科部門 |
| 西 慎一 | 新潟大学大学院医歯学総合研究科血液浄化療法部　助教授 |
| 下条 文武 | 新潟大学大学院医歯学総合研究科血液浄化療法部　教授 |
| 岡田 一義 | 日本大学医学部内科学講座腎臓内分泌内科部門 |

# 序　文

　　腎臓の働きは，①糸球体ろ過（老廃物の排泄），②水・電解質の調節，③酸塩基平衡の調節，④血圧の調節，⑤造血ホルモンの産生，⑥カルシウム代謝の調節などである．全身の影響を受けて腎に障害が生じるが，腎臓自体が全身をコントロールしている．そのような意味で腎臓は全身の状態を写す鏡である．腎臓学が複雑に見えたり，理解することが難しく思えたりする理由は，ヒト全体を他臓器との関連という3次元的にあるいは時間の要素を加えた4次元的に評価しないといけないためかもしれない．中国の古典には，医学の本道は「内科学」であると記載されているが，その中でも，内科学の本道は，「腎臓学」であるといっても過言ではない．

　　腎疾患の患者数を概算すると，血尿・蛋白尿を有する人は，人口の数％とされている．仮に1％と見積もっても，わが国で120万人が存在することになる．その中で進行性の要素のある人は腎生検を受けることになるが，わが国では年間約1万人が腎生検を受けている．20年間の累積では，20万人と推測される．その中から腎不全に至って透析療法が必要となるが，年間約3万人の新規導入患者数に反映され，その累積として現在，25万人が透析療法を受けている．尿異常は一般内科医が担当とするとしても，腎生検から透析療法まで約100万人に対応できる腎臓専門医が必要になってくる．しかも，患者の発生数に地域差はないので腎臓専門医が均等に分布することが重要であるが，現実には腎臓専門医の絶対数は不足している．

このような状況を打開するために日本腎臓学会では，専門医制度委員会の中に卒前・卒後教育委員会を設立し，腎臓専門医を育成する教育プログラムを実行している．これまで，旭川，名古屋，岡山，東京でセミナーを開催し，さらに2005年夏の研修医セミナーを東京で開催し，秋には新潟，長崎，冬の研修医セミナーを沖縄で予定している．セミナーの担当あるいはタスクフォースをしている指導医クラスの多くが，本書の著者になっている．

　本書では，腎疾患をどのように捉えると理解が深まるのか，水・電解質異常にどのようにアプローチするのか，腎疾患の治療法にはどのようなものがあるのか，さらに医療現場で必要な倫理的アプローチなどについて総論編でわかりやすくまとめている．さらに疾患編では，典型的な症例を提示してアプローチの方法と理解の仕方を概説している．いずれの著者も現在，臨床現場で活躍し，若い研修医，腎臓専門医を目指す医師を実際に指導している方たちである．本書が認定内科医試験，腎臓専門医試験に役立つことを確信しているし，本書をテキストとして使用して腎臓専門医を目指す人が一人でも増えることを期待している．

2005年9月

愛知医科大学腎臓・膠原病内科
今 井 裕 一

# 目　次

## 総　論

### 1　腎疾患のなりたちとEBMの基本　　3
今井　裕一

腎疾患と全身疾患（一次性と二次性）　　3
一次性腎疾患（糸球体腎炎）の発見　　3
腎機能の評価：機能的診断名　　4
急性腎不全・慢性腎不全の定義　　4
腎生検の必要性を判断　　5
一次性糸球体腎炎の病理診断名　　5
症候診断名と機能診断名から病理診断名を推測：
　一人の患者に3つの診断名　　5
　1．年　齢　　5
　2．発症様式　　5
　3．血尿からのアプローチ　　5
　4．蛋白尿からのアプローチ　　7
病因による分類　　7
二次性糸球体疾患　　7
　1．糖尿病性腎症　　7
　2．全身性エリテマトーデス　　7
　3．紫斑病性腎炎　　8
　4．アミロイドーシス　　8
診断から治療：
　科学的根拠に基づいた医学的判断　　8
　1．治療閾値理論　　8
　2．期待効用値理論：decision tree　　8
臨床決断の構造　　8
コミュニケーションの重要性　　9

### 2　臨床症候と病理診断の関係　　10
富野　康日己

臨床症候　　10
病理診断：糸球体病変7つの病型　　10
臨床症候と病理診断の関係　　11
二次性疾患の特徴的病理所見　　12
　1．糖尿病性腎症　　12
　2．ループス腎炎　　12
　3．アミロイド腎症　　13

### 3　機能的診断と腎機能検査　　14
守山　敏樹

クリアランスの概念およびGFR　　14
腎機能検査の実際　　14
　1．イヌリンクリアランス　　14
　2．クレアチニンクリアランス　　15
　3．血清クレアチニンからのCcr推定　　15
腎機能による腎障害の病期分類　　16

### 4　腎生検の実際とガイドライン　　18
升谷　耕介／平方　秀樹

腎生検の意義　　18
腎生検の適応と禁忌　　18
　1．適　応　　18
　2．禁　忌　　19
腎生検の実際　　19
　1．わが国における腎生検施行件数　　19
　2．腎生検手技　　19
　3．腎生検の合併症　　19
腎生検標本の作製　　20
　1．光学顕微鏡　　21
　2．免疫組織化学的診断　　21
　3．電子顕微鏡的解析　　21
腎生検と倫理について　　21

### 5　病因論と血液検査　　22
有村　義宏

糸球体腎炎の病因：病理組織との関連　　22
急性腎炎症候群　　23
急速進行性腎炎症候群　　23
抗GBM抗体の意味と意義　　23
ICの意味と意義　　24
ANCAの意味と意義　　24
その他血液検査で参考になる事項　　24

### 6　糸球体限局性病変と全身性疾患の関係　　25
鎌田　貢壽

溶連菌感染症と管内増殖性糸球体腎炎　　25
全身性血管炎と半月体形成性糸球体腎炎　　25
　1．Goodpasture症候群と半月体形成性糸球体腎炎　　26
　2．Wegener肉芽腫症と半月体形成性糸球体腎炎　　26
　3．Churg-Strauss症候群と半月体形成性糸球体腎炎　　26
　4．顕微鏡的多発血管炎（MPA）と
　　　半月体形成性糸球体腎炎　　26
IgA腎症と紫斑病性腎炎　　27
スーパー抗原関連腎炎と紫斑病性腎炎　　27
膜性増殖性糸球体腎炎と
　クロオグロブリン血症性糸球体腎炎　　27
膜性腎症と悪性腫瘍あるいは自己免疫疾患の合併症　　27

### 7　慢性腎不全の進行機序　　29
勝二　達也／椿原　美治

血行力学的因子　　29
　1．糸球体過剰濾過　　29
　2．全身高血圧　　29
　3．糸球体高血圧　　29

蛋白尿 　30
その他の障害腎進展因子 　30
　1．食事性因子 　30
　2．尿細管間質病変 　30
　3．リン酸カルシウム塩の沈着の再吸収 　30
　4．アンモニア 　30
　5．高脂血症 　30
　6．貧　血 　30
　7．その他の腎不全進展の増悪因子 　31
ウレミックトキシンと経口吸着療法 　31

### 8　水，電解質異常の基本　32
飯野　靖彦

体液バランス：水，ナトリウム，カリウム代謝の基本 　32
頻度の高い疾患 　32
高ナトリウム血症，低ナトリウム血症 　33
高カリウム血症，低カリウム血症 　34
輸液の基本 　34
　1．水補給のための輸液 　35
　2．塩分補給のための輸液 　35
　3．低　張　液 　35
　4．アルブミン液 　35

### 9　酸・塩基平衡の基本　36
西野　友哉／宮崎　正信／河野　茂

アシドーシスの意味：pH7.4より低くする力 　36
アルカローシスの意味：pH7.4より高くする力 　37
アシドーシス：炭酸が蓄積するか$HCO_3^-$が低下するか 　37
　1．呼吸性アシドーシス 　37
　2．代謝性アシドーシス 　37
近位尿細管で$HCO_3^-$が再吸収されるメカニズム 　38
集合管の働き 　39
AGが減少する病態 　39

### 10　副腎皮質ステロイド薬と免疫抑制薬　41
今井　裕一

免疫抑制が有効な腎臓疾患 　41
　1．一次性糸球体腎炎 　41
　2．二次性糸球体腎炎 　42
ステロイド薬 　42
　1．作用機序 　42
　2．ステロイド受容体とその活性化 　43
　3．経口投与と経静脈投与 　43
　4．ステロイド薬の副作用：ABCD-HIP 　44
免疫抑制薬 　44
　1．アザチオプリン 　44
　2．シクロホスファミド 　44
　3．メソトレキサート 　45
　4．ミゾリビン 　46
　5．シクロスポリンA 　46
　6．タクロリムス 　47
　7．ミコフェノール　モフェチル 　48
免疫抑制状態での感染症の防止と対策 　48

### 11　食事療法の原則　49
大石　明

腎疾患における食事療法 　49

高蛋白食は糸球体過剰濾過を誘発 　49
低蛋白食の有効な腎疾患，無効な腎疾患 　49
塩分制限の重要性 　50
具体的にどのように指導するか 　50

### 12　急性血液浄化療法　52
川西　秀樹

急性腎不全の病態分類 　52
血液浄化法導入基準と重傷度評価 　52
血液浄化法の選択 　53
　1．浄化法・時間 　53
　2．実際の方法（CHF，CHDF） 　53
　3．血液浄化法・治療時間選択の実際 　54
　4．血液浄化療法よりの離脱 　55
　5．吸　着　剤 　55

### 13　透析療法の基本　56
原田　孝司

透析療法の原理 　56
　1．血液透析の原理 　56
　2．CAPDの原理 　56
尿毒症物質の除去 　56
　1．尿毒症物質 　56
　2．血液浄化器 　57
水　分　管　理 　57
長期血液透析患者での問題点 　58
　1．リン・カルシウム代謝：二次性副甲状腺機能亢進 　58
　2．透析アミロイドーシス 　58
　3．血管障害：動脈硬化の促進（血管閉塞），
　　狭心症，心筋梗塞 　59
長期腹膜透析患者での問題点 　59
　1．腹膜の劣化 　59
　2．被囊性腹膜硬化症 　59

### 14　腎移植の現況　61
齋藤　和英／高橋　公太

腎移植の疫学 　61
腎移植の種類と社会的背景 　61
腎移植の適応 　62
組織適合性検査 　62
　1．HLA 　62
　2．ABO式血液型 　62
　3．抗リンパ球抗体 　62
腎移植手術 　62
　1．生体腎ドナー手術 　62
　2．献腎ドナー手術 　62
　3．レシピエント手術 　62
　4．臓器保存法と許容時間 　63
免疫抑制療法 　63
　導入・維持免疫抑制療法 　63
拒絶反応の診断と治療 　64
感染症，合併症対策と治療 　64
腎移植の成績 　64
今後の展望 　65

| 15 | 臨床倫理 | 66 |
|---|---|---|

早野　恵子／白浜　雅司

| 臨床現場での臨床倫理 | 66 |
|---|---|
| 1．医の倫理 | 66 |
| 2．臨床倫理の4分割法による症例へのアプローチ | 66 |
| インフォームド・コンセント | 67 |
| ［ICの実施方法の具体例：腎生検］ | 67 |
| 事前指示とDNAR | 68 |
| 1．DNARオーダー，延命治療の中止 | 68 |
| 2．事前指示 | 68 |
| 透析に関連する倫理的問題 | 68 |
| 治療の差し控えと治療の中断について | 68 |

## 疾患編

| 1 | 急性腎不全の回復後に低尿酸血症が明らかになった！ | 73 |
|---|---|---|

松島　秀樹／菱田　明

| ［問題編］ | 73 |
|---|---|
| 症例と設問 | 73 |
| ［解説編］ | 74 |
| 腎性低尿酸血症の病態生理 | 74 |
| 腎性低尿酸血症の臨床症状 | 75 |
| 腎性低尿酸血症における運動後急性腎不全の発生機序 | 75 |
| 運動後急性腎不全を呈した腎性低尿酸血症の治療と再発予防 | 75 |
| 問題の解説と解答 | 75 |
| レベルアップをめざす方へ | 76 |

| 2 | 足の痛みで救急外来を受診した患者が腎不全！ | 77 |
|---|---|---|

河田　哲也

| ［問題編］ | 77 |
|---|---|
| 症例と設問 | 77 |
| ［解説編］ | 78 |
| 腎機能低下に遭遇したら | 78 |
| 急性腎不全の鑑別診断 | 78 |
| 急性尿細管壊死（ATN） | 78 |
| 横紋筋融解による急性腎不全 | 79 |
| 急性腎不全の治療 | 79 |
| 問題の解説と解答 | 79 |
| レベルアップをめざす方へ | 80 |
| 糸球体と尿細管機能の相互バランス | 80 |

| 3 | 1週間前に急性胃腸炎　抗生物質で下痢症状はよくなったが昨日から全身倦怠感と腰背部痛が！？ | 82 |
|---|---|---|

森田　良樹／志水　英明／松尾　清一

| ［問題編］ | 82 |
|---|---|
| 症例と設問 | 82 |
| ［解説編］ | 83 |
| 急性間質性腎炎 | 83 |
| 1．臨床症候 | 83 |
| 2．間質性腎炎の診断アプローチ | 83 |
| 3．間質性腎炎の病型分類 | 84 |
| 4．間質性腎炎の治療 | 84 |
| 5．薬剤性間質性腎炎のメカニズム | 84 |
| 問題の解説と解答 | 86 |
| レベルアップをめざす方へ | 86 |

| 4 | 長期透析患者がシャント肢の痺れを訴える | 88 |
|---|---|---|

土井　研人／中尾　彰秀

| ［問題編］ | 88 |
|---|---|
| 症例と設問 | 88 |
| ［解説編］ | 89 |
| 透析アミロイドーシス | 89 |
| 1．透析アミロイドーシスのメカニズム | 89 |
| 2．透析アミロイドーシスの病変部位 | 89 |
| 3．透析アミロイドーシスの治療 | 90 |
| 問題の解説と解答 | 90 |
| レベルアップをめざす方へ | 91 |
| 長期透析患者の合併症 | 91 |

| 5 | ぐったりとしているため運ばれてきた！？ | 92 |
|---|---|---|

安田　隆

| ［問題編］ | 92 |
|---|---|
| 症例と設問 | 92 |
| ［解説編］ | 93 |
| 体内のカリウム動態 | 93 |
| 1．体内の分布 | 93 |
| 2．カリウムの役割 | 93 |
| 3．カリウムの摂取と排泄 | 94 |
| 4．血漿カリウム濃度の調節 | 94 |
| 高カリウム血症の発症機序 | 94 |
| 高カリウム血症の治療 | 94 |
| 1．症状のある高カリウム血症への短期的な対策 | 94 |
| 2．高カリウム血症に対する長期的な対策 | 95 |
| 問題の解説と解答 | 95 |
| レベルアップをめざす方へ | 96 |
| 高カリウム血症時の伝導障害の機序 | 96 |

| 6 | 全身の痙攣発作で来院した透析患者 | 97 |
|---|---|---|

池田　和人／深川　雅史

| ［問題編］ | 97 |
|---|---|
| 症例と設問 | 97 |
| ［解説編］ | 98 |
| 低Ca血症の症状 | 98 |
| 腎不全時の高P血症と低Ca血症のメカニズム | 98 |
| PTHの測定 | 98 |
| 高P血症の対策 | 98 |
| 低Ca血症に対して | 99 |
| 問題の解説と解答 | 99 |
| レベルアップをめざす方へ | 99 |
| 慢性腎不全時の骨病変 | 99 |
| Intact PTHアッセイの問題点 | 100 |
| その他のP吸着薬 | 100 |

## 目 次

### 7　生来健康と思われた成人が精査にて初めて低カリウム血症を指摘？　101
竹内　和久

[問 題 編]　101
症例と設問　101
[解 説 編]　102
バーター症候群とギテルマン症候群　102
バーター症候群とその関連遺伝子異常　102
ギテルマン症候群と遺伝子異常　102
問題の解説と解答　102
レベルアップをめざす方へ　105

### 8　脱力発作歴のある若い女性が高血圧を指摘され受診したが？　106
野田　裕美／寺田　典生／佐々木　成

[問 題 編] 　106
症例と設問　106
[解 説 編] 　107
Liddle症候群とは　107
病　因　107
検査所見および治療　107
問題の解説と解答　107
レベルアップをめざす方へ　108
　上皮性ナトリウムチャンネル（ENaC）について　108

### 9　長年慢性肝炎を患う高齢者が四肢の脱力と血圧の上昇を指摘されて受診したが？　109
金崎　聖伸／渡辺　毅

[問 題 編]　109
症例と設問　109
[解 説 編]　110
甘　草　110
低カリウム血症のメカニズム　110
どのような薬剤で生じるのか　110
治　療　110
問題の解説と解答　110

### 10　乾燥症状のある中年女性が起立不能で受診してきたが？　112
井上　武明／冨田　公夫

[問 題 編]　112
症例と設問　112
[解 説 編]　113
尿細管性アシドーシスの背景　113
成因と診断　113
　1．近位型RTA（2型RTA）　113
　2．遠位型RTA（1型RTA，古典的RTA）　113
　3．4型遠位RTA（generalized distal RTA）　114
治　療　115
問題の解説と解答　115
レベルアップをめざす方へ　117

### 11　解離性大動脈瘤を持つ患者の腎機能が悪化してきたが？　118
阿部　高明

[問 題 編]　118
症例と設問　118
[解 説 編]　119
腎血管性高血圧　119
　1．病因と分類　119
　2．症状，徴候，診断　119
　3．治　療　119
問題の解説と解答　119
レベルアップをめざす方へ　122

### 12　生来健康な60歳男性が倦怠感と傾眠傾向のために紹介受診したが！？　123
稲熊　大城

[問 題 編]　123
症例と設問　123
[解 説 編]　124
血漿浸透圧と尿浸透圧　124
低Na血症　124
SIADH　124
症　状　125
治療および予後　125
問題の解説と解答　125
レベルアップをめざす方へ　126
　中心性橋脱髄症　126

### 13　輸液開始後に意識レベルが低下した62歳女性！？　127
須藤　博

[問 題 編]　127
症例と設問　127
[解 説 編]　128
ACTH単独欠損症　128
低Na血症について　128
ADH分泌について　129
SIADH　129
SIADHに類似した病態　129
　1．Cerebral salt-wasting syndrome　129
　2．Mineral corticoid-responsive hyponatremia of the elderly（MRHE）　129
治　療　129
問題の解説と解答　129
レベルアップをめざす方へ　130
　浸透圧調節系と容量調節系　130

### 14　意識障害にて入院した患者が脳外科手術後に再度意識障害に！？　132
池田洋一郎／竹本　文美

[問 題 編]　132
症例と設問　132
[解 説 編]　133
Cerebral Salt Wasting（CSW）　133
　1．CSWとSIADHの共通点　133
　2．CSWとSIADHの相違点　134
　3．CSWと尿酸の関係　134
　4．CSWの発症機序　134
　5．CSWの治療　134
問題の解説と解答　134
レベルアップをめざす方へ　135
　なぜ脱水があるにもかかわらず，s-UAが低値になるのか？　135

## 15 意識障害のある高齢者が搬送されてきたが？ 136
今井　裕一
[問題編] 136
症例と設問 136
[解説編] 137
血漿浸透圧 137
高Na血症 137
　1．Naの基準値の意味 137
　2．ADHの意味 137
尿崩症 137
　原因と治療 138
問題の解説と解答 138
レベルアップをめざす方へ 139
　下垂体MRI：後葉のシグナル 139
　集合管細胞における水の輸送 139

## 16 高カロリー輸液中に代謝性アシドーシスを呈した幽門狭窄症 140
宮田　幸雄／草野　英二
[問題編] 140
症例と設問 140
[解説編] 141
代謝性アシドーシス 141
　1．AGが増加する代謝性アシドーシス 141
　2．AGが増加しない代謝性アシドーシス 142
高カロリー輸液による代謝性障害 142
　1．AGの増加を伴う乳酸性アシドーシス 142
　2．AGが増加しない高Cl性アシドーシス 142
問題の解説と解答 142

## 17 上気道炎後に全身の浮腫と体重増加がみられて受診したが？ 144
小松田　敦
[問題編] 144
症例と設問 144
[解説編] 145
急性糸球体腎炎 145
　1．概念 145
　2．病因 145
　3．症状 145
　4．検査所見 145
　5．治療 146
　6．予後 146
問題の解説と解答 146
レベルアップをめざす方へ 147
　ヒトパルボウイルスB19感染症（HPV）による急性糸球体腎炎（AGN） 147

## 18 腎機能が週の単位で低下した症例に血痰が突然出現したが！？ 148
涌井　秀樹
[問題編] 148
症例と設問 148
[解説編] 149
Goodpasture症候群 149
　1．定義と病因 149
　2．抗GBM抗体：蛍光抗体法とmenzyme-linked immunosorbent assay（ELISA）法との違い 149
　3．治療 150
問題の解説と解答 150

## 19 微熱　全身倦怠感が愁訴の高齢女性に認めた腎機能異常 152
山縣　邦弘／小山　哲夫
[問題編] 152
症例と設問 152
[解説編] 153
顕微鏡的多発血管炎（MPA） 153
　1．疾患概念 153
　2．病因 153
　3．症候 153
　4．診断 153
　5．治療と予後 153
問題の解説と解答 155
レベルアップをめざす方へ 155
　MPA，PN，特発性半月体形成性腎炎の関係 155

## 20 慢性副鼻腔炎のある若い男性が尿異常を指摘され受診したが？ 157
今井　裕一
[問題編] 157
症例と設問 157
[解説編] 158
Wegener肉芽腫症 158
　1．歴史と病因：c-ANCA，PR3-ANCA 158
　2．臨床症状とELK臨床分類基準 158
　3．病理学的所見 158
　4．治療と予後 158
問題の解説と解答 159
レベルアップをめざす方へ 160
　Proteinase 3（PR3）とは 160
　ELK症状を呈する疾患（Wegener肉芽腫症との鑑別） 160

## 21 発熱後に「尿がコーラ色になった」と受診！？ 161
遠藤　正之
[問題編] 161
症例と設問 161
[解説編] 162
IgA腎症 162
　1．概念 162
　2．症状と身体所見 162
　3．尿所見 162
　4．確定診断と鑑別診断 163
　5．治療と予後 163
問題の解説と解答 163
レベルアップをめざす方へ 164

## 22 高齢者の徐々に進行する浮腫と高血圧を合併するネフローゼ症候群 165
横山　仁
[問題編] 165
症例と設問 165
[解説編] 166
膜性腎症 166

1．疾患概念　166
　　2．診断と検査　166
　　3．腎生検所見　166
　　4．治療の一般方針　166
　　5．生活指導・食事療法　167
　問題の解説と解答　167
　レベルアップをめざす方へ　168
　　膜性腎症とIgG4　168
　　炎症性サイトカイン・ケモカイン　168

### 23　C型肝炎の治療歴ある女性が浮腫を訴えて受診したが？　169
山辺　英彰
［問　題　編］　169
症例と設問　169
［解　説　編］　170
C型肝炎ウイルス（HCV）関連腎症　170
　　1．概念と病因　170
　　2．臨床症状　170
　問題の解説と解答　171
　レベルアップをめざす方へ　171
　　クリオグロブリンとは　171

### 24　腹部膨満　腹痛を主訴に16歳男性が受診したが？　173
服部　元史
［問　題　編］　173
症例と設問　173
［解　説　編］　174
ネフローゼ症候群　174
　　1．疾患概念　174
　　2．診断基準　174
　　3．ネフローゼ症候群をきたす主な原因疾患　174
　　4．発症年齢からみた原発性ネフローゼ症候群の組織病型　174
　　5．Selectivity index　175
　　6．病態生理からみたネフローゼ症候群の主な臨床像と合併症　175
　　7．MCNSに対する治療　176
　問題の解説と解答　176
　レベルアップをめざす方へ　177
　　MCNSとT細胞異常　177

### 25　ネフローゼ症候群と診断され　ステロイド治療を受けていたが高度蛋白尿が持続！？　178
中谷　公彦／椎木　英夫
［問　題　編］　178
症例と設問　178
［解　説　編］　179
巣状糸球体硬化症（FSGS）　179
　　1．FSGSの病因　179
　　2．糸球体病理所見　179
　　3．巣状分節状糸球体硬化をきたす疾患　180
　　4．FSGSの治療方針・予後　180
　問題の解説と解答　180
　レベルアップをめざす方へ　181
　　FSGSとpodocyte　181

### 26　低血圧とネフローゼを呈する60歳男性が入院したが！？　183
相馬　淳
［問　題　編］　183
症例と設問　183
［解　説　編］　184
アミロイドーシス　184
　　1．定　義　184
　　2．分　類　184
　　3．臨床所見　184
　　4．診　断　184
　　5．治療と予後　185
　問題の解説と解答　185
　レベルアップをめざす方へ　186
　　重鎖沈着症（CH1欠損症）　186

### 27　冠動脈内ステント植え込み術施行4週間後に点状出血出現！　貧血と血小板減少？　187
杉山　敏
［問　題　編］　187
症例と設問　187
［解　説　編］　188
血栓性血小板減少性紫斑病（TTP）　188
　　1．病　態　188
　　2．臨床症状　189
　　3．診　断　189
　　4．治　療　189
　問題の解説と解答　189
　レベルアップをめざす方へ　190

### 28　高血圧患者で低K血症をみたら　191
吉田　篤博
［問　題　編］　191
症例と設問　191
［解　説　編］　192
経　過　192
全身性強皮症（Systemic Sclerosis）　192
悪性高血圧　192
HUS（溶血性尿毒症性症候群）　192
　問題の解説と解答　193
　レベルアップをめざす方へ　193
　　ADAMTS-13（1）　193
　　マイクロキメリズム　194
　　SScでのMPO-ANCAの意義　194
　　悪性高血圧に対するACE阻害薬/ARBの作用機序　194

### 29　尿異常を指摘され　血液一般・生化学検査で膠原病が疑われた！　195
湯村　和子
［問　題　編］　195
症例と設問　195
［解　説　編］　196
全身性エリテマトーデスの腎障害　196
　　1．治療と予後　198
　　2．患者の生活指導　198
　問題の解説と解答　198
　レベルアップをめざす方へ　200

SLEでの自己抗体の種類と意義
　　　　（とくに腎臓との関係） ... 200
　　　補体活性化の経路とSLE ... 200

## 30　10年来の糖尿病　4年前から通院を中断　最近下肢のむくみと全身倦怠感を自覚！？ ... 202
　　　　　　　　　　　　　網頭　慶太／羽田　勝計
［問題編］ ... 202
症例と設問 ... 202
［解説編］ ... 203
糖尿病性腎症 ... 203
　1．自然経過 ... 203
　2．治療 ... 203
　3．食事療法 ... 204
レベルアップをめざす方へ ... 205

## 31　腹部膨満患者が来院したが？ ... 206
　　　　　　　　　　　　　　　　　　乳原　善文
［問題編］ ... 206
症例と設問 ... 206
［解説編］ ... 207
多発性嚢胞腎 ... 207
　1．治療 ... 207
　2．遺伝子異常 ... 207
　3．動脈塞栓術 ... 207
問題の解説と解答 ... 208

## 32　肥満妊婦が尿異常を指摘され受診したが？ ... 210
　　　　　　　　　　　　　笹冨　佳江／斉藤　喬雄
［問題編］ ... 210
症例と設問 ... 210
［解説編］ ... 211
妊娠高血圧症候群 ... 211
　1．疾患概念 ... 211
　2．病因 ... 211
　3．臨床症状と診断 ... 211
　4．治療 ... 211
　5．予後 ... 211
　6．患者の生活指導 ... 212
　7．その他 ... 212
問題の解説と解答 ... 212
レベルアップをめざす方へ ... 212
　妊娠期間中の免疫反応 ... 212
　出産後に増悪する疾患 ... 213

## 33　小学入学以来の血尿　蛋白尿　母方の祖父は尿毒症で死亡　精査をすすめられる！？ ... 214
　　　　　　　　　　　　　　　　　　堅村　信介
［問題編］ ... 214
症例と設問 ... 214
［解説編］ ... 216
問題の解説と解答 ... 216
レベルアップをめざす方へ ... 217

## 34　発熱　腰痛および進行した腎不全で紹介されてきた44歳の女性 ... 218
　　　　　　　　　　　　　宮川　博／内田　俊也
［問題編］ ... 218
症例と設問 ... 218
［解説編］ ... 219
急性腎盂腎炎 ... 219
　1．定義 ... 219
　2．感染経路 ... 219
　3．病理 ... 219
　4．症状 ... 219
　5．検査所見 ... 219
　6．治療 ... 219
　7．細菌感染と臓器特異性（細菌の接着） ... 220
問題の解説と解答 ... 220
まとめ ... 222

## 35　CAPD患者の除水不全の原因は？ ... 223
　　　　　　　　　　　　　　　　　　中元　秀友
［問題編］ ... 223
症例と設問 ... 223
［解説編］ ... 225
透析療法の選択 ... 225
CAPDとHDの比較 ... 226
CAPDの利点 ... 226
　1．身体的な利点 ... 226
　2．社会的な利点 ... 227
　3．精神的な利点 ... 227
CAPDの欠点 ... 227
CAPDの合併症とその対策（CAPDに特有な合併症） ... 227
　1．CAPD導入初期の合併症 ... 227
　2．CAPD慢性維持期の合併症 ... 227
CAPDの適応 ... 228
　1．CAPDに適した患者 ... 228
　2．CAPDをさけたほうがよい患者 ... 228
　3．その他の疾患 ... 228
CAPDの方法 ... 228
　1．CAPD療法 ... 228
　2．APD療法 ... 229
透析液の進歩と中性透析液 ... 229
末期腎不全患者のCAPD導入と導入後経過 ... 229
問題の解説と解答 ... 229
レベルアップをめざす方へ ... 231
　PD＋HD併用療法（complement dialysis） ... 231
　腹膜の状態をどのように把握するのか ... 231

## 36　腎移植後の腎機能低下　生体肝移植8年目に血清クレアチニン上昇を認めた症例の鑑別診断は？ ... 233
　　　　　　　　　　　　　西　慎一／下条　文武
［問題編］ ... 233
症例と設問 ... 233
［解説編］ ... 234
腎移植後の腎機能低下と尿検査異常 ... 234
　1．Banff分類 ... 234
　2．治療と予後 ... 234
問題の解説と解答 ... 235

viii 目次

| | | | |
|---|---|---|---|
| レベルアップをめざす方へ | 235 | 透析療法導入基準 | 239 |
| 傍尿細管毛細血管（PTC）へのC4dの沈着 | 235 | 終末期医療の現状 | 239 |
| | | 問題の解説と解答 | 239 |

**37　末期腎不全医療の生命倫理学的問題に正しい対応ができますか？** 　237

　　　　　　　　　　　　　岡田　一義

| | | | |
|---|---|---|---|
| ［問題編］ | 237 | レベルアップをめざす方へ | 240 |
| 症例と設問 | 237 | 透析療法導入 | 240 |
| ［解説編］ | 239 | エホバの証人医療過誤事件 | 241 |
| 臨床倫理学 | 239 | 安　楽　死 | 241 |

索　引　243

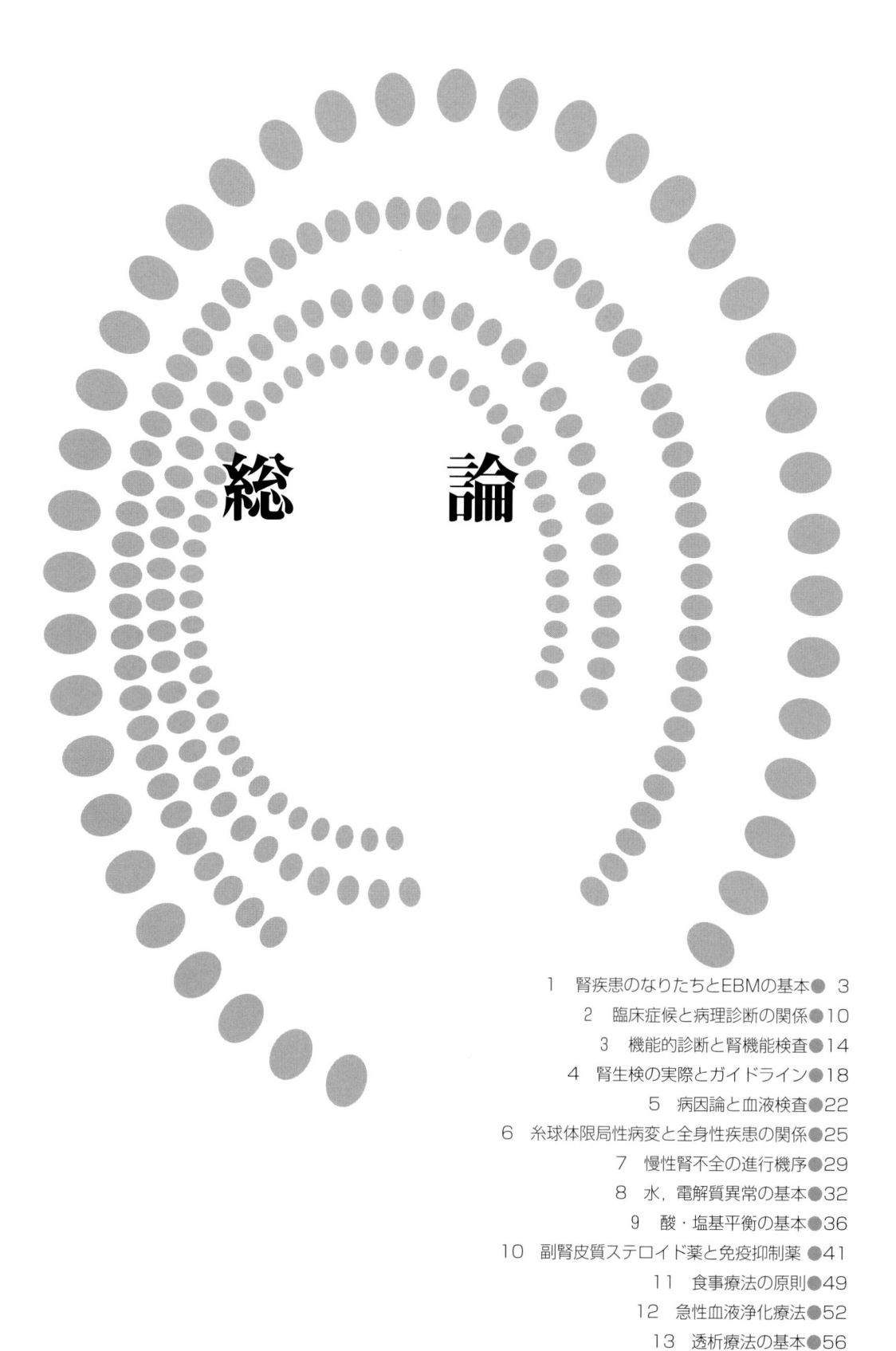

# 総論

1 腎疾患のなりたちとEBMの基本●3
2 臨床症候と病理診断の関係●10
3 機能的診断と腎機能検査●14
4 腎生検の実際とガイドライン●18
5 病因論と血液検査●22
6 糸球体限局性病変と全身性疾患の関係●25
7 慢性腎不全の進行機序●29
8 水,電解質異常の基本●32
9 酸・塩基平衡の基本●36
10 副腎皮質ステロイド薬と免疫抑制薬●41
11 食事療法の原則●49
12 急性血液浄化療法●52
13 透析療法の基本●56
14 腎移植の現況●61
15 臨床倫理●66

# 総論

## 1 腎疾患のなりたちとEBMの基本

### はじめに

腎臓病を学び始めると，病名の多さと複雑さに誰でも当惑する．今「IgA腎症」の話をしていたかと思うと，気がつくと「ネフローゼ症候群」について説明し，そうかと思うと「慢性腎不全」を論じており，頭が完全に混乱してしまう．このことは学生・研修医だけではなく，実は，すでに腎臓専門医になっている医師でも過去に多かれ少なかれこのような体験をしているのである．

病名の整理法と診断までの過程を理解すれば，腎臓病は論理的な分野であることに気がつく．今回は，そのような点に十分配慮して腎臓病へのアプローチを概説する．

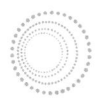

### 腎疾患と全身疾患（一次性と二次性）

腎臓は血流に富んでいるので，全身の疾患の影響を受けやすい．全身性疾患がすでに存在し尿異常・腎機能異常が生じている場合を二次性（以前は続発性とよんでいた）として扱っている．一方，全身性疾患がなく尿異常あるいは腎機能異常がある場合を一次性（以前は原発性）とよんでいる．腎臓専門医は，患者をみたときに暗黙のうちに，（1）二次性が明らかな場合，（2）二次性の可能性が高い場合，（3）二次性の可能性が否定できない場合，（4）一次性が明らかな場合を考慮している．しかし，この区別は実は簡単ではない．糖尿病の患者で，尿異常が存在する場合に，糖尿病の罹病期間，網膜症の有無，血尿の程度などを考慮して二次性か他の腎炎の合併かを判断している．実際に，糖尿病患者で尿異常が出現した場合の10～20％は，糖尿病以外の新たな腎炎が生じていることも示されている．

学習の手順としては，最初に一次性糸球体腎炎を学び，次に典型的な二次性疾患の臨床像，経過，検査所見を理解する．そのあとに，個別の患者で一次性腎疾患あるいは二次性疾患にあてはまる点，あてはまらない点を検討する．

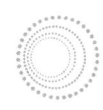

### 一次性腎疾患（糸球体腎炎）の発見

全身性疾患が存在せず尿異常・腎機能異常が出現している場合を一次性として扱っている．臨床的には5つの症候群，（1）急性腎炎症候群，（2）急速進行性腎炎症候群，（3）慢性腎炎症候群，（4）持続性蛋白尿・血尿群，（5）ネフローゼ症候群のいずれかに分類されることになる（表1）．

このなかでもっとも理解しやすいのは，（5）のネフローゼ症候群である．大量の蛋白尿と低蛋白血症が存在し，浮腫が出現し発見されやすいという特徴がある．次に（3）慢性腎炎症候群と（4）持続性蛋白尿・

**表1　症候診断名**

1. **急性腎炎症候群**
   感染症（扁桃炎，咽頭炎，皮膚炎）などの後に，10日から14日の潜伏期があり，尿異常，腎機能低下，高血圧，浮腫が出現する．
2. **急速進行性腎炎症候群**
   尿異常が出現して，週単位で腎機能が低下する．多くは発熱，CRP上昇などの炎症所見がある．
3. **慢性腎炎症候群**
   発症時期は特定できないが，検診などで尿異常を指摘され，徐々に（年単位で）腎機能が低下する．
4. **持続性蛋白尿・血尿**
   検診などで尿異常が指摘されるが，腎機能は低下しない．
5. **ネフローゼ症候群**
   大量の蛋白尿（3.5g/日以上），低蛋白血症（6.0g/dl未満あるいはアルブミン値　3.0g/dl未満），高コレステロール血症，浮腫がみられる．

血尿群は，発症時期が特定できずに検診などで尿異常が指摘されるものである．両者の違いは，慢性腎炎症候群では，徐々に腎機能が低下するものを指し，持続性蛋白尿・血尿群は，腎機能が安定しているものと定義している．（1）急性腎炎症候群と（2）急速進行性腎炎症候群は臨床現場では即断することができない場合もある．しかし（1）急性腎炎症候群は急性感染症（咽頭炎，扁桃炎，上気道炎，皮膚炎）などの10～14日後に，浮腫，高血圧，乏尿，腎不全が出現するものであり腎不全への進行が数日と短い．一方，（2）急速進行性腎炎症候群では，発熱，上気道炎などのほかに関節炎，皮膚結節，紫斑などを呈しながら数週から数カ月で腎不全にいたるものである．尿異常・腎機能異常の存在する患者では，臨床経過からどの群であるかを評価することが第一歩である．

## 腎機能の評価：機能的診断名

臨床症候分類のなかでも，（2）急速進行性腎炎症候群，（3）慢性腎炎症候群，（4）持続性蛋白尿・血尿群では，腎機能を評価することが必須となっている．

腎機能の評価法としては，チオ硫酸ナトリウムを用いて2時間排泄率から糸球体ろ過率（glomerular filtration rate：GFR）を求める方法が科学的である．しかし，多忙な臨床現場で実行するには大きな制約がある．イヌリン・クリアランスも正確ではあるが，イヌリンを注射し，正確な時間尿を得る必要があり，日常診療では困難である．そのため血清と尿中クレアチニンから計算するクレアチニン・クリアランスが日常行われている．2時間法と24時間法があるが，それぞれ長所短所がある．

以上のような機能検査は，煩雑であるので，外来では血清クレアチニン値からクレアチニン・クリアランスを簡単に推測している．GFR（ml/min/1.73体表面積）＝（0.43×身長）÷血清クレアチニン値（Counahan）という式が便利である．日本人の30～60歳の男性の平均身長を170cmくらいとするとCcr＝75/血クレアチニン値という式で代用できる．血清クレアチニン値が0.7mg/dlであれば，Ccr100ml/min以上であり，血清クレアチニン値が8mg/dlであれば，Ccrが10ml/min未満であることを示し，透析導入が間近であることを示唆している．ただし，この推測式では，年齢，筋肉量，性を無視しているので，より正確には，Cockcroftの式が男性Ccr＝（140－年齢）×体重/（72×血清クレアチニン値），（女性では0.85倍）が有用である．

血清クレアチニンから腎機能を推測し障害の程度を分類することになる（表2）．最近，アメリカから腎機能による病気分類（CKDステージ分類）が提案されている（表3）．腎機能を簡単に分類し，それぞれの病期による対応，治療法を一般臨床医へ推奨している点が優れている．また，腎機能が正常であっても，蛋白尿が出現していると腎不全に進行する可能性が高いことを示し注意を喚起している．

## 急性腎不全・慢性腎不全の定義

数日以内に腎不全に至る場合を，急性とよんでいる．一方，数年以上の経過で徐々に腎不全に至る場合を慢性としている．急性腎不全では，腎臓のサイズは正常大（約12cm大）であり，慢性腎不全では，萎縮腎（10cm未満）となっている場合が多い．それらの中間的なものとして，急速進行性腎炎症候群があるが，尿

表2　日本腎臓学会の腎機能分類

| 腎機能 | Ccr (ml/分) |
| --- | --- |
| 正　常 | ≧90 |
| 軽度低下 | 71～90 |
| 中等度低下 | 51～70 |
| 高度低下 | 31～50 |
| 腎不全 | 11～30 |
| 尿毒症 | ≦10 |

表3　CKD分類

| stage | description | GFR (ml/min/1.73 m²) | action |
| --- | --- | --- | --- |
| 1 | Kidney damage with normal or increased GFR | >90 | Diagnosis and treatment, Treatment of comobid condition, Solving progression, CVD risk reduction |
| 2 | Kidney damage with mild decreased GFR | 60～89 | Estimation progression |
| 3 | Kidney damage with moderate decreased GFR | 30～59 | Evaluating and treating complications |
| 4 | Kidney damage with severe decreased GFR | 15～29 | Preparation to kidney Replacement therapy |
| 5 | Kidnay failure | <15 | Replacement (If uremia present) |

Chronic Kidney Disease : A clinical action plan

所見が出現し数週から数カ月で腎不全に至るものである．急性腎不全，急速進行性腎炎症候群では，早期治療によって腎機能が回復する可能性があるので腎生検で原因を究明し適切に対応する必要がある．

## 腎生検の必要性を判断

一般的には，（1）ネフローゼ症候群，（2）腎機能低下（急性腎不全，急速進行性腎炎症候群），（3）蛋白尿 0.5g/日以上（進行性を示唆する所見），（4）多彩な円柱のある場合は，腎生検が必要である．

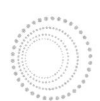

## 一次性糸球体腎炎の病理診断名

基底膜内（血管内）に細胞が増加する場合を「管内増殖性腎炎」とよび，基底膜外（血管外）の上皮細胞が増加する場合を「半月体形成性腎炎」としている．一方，メサンギウム細胞が増加している場合を，「メサンギウム増殖性腎炎」とし，さらにその所見に膜の二重化などが加わると「膜性増殖性腎炎」と定義している．また，基底膜の肥厚と基底膜の再生像がみられれば，「膜性腎症」であり，糸球体内の一部分が硬化しているものを「巣状分節性糸球体硬化症」とよんでいる．光顕上ほぼ正常の糸球体の場合を「微小変化型」としている．以上のように 7 型に分類している（図 1，表 4）．

## 症候診断名と機能診断名から病理診断名を推測：一人の患者に3つの診断名

腎臓専門医は，最初に症候診断名で分類し，次に血清クレアチニン値から現在の腎機能の状態を把握している．さらに年齢，発症様式，血尿，蛋白尿などから病理診断名を推測し，腎生検で確認している．すなわち，一人の患者に3つの診断名があることを理解すると腎疾患の病名が整理して覚えられるようになる．

### 1．年　　齢

15歳未満でネフローゼ症候群を呈する患者の約80%は，「微小変化型」である．一方，40歳以降の成人ネフローゼの約50%は「膜性腎症」である．また，わが国では，60歳以降にはじめて発症する糸球体腎炎の約50%は，「半月体形成性腎炎」である．

### 2．発症様式

急激に発症するものとして，「微小変化型ネフローゼ」，「半月体形成性腎炎」，「管内増殖性腎炎」，「巣状分節性糸球体硬化症の約80%」がある．一方，緩徐に進行するものとして，「メサンギウム増殖性腎炎（IgA腎症）」，「巣状分節性糸球体硬化症の約20%」，「膜性腎症」，「膜性増殖性腎炎」がある．

### 3．血尿からのアプローチ

#### 1）部位の確定

尿に血液が混入することは，腎臓・尿管，膀胱，尿道のいずれかに病変が存在することを示している．簡単にはThompsonの二杯分尿法が有用である．第1杯尿で血尿があり，第2杯尿で血尿がない場合は，前部尿道からの出血，第2杯尿も血尿がある場合は，腎，上部尿路，膀胱の病変が疑われる．第1杯尿に血尿がなく，第2杯尿に血尿がある場合は，後部尿道，膀胱頸部の病変が示唆される（表5）．

#### 2）潜血反応

尿試験紙の潜血反応は還元反応を利用した呈色反応であり，尿中にヘモグロビンやミオグロビンが存在する場合に陽性になる．血管内で溶血が生じるとヘモグ

**表4　病理診断名**

1. **管内増殖性糸球体腎炎：**
   糸球体腫大，細胞数の増加，多核白血球増加，管内増殖．
2. **半月体形成性糸球体腎炎：**
   上皮細胞の増加，間質への細胞浸潤
3. **メサンギウム増殖性糸球体腎炎：**
   メサンギウム細胞の増加（1つのメサンギウム領域に4～5個の細胞核の存在），メサンギウム基質の増加
4. **膜性増殖性糸球体腎炎：**
   糸球体腫大，糸球体の分葉化，メサンギウム細胞の増加，膜の二重化
5. **膜性腎症：**
   基底膜の肥厚，バブリング像，スパイク形成（銀染色）
6. **巣状糸球体硬化症：**
   分節性硬化病変（糸球体の一部分が硬化している所見）が，まばらに存在する（巣状：50%未満の糸球体）．
7. **微小変化型ネフローゼ：**
   ネフローゼ症候群であるが，光顕所見では特に大きな変化がみられない．

**表5　Thompsonの2杯分尿法**

| 第1杯尿 | 第2杯尿 | 病変部位 |
|---|---|---|
| 血尿あり | 血尿なし | 前部尿道からの出血 |
| 血尿あり | 血尿あり | 腎，上部尿路，膀胱からの出血 |
| 血尿なし | 血尿あり | 後部尿道，膀胱頸部からの出血 |

6　I. 総論編

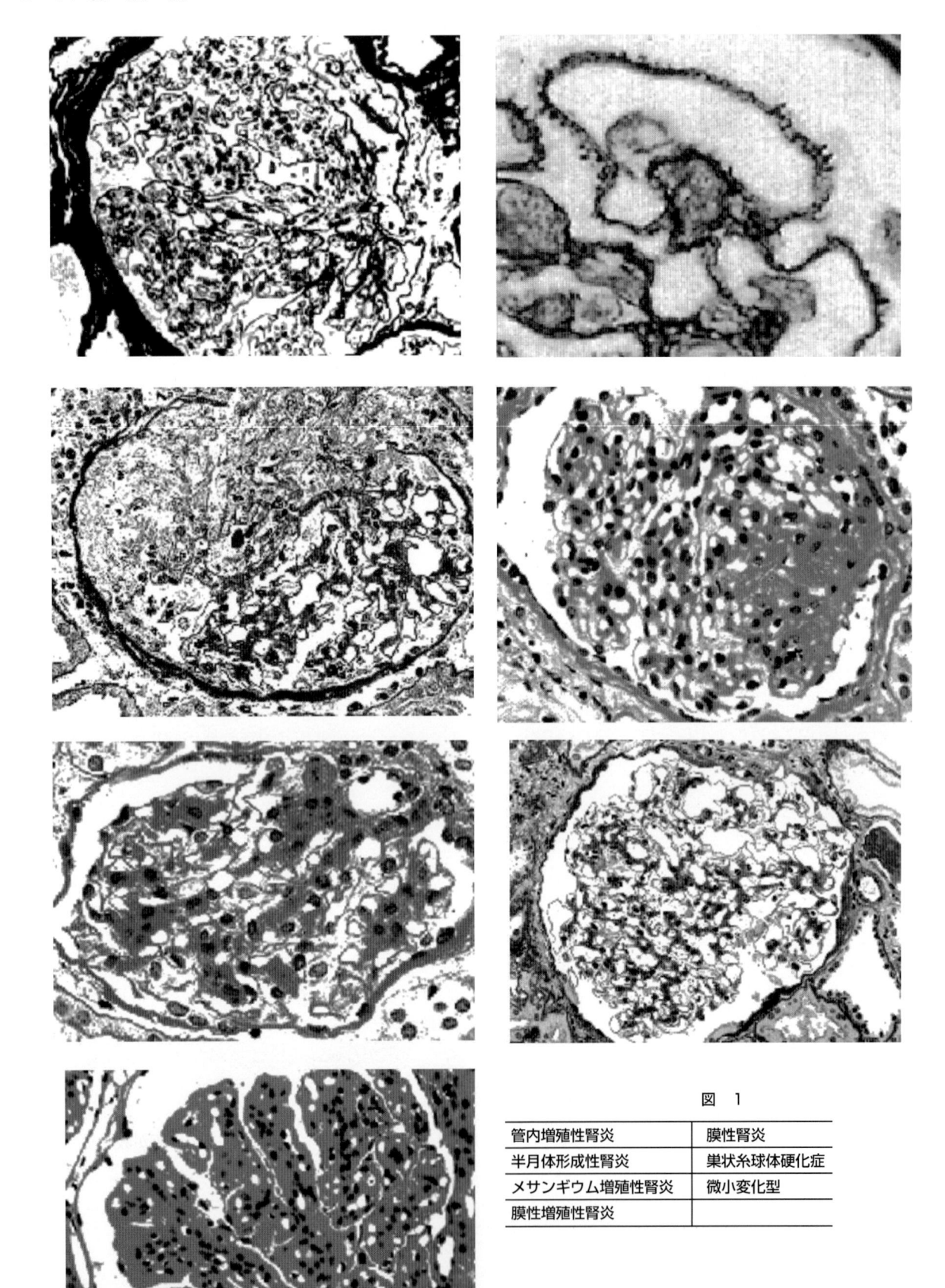

図　1

| 管内増殖性腎炎 | 膜性腎炎 |
| --- | --- |
| 半月体形成性腎炎 | 巣状糸球体硬化症 |
| メサンギウム増殖性腎炎 | 微小変化型 |
| 膜性増殖性腎炎 | |

ロビン，また，筋肉が崩壊するとミオグロビンが尿に出現する．この場合は，均一な呈色反応になる．一方，尿中に赤血球が出現すると赤血球中のヘモグロビンが反応し顆粒状のパターンとなる．正確には尿沈渣で赤血球を確認する．本当の意味での血尿とは，顕微鏡での強視野（HPF）で2～5個の赤血球が存在することを指している．

#### 3）変形赤血球・円柱

尿がつくられるもっとも源流である糸球体に病変があると原尿に赤血球が混入し，尿細管に流入する．水分や電解質が尿細管で再吸収されると，尿が濃縮され円盤状の赤血球が変形する．これを変形赤血球とよんでいる．また赤血球が多数尿細管に流入すると，赤血球集団が圧縮され円柱状の塊になり，これを赤血球円柱とよんでいる．これらの変化が尿沈渣でみられると，糸球体腎炎が示唆される．

#### 4）糸球体由来の血尿

メサンギウム病変が主体であると推測し，「メサンギウム（IgA増殖性腎炎腎症）」，「膜性増殖性腎炎」，「管内増殖性腎炎」，「半月体形成性腎炎」，「巣状分節性糸球体硬化症」の可能性が高い．

### 4．蛋白尿からのアプローチ

#### 1）一過性か持続性か

試験紙法による1回の検尿では男性の4％，女性の7％に蛋白尿が認められるが，そのほとんどが再検査では蛋白尿を認めない一過性のものである．脱水，ストレス，発熱，激しい運動などの幅広い原因で出現することが知られている．日を変えて検尿を2回行い，いずれも蛋白尿が認められなければ一過性と判断する．起立性蛋白尿は若年者の3～5％に認められるとされ，前夜就寝時に完全に排尿しておいた翌朝の早朝尿を持参させ，来院時尿と比較する．起立性蛋白尿の予後は良好であり，とくに治療の必要はない．

#### 2）持続性蛋白尿

尿蛋白量の程度が重要となる．24時間蓄尿は全尿量の50分の1量だけ蓄尿される「ユリンメートP」（住友ベークライト社）という専用の蓄尿器を利用すると便利である．最近では随時尿で検査できる尿蛋白クレアチニン比も重要視されている．健常人の1日のクレアチニン排泄量がおよそ1gであることから，スポット尿の蛋白定量（mg/dl）を同時測定の尿クレアチニン濃度（mg/dl）で割った値が，1日尿蛋白量（g）に近似している．つまり尿蛋白・クレアチニン比が0.2であれば0.2g/日の蛋白尿，3.5であれば3.5g/日の蛋白尿と推測することができる．

#### 3）進行性の評価

一般的に尿蛋白が1g/日以上であると進行性の腎炎である可能性が高いが，血尿のない1g/日以下の蛋白尿でも自己抗体や低補体血症が認められる場合には，腎生検を行う場合が多い．蛋白尿のみの患者の10.4％は約6年後には腎機能の低下がみられるので，蛋白尿のみであっても十分な経過観察が必要である．

#### 4）蛋白尿主体の場合

「微小変化型」，「膜性腎症」，二次性としては「アミロイド腎症」，「糖尿病性腎症」の可能性が高い．なお，試験紙法に比して定量法（スルフォサリチル酸法）の値が大きく乖離して高値をとる場合には，アルブミン以外の蛋白，とくにBence Jones蛋白の可能性が高く，多発性骨髄腫やアミロイド腎症の検索が必要となる．

## 病因による分類

糸球体腎炎に深く関与する因子による分類である．種々の検査と関連している．

1）溶連菌感染後糸球体腎炎：管内増殖性腎炎
2）抗GBM抗体型腎炎：半月体形成性腎炎
3）ANCA関連腎炎：半月体形成性腎炎
4）IgA腎症：メサンギウム増殖性腎炎

以上は，それぞれ同義語のように使用しているが，微妙に異なっている．これらの詳細については，腎臓専門医の領域となるが，アウトラインを知っておくと便利である．

## 二次性糸球体疾患

### 1．糖尿病性腎症

$HbA_{1c}$でチェックして治療不良の期間が数年以上持続すると，最初に細小血管障害が生じる．輸入・輸出細動脈レベルの硝子様変化が特徴的であり，圧バランスの異常から微量アルブミン尿が出現するようになる．さらに進行するとメサンギウム基質が増加し，びまん性病変とよばれている．このころから顕性蛋白尿となる．その後，糸球体内に結節病変が数と大きさを増していく．この頃になるとネフローゼ症候群を呈することがある．顕性蛋白尿を呈する時期では，同時に網膜症を合併していることがほとんどである．罹病期間，血糖コントロール状態，合併症の有無などが参考になる．

### 2．全身性エリテマトーデス

ARAの診断基準11項目中4項目を満たせば全身性

エリテマトーデスの診断は可能である．1,816通りの組み合わせが存在するが，免疫複合体型，抗リン脂質抗体型，混在型に大別される．全身性エリテマトーデスの約半数は，免疫複合体上昇，血清補体（C3, C4, $CH_{50}$）低下があり，ループス腎炎と診断される．低補体血症が存在する場合は，腎生検を実施し組織型を確認して治療法を選択する必要がある．

### 3．紫斑病性腎炎

小児に多いが成人・高齢者でもときにみられる．紫斑，関節痛，腹痛がみられるものをSchönlein-Henoch紫斑病として扱っているが，これに腎炎が合併するものを紫斑病性腎炎とよんでいる．腎生検では，メサンギウム域にIgAが沈着しておりIgA腎症と関連する全身血管炎と考えられている．炎症が激しい場合は糸球体に半月体形成がみられ，その程度によって副腎皮質ステロイド薬を使用している．

### 4．アミロイドーシス

蛋白質は20種類のアミノ酸の組み合わせによって形成されている．立体的には$\beta$シート構造と$\alpha$らせん構造がある．とくに$\beta$シート構造主体の蛋白質が処理される過程でアミロイド線維が形成される．免疫グロブリン軽鎖に由来するものを一次性（AL型）とよび，炎症に由来するものAA型としている．その他ホルモンによるもの，$\beta_2$ミクログロブリンに由来するものがある．全身の組織にアミロイト線維が沈着したものを全身性アミロイドーシスとよんでいる．いずれの場合も原材料の産生量を低下させる治療が有効である．

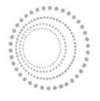

## 診断から治療：科学的根拠に基づいた医学的判断

以上のように診断を確定しながら治療法を選択することになる．Evidence-based Medicine（EBM）とは，目の前の患者に対して「臨床経験」と「科学的根拠：エビデンス」を駆使して医学判断を行う手法をさしている．臨床経験のほとんどない学生・研修医においても，また古くなった医学的知識しかもたないベテラン医師においても適切な「医学的判断」ができるようになる手法である．すなわちEBMとは手法を指しているので「EBMによると○○」という表現は論理的ではない．そのような場合，「——というエビデンスに基づくと—」という表現が妥当である．具体的な医学判断の方法として以下の2つがある．

### 1．治療閾値理論

この方法は，時間的にも経済的にも有効な検査をどのように選択するかを判断する際に有用である．（1）目の前の患者で，ある疾患の確率（検査前確率）を考慮する．（2）その疾患での検査法の感度，特異度，陽性・陰性尤度比のデータを収集する．（3）検査前確率に尤度比をかけると，検査後の確率がわかる．（4）次に，その疾患での治療法のデータを得る．すなわち，［治療による副作用の頻度×副作用のインパクト（死亡1.0，軽症0）］を［治療による改善率×改善のもたらすQOL（完全復帰1.0，死亡0）］で割った値（％）が治療閾値となる．（5）検査後確率が，治療閾値を超えていれば，治療を開始することになる．治療閾値未満であれば，その治療法を選択することはない．

医師は診断確率を問診，診察，検査によって変化させ，暗黙のうちに治療閾値を暗算して，その検査法が患者の利益につながると判断した場合に検査を行い，無駄であれば治療を優先している．検査をいくら行っても診断確率が100％あるいは逆に0％となることは決してない．このような治療閾値理論をマスターすると，たとえ検査に不確実性が存在しても，患者にとって有意義な選択を見いだすことができるようになる．すなわち「医師の仕事は患者の病気を科学的に100％証明することではない」ことに気がついたときに，不確実性と共存できるようになる．

### 2．期待効用値理論：decision tree

人間はいろいろな岐路に直面したときに，それぞれの価値観で有利な選択を行っている．この課程を科学的に解析する方法としてdecision treeが提唱されている．いろいろな選択肢のもたらす結果の頻度（例：改善，不変，悪化など）とそれぞれの結果の効用値（患者のQOL：例：改善すると90％まで回復する場合は，0.9）を掛けあわせて得られた数字を合計すると，その選択肢の期待効用値となる．それぞれの選択肢を比較して，数字の高いものを患者に推奨できるのである．

この計算を行うためには，正確な治療成績（改善，不変，悪化の頻度）が必要でありエビデンスが重要になってくる．さらには，患者のQOL（効用値）も正確に評価する必要がある．

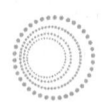

## 臨床決断の構造

以上のような科学的根拠に基づいた医学的判断を行っても，臨床現場での最終決定とは，くい違いが生じることがある．すなわち臨床決断がどのようになされ

|医学的判断|患者の好み|
|---|---|
|QOL|家族の意向|

図 2

ているかを十分理解する必要がある．

臨床決断は，(1) 医学的判断（適応），(2) 患者の好み，(3) 患者のQOL，(4) 家族の意向に基づいており，これらを「臨床倫理の4分割表」とよんでいる（図2）．医師の医学的判断を絶対的なものと考えると，命令的な口調となり，医師の決定が最優先される古い医療パターン（パターナリズム）に陥ってしまう．一方，医学的判断を矮小化すると，単なるサービス業に陥ってしまう．現実の医療現場では，4つのバランスのとれた医療が望まれているのである．

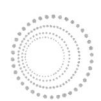

## コミュニケーションの重要性

医師はエビデンスに基づく医学的判断によって，患者に優先順位をつけて治療法を提示することができるようになる．しかし，最終的には「患者の好み」あるいは「家族の意向」によって拒否されることもある．その場合に簡単に容認するのではなく，医学的知識を駆使して患者・家族と交渉する必要がある．そのような場面でコミュニケーション能力がきわめて重要になる．

コミュニケーションの基本は，「そうですね」「そうですか」「そうなんですよ」などの言葉を多用して相手を受容し，そのあとに共感の態度を示すことである．良好な医師・患者関係が築かれたあとで，医学的判断の重要さを提示する態度が肝心である．医療トラブルの約30％はコミュニケーション能力の不足が原因であるとされており，日常臨床の場で研鑽を積む必要がある．

●文　献●
1）今井裕一，山田晴生：腎疾患の鑑別診断：腎疾患診断へのアプローチ　日内会誌　93：858-865, 2004
2）今井裕一：不確実性があっても怖くない．治療 84：2491-2495, 2002
3）今井裕一：臨床決断のエッセンス．不確実な臨床現場で最善の選択をするために．東京，医学書院，2002

[今井　裕一]

# 総論 2 臨床症候と病理診断の関係

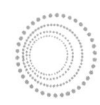

## はじめに

腎疾患, とくに糸球体疾患は尿所見と臨床経過を中心に臨床分類されるが, 全身疾患の一部分症である二次性腎疾患を鑑別したあとに, 腎生検を行い病理診断をつけるのが一般的な診断の流れである. 本稿では, それらの関係を明らかにし, 糸球体疾患を学ぶ糸口になるよう簡明に記載した.

## 臨床症候

糸球体疾患の臨床症候は少なく, 尿検査で発見されることが多い. 糸球体疾患での重要な尿所見は, 蛋白尿と血尿である.

蛋白尿とは, 尿中に蛋白 (主としてアルブミン) が出る状態をいう. 蛋白尿 (正常上限：1日150mg) は, 生理的蛋白尿と病的蛋白尿に分けられる. 生理的蛋白尿は腎臓などにこれといった異常や疾患がないのに蛋白尿がみられるもので, 軽い運動や入浴のあと, 発熱したときなどに一過性に認められる. 病的蛋白尿は, (1) 腎前性, (2) 腎性, (3) 腎後性の3つに分けられ, 腎性蛋白尿にもっとも注意しなければならない. 糸球体腎炎やネフローゼ症候群などの糸球体疾患による糸球体性蛋白尿と尿細管障害による尿細管性蛋白尿がある.

顕微鏡的血尿は尿沈渣を顕微鏡の強拡大視野 (400倍) で見たとき, 6個以上の赤血球を認めるものをいう. 組織障害の強い糸球体疾患では, 尿沈渣中に多数の変形赤血球が認められる.

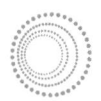

## 病理診断：糸球体病変7つの病型

持続性の血尿と蛋白尿は腎生検の適応である. 糖尿病, アミロイド, 膠原病などによる二次性疾患を除外後, 一次性糸球体腎炎は7病型のいずれかに入る (表1).

### 表1 糸球体腎炎の7つの基本的表現型

**1) 管内増殖性糸球体腎炎 (endocapillary PGN)**
① 糸球体腫大, 富核, 多核白血球増加, 管内増殖
② 補体は一時的に低下
③ 臨床的には急性腎炎症候群に合致：A群β溶連菌が多い.

**2) 半月体形成性糸球体腎炎 (crescentic GN)**
① 臨床的には急速進行性腎炎症候群に多い.
② 上皮細胞の増殖が主体, 血管炎と関連する.
③ 抗好中球細胞質抗体 (ANCA) 陽性, または抗基底膜抗体陽性.

**3) 膜性腎症 (MN)**
① 上皮下にIgGが沈着する. スパイク形成, バブリングがみられる. 自己免疫疾患でも起こる.
② 約10％で悪性腫瘍の合併がある. 高齢者で注意を要する.

**4) 膜性増殖性糸球体腎炎 (MPGN)**
① 持続性低補体血症がある. メサンギウム細胞の増加, 糸球体分葉化, 膜の二重化が特徴的, 腎生検中約1～2％と頻度は低い. 最近, C型肝炎ウイルス-クリオグロブリンとの関係が指摘されている.

**5) 巣状糸球体硬化症 (FGS)**
① 何個かの糸球体に, 分節状に硬化部位がある.
② 基本的病態はMCNSと同じであるが, ステロイドに対する反応が悪い.
③ 治療に抵抗し進行することが多い.

**6) メサンギウム増殖性糸球体腎炎 (mes-PGN)**
① IgA腎症がほとんどである (腎生検中の約30～40％).
② 長期的にはIgA腎症の30～40％は進行して腎不全に至る.

**7) 微小変化型ネフローゼ症候群 (MCNS)**
① 糸球体にほとんど病変がないが, ネフローゼとなる.
② 基底膜の透過性に問題あり. アレルギー疾患の合併が多い.
③ 小児に多い.
④ 約90％の患者はステロイドに反応する.

(今井裕一：腎疾患の診断名について. エッセンシャル腎臓内科 (富野康日己編), pp81, 東京, 医歯薬出版, 1997)

## 臨床症候と病理診断の関係

臨床診断名はWHO分類（表2）が一般的であり，臨床的分類と病理組織学的分類は，表3のようにまとめられる．1）急性腎炎症候群は管内増殖性糸球体腎炎，2）急速進行性腎炎症候群は半月体形成性糸球体腎炎に対応する．3）再発性，持続性血尿には菲薄基底膜症候群や軽度のメサンギウム増殖性糸球体腎炎が，4）慢性腎炎症候群には膜性腎症，メサンギウム増殖性糸球体腎炎，膜性増殖性糸球体腎炎，巣状糸球体硬化症がある．5）ネフローゼ症候群は，微小変化型ネフローゼ症候群，巣状糸球体硬化症，膜性腎症，膜性増殖性糸球体腎炎やメサンギウム増殖性糸球体腎炎が含まれる．メサンギウム増殖性糸球体腎炎のうち，

### 表2 糸球体腎炎の臨床分類（WHO分類）

1. **急性腎炎症候群**
   acute nephritic syndrome
   血尿，蛋白尿，高血圧，浮腫，糸球体濾過量（GFR）の低下などが突然あらわれるものである．

2. **急速進行性腎炎症候群**
   rapidly progressive nephritic syndrome
   血尿，蛋白尿，貧血が突然あらわれたり，偶然発見されたりするもので，急速に腎不全に陥る（予後不良の）ものである．

3. **再発性，持続性血尿**
   recurrent or persistent hematuria
   偶然あるいは突然，肉眼的血尿を含む血尿が発見されるが，蛋白尿は少量か陰性でほかの腎症状は認められないものである．

4. **慢性腎炎症候群**
   chronic nephritic syndrome
   蛋白尿，血尿，高血圧が持続し，慢性に腎不全に進行するものである．

5. **ネフローゼ症候群**
   nephritic syndrome
   ネフローゼ症候群の診断基準を満たすものである．

### 表3 臨床的分類と病理組織学的分類

| 臨床的分類 | 病理組織学的分類 |
|---|---|
| 1. 急性腎炎症候群 | びまん性管内増殖性糸球体腎炎（溶連菌感染後糸球体腎炎）<br>びまん性半月体形成性糸球体腎炎<br>びまん性メサンギウム性毛細血管性糸球体腎炎（慢性増殖性糸球体腎炎MPGN type 1, 3）<br>高密度沈着物性糸球体腎炎（慢性増殖性糸球体腎炎MPGN type 2）<br>IgA腎症（炎）（Berger病）<br>Henoch-Schonlein purpura（HSP）腎炎<br>遺伝性腎炎（Alport症候群）<br>ループス腎炎<br>結節性動脈周囲炎（PN）<br>Wegener肉芽腫症 |
| 2. 急速進行性腎炎症候群 | びまん性半月体形成性糸球体腎炎（急速進行性糸球体腎炎 RPGN）<br>Goodpasture症候群<br>溶血性尿毒症性症候群<br>びまん性管内増殖性糸球体腎炎<br>びまん性メサンギウム性毛細血管性糸球体腎炎（MPGN）（半月体を伴うもの）<br>高密度沈着物性糸球体腎炎（半月体を伴うもの）<br>Henoch-Schonlein purpura（HSP）腎炎<br>ループス腎炎<br>結節性動脈周囲炎（PN）<br>Wegener肉芽腫症<br>本態性クリオグロブリン血症<br>びまん性膜性糸球体腎炎（膜性腎症）（半月体を伴うもの） |
| 3. 再発性，持続性血尿 | 良性反復性血尿，菲薄基底膜症候群<br>Alport症候群<br>IgA腎症（炎）（Berger病）<br>びまん性メサンギウム増殖性糸球体腎炎<br>びまん性メサンギウム性毛細血管性糸球体腎炎（MPGN）<br>巣状分節性糸球体硬化症（FGS）<br>ループス腎炎 |
| 4. 慢性腎炎症候群 | びまん性メサンギウム性毛細血管性糸球体腎炎（MPGN）<br>びまん性メサンギウム増殖性糸球体腎炎（IgA腎症を含む）<br>Henoch-Schonlein purpura（HSP）腎炎<br>Wegener肉芽腫症<br>結節性動脈周囲炎（PN）<br>進行性全身性硬化症（PSS）<br>肝性糸球体硬化症<br>妊娠中毒症（前子癇，子癇）<br>遺伝性腎炎（Alport症候群，Fabry病）<br>ループス腎炎<br>びまん性膜性糸球体腎炎（膜性腎症）<br>巣状分節性糸球体硬化症（FGS）<br>糖尿病性腎症<br>アミロイドーシス，アミロイド腎症<br>本態性クリオグロブリン血症 |
| 5. ネフローゼ症候群 | リポイドネフローシス（微小変化型，MCNS）<br>巣状分節性糸球体硬化症（FGS）<br>びまん性膜性糸球体腎炎（膜性腎症）<br>高密度沈着物性糸球体腎炎<br>ループス腎炎<br>糖尿病性腎症<br>アミロイドーシス，アミロイド腎症<br>多発性骨髄腫，骨髄腫腎<br>マクログロブリン血症<br>本態性クリオグロブリン血症<br>びまん性メサンギウム性毛細血管性糸球体腎炎（MPGN）<br>IgA腎症（炎）（Berger病）<br>Henoch-Schonlein purpura（HSP）腎炎<br>遺伝性腎炎（Alport症候群）<br>びまん性メサンギウム増殖性糸球体腎炎<br>妊娠高血圧症候群［妊娠中毒症（前子癇，子癇）］<br>進行性全身性硬化症（PSS） |

尿細管・間質性疾患

（富野康日己：病理組織学的分類．新版腎生検アトラス—腎組織からみた治療へのアプローチ，pp18，東京，医歯薬出版，2004，一部改変）

蛍光抗体法で糸球体メサンギウム領域を中心にIgA（IgA1）と補体C3が顆粒状に高度に沈着している場合，IgA腎症と診断される．しかし，同様の蛍光抗体法所見であっても紫斑や関節症状，消化器症状，肝疾患を伴う紫斑病性腎炎や肝性糸球体硬化症とは区別される．

## 二次性疾患の特徴的病理所見

### 1．糖尿病性腎症

#### 1）光学顕微鏡所見（LM）

びまん性・結節性・滲出性病変と輸出・輸入細動脈の硝子様変化が特徴である．びまん性のメサンギウム基質の増生と糸球体毛細血管の肥厚がみられる．典型的な結節は，円形で糸球体毛細血管係蹄の中心部に形成される（図1a）．滲出性病変は，糸球体内，ボウマン嚢壁内（capsular drop）ならびに輸出・輸入細動脈壁に硝子様沈着がみられる．

#### 2）蛍光抗体法所見（IF）

糸球体毛細血管壁にIgGやアルブミンなどの線状沈着が認められる（図1b）．

#### 3）電子顕微鏡所見（EM）

糸球体基底膜（GBM）のびまん性，均一な肥厚がみられる．メサンギウム基質の増生と集積が結節内にみられる．

### 2．ループス腎炎

#### 1）LM

軽度メサンギウムループス腎炎は，組織学的に正常に近い糸球体である．メサンギウム増殖性ループス腎炎は，メサンギウム中心に病変がみられるもので，メサンギウム細胞の増殖と基質の増生・拡大が認められる．巣状ループス腎炎は巣状，分節性にメサンギウム細胞・内皮細胞の増殖，炎症細胞浸潤，糸球体の壊死・硬化がみられる．壊死病変のみられるものでは，"フィブリノイド壊死"の型をとる．びまん性ループス腎炎は，細胞増殖，糸球体硬化，wire loop lesion，ヘマトキシリン体など多彩な病変・病型がほぼすべての糸球体にみられるものを総称している（図2）が，増殖性壊死性硬化性糸球体腎炎が一般的である．膜性ループス腎炎の典型的では，原発性の膜性腎症と同様である．しかし，多くは糸球体毛細血管壁のみならず，メサンギウム基質にも免疫複合体の沈着がみられる．

#### 2）IF

IgG，IgA，IgMおよび各補体成分が細・粗顆粒状，塊状，断列線状に糸球体毛細血管壁ならびにメサンギウム領域にみられる．

#### 3）EM

メサンギウム細胞を主体とする細胞増殖，硬化性病変が認められる．GBMの著しい肥厚と高電子密度物質が内皮下，GBM内，上皮下，メサンギウム基質に

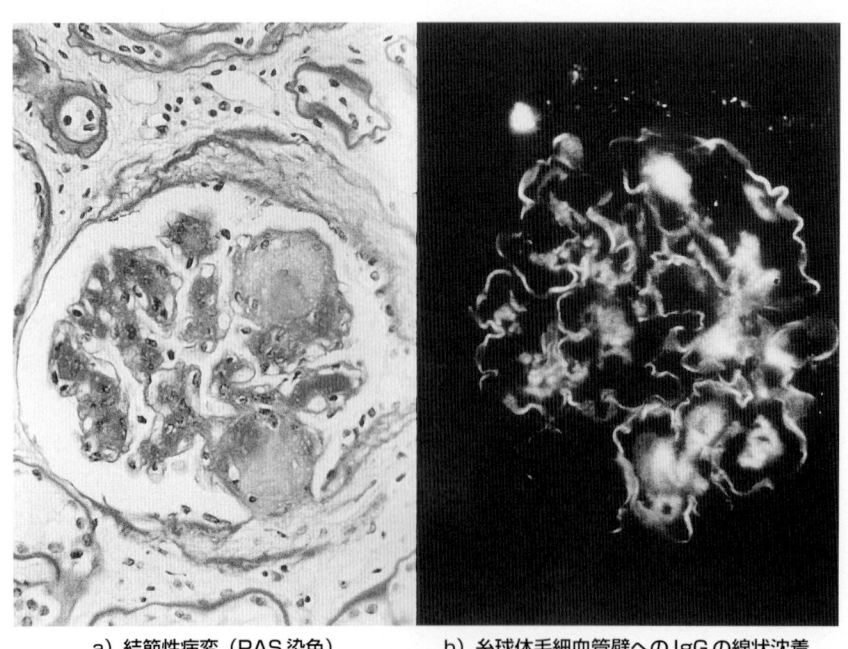

a）結節性病変（PAS染色）　　　b）糸球体毛細血管壁へのIgGの線状沈着（蛍光抗体法）

図1　糖尿病性腎症

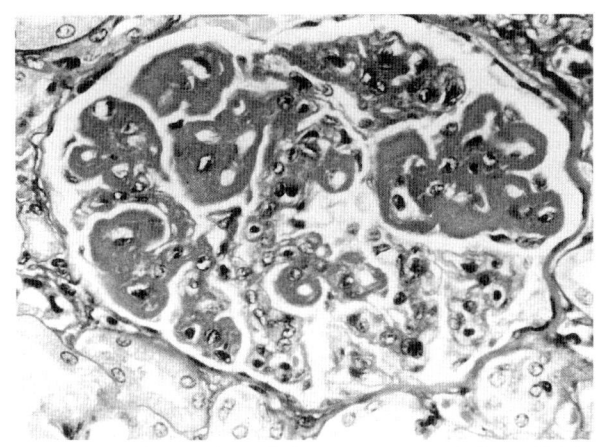

図2 びまん性ループス腎炎 (wire loop lesion) (PAS染色)

認められる．10～20％程度に指紋様沈着物を伴っている．また，内皮細胞体内に"microtubular structure"をみることが多い．

### 3．アミロイド腎症

#### 1) LM
びまん性にメサンギウム基質から糸球体毛細血管壁にアミロイド蛋白の沈着が認められる．糸球体外小血管壁や輸入細動脈壁へのアミロイドの沈着もみられる．過マンガン酸カリウムによる前処理後のコンゴーレッド染色は，続発性アミロイドーシスによるAA蛋白と原発性アミロイドーシスによるAL蛋白との鑑別に用いられる．

#### 2) IF
糸球体および糸球体外小血管壁・間質に免疫グロブリン軽鎖の沈着がみられる．

#### 3) EM
初期病変では，アミロイドの沈着はメサンギウム基質にみられ，糸球体毛細血管内腔は狭小化する．アミロイドファイバーの直径（幅）は，10nm前後で交差性に配列している．進行するとアミロイド沈着はGBM内や上皮下にもみられる．

［富野　康日己］

## 総論 3　機能的診断と腎機能検査

### はじめに

腎臓は（1）老廃物の排泄機能，（2）水・電解質バランスの調整機能，（3）生理活性物質産生機能（エリスロポエチン，レニン，活性型ビタミンD3など）の主に3つの重要な機能を担っており，生理学的見地からこれらすべてが腎機能のコンポーネントである．しかし，一般に臨床の場で「腎機能」といえば，（1）と関連する糸球体濾過機能を指す．尿生成にかかわる腎臓機能としては，糸球体濾過に加えて，原尿に対して種々の調整を加えて最終尿を生成する尿細管機能が重要であることは言うまでもないが，尿生成の第一ステップとして，以降の過程の制約条件となる原尿生成能すなわち糸球体濾過が腎機能の根本をなす．慢性腎不全となり残存機能ネフロン数の減少がみられると，糸球体濾過量（glomerular filtration rate：GFR）が低下する．腎機能障害の分類もGFR（もしくはその推計値）によってなされている（後述）．腎疾患に対する診断的アプローチとして，症候論的診断，病理学的診断，機能的診断の3つがある．機能的診断である腎機能は全身状態の評価とも密接な関係を有しており，また腎機能に応じた種々の治療法選択が必要であり，それに加えて腎機能低下時には輸液・投薬内容に対する配慮が必要になるため，外来診療，ベッドサイドいずれにおいても的確で迅速な機能的診断はきわめて重要である．

### クリアランスの概念およびGFR

クリアランスとは，単位時間における血漿からの特定物質の除去を定量的に取り扱う概念で，その物質の除去量を直接示すのではなく，当該物質を取り除かれた（除去処理を受けた）血漿量で表示するものである．

腎の原尿生成能，すなわち糸球体濾過量（GFR）は，「単位時間あたりに糸球体で濾過された血漿量」であり，健常成人ではおおよそ1分間あたり100ml，1日（24時間）では144Lである．GFRは糸球体で完全に濾過され，その後尿細管では分泌も再吸収もされない物質のクリアランスであらわされる．このような条件を満たす物質として外因性物質としてイヌリン，内因性物質としてクレアチニンが知られており，GFR測定に用いられる（後述）．

腎クリアランスは単位時間あたりの排泄量と血漿濃度より算出される．

腎クリアランス
　＝単位時間あたりの尿中排泄量／血漿濃度

血漿濃度は蓄尿した時間中の平均値を用いる．外因性物質の負荷時には血中濃度を一定に保つ点が技術的には問題となる．内因性物質で血中濃度が一定と想定される場合は，短時間クリアランス法では蓄尿の中間血漿濃度を，24時間蓄尿法では早朝空腹時血漿濃度を用いる．

### 腎機能検査の実際

#### 1．イヌリンクリアランス（Cin）

イヌリン（Inulin：in）は植物由来のフルクトースからなる電荷をもたない分子量はおよそ5,000の多糖類である．生体には存在せず，無害であり，静脈内投与されると血漿から糸球体で完全に濾過され，尿細管で分泌，再吸収をまったく受けず尿中に排泄される．すなわち，血漿イヌリン濃度（Pin）＝原尿イヌリン濃度であり，尿に排泄されたイヌリン量＝糸球体濾過されたイヌリン量である．したがって単位時間（通常1分間）あたりに糸球体濾過を受けるイヌリン量＝単位時間あたりの糸球体濾過量（GFR）×糸球体濾過液のイヌリン濃度＝単位時間あたりのイヌリン尿中排泄量（＝尿中イヌリン濃度（Uin）×尿量（UV））となり，

GFR（mL/min）×Pin（mg/dl）
　＝Uin（mg/dl）×UV（mL/min）

GFR（mL/min）＝UV（mL/min）×Uin/Pin

となる．

以上から，CinがGFR測定のgold standardであることがわかるが，これまで臨床の場でCin測定はほとんど実施されていない．それはヒトに投与可能なイヌリンが入手困難なこと，また健康保険上認められていないこと，そしてアンスロン法によるイヌリンの測定が煩雑かつ特異性が低いことが主な原因であった．近年イヌリンの酵素法による測定が確立し，また分子量のそろった高品質の国産イヌリンを用いた静注法による精密腎機能測定法の臨床治験が全国規模で実施され，近い将来保険収載され臨床の場でスムーズに実施可能となる予定である．

## 2．クレアチニンクリアランス（Ccr）

クレアチニン（Cr）は筋肉中に一定量含まれるクレアチンから非酵素的に産生される分子量113の物質である．クレアチニンの産生量は個人の筋肉量に比例する．クレアチニンは血中では蛋白とは結合せず，したがって自由に糸球体から濾過され，また尿細管での再吸収は受けず（わずかに分泌される），内因性クレアチニンクリアランスはGFRの指標として臨床の場でよく用いられる．通常は24時間尿を用いるが，外来などでは2時間法で測定されることもある．昼間のほうが夜間よりGFRが多いため，昼間の単時間蓄尿法では24時間蓄尿法より20％程度高い値が得られる．Ccrを正しく求めるためには正確な蓄尿が欠かせない．ポイントは全量採取および，尿量の正確な測定である．24時間法蓄尿法で得られた値を評価する際にはクレアチニンの総排泄量が被検者の体格に見合ったものであるかに注意を払う．体格（筋肉量）が変化しない限り，同一個人の一日クレアチニン排泄量は腎機能低下が緩やかに進行する過程では一定であるので，蓄尿のたびにクレアチニン排泄量の変動が大きい患者の場合には蓄尿方法に問題があると考えられ，改めて指導することが必要である．

なお，24時間蓄尿では表1に示すごとく腎疾患患者の治療・管理に有用な情報が得られるため，可能であれば定期的に実施し，結果を治療に反映させていくことが望ましい．

**表1　24時間蓄尿で得られる情報**

- 1日尿量
- 1日塩分排泄量（＝1日塩分摂取量）
- 1日蛋白摂取量（Maroniの式による）
- 1日尿酸排泄量（高尿酸血症の病型分類に有用）
- クレアチニンクリアランス

### 1）Ccrの問題点，注意点
#### （1）クレアチニンの測定法

現在用いられるクレアチニンの測定法には酵素法とJaffe法の2種類がある．酵素法はより正確な測定法であり，最近ではスタンダードになりつつある．一方，Jaffe法は，ブドウ糖，ケトン体，アスコルビン酸などの還元物質やセファロスポリン系抗生物質などクレアチニン以外の物質も測りこむので酵素法による測定値と比較して平均0.2mg/dl程度高値となる．尿中クレアチニンの場合はこの誤差はほとんど影響を与えないが，酵素法で0.6mg/dlである血清クレアチニン値がJaffe法で0.8mg/dlとなった場合，Ccrは本来の値の75％と過小評価されることになる．

#### （2）CcrとGFRの乖離

クレアチニンは糸球体濾過に加えて尿細管からも一部分泌されるため，Ccrは真のGFRより高値となる．とくに腎機能低下時には尿細管分泌の相対的な関与が増えるため，GFR＜40ml/minではCcr/GFR＝1.92との報告もある．これはCcrを過小評価する（血清クレアチニンを過大評価する）Yaffe法による報告であり，酵素法ではもっとその乖離は増大することが予想される．シメチジンは尿細管でのクレアチニン分泌を競合阻害するためその投与によりCcrはGFRとほぼ等しくなるが，腎機能低下時に敢えてシメチジン投与するのは問題があり，実際には行われない．

### 3．血清クレアチニンからのCcr推定

Ccrは正しく測定されれば，臨床の場ではもっとも簡便で比較的正確なGFRの評価法である．しかし正確な蓄尿はしばしば困難で，得られた結果が不正確なため病態に即さない場合もみられ，また蓄尿自体が煩雑なため外来診療では敬遠される傾向にある．Ccrは単位時間あたりの尿中クレアチニン排泄量を血清クレアチニンで除して求められる．尿中クレアチニン排泄量（＝クレアチニン産生量）は筋肉量で規定されるため，短～中期的には大きな変動はなく，血清クレアチニンの上昇に伴ってCcr（GFR）は逆数的に減少することになる．腎機能の指標として血清クレアチニン値が用いられるのはそのためであるが，問題点のひとつとして，体格（筋肉量）には個人差が大きく，それゆえ血清クレアチニンの基準値（健常人の95％が含まれる範囲）は腎機能と筋肉量という二つの要素で決定されてくるため，クレアチニン値が基準値内にあることが必ずしも腎機能が基準値内（～正常）にあることを意味しない．血清クレアチニンからCcrを推測するには個人の尿中クレアチニン排泄量を規定する筋肉量を推定する必要がある．筋肉量を規定する因子として

年齢，性別，身長，体重が考えられ，これらを反映したクレアチニン排泄推定値と血清クレアチニンからCcrを推定する計算式が考案されている（表2）．よく知られているものとしてCockroftの推算式があるが[1]，この式では加齢によるクレアチニン排泄の低下が日本人における実際のデータより強調されているため，壮年期では良い推計値を与えるものの，高齢者で実際より低い推計値となることが指摘されている．堀尾ら[2]は日本人のデータをもとに推算式を考案している．また，小児ではCcrは身長に比例するとの仮定で推算されている．これらの式を用いることで血清クレアチニンからの判断（印象？）よりはるかに正確なCcr推計が可能となるため，外来診療はもとより，健康診断など，年齢，性別，身長，体重が確実に記録される状況において今後積極的に活用されることが望まれる．

## 腎機能による腎障害の病期分類

腎機能は慢性腎疾患の病期を評価するうえでもっとも基本となる指標である．従来，慢性腎不全の病期はSeldinらによる分類が汎用されてきた[3]．これをもとにそれぞれの期の一般的な治療方針を加えたものを表3に示す．一方，米国のNational Kidney Foundation（NKF）の2000年度版K/DOQIガイドラインでは，Chronic Kidney Disease（CKD，慢性腎疾患）を表4のように定義し，その予防，進展阻止，治療のための方針を提唱している[4]．このガイドラインの特徴は，腎機能低下のみられていない時期の腎障害（血液，尿，腎画像診断のいずれの異常も含む）を有する患者群をCKD第1期と定義し，明確にフォローの対象としている点である．表5にこのCKDの新分類と米国での推定患者頻度をわが国の人口に適用したわが国における推定患者数を示す．ガイドラインで示している各ステージに対するフォロー方針として，第1期から診断と治療，内科的合併症の治療，進行抑制，心血管系リスクの減少をあげている点から，腎疾患撲滅にかける意気込みが伝わってくる．以下第2期では進行の評価，第3期では合併症の評価と治療，第4期では末期腎不全治療（透析，移植）への準備，第5期では尿毒症出現時点での末期腎不全治療開始，と常識的な内容となっている．

表2 血清クレアチニン値からCcrを推算する式

**1．成人**

Cockcroft and Gault
男性 Ccr＝((140－age)/Scr)BW/72
女性 Ccr＝((140－age)/Scr)BW/72×0.85

Horioら
男性 Ccr＝(33－0.065age－0.493BMI)BW/Scr/14.4
女性 Ccr＝(21－0.030age－0.216BMI)BW/Scr/14.4

**2．小児**

Counahanら
0.4×Ht(m)/Scr

age：年齢，Scr：血清クレアチニン，BW：体重，BMI：body mass index，Ht：身長

表3 腎不全の病期分類（Seldinらの分類に基づく）

| 腎不全病期 | | GFR (mL/min) | Scr (mg/ml) | 臨床症状 | 治療方針 |
|---|---|---|---|---|---|
| 第1期 | 腎予備力低下 | 50〜80 | 1.2〜2 | 無症状 | 食事療法（軽度） |
| 第2期 | 軽度腎機能低下 | 30〜49 | 2〜3.5 | 夜間多尿，高血圧，高リン血症，二次性副甲状腺機能亢進症 | 食事療法，降圧剤，リン吸着剤 |
| 第3期 | 中等度腎機能低下 | 10〜29 | 3.5〜8 | 易疲労感，貧血，アシドーシス，低カルシウム血症，浮腫 | 食事療法，エリスロポエチン，重炭酸ナトリウム，活性型ビタミンD，利尿薬，吸着剤 |
| 第4期 | 尿毒症 | <10 | >8 | 倦怠感，脱力感，高カリウム血症，肺水腫，尿毒症症状 | 食事療法，陽イオン交換樹脂，透析療法，腎移植 |

表4 K/DOQI Chronic Kidney Disease（CKD）の定義

1．3ヵ月以上持続する腎障害，ただしGFRは正常，低下を問わない．
　　腎障害とは，腎の構造的もしくは機能的異常いずれも含み，以下で明らかにされるもの
　　　・病理学的異常
　　　・血液検査，尿検査，腎の画像診断のいずれかの異常
2．3ヵ月以上持続するGFR＜60mL/min/1.73m²の腎機能低下，ただし 腎障害の有無は問わない．

表5　慢性腎疾患(CKD)のステージと推定頻度（K/DOQIの分類）

| 分類 | GFR (ml/min/1.73m²) | 推定患者数 | 推定頻度 |
|---|---|---|---|
| 1．GFR正常／増加の腎障害 | 90以上 | 340万人 | 3.3% |
| 2．GFR軽度低下の腎障害 | 60〜89 | 300万人 | 3.0% |
| 3．中等度GFR低下 | 30〜59 | 440万人 | 4.3% |
| 4．高度GFR低下 | 15〜29 | 23万人 | 0.2% |
| 5．腎不全 | 15未満または透析 | 23万人 | |

・推定患者数は米国での頻度（20歳以上）にわが国の20歳以上人口を乗じて求めた．
・腎不全については，わが国の慢性維持透析患者数を記した．

## まとめ

慢性腎疾患の病期分類，治療方針決定にあたってもっとも重要かつ基本的な指標である糸球体濾過量（GFR）につきその概念と評価法の実際について記した．また，得られた腎機能の情報を病態に対応させる手段としてSeldinらの腎不全病期および，米国NKFの提唱するK/DOQIガイドラインのGFRに基づく腎疾患の病期分類に関して述べた．

●文　献●

1) Cockcroft DW, Gault MH：Prediction of creatinine clearance from serum creatinine. Nephron 16：31-41, 1976.
2) Horio M, Orita Y, Manabe S, et al：Formula and nomogram for predicting creatinine clearance from serum creatinine concentration. Clin Exp Nephrol 1：110-114, 1997.
3) Seldin DW, Carter NW, Rector Jr FC：Consequence of renal failure and their management. Disease of kidney（ed. Strauss MB et al）, pp173, Boston, Little Brown, 1963.
4) K/DOQI Clinical Practice Guidelines for Chronic Kidney Disease：Evaluation, Classification, and Stratification
http://www.kidney.org/professionals/kdoqi/index.cfm

腎機能に関するガイドライン

5) 日本腎臓学会編：腎機能（GFR）・尿蛋白測定ガイドライン，東京医学社，2003．

［守山　敏樹］

# 4 腎生検の実際とガイドライン

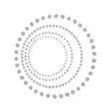

## はじめに

1904年に初めて開放腎生検が行われ，1951年にはIversen & Brunによる経皮的吸引腎生検法が報告された[1]．これまでの約50年間で，経皮的腎生検が普及し，生検針はTru-Cut針，Franklin-modified Vim-Silverman針，自動式生検用ガン（Biopty Gun®）へと改良され，腎臓の探索方法も盲目的手技，X線透視下，そして超音波ガイド法が一般的となった．この結果，組織の採取はより安全で確実となり，病理学的評価法も体系化され，腎生検はnephrologyで不可欠の検査法となった．しかしながら，検査に伴う出血は不可避で，それを最小限にとどめるべく，手技の向上に努めることが重要である．

本項では，日本腎臓学会が行った「わが国における腎生検の実態に関するアンケート調査」の結果[2]をもとに，一般的な経皮的腎生検について概説する．

## 腎生検の意義

腎生検は主として検尿異常を適応として行われ，腎疾患は糸球体病変を中心に分類されてきた．現在体系化されている腎臓病の疾患概念は光顕診断を基本とし，蛍光抗体法・酵素抗体法による免疫組織検査，電子顕微鏡による超微形態解析を加味して評価される．IgA腎症や抗GBM抗体型腎炎の診断には免疫組織学的検討が不可欠であるし，電顕解析はAlport症候群，amyloidosis, immunotactoid glomerulopathy, fibrillary glomerulonephritis, Fabry病など，細胞内・外に特徴的な沈着物を認める疾患の診断に大きな威力を発揮し，膜性増殖性糸球体腎炎の病型分類には必須の方法である．

糸球体疾患の分類はWHO分類[3]が標準として定着し，疾患概念の統一と重症度評価の基準が整備され，改訂を重ねている．移植腎病理診断についても，移植腎病理国際診断基準（Banff分類）の1997年の改定版[4]が普及している．これらの分類は，明確な治療法が確立していない腎疾患に対してevidence-based medicineに基づいた治療を実践する指針となることを目指している．

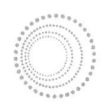

## 腎生検の適応と禁忌

### 1．適　応

全国アンケート調査[2]の結果，適応病態は主として検尿異常（蛋白尿や血尿）であった．しかし，血尿のみの例では，肉眼的・持続的血尿例，尿沈渣で変形赤血球や赤血球円柱を認める例など，糸球体腎炎（と

**表1　腎生検の適応と禁忌**

**腎生検の主な適応病態**
1) 血尿単独例における適応
   ①高度・変形赤血球尿　②IgA腎症疑い
   ③遺伝性腎炎疑い
2) 蛋白尿単独例での尿蛋白量の基準
   ①1g/日以上　②0.5g/日以上　③0.3g/日以上
3) 血尿・蛋白尿例での尿蛋白量の基準
   ①0.5g/日以上　②1g/日以上　③0.3g/日以上
4) 検尿異常以外での適応
   ①急性腎機能障害
   （急速進行性糸球体腎炎，急性間質性腎炎，血管炎疑い）
5) 社会的な適応
   ①女性の結婚・妊娠　②就職時　③本人の希望
   ④小児の安静度決定

**腎生検が禁忌となる病態**
| | | | |
|---|---|---|---|
| 1) 片腎 | (88%) | 6) 水腎症 | (72%) |
| 2) 尿路感染症 | (86%) | 7) 妊娠 | (66%) |
| 3) 出血傾向 | (82%) | 8) 呼吸障害 | (55%) |
| 4) 嚢胞腎 | (75%) | 9) 心不全 | (51%) |
| 5) 慢性腎不全 | (72%) | 10) 重症高血圧 | (51%) |

（平方秀樹，2003[2]より引用）

くにIgA腎症)，遺伝性腎炎，菲薄基底膜症候群などが疑われる場合に施行すると回答した施設が多かった．蛋白尿に関しては，1日尿蛋白量として0.3〜0.5g以上と考える施設が大部分で，血尿を伴う例ではより積極的に施行されている．また，成人のネフローゼ症候群やSLEを代表とする膠原病では，治療法を決定するうえで腎病変の組織学的評価が必要と考える施設が大部分であった．

腎機能障害例では急性腎不全例を対象とする施設が多く，腎障害の原因診断，腎機能予後や，治療法およびその反応性の評価が目的となる．急速進行性糸球体腎炎を代表とする糸球体腎炎や急性間質性腎炎などの確定診断には腎生検が必要と考えられている．また，一部の施設では，移植腎における拒絶反応，免疫抑制薬の影響，chronic allograft nephropathy，ウイルス感染などの鑑別を目的に移植腎生検を積極的に施行している．一方，糖尿病患者に腎症候が合併している場合には，蛋白尿やネフローゼ症候群の発症が糖尿病の自然歴に対して不相応に早期である例や，血尿を伴なって糸球体腎炎の合併を疑う場合に適応となると考える施設が多かった．

## 2．禁　　忌

腎生検の禁忌については，おおまかな合意はあるものの絶対的な基準はない．アンケート調査の結果[2]では，機能的片腎，感染症（腎盂腎炎，腎膿瘍，腎結核，敗血症など），出血傾向，嚢胞腎，水腎症，慢性腎不全，妊娠合併，呼吸障害，心不全，重症高血圧などをあげる施設が多かった．また，移植腎を除き，機能的片腎で腎生検が必要な場合には開放腎生検を行うべきと考える施設が多かった．

腎臓の数，位置，形態異常，明らかな感染症を除いて，腎生検を施行する際にもっとも問題になるのは出血傾向である．出血傾向に関するスクリーニング検査としては，出血時間，血小板数，PT/PTTなどが施行されている．成人の慢性腎不全例では適応に苦慮することが多いが，アンケート調査では，血清クレアチニン値の上限値として平均2.7±1.0［SD］mg/dl，腎径の限界は平均8.2±1.2cmと集計された．また，抗リン脂質抗体症候群を伴う例では，検査後に炎症所見が増悪する（catastrophic antiphospholipid syndrome）危険性があり，注意が必要である．

そのほか，腎生検の意義を理解できない例，安静不可能，非協力，精神遅滞・痴呆，精神的不安定，腰痛など，被験者に関する問題も重要で，適切なインフォームド・コンセントを取得することが重要である．

## 腎生検の実際

### 1．わが国における腎生検施行件数

アンケート調査の結果，平成10，11，12年の連続した3年間における年度ごとの年間腎生検件数は平成10年9,561件（うち開放腎生検547件），平成11年9,748件（同501件），平成12年9,765件（同493件）であった．3年間の腎生検総数は300件以上が20施設（7％），200〜300件が17施設（6％），100〜200件が70施設（25％），50〜100件が65施設（23％），30〜50件が41施設（15％），30件未満が57施設（20％）であった．

### 2．腎生検手技（表2）

腎生検の担当医（2〜3名）を決めて実施している施設が多かった．超音波ガイド下が一般的で，処置室や超音波検査室で施行されている．実際には，局所麻酔下に，超音波ガイド下で自動式生検針（針径は16Gまたは18G）を用いて腎の下極を穿刺し，採取検体数は2〜3本と回答した施設が多かった．細い針を使用すれば出血合併症の危険性は減少するが，診断可能な腎組織を十分に採取できない可能性があり，診断が確実で，かつ，合併症を極力防止するように努力している姿勢がうかがわれた．生検後は，血圧，検血，検尿，腎超音波検査を継時的に行って出血合併症の早期発見に努めている．止血処置は，徒手圧迫（11±6分）と砂嚢圧迫（砂嚢重量2±3kg，5±5時間）後に，腹臥位（40±46分）から仰臥位へと変換後にベッド上の安静（12±9時間）が指示されている．平均入院期間は5±2日であった．また，止血薬を使用する施設も多かった．

### 3．腎生検の合併症

腎生検後の合併症としては，新たな顕微鏡的・肉眼

**表2　腎生検の体制と手技**

1）担当者を決めている：65％（人数2.4±0.6名）
2）生　検　針
　①針：Biopty Gun®77％），Tru-Cut（5％）
　②針径：16G（43％），18G（43％），14G（11％）
3）手　　順
　①検査室：処置室（44％），病室（27％），透視室（11％）
　②探索法：超音波ガイド下（87％），点滴静注腎盂造影下（3％），盲目的（3％）
4）採取検体数
　2本（52％），3本（32％），1本（10％）

（平方秀樹，2003[2]より引用）

的血尿（de novo hematuria），腎周囲血腫，動静脈瘻，動脈瘤，他臓器損傷などが報告されている．腎周囲血腫の頻度は超音波検査やCTなど検出感度が高い方法を用いた検討では60％以上ときわめて高い．尿路に出血すると肉眼的血尿をきたし，凝血塊によって尿路結石様の疝痛発作を呈することがある．いずれも，安静と生理食塩水の輸液で軽快することが多い．しかし，腎周囲や腎被膜内への出血が高度な場合には，側腹部〜下腹部の鈍痛・疝痛が進行性に増悪し，ヘモグロビンが急速に低下し，急激にショック症状をきたすこともある．このような場合には，積極的に血管造影検査を行って塞栓術を施行したり，外科的な血腫除去の適応を考慮すべきと考える施設が多く，実際，血管造影による栓子塞栓術を施行した例も多かった．安静解除後の合併症としては肺塞栓症が重要で，輸液量，長時間の絶対安静時の下肢運動，ハドマー®（波動形末梢循環促進装置）の使用などの予防法について検討する必要がある．

腎生検の合併症についての全国アンケート調査[2]の結果を表3に示す．出血が高度で，大量輸液や輸血などの処置を要した合併症件数は，平成10年149件（腎生検100件当たり1.7件），平成11年162件（同1.8件），平成12年207件（同2.2件）であった．死亡は，平成10年0例，平成11年1例（死因：大動脈穿刺），平成12年1例（死因記載なし）であった．処置の内容は，平成10年；輸血13例，塞栓術3例，開腹止血2例，平成11年；輸血13例，塞栓術3例，平成12年；輸血25例，塞栓術5例，腎摘2例であった．平成10年の開腹止血例はいずれも後腹膜腔への出血で，腎周囲血腫に感染を合併し膿瘍ドレナージを施行した例もあった．

集計結果をもとに合併症発生にかかわる因子について検討した．3年間の腎生検総数100件当たりの合併症件数は，10件以上が12施設（4％，腎生検数59±49件），5〜10件が18施設（7％，104±77件），2〜5件が30施設（11％，96±125件），1〜2件が34施設（12％，164±110件），1件未満は176施設（65％，103±125件）で，大部分の施設で発生件数は1件未満であった．統計学的に有意ではなかったが，腎生検の施行件数が少ない施設で合併症の発生件数が多い傾向があった（図1）．また，この群分けで，腎生検の適応基準（腎径，血清クレアチニン値，血圧，血小板数），生検針径，採取検体数，担当者数，止血処置法には有意差はなかった．また，腎生検総数が100件以上の施設（A群，106施設［39％］）と100件未満の施設（B群，163施設［61％］）に分けると，合併症件数は，A群1.6±2.6件，B群1.8±4.5件で，B群で高い傾向があった．両群間で適応基準を比較すると，B群ではA群よりも，腎径が有意に小さく（A群8.4±1.0cm，B群7.9±1.3cm；$p<0.05$），担当者が有意に少なく（A群2.6±0.5人，B群2.3±0.6人；$p<0.001$），採取検体数が有意に少なかった（A群2.5±0.8本，B群2.3±0.6本；$p<0.02$）．

## 腎生検標本の作製

腎生検組織検体は，光学顕微鏡観察を基本に，免疫組織検査（免疫蛍光抗体法，酵素抗体法など）と超微形態検査（電子顕微鏡，免疫電顕など）で評価する．このため，腎生検で採取された組織片から最大限に有効な情報を把握できるよう処理することが重要となる．病変の主座は皮質部にあることが多く，経皮的針生検でも開放腎生検でも，皮質部を十分に含む組織を採取することが重要である．針生検では，細い円柱形組織を1〜3本程度採取し，標本中に皮質が十分に含まれていることを確認し，光学顕微鏡，免疫蛍光法，

表3 出血合併症の頻度と処置

**輸血以上の処置を要した重篤な出血合併症の発生件数**

| 年度（平成） | 10 | 11 | 12 |
|---|---|---|---|
| 経皮的 | 149 | 162 | 207 |
| 開放 | 0 | 0 | 0 |
| （死亡 | 0 | 1 | 1） |
| 発生率* | 1.7 | 1.8 | 2.2 |

＊腎生検100件当たり

**出血合併症に対する処置の件数（数字はすべて経皮的腎生検）**

| 年度 | 平成10 | 平成11 | 平成12 |
|---|---|---|---|
| 補液のみ | 38 | 44 | 58 |
| 輸血 | 13 | 13 | 25 |
| 塞栓術 | 3 | 3 | 5 |
| 開腹 | 2 | 0 | 0 |
| 腎摘出 | 0 | 0 | 2 |

（平方秀樹，2003[2]より引用）

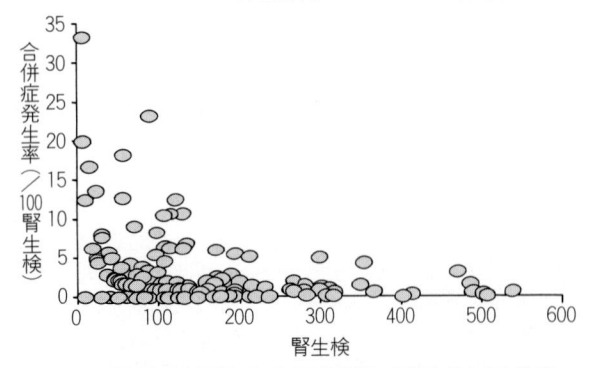

図1 経皮的腎生検数（3年間の総数）と腎生検100件当たりの合併症発生率[2]
腎生検数が少ないほど合併症の発生件数が多い傾向がみられたが，統計学的には有意ではなかった．

電子顕微鏡の各検査用に組織を分配する．

腎病理診断を適切に行うには，生検組織に完全に荒廃していない糸球体が最低10個以上必要とされる．また，病変分布が巣状になる疾患（巣状糸球体硬化症，膠原病性腎症，移植腎など）では，採取された組織が全体像を反映しているかについてつねに留意しなければならない．

### 1．光学顕微鏡

腎生検で30分以内の迅速診断は腎移植ドナー腎を除いてまれで，通常は，パラフィンや樹脂に包埋した永久標本を作成する．しかし，急速進行性腎炎や移植腎の急性拒絶反応を疑う場合には生検後8～24時間以内の永久切片を作成する必要がある[5]．

光学顕微鏡用には，固定，包埋（脱水，パラフィン浸透，パラフィンブロック作成），薄切，染色，封入の過程が必要である．通常の固定液には，4％または10％緩衝ホルマリン液やマスクドホルマリン液を使用するが，Masson trichrome染色にはDubosq Brazil固定液や，Bouin，Gendre，カルノフスキーなどホルマリンにアルコールや酸を添加した固定液が使用される．また，免疫病理診断用には緩衝ホルマリン液やマスクドホルマリン液が望ましい[5]．

標本は，十分に固定されパラフィン包埋されたブロックで2～3 mに薄切する．とくに，PAM染色では十分に薄切されていることが重要である．適切な程度の薄切切片では，管内増殖，メサンギウム増殖病変，毛細血管腔，基底膜肥厚，免疫沈着物の状態などが把握しやすい．薄切が不十分であると，管内・メサンギウム領域の細胞増多，毛細血管腔についての評価が不十分となる．通常，光顕用組織染色として，HE，PAS，PAM，Masson trichromeの4種類を染色することが望ましい．このような染色については熟練が必要で，病理検査室との緊密な連携が重要となる．

### 2．免疫組織化学的診断

免疫組織診断法の基本は蛍光抗体法で，新鮮凍結切片を用いる．組織処理で注意すべきことは，液体窒素や，ドライアイスに有機溶媒（アルコール，アセトンなど）を使用する際も，生検組織が有機溶媒に直接触れないようにすみやかに凍結させることである．蛍光抗体直接法による免疫グロブリンや補体の染色法は確立し，問題ない．

酵素抗体法はパラフィン切片を用いて行う．感度は蛍光抗体法に劣るが，光顕標本と所見を対比して部位診断が可能で優位性が高い．蛍光抗体用切片で糸球体が得られなかった場合などにも有用である．しかし，granularとlinearの鑑別が困難で，IgMやC1qで非特異的な陽性反応がみられ，補体の検出感度が低いことなどの留意点がある．

### 3．電子顕微鏡的解析

電子顕微鏡用には，固定からエポン樹脂包埋までの過程，超薄切，染色，電子顕微鏡観察，写真撮影，現像と，熟練した技術が必要となる．電子顕微鏡による解析を必要とする疾患も多く，施設内で電子顕微鏡診断が困難な場合にも，電子顕微鏡用の組織処理は常備すべきである．

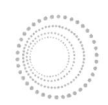

## 腎生検と倫理について

個人情報の保護はきわめて重い．腎生検組織から抽出される遺伝子関連情報の取扱いには細心の注意が必要で，倫理委員会など適切な機関による承認が必須である．

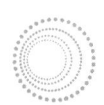

## おわりに

腎生検はnephrologyの分野でevidence-based medicineを確立し，さらに，腎疾患の病因と病態の解析を進めるうえで不可欠の手技となった．腎生検材料が，このような目的の研究に供与される機会は今後，ますます増加するであろう．このような観血的検査が不要となることが理想であるが，それまでは，その危険性を超えて有用であることを示すために手技の熟練とともに倫理的配慮を忘れてはならない．

● 文　献 ●

1) Iversen P, Brun C：Aspiration biopsy of the kidney. Am J Med 11：324-330, 1951.
2) 平方秀樹：腎生検：アンケート調査集計報告．日腎会誌45：731-738, 2003.
3) Churg J, Bernstein J, Glassock RJ, et al：Renal disease In：Classification and Atlas of Glomerular Disease. pp19-20, Tokyo, New York, Igaku-Shoin, 1972.
4) Racusen LC, Solez K, Colvin RB, et al：The Banff 97 Working Classification of Renal Allograft Pathology. Kidney Int 55：713-723, 1999.
5) 日本腎臓学会編・腎生検検討委員会編：腎生検ガイドブック，p45-49, 東京医学社，2004.

［升谷　耕介／平方　秀樹］

# 総論 5 病因論と血液検査

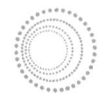

## はじめに

　流血中には，糸球体腎炎の病因と関連する自己抗体，免疫複合体，補体などさまざまな物質が含まれている．これらの物質は，腎臓を構成する糸球体内皮細胞，糸球体基底膜（glomerular basement membrane：GBM），上皮細胞，メサンギウム細胞などに直接的，間接的に作用しさまざまな病型の腎炎を引き起こす．このため，これら血液中の物質を測定することは，糸球体腎炎の病因を推測し，さらに疾患や腎炎の病型診断，治療を行うためにきわめて大切である．

## 糸球体腎炎の病因：病理組織との関連

　糸球体腎炎は，蛍光抗体法での免疫グロブリンや補体の染色パターンにより，糸球体係蹄壁やメサンギウムが顆粒状～塊状に染色される免疫複合体（immune complex：IC）型腎炎（図1-B），係蹄壁が線状に染色される抗GBM抗体型（図2-B），および蛍光染色が陰性またはほとんど染色されないpauci-immune型に分けられる．IC型には，膜性腎症や膜性増殖性腎炎，IgA腎炎，ループス腎炎，クリオグロブリン血症性腎炎などがある．抗GBM抗体型には，肺出血を伴うGoodpasture症候群と肺出血を伴わない腎炎がある．pauci-immune型の多くは抗好中球細胞質抗体（anti-neutrophil cytoplasmic autoantibody：ANCA）の関与が推測されているANCA関連腎炎である．また，微小変化型ネフローゼ症候群は蛍光抗体法による免疫グロブリン染色が陰性であり，発症機序にT細胞やサイトカインの関与が推測されている．

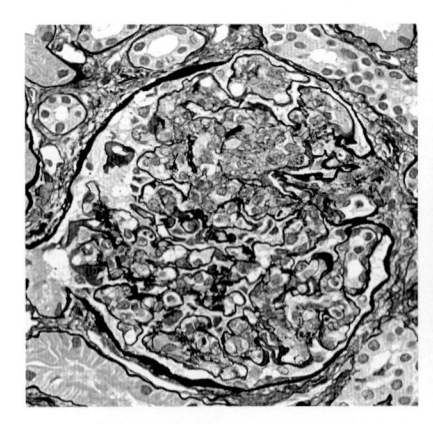

A．光顕（PAM染色）：管内性増殖性糸球体腎炎
　糸球体内に細胞の増殖がある（内皮細胞，メサンギウム細胞が主体で，単球もみられる，好中球もみられることがある．）
　細胞の増殖により，毛細血管腔はほとんど閉塞されている．

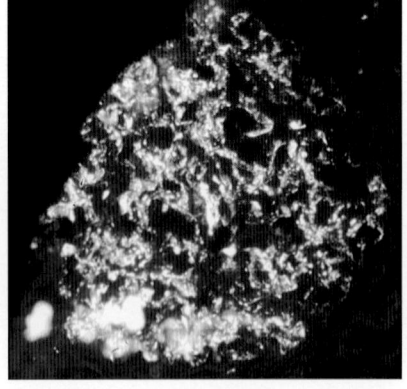

B．蛍光所見
　IgG，C3が係蹄壁とメサンギウム領域に顆粒状に染色（starry skyパターン）

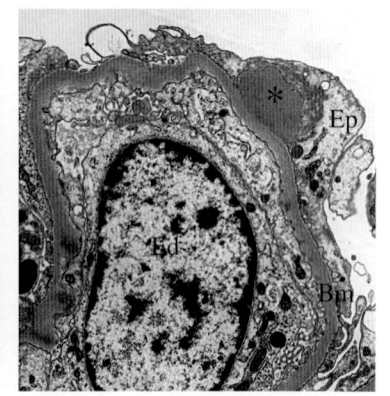

C．電顕像
＊上皮下にhumpとよばれる瘤状の dense depositがみられる
・Bm：糸球体基底膜
・Ep：上皮細胞
・Ed：内皮細胞

**図1　溶連菌感染後急性糸球体腎炎**

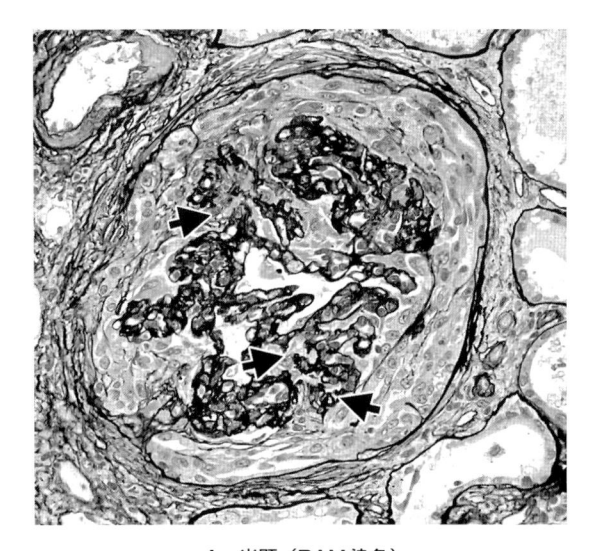

A．光顕（PAM染色）
GBMがあちこちで断裂し（矢印），ボウマン腔は細胞成分で満たされている．（ANCA関連腎炎例）

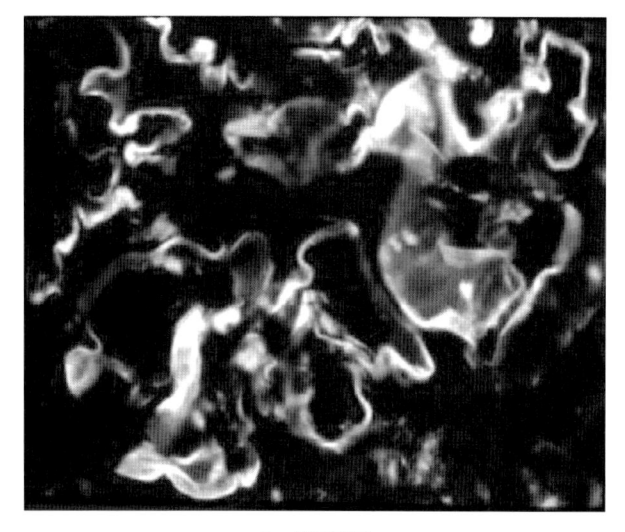

B．蛍光所見
IgGが糸球体係蹄壁に沿って線状に染色（Goolpasture症候群例）

図2　壊死性半月体形成性腎炎

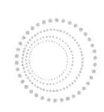

## 急性腎炎症候群

急性腎炎症候群は，突然に発症する血尿，蛋白尿とともに高血圧，糸球体濾過量の低下，水分とナトリウムの貯留をきたす症候群である．組織所見では，管内性増殖性糸球体腎炎，半月体形成性（管外性増殖性）腎炎，膜性増殖性糸球体腎炎，メサンギウム増殖性糸球体腎炎などを認める．

原因疾患には，溶連菌感染後急性糸球体腎炎，IgA腎炎，全身性エリテマトーデス，顕微鏡的多発血管炎などがある．溶連菌感染後急性糸球体腎炎は，A群β溶血性連鎖球菌による急性上気道炎，皮膚膿痂疹などの感染後に，1〜2週間の潜伏期を経て発症する．溶連菌関連抗原（菌体内抗原：endostreptsin, preabsorbing antigen，菌体外抗原：nephritis strain-associated protein, streptococcal pyrogenic exotoxin Bなど）が，感染局所より血液中に流入し，これらの抗原を標的とした抗体と血液中でICを形成し糸球体に沈着する．あるいは溶連菌関連抗原と抗体が糸球体局所（in situ）でICを形成し炎症を引き起こすと考えられている．血清中では溶血性連鎖球菌（溶連菌）の菌体外産物である溶血素（streptolysin O：SLO）に対する抗体（anti-SLO抗体：ASO）やストレプトキナーゼ（streptokinase：SK）に対する抗体（ASK）が高値となり，補体価（CH50）や補体（C3，C4，C1q）量は低下する．また，血清中のIC量は増加する．溶連菌感染後急性糸球体腎炎では，血清C4，C1qに比べC3の低下が著しいことよりalternative pathwayを介した補体消費の亢進が推測されている．

組織学的には，図1のように光顕では管内性増殖性糸球体腎炎を示し，蛍光抗体法では糸球体係蹄壁にC3，IgGの顆粒状沈着，電顕ではハンプとよばれる上皮下沈着物がみられる．

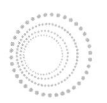

## 急速進行性腎炎症候群

急速進行性腎炎症候群（rapidly progressive nephritic syndrome, rapidly progressive glomerulonephritis：RPGN）は，貧血，腎炎の尿所見（蛋白尿，血尿，顆粒円柱，赤血球円柱など）を伴い，数週から数カ月の経過で急速に腎不全が進行する症候群である．組織学的には，ほとんどが図2に示すような壊死性半月体形成性腎炎を示す．

半月体はGBMの断裂によりボウマン腔に細胞や線維成分が増殖したものであり，GBM断裂の成因は，抗GBM抗体，IC，ANCA，その他成因不明のものの4つに分けられる．

## 抗GBM抗体の意味と意義

GBMは，Ⅳ型コラーゲン，ヘパラン硫酸プロテオグリカン，ラミニンなどの成分で構成されている．ヒト抗GBM抗体腎炎の腎炎惹起性抗原は，GBMのⅣ型コラーゲンα3鎖のC末端にある球状領域（コラゲナーゼで分解されない部位：non collagenous 1 domain：NC1ドメイン）に存在する．Ⅳ型コラーゲンα3鎖はGBMおよび肺胞基底膜に多く分布してい

るためα3鎖NC1に対する抗体は，GBMおよび肺胞基底膜に反応し，これらの破綻を生ずると考えられる．抗GBM抗体腎炎に肺出血を合併するとGoodpasture症候群とよばれる．

抗GBM抗体の産生機序としては，隔絶抗原の暴露説が有力である．感染や外傷，toxic agentなどによる基底膜障害で隔絶抗原であるα3鎖NC1のエピトープが表出すると，免疫系により非自己と認識され，抗GBM抗体が産生され，GBMに結合し腎炎が引き起こされる．

一方，抗GBM抗体腎炎モデルマウスで，腎炎ラットから同系マウスへのリンパ球の移入で腎炎が生じたこと，α3鎖NC1に特異的なCD4$^+$T細胞が腎炎を引き起こすことなどが報告されている．したがって抗GBM抗体だけでなく細胞性免疫も抗GBM抗体型腎炎の糸球体障害に深く関与していると考えられている．

## ICの意味と意義

細菌などの抗原が生体に侵入した場合には，抗体産生によりICが形成され，ICはマクロファージなどの食細胞で処理される．ところが，IC処理能の低下やIC過剰形成状態などで血液中のIC量が多いと，ICは糸球体に沈着し，補体活性化や抗体依存性細胞障害（antibody-dependent cell-mediated cytotoxicity；ADCC）を介して糸球体腎炎を引き起こす．ICの糸球体沈着機序としては，血中で形成された免疫複合体が糸球体に沈着する機序と糸球体局所でICが形成される機序（in situ IC形成：まず抗原または抗体が糸球体に結合し，その後に糸球体局所でICが形成される）が考えられている．流血中のICの沈着部位は，ICの大きさ，生物学的活性，荷電などにより影響を受ける．上皮下には，生物活性の低い，または分子量の小さいICが沈着し膜性腎症を来たす．一方，内皮下やメサンギウムには，生物活性の高い，または分子量のやや大きいICが沈着しやすく，膜性増殖性腎炎やメサンギウム増殖性腎炎をきたす．

IC内の抗原の種類には，前記した溶連菌関連抗原などの細菌抗原のほかに，肝炎ウイルスなどのウイルス関連抗原，抗二本鎖DNAなどの自己抗原がある．B型肝炎ウイルスによる腎症は，組織学的には膜性腎症，膜性増殖性腎炎を示すことが多く，C型肝炎ウイルスは膜性増殖性腎炎を示すことが多い．

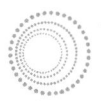

## ANCAの意味と意義

ANCAは，標的抗原の相違により10数種類に分類される．腎炎や血管炎と関連の深いANCAは，好中球細胞質アズール顆粒中にあるmyeloperoxidase（MPO）に対する抗体（MPO specific ANCA：MPO-ANCA）と同じ顆粒中にあるproteinase 3（PR 3）に対する抗体（PR3 specific ANCA：PR3-ANCA）である．ANCAは，pauci-immune型壊死性半月体形成性腎炎だけでなく，肺，眼，皮膚，末梢神経，消化管などさまざまの臓器の毛細血管，細動脈の血管炎の病因にに関連している．ANCAは，好中球に結合し好中球を過剰活性化し，蛋白分解酵素や活性酸素種を放出することで糸球体障害を引き起こすと考えられている．

## その他血液検査で参考になる事項

血清中の抗二本鎖DNA抗体とループス腎炎，クリオグロブリンとクリオグロブリン血症性腎炎，単クローン性免疫グロブリンまたはその構成要素である重鎖（Heavy chain）や軽鎖（light chain）と単クローン性免疫グロブリン沈着症など，多様な血液中の成分が糸球体障害の病因と関連している．

［有村　義宏］

# 総論 6 糸球体限局性病変と全身性疾患の関係

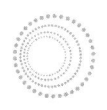

## はじめに

腎疾患の理解の困難さは，私たちの腎臓病に対する知識の不十分さにあると思われる．そこで，近年の腎臓病学の進歩を可能な限り取り入れて，糸球体疾患と全身性疾患の病変の差異について，できる限り分り易く説明したい．

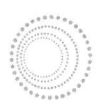

## 溶連菌感染症と管内増殖性糸球体腎炎

溶連菌の腎炎惹起株に感染すると，1週間以上の経過で血中に菌体成分に対する抗体が産生され，この抗体が腎糸球体に沈着することで溶連菌感染後急性糸球体腎炎が発症する．この糸球体病変は，腎糸球体基底膜の血管腔側で，メサンギウム細胞，内皮細胞が増加・腫脹するとともに多核白血球，単球，リンパ球が浸潤して集簇する．この結果，糸球体全体が腫脹し，糸球体に血流障害が出現する．このように，糸球体の炎症に伴う増殖病変が，糸球体基底膜の血管腔側のみで起こる場合を，管内増殖性糸球体腎炎とよぶ．急性糸球体腎炎では，著しくかつ典型的な管内増殖性糸球体腎炎像を呈する場合が多いが，同等ないし程度の軽いものは，膜性増殖性糸球体腎炎，IgA腎炎でもみられる．また，ループス腎炎，紫斑病性腎炎，シャント腎炎，クリオグロブリン血症性腎炎，感染性心内膜炎の腎炎，スーパー抗原関連腎炎（MRSA関連腎炎），顕微鏡的多発血管炎（MPA），Churg-Strauss症候群など全身性疾患に伴う腎炎の一部でも管内増殖性糸球体腎炎がみられる．糸球体病変が管内増殖性糸球体腎炎像を呈する場合は，急性糸球体腎炎以外の疾患も一考する必要がある．

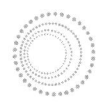

## 全身性血管炎と半月体形成性糸球体腎炎

半月体形成性糸球体腎炎は，腎糸球体の炎症により糸球体基底膜が破綻することで始まる．続いて，血液成分が糸球体基底膜を通過して血管腔から尿腔に漏れ出る．ボーマン嚢上皮細胞が，尿腔に流出した血漿蛋白などに反応して，ボーマン嚢基底膜に沿って層状に増殖する．この増殖した細胞集団は，半月様形態を示すので半月体とよばれる．半月体は，糸球体を圧排して増殖し，糸球体に血流障害，血流途絶を引き起こし腎機能を低下させる．初期の半月体は，細胞成分に富み細胞性半月体とよばれる．やがて増殖したボーマン嚢上皮細胞は周囲に基底膜様物質を産生して線維細胞性半月体に変化する．最終的には，細胞成分が消滅して線維性半月体として永続する．この結果，糸球体障害も永続することとなる．このように腎糸球体基底膜の尿腔側での細胞増殖を管外性細胞増殖とよぶ．管外性細胞増殖のうち，ボーマン嚢に沿って上皮細胞が二層以上に多層性に増殖するものを半月体とよぶ．

半月体形成性糸球体腎炎のうち腎に病変が限局し，原因が不明なものを特発性半月体形成性糸球体腎炎とよぶ．特発性半月体形成性糸球体腎炎では，光顕で50％以上の糸球体に半月体がみられ，蛍光抗体法所見は，糸球体に免疫沈着物を認めないpauci-immune型あるいは顆粒状免疫沈着物を認める免疫複合体型がある．また，特発性半月体形成性糸球体腎炎では，抗好中球細胞質抗体（anti-neutrophil cytoplasmic antibody：ANCA）のうち myeloperoxidase を抗原とするMPO-ANCA（P-ANCA）が約65％の症例で陽性となることが知られている．高頻度に半月体形成性糸球体腎炎がみられる全身性血管炎は，Good-pasture症候群，Wegener肉芽腫症，Churg-Strauss症候群，顕微鏡的多発血管炎（MPA）などで，その他の全身性疾患では，紫斑病性腎炎，ループス腎炎などである．

## 1. Goodpasture症候群と半月体形成性糸球体腎炎

　Goodpasture症候群は，腎糸球体基底膜（GBM）の構成成分であるⅣ型コラーゲンの非コラーゲンドメインNC1のα3鎖に対する抗体（抗GBM抗体）が血中に産生されることで発症する．この抗体は，腎糸球体基底膜と肺胞基底膜を障害して，半月体形成性糸球体腎炎と肺胞出血を引き起こす．肺病変を合併するものをGoodpasture症候群，肺病変を欠くものを抗GBM抗体型糸球体腎炎とよぶ．Goodpasture症候群では，血痰，喀血，発熱などの症状と胸部異常陰影を認める．抗GBM抗体型糸球体腎炎では，全身症状の乏しいものから高熱を認めるものまで症状は一定しない．症状の乏しいものは，特発性半月体形成性糸球体腎炎との鑑別が必要となる．Goodpasture症候群も抗GBM抗体型糸球体腎炎も血尿（肉眼的あるいは顕微鏡的）を伴って急速進行性に腎機能が低下し，腎は正常大ないしは腫大する．ELISA法で，血中から抗GBM抗体を検出することでGoodpasture症候群と抗GBM抗体型糸球体腎炎を診断できる．腎組織では，光顕でメサンギウムの融解，腎糸球体基底膜の断裂と染色性の低下，フィブリン様壊死物質を伴う壊死性半月体形成性糸球体腎炎，ボーマン嚢基底膜の断裂と腎間質への炎症の波及がみられるが非特異的である．蛍光抗体法所見は，本疾患に特異的な所見を示し，腎糸球体基底膜に沿ってIgG，補体成分C3が線状に沈着する．この所見を確認することで診断ができる．半月体形成性糸球体腎炎と肺胞出血は，Good-pasture症候群以外にも，Wegener肉芽腫症，Churg-Strauss症候群，顕微鏡的多発血管炎などで，しばしばみられる．
　補）フィブリンに類似した壊死物質を伴う炎症を，（フィブリノイド）壊死性血管炎，（フィブリノイド）壊死性糸球体炎とよぶ．

## 2. Wegener肉芽腫症と半月体形成性糸球体腎炎

　Wegener肉芽腫症は，原因が不明で，鼻腔・副鼻腔から肺にかけての気道・肺の血管，および腎臓内の血管，糸球体に壊死性肉芽腫性血管炎を起こす疾患である．発熱，鼻出血，副鼻腔炎，血痰，呼吸困難などの症状を伴い，腎症状は，血尿（肉眼的あるいは顕微鏡的）を伴って急速進行性に腎機能が低下する．眼科的には強膜炎が，胸部単純X線写真では肺野に異常陰影を認める場合がある．また，腎は腫大する．85％の症例で血清中にproteinase 3を抗原とするPR3-ANCA（C-ANCA）を検出し，疾患特異性が高い．腎組織所見では，弓状動脈，小葉間動脈，輸入細動脈に，巨細胞を伴う類上皮細胞肉芽腫とフィブリノイド壊死を伴う全層性血管炎（内膜・中膜・外膜に及ぶ）が起こる．糸球体では，巨細胞を伴う類上皮細胞肉芽腫とメサンギウム細胞の増殖，メサンギウム領域の融解，糸球体基底膜の断裂，フィブリノイド壊死を伴う半月体形成性糸球体腎炎，ボーマン嚢基底膜の断裂と間質への炎症の波及がみられる．蛍光抗体法所見は，免疫グロブリン，補体の沈着のないpauci-immune型を示す．Wegener肉芽腫症は，上気道・気管支・肺の病変，類上皮細胞肉芽腫を伴う全層性血管炎とpauci-immune型の半月体形成性糸球体腎炎を認め，PR3-ANCA陽性ならば診断は確実である．

## 3. Churg-Strauss症候群と半月体形成性糸球体腎炎

　Churg-Strauss症候群は，喘息，好酸球増多症，気道周辺の好酸球性肉芽腫（好酸球の浸潤を伴う類上皮細胞肉芽腫），中動脈から細動脈に至るフィブリノイド壊死性全層性血管炎と半月体形成性糸球体腎炎を起こす疾患である．全身症状は，発熱，血痰，紫斑，好酸球性肺炎，多発性単神経炎，心筋梗塞，消化管穿孔などである．腎症状は，血尿（肉眼的あるいは顕微鏡的）を伴って急速進行性に腎機能が低下する．胸写の異常陰影は，肺胞出血と間質性肺炎像を呈する．腎は腫大する．約60％の症例で血清中にP-ANCAを検出できる．腎組織では，弓状動脈，小葉間動脈，輸入細動脈にフィブリノイド壊死性全層性血管炎が起こる．糸球体では，メサンギウム細胞の増殖，メサンギウム領域の融解，糸球体基底膜の断裂，フィブリノイド壊死を伴う半月体形成性糸球体腎炎がみられる．蛍光抗体法では，免疫グロブリン，補体の沈着のないpauci-immune型を示す．Churg-Strauss症候群は，次に述べる顕微鏡的多発血管炎に類似するが，喘息などのアレルギー症状，好酸球増多症，好酸球性肉芽腫性肺炎などをもつことで区別される．

## 4. 顕微鏡的多発血管炎（microscopic polyangiitis：MPA）と半月体形成性糸球体腎炎

　顕微鏡的多発血管炎は，中動脈から細動脈のフィブリノイド壊死性全層性血管炎と半月体形成性糸球体腎炎を起こす疾患である．全身症状は，発熱，血痰，紫斑などである．腎症状は，血尿（肉眼的あるいは顕微鏡的）を伴って急速進行性に腎機能が低下する．胸写の異常陰影は，肺胞出血と間質性肺炎像を呈する．腎は腫大する．約65％の症例で血清中にP-ANCAを検出できる．腎組織所見では，弓状動脈，小葉間動脈，輸入細動脈にフィブリノイド壊死性全層性血管炎が，糸球体にpauci-immine型のフィブリノイド壊死性半

月体形成性糸球体腎炎がみられる．顕微鏡的多発血管炎と特発性半月体形成性糸球体腎炎の鑑別は，小細動脈の全層性血管炎の有無による．

## IgA腎症と紫斑病性腎炎

IgA腎症は，肉眼的血尿，顕微鏡的血尿，蛋白尿で発見され，慢性に経過する．尿所見の異常以外は症状に乏しい．腎組織は，IgA免疫グロブリンと補体成分C3の沈着を伴うメサンギウム増殖性糸球体腎炎を呈する．

一方，紫斑病性腎炎は，四肢皮膚の点状皮下出血斑，腹痛・下血，関節出血で発症し，これと同時ないしは少し遅れて肉眼的血尿や顕微鏡的血尿・蛋白尿の出現をみる．点状皮下出血斑の出現とともに急激な腎機能低下をみる場合がある．組織学的には，皮膚，消化管，関節の小血管（細動脈，毛細血管，細静脈）に，IgA免疫グロブリン，補体成分C3などが沈着する白血球破壊性血管炎（leukocytoclastic vasculitis）を呈する．腎組織は，IgA免疫グロブリンと補体成分C3の沈着を伴うメサンギウム増殖性糸球体腎炎を呈し，急激な腎機能低下を伴う場合にはこれに半月体形成が加わる．紫斑病性腎炎とIgA腎症では，腎組織の基本病変に相違がない．

IgA腎症は，病変が糸球体腎炎のみにとどまる疾患であり，紫斑病性腎炎は，皮膚，消化管，関節の細動脈，毛細血管，細静脈の血管炎と糸球体腎炎をもつ疾患といえる．

## スーパー抗原関連腎炎（MRSA関連腎炎）と紫斑病性腎炎

スーパー抗原関連腎炎（MRSA関連腎炎）は，発熱，敗血症を起こしたあとの患者に，肉眼的血尿（ときに顕微鏡的），蛋白尿，急速な腎機能低下が出現して発症する．約30％の症例で四肢皮膚に点状出血斑を認める．腎組織は，IgA免疫グロブリンと補体成分C3の沈着を伴うメサンギウム増殖性糸球体腎炎に半月体形成がみられる．スーパー抗原関連腎炎発症時には，発熱はないか軽度の場合が多く，点状出血斑を伴う場合には，臨床症状と腎組織所見が，紫斑病性腎炎によく類似する．重症感染症後の患者にこのような病態が起こった場合は，MRSA感染症の既往を調べるとともにMRSAの感染病巣の発見に努める．MRSA腎炎には抗生剤を，紫斑病性腎炎にはステロイド薬を使用するが，診断が生命予後を大きく左右するので，慎重な検討が必要となる．

## 膜性増殖性糸球体腎炎とクリオグロブリン血症性糸球体腎炎

膜性増殖性糸球体腎炎の発症様式は，多彩で一定しない．臨床経過は，低補体血症を伴って慢性に経過し，治療に抵抗する場合が多い．腎組織では，膜性増殖性糸球体腎炎Ⅰ型が多くを占め，その光顕所見は，糸球体基底膜の二重化構造，メサンギウム細胞と基質の増加に伴う糸球体の分葉化が特徴である．蛍光抗体法では，血管係蹄壁とメサンギウム領域に，補体成分C3，C1q，免疫グロブリンIgG，IgMの沈着を認める．電顕では，糸球体基底膜内皮下とメサンギウム領域に沈着物を認めるとともにメサンギウム細胞の細胞質が延長して，糸球体基底膜と内皮細胞の間に入り込む所見（mesangial interposition）がみられる．このような腎組織像は，SLE，感染性心内膜炎，抗リン脂質抗体症候群など種々の全身性疾患に伴ってみられるが，原因が不明なものを特発性膜性増殖性糸球体腎炎と診断する．特発性膜性増殖性糸球体腎炎は，1990年代以降，まれな疾患となってきた．

一方，クリオグロブリン血症に伴う腎炎は，蛋白尿，血尿，ネフローゼ症候群として緩徐に発症し，持続性低補体血症を伴う．腎組織所見は，前記の膜性増殖性糸球体腎炎Ⅰ型を示し，特発性膜性増殖性糸球体腎炎の腎組織所見との差異に乏しい．クリオグロブリン血症は，ほとんどの症例がC型肝炎ウイルス（80％），B型肝炎ウイルス感染症に続発している．HCV抗体検査が実用化された1989年以前に特発性膜性増殖性糸球体腎炎と診断された症例には，HCV感染症に伴うクリオグロブリン血症性糸球体腎炎が含まれていた可能性がある．

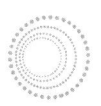

## 膜性腎症と悪性腫瘍あるいは自己免疫疾患の合併

膜性腎症は，発症早期には蛋白尿が緩徐に増加する．やがて浮腫やネフローゼ症候群として発見される．蛋白尿は，自然寛解，増悪をくり返して慢性に経過し，約20％が末期腎不全にいたる．腎組織では，糸球体基底膜にスパイク病変・点刻像がみられ，基底膜上皮側にIgG，補体成分C3を含む免疫複合体沈着物を認める．

膜性腎症は，膠原病，感染症，腫瘍などに合併する．とくに，SLE，慢性関節リウマチおよび抗リウマチ薬（D-ペニシラミン，ブシラミン，金製剤など）投与，悪性腫瘍になどに合併することが多い．

膜性腎症に合併する悪性腫瘍は，胃癌，大腸癌，肺癌，乳癌などが多く，膜性腎症発症前後5年間に発見される傾向がある．膜性腎症の診断時，蛋白尿の増悪時には，悪性腫瘍をスクリーニングする必要がある．腫瘍の切除に伴い蛋白尿が著しく減少する場合がある．

光顕所見が膜性腎症であり，蛍光抗体法での腎糸球体沈着物中に補体成分C1qが認められ，糸球体内皮細胞中にミクソウイルス様の顆粒状構造がみられる場合は，膜性ループス腎炎である可能性が高い．臨床的にSLEと診断できない場合には，SLEの発症を考慮した経過観察が必要である．

●文　献●
1) 下条文武, 内山　聖, 富野康日己, 編：専門医のための腎臓病学. 医学書院, 2002.
2) 下条文武, 斎藤　康, 編：ダイナミック メデイシン6, 腎・尿路疾患・水・電解質代謝異常. 西村書店, 2003.

[鎌田　貢壽]

# 総論 7 慢性腎不全の進行機序

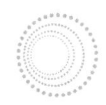

## はじめに

慢性糸球体腎炎，糖尿病性腎症，多発性囊胞腎などさまざまな慢性腎疾患から末期腎不全に進行する．慢性腎不全に至ると，原疾患自体の治療により進行を阻止することが困難な場合が多い．しかし，動物実験やヒトでの研究から得られた知見では，慢性腎疾患の進行は個々の原疾患の活動性とは必ずしも関係なく，ほかの共通の要因が関与していると考えられる場合が多い[1)2)]．このような進行因子としては，全身高血圧，糸球体高血圧/糸球体肥大などの血行力学的因子，食事性因子，血液凝固系因子の異常などがあげられる．本稿ではまず血行力学的因子について述べ，濾過蛋白の尿細管刺激説を含めたその他の障害腎進展因子，さらにウレミックトキシンについて紹介する．

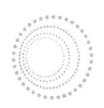

## 血行力学的因子

### 1．糸球体過剰濾過

Brennerらはラット腎亜全摘モデルでの実験をもとに，腎障害が進行すると残存ネフロンが正常であっても（intact nephron）過負荷の状態が起こり，糸球体血流量の増加と内圧の亢進が生じるためさらに糸球体障害が進行する，という悪循環仮説（glomerular hyperfiltration / hypertension theory）を提唱した．通常，機能ネフロン数が50％以下に減少すると，このような腎血行動態の異常が出現すると考えられている．

糸球体内圧の亢進と糸球体硬化の関係については，糸球体内圧の上昇を示した糸球体とあとになって糸球体硬化に陥ったものが必ずしも一致しないことや，Munich Wister系以外のラットでは糖尿病を作製しても糸球体高血圧は生じないなど異論もあるが，臨床で観察されるアンジオテンシンⅡ阻害薬（ACE阻害薬やARB）の腎保護作用の一部は，輸入細動脈に比し，輸出細動脈をより拡張させることによる，糸球体内圧低下効果により説明できると考えられている．糸球体高血圧は，shear stressやstretchなどのmechanical stressにより，内皮細胞の傷害やTGF-βなどのcytokine分泌の亢進を介するメサンギウム細胞の増殖促進，細胞外基質産生亢進などを引き起こすといわれる．

### 2．全身高血圧

高血圧症は腎に対して機能的あるいは器質的な影響を及ぼす．一方，腎に障害が生じると，体液量の貯留などを介して腎が血圧上昇に関与してくる．このように高血圧症と腎は相互に関連して血圧上昇，腎障害が進展する．臨床的には高血圧症は重要な腎障害促進因子であり，血圧のコントロールが不良であれば慢性腎不全の進行は促進される．

### 3．糸球体高血圧

高血圧とは一般に全身高血圧を指すが，腎不全の進展抑制をはかるためには，腎の微小循環，すなわち糸球体血行動態の観点から考える必要がある．腎には糸球体血行動態の自己調節機能が働いており，自己調節能が正常に作動していれば，全身血圧が変化しても，糸球体内圧は一定に維持される．これによって，糸球体濾過量は一定に維持される．糸球体毛細血管は，輸入細動脈と輸出細動脈という二系統の抵抗血管に挟まれており，このバランスによって，糸球体内圧を正常では約50から60mmHgに調節している．

糸球体血行動態からみると，本態性高血圧と腎障害を伴った高血圧には，明らかな違いがある[3)]．本態性高血圧と慢性糸球体腎炎において，全身血圧と糸球体血行動態を比較すると，本態性高血圧では，全身血圧の上昇に伴って輸入細動脈の血管抵抗が増加するのに対し，輸出細動脈の血管抵抗は全身血圧とは無関係に一定である．その結果，糸球体内圧は，全身血圧とは関係なく一定に維持されている．一方，慢性糸球体腎炎では，輸入細動脈の血管抵抗は全身血圧とは無関係

であり，かつ，その増加は軽度である．逆に輸出細動脈血管抵抗が全身血圧の上昇とともに増加する．その結果，慢性糸球体腎炎では，糸球体内圧が全身血圧とともに上昇する．このように，腎炎などの腎障害が存在すると，輸入細動脈の抵抗調節障害がみられ，全身血圧が直接糸球体に伝達されるため，糸球体高血圧による障害が出現するようになる．

それでは，このような糸球体血行動態の異常はいつから起こっているであろうか．全身血圧が正常であっても，すでに糸球体内圧が上昇している例が存在することが注目される．さらに，正常血圧，正常腎機能，尿蛋白が平均0.7g/日のIgA腎症患者で，糸球体内圧と腎組織障害を検討した成績によれば，糸球体内圧と糸球体硬化，間質尿細管障害の程度は相関する．驚くべきことに，このような早期からすでに糸球体高血圧が組織障害に関与していることが示されている．以上の成績から，腎障害時には全身血圧をより低下させないと糸球体高血圧は是正できないことが理解される．

## 蛋白尿

蛋白尿は慢性腎不全進行のマーカーであるだけではなく，それ自体が慢性腎不全の進行を促進する可能性が示唆されている．その機序は，尿細管への蛋白負荷，特定の物質（トランスフェリン，鉄やアルブミンに結合した脂肪酸，MCP-1などの炎症性物質）による毒性などが考えられている．通常，低分子量の蛋白は，糸球体通過後近位尿細管にて再吸収されライソゾームなどにより分解処理される．しかし，濾過される蛋白が著しく増加した場合には，尿細管の細胞傷害や間質へのライソゾームの放出が引き起こされる．実際に種々の腎障害において蛋白尿が高度であるほど腎機能低下が速いことが知られている．

## その他の障害腎進展因子

### 1．食事性因子

5/6腎摘ラットや糖尿病性腎症モデルなどで低蛋白摂取制限が糸球体硬化を抑制することが示されている．低蛋白食の効果は糸球体血管抵抗の変化を介しており，糸球体内圧の減少と糸球体肥大の抑制をもたらす．ヒトにおいても，動物性蛋白やアミノ酸摂取によって糸球体濾過率の上昇が引き起こされることが示されている．このため，非代償性腎不全期には0.6〜0.8g/kg標準体重/日の低蛋白食とし，十分な熱量を摂るよう指導するのが一般的である．

### 2．尿細管間質病変

原疾患が糸球体疾患であっても，慢性腎不全になると尿細管萎縮や間質線維化などの尿細管間質病変が著しいのが通常である．IgA腎症や膜性腎症などの慢性糸球体腎炎の腎機能予後に影響するのは糸球体病変の程度よりもむしろ尿細管間質病変の進行度である．このような病態では，尿細管間質病変が進行して尿細管が閉塞し，ネフロンの喪失が引き起こされるものと考えられる．尿細管間質病変が起こる機序については不明な点もあるが，先に述べた蛋白尿の毒性に加え，リン酸カルシウムリン酸塩の沈着や，代謝性アシドーシスによって二次的に間質にアンモニアの毒性などがが蓄積することが関与していると考えられている．

### 3．リン酸カルシウム塩の沈着の再吸収

残存ネフロンの減少に伴い，単位ネフロンに負荷されるリン酸の量が増加し，腎間質のリン酸カルシウム塩の沈着が生じる．リン酸カルシウム塩は炎症反応を惹起し，間質線維化や尿細管萎縮を起こす可能性がある．

### 4．アンモニア

機能ネフロン数が減少すると，残存ネフロンあたりのアンモニア産生が増加する．局所でのアンモニア濃度の上昇はalternate pathwayを介した補体活性化をもたらし，二次的な尿細管間質病変を引き起こす．一方，アルカリ化剤を投与してアンモニア産生を抑制すると，腎障害は軽減されることが動物実験で実証されている．

### 5．高脂血症

高脂血症は慢性腎不全，とくにネフローゼ症候群を併発した際にはしばしば合併する．全身の動脈硬化の進行のみならず，動物実験からは高脂血症自体によって腎障害の進行が促進される可能性が示唆されている．コレステロール負荷が糸球体障害を増強したり，HMG CoA還元酵素阻害剤を投与して血中コレステロール濃度を低下させると腎障害の進展が抑制されるなどの実験成績がこの仮説を支持している．

### 6．貧血

腎不全の進行とともに内因性エリスロポエチン産生の低下による腎性貧血が進行する．5/6腎摘ラットにみられる腎性貧血をrecombinant human erythropoietin (rHuEPO) 製剤の投与によって改善すると，血圧が著明に上昇し腎機能が急速に悪化したという報告がなされ，保存期慢性腎不全患者の腎性貧血に対する

rHuEPO療法は慎重に行われた．しかし，血圧を十分にコントロールすれば腎機能に対する悪影響はないばかりか，逆に貧血改善が腎機能保持効果を有することが示されつつある．これらの知見から，貧血による低酸素血症（とくに腎間質における），心機能や循環動態の悪化，血管内皮機能の低下が腎機能保持に悪影響をもたらす可能性が示唆されている[4]．

### 7．その他の腎不全進展の増悪因子

以上に述べた以外にも，感染，過労，手術などのストレス，腎毒性薬物の使用，脱水，妊娠，喫煙，肥満などが二次的な腎障害進展因子と考えられる．

## ウレミックトキシンと経口吸着療法

腎不全では各種尿毒症性代謝産物（uremic toxin）が蓄積するが，これらのなかには尿毒症の原因となったり，慢性腎不全の進行を促進する物質（nephrotoxin）が同定されている．インドキシル硫酸は，nephrotoxinの一つである．5/6腎摘ラットにインドキシル硫酸を経口投与すると腎機能障害が促進される．その機序として，インドキシル硫酸は腎皮質のTGF-$\beta 1$，TIMP-1，プロ-$\alpha 1$（I）コラーゲンの遺伝子発現を増強することが知られており，これにより尿細管間質の線維化と糸球体硬化が促進され，ネフロン数の減少をもたらすと考えられる．また，インドキシル硫酸の前駆物質であるインドールを5/6腎摘ラットに経口投与しても腎機能障害は促進される．慢性腎不全患者においては，血清インドキシル硫酸濃度は著明に増加している．種々の原因によりネフロンが減少すると，残存ネフロンに対するインドキシル硫酸の過剰負荷により，ネフロン数がより減少するという悪循環が形成される．この悪循環を除去吸着により断ち切るのが，経口吸着療法の理論的根拠である．インドキシル硫酸は，腸管内でトリプトファン食事蛋白質から生成されたインドールの代謝産物である．球形吸着炭製剤（クレメジン®）は腸管内でインドールを吸着し，インドールの腸管吸収を低下させる．その結果，肝臓でのインドキシル硫酸の生成が減少し，インドキシル硫酸の血中濃度と尿中排泄量は減少する．慢性腎不全患者に対して球形吸着炭製剤を投与すると腎不全の進展が抑制されること，球形吸着炭製剤投与によりインドキシル硫酸の尿中排泄量が減少した症例ほど腎不全の進展抑制効果が大きいことが報告されている[5]．

● 文　献 ●

1）Piero Ruggenenti, Arrigo Schieppati, Giuseppe Remuzzi：Progression, remission, regression of chronic renal disease. Lancet 357：1601-1608, 2001.
2）Burton D Rose：Secondary factors and progression of renal failure. In：UpToDate, Vol.12 Issue 1. UpToDate, Inc, 2004.
3）木村玄次郎：腎性機序からみた高血圧症の病態生理．腎と高血圧 病態生理からのアプローチ，pp49-80，東京医学社，1998.
4）椿原美治：保存期腎不全におけるrHuEPO療法．透析 strategy 2；10-18，2001.
5）Toshimitsu Niwa, Tomohide Nomura, Satoshi Sugiyama, et al：The protein metabolic hypotesis, a model for the progression of renal failure：An oral adsorbent lowers indoxyl sulfate levels in undialyzed uremic patients. Kidney Int 52（Supple. 62）：S23-28, 1997.

［勝二　達也／椿原　美治］

## 総論 8　水，電解質異常の基本

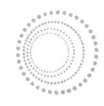

### はじめに

　腎臓における必須の役割は，体液（血漿，間質液，細胞内液）の量と濃度を調節することである．陸上生活を営む動物にとってクロード・ベルナールが言った内部環境，つまりは細胞外液の濃度と量を一定に保つことは生命活動に必須の条件となる．この細胞外液の濃度は主として，陽イオンはナトリウム（Na），カリウム（K）であり，陰イオンはクロライド（Cl），重炭酸イオン（HCO3）である[1]．その他に，Ca，P，Mgなども微量ではあるが細胞活動に必須の電解質である．ここではとくに重要な，水とNaとKについての基本とその異常を解説する．

### 体液バランス：水，ナトリウム，カリウム代謝の基本

　体液バランスを考えるうえで最初に戸惑うことは，溶媒の水と溶質のNaが2つの調節系によって変化していることである．その1つは浸透圧調節系であり，もう1つは容量調節系である．表1に示したようにこの浸透圧調節系と容量調節系は別々の受容体と効果発現様式をもっている．しかし，浸透圧調節系でも容量調節系でも重要な電解質はNaであるから混乱するわけである．

　浸透圧調節系は血漿の浸透圧（通常はNa濃度）が増加すると，視床下部の浸透圧受容体が感知し，脳下垂体後葉から抗利尿ホルモン（ADH）の分泌を増加させ，腎集合尿細管での水再吸収を増加させて，また，同時に口渇により水分摂取を増加させて，浸透圧を正常化させる（図1）．浸透圧が低下（低Na血症）ではこの逆のプロセスで血漿浸透圧（Na濃度）を一定にしている．つまり，Na濃度異常（浸透圧異常）は主として水代謝異常によって起こる変化である．

　それに対して，循環血漿量が増加すると（通常は体

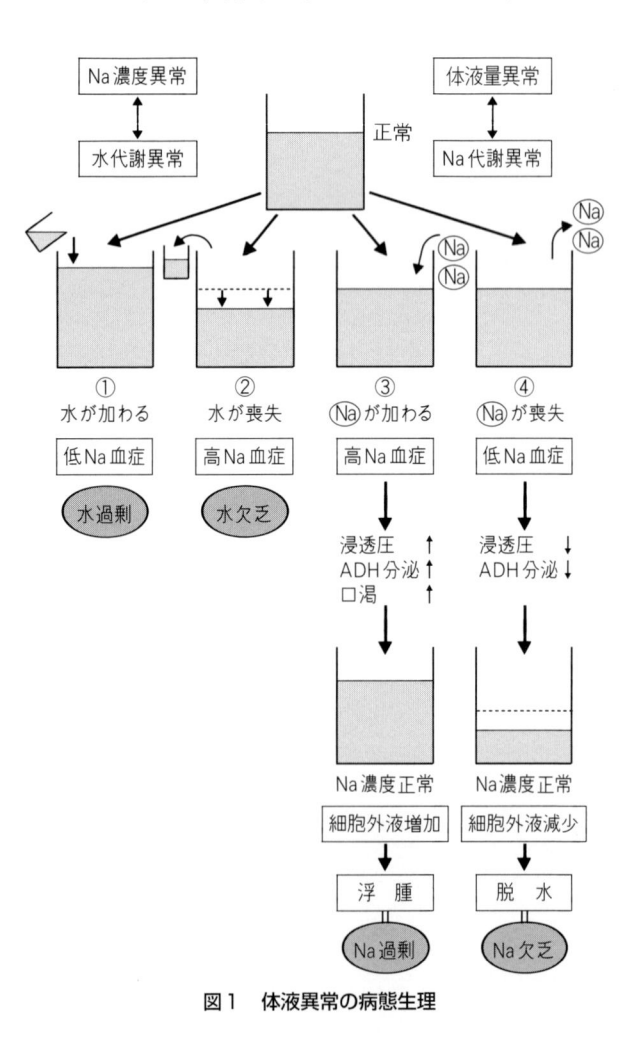

表1　浸透圧調節と容量調節

|  | 浸透圧調節系 | 体液量調節系 |
|---|---|---|
| 感知因子 | 血漿浸透圧 | 有効循環血漿量 |
| 受容体 | 視床下部 | 頸動脈洞，心房 |
| 調節因子 | ADH，口渇 | RAA，ANP，NE |
| 効果発現 | 尿浸透圧 | 尿中Na排泄量 |
|  |  | 口渇 |
|  | 水分摂取量 |  |
|  | 早い | 遅い |

図1　体液異常の病態生理

内総Na量の増加），心房や頸動脈洞にある圧受容体によって感知され，レニン・アンギオテンシン・アルドステロン系が抑制され，腎尿細管でのNa再吸収を抑制する．逆に循環血漿量が低下すると（体内総Na量の減少），逆のプロセスでNa再吸収が増加する．この体内総Na量の異常（循環血漿量異常）はNa代謝異常に伴うことが多い．

崩症，浸透圧リセッティング（reset osmostat）やADH分泌増加のSIADHなどが代表的疾患である．容量調節系異常としては腎不全，心不全，肝不全，原発性アルドステロン症，利尿薬投与などがある．

## 頻度の高い疾患

水電解質代謝異常をきたす疾患は，今述べた浸透圧調節系の異常と容量調節系の異常に分けて考えると理解しやすい．浸透圧調節系の異常では，ADH分泌低下あるいは反応性が低下する，中枢性尿崩症，腎性尿

## 高ナトリウム血症，低ナトリウム血症（図2）

高Na血症も低Na血症も基本的には水代謝異常（ADH異常）が存在しないと成立しない．もちろん図2に示したように原発性アルドステロン症でも高Na血症をきたす場合はあるが通常は高血圧と細胞外液量増加が前面に出る．高Na血症をみた場合には，細胞外液量が増加しているか，減少しているか，正常なの

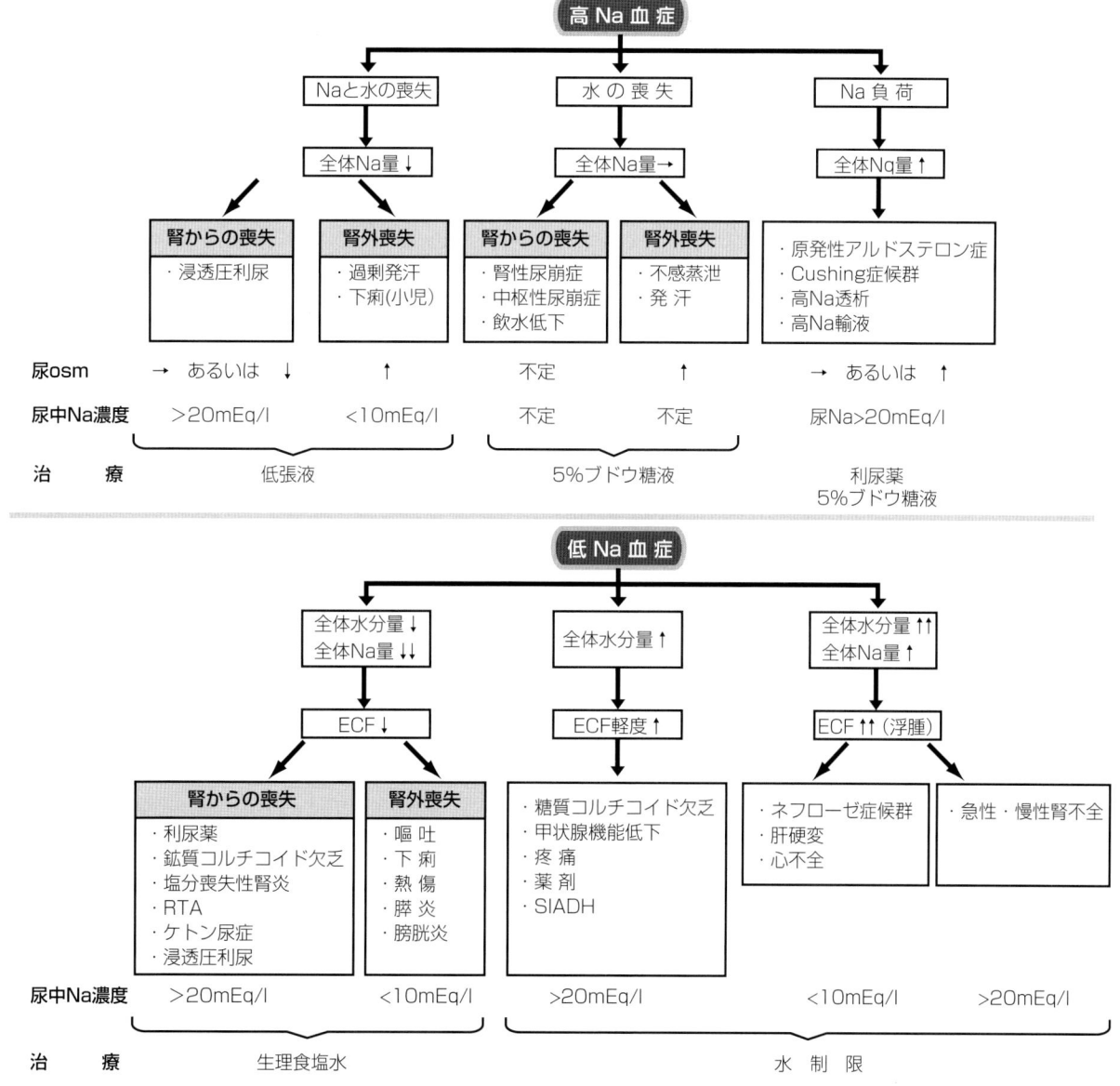

図2 高ナトリウム血症と低ナトリウム血症の診断

## 高カリウム血症，低カリウム血症（表2）

Kは細胞内に多い電解質であり，細胞外液のK濃度が変化するのは体内総K量が相当に減少あるいは増加していることを示している．血清K1mEq/Lの低下は，総K量が100〜200mEq欠乏している．K2mEq/Lの低下は約400mEq/L欠乏を示している．低K血症の原因は表に示したように，細胞内への移行，腎からの喪失，腸管からの喪失に分けられる．また，高K血症の原因は細胞内からの移行，腎からの排泄低下がある．

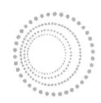

## 輸液の基本[2]

輸液には大きな2つの基本がある．図3に示したように，1つは，電解質はイオン化しており細胞膜を透過しにくいことと，水は細胞膜を透過しやすいことである．また，2つ目は，体液分布は細胞膜と血管壁によって3つのコンパートメントに分かれている．この2つを覚えておけば輸液が理解しやすくなる．図にあるように体液分布を覚えておくことで輸液量の計算ができる．つまり，全体水分量は体重の60％であり，

表2 高カリウム血症と低カリウム血症の原因

| 1. 低カリウム血症 | 2. 高カリウム血症 |
|---|---|
| a. 細胞内への移行（一時的）<br>　代謝性アルカローシス<br>　β2刺激薬<br>　インスリン<br>b. 腎からの喪失<br>　利尿薬<br>　嘔吐<br>　アルドステロン増加<br>　　（原発性，続発性）<br>　腎尿細管性アシドーシス<br>　Mg欠乏<br>　輸送蛋白遺伝子異常（まれ）<br>c. 腸管からの喪失<br>　嘔吐<br>　下痢 | a. 細胞内からの移行<br>　代謝性アシドーシス<br>　β遮断薬<br>　インスリン欠乏糖尿病<br>　細胞傷害／横紋筋融解<br>b. 腎での貯留<br>　腎不全<br>　機能的低アルドステロン症<br>　副腎疾患<br>　低レニン性低アルドステロン症<br>　ACE阻害薬<br>　K⁺保持性利尿薬<br>　非ステロイド性抗炎症薬 |

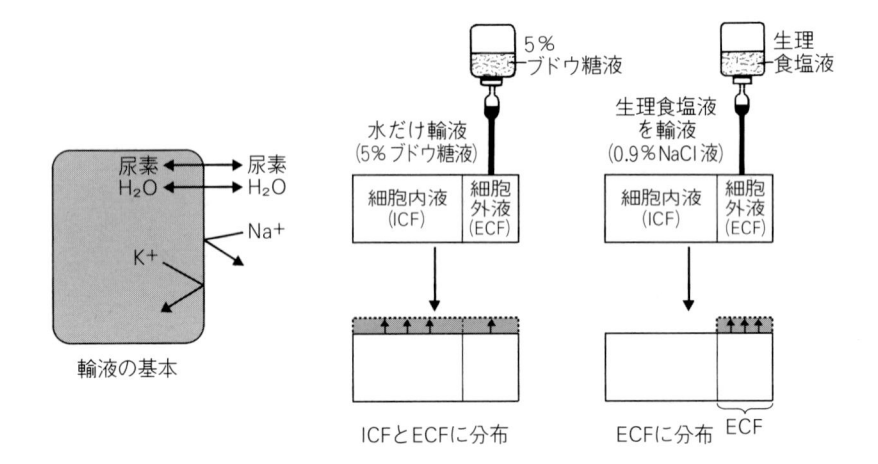

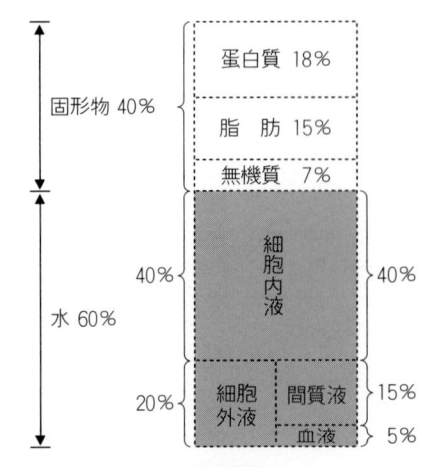

図3 輸液の基本

そのうち細胞内液量が40％，細胞外液量が20％である．さらに，細胞外液量の約5％が血漿量で，15％が間質液となる．

## 1．水補給のための輸液

少量のブドウ糖は糖代謝異常（糖尿病）がなければ，ただちに代謝されるので，5％ブドウ糖液は水を血管内に投与したのと同じ効果をもつ．5％ブドウ糖を添加したのは浸透圧を血液に近づけ血管痛や溶血を防ぐためである．血管内に投与された水は輸液の基本から間質液，細胞内へと均等に分布する．したがって，1,000mlの5％ブドウ糖は，666mlが細胞内に，333mlが細胞外に分布することになる．つまり，5％ブドウ糖液は細胞内と細胞外に水補給するための輸液ということができる．

## 2．塩分補給のための輸液

生理食塩液，リンゲル液，ハルトマン液などは血漿に対してNaがほぼ等張であり，細胞膜をNaが透過しにくいことから（血管壁は自由に透過する）細胞外に分布する．つまり，1,000mlの生理食塩液の血管内への投与は，そのほとんどが細胞外液に分布する（間質液に750ml，血漿に250ml）．細胞外液欠乏状態（ショックなど）でこれらの輸液剤が使用される．リンゲル液はCa，Kを生理食塩液に加えたものであり，ハルトマン液（乳酸加リンゲル液）はリンゲル液にアルカリとして乳酸を加えた輸液剤である．生理食塩液よりもより血漿成分に近くなっている．

## 3．低 張 液

T1，T3などの低張液は基本的には5％ブドウ糖と生理食塩液を混合したものであり，その比率に従って細胞内外に分布する．たとえば，1/2液であるT1は5％ブドウ糖液と生理食塩液を1：1に混合した液で（米国ではHalf Normal Saline，H/S），T1を1,000ml投与すると，細胞内液に333ml，細胞外液に666mlが分布する．

## 4．アルブミン液

血管壁を透過しにくい溶質をもつ輸液剤（アルブミン液など）は血管内にとどまるため循環血液量を増加させる効果をもつ．さらに浸透圧が血漿よりも高ければ，間質や細胞内から水分を血管内に引っ張ってくる効果も期待できる．

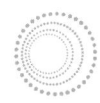

## ま と め

水電解質の異常は人間の体液分布とその調節機構を理解しておけば（すでにほとんどの機構が明らかにされている）診断，治療できるものである．

●文　　献●
1) 飯野靖彦：一目でわかる水電解質（第2版）．メディカルサイエンス・インターナショナル，2002．
2) 飯野靖彦：一目でわかる輸液（第2版）．メディカルサイエンス・インターナショナル，2003．

［飯 野　靖 彦］

# 総論 9 酸・塩基平衡の基本

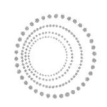

## はじめに

われわれは生命を営むために食物を摂取し，それを代謝することでエネルギーを作り出している．1日におよそ13,000～15,000mMの$H^+$を産生するが，体液中では$H_2CO_3$および$HCO_3^-$に変化し，生体が生み出す"酸"の多くは$CO_2$として呼吸により肺から排泄される．一方，不揮発性酸は1日約50mEq/l程度産生され，ほぼ同量の$HCO_3^-$が消費される．不揮発性酸の排泄は主に遠位尿細管で行われ，滴定酸や近位尿細管から分泌されるアンモニアが$NH_4^+$（塩化アンモニウム）となることで$H^+$を尿中に排出する（詳細後述）．更に近位尿細管は，$HCO_3^-$を再吸収し体内に保持する役割を行っている．このようにわれわれの体内において代謝の結果産生された酸を排出しているのは肺と腎臓であり（図1），その調節機構の結果，われわれの血液はpH：7.38～7.42の狭い範囲内で一定に保たれ，恒常性を維持している．

体内の酸塩基平衡の調節機構とpHを規定する式は，Henderson-Hasselbalchの式として表される．

$$PH = pK + \log \frac{H_2CO_3^-}{HCO_3}$$

$HCO_3^- － H_2CO_3$の系では，pK＝6.1

これは，緩衝系の中で最も重要な重炭酸－炭酸緩衝系の関係式を示しており，これ以外にリン酸系，タンパク系，ヘモグロビン系の緩衝作用が知られている．

$$CO_2 + H_2O \longleftrightarrow H_2CO_3 \longleftrightarrow HCO_3^- + H^+$$

の式で表され，この左右のバランスによりpHが一定に保たれる．

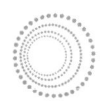

## アシドーシスの意味： pH 7.4 より低くする力

"アシドーシス"とは，"血液を酸性に傾ける病態"のことをいう．一方，血液が酸性であることを"アシデミア acidemia"と言う．臨床の場で"アシドーシス"と表現されるものの多くは，"アシデミア"のことであり間違った表現がされている．つまり，アシドーシスとは体内にpHを下げる，すなわち$HCO_3^-$を低下させるか，$PCO_2$を上げる異常なプロセスが存在している病態のことを意味しており，アシデミアとは血液pHが7.40以下のことをいう．

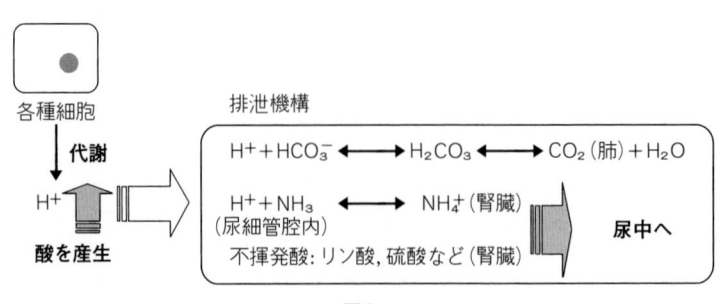

図1
各種細胞は，蛋白質，脂質，糖質の代謝の結果，大量の酸を生じる．その酸の排泄は肺と腎臓であり，この両者で体のpHを調節している．

## アルカローシスの意味：pH 7.4 より高くする力

"アルカローシス"とは体内のpHを上げる, すなわちHCO₃⁻を上げる, あるいはPCO₂を下げる異常なプロセスが存在している病態のことをいう. pHが7.40以上である状態を"アルカレミア alkalemia"と言う. その成因により呼吸性と代謝性に大別される. 呼吸性アルカローシスの成因は肺胞換気量増大のためのCO₂喪失であり, 代謝性アルカローシスの成因はH⁺の喪失とHCO₃⁻の過剰に分けられる.

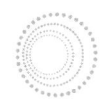

## アシドーシス：炭酸が蓄積するかHCO₃⁻が低下するか

前述したように, 体のpHを下げる原因が存在している状態をアシドーシスと言うが, アシドーシスは呼吸性と代謝性に大別され, 呼吸性アシドーシスの成因は肺胞換気量減少のためのCO₂蓄積であり, 代謝性アシドーシスの成因はH⁺の蓄積とHCO₃⁻の喪失である. その病態を鑑別しなければならない.

### 1. 呼吸性アシドーシス

呼吸性アシドーシスの成因は, CO₂産生量増加によるものは少なく, ほとんどは肺胞換気量減少のためのCO₂蓄積による. 原因として, ①呼吸器疾患（重症肺炎, 慢性閉塞性肺疾患（COPD）等）によるもの, ②呼吸筋の麻痺（低K血症など）・運動障害（横隔膜神経マヒなど）をきたすものに分類される.

### 2. 代謝性アシドーシス

代謝性アシドーシスとはHCO₃⁻が減少し, H⁺が増加している状態をいう. H⁺の蓄積の原因として多量の固定酸の産生, 体外からの酸の投与および腎からの排泄障害がある. 代謝性アシドーシスでは, まず下記の式で示されるanion gap（AG）の意味を理解することが大切である.

$$AG = Na^+ - (Cl^- + HCO_3^-)$$
正常値 $12 \pm 2$ (mEq/l)

AGは測定されていない陰イオンの指標である（図2）. 血漿中には陽イオンとしてNa⁺, K⁺, Ca²⁺などがあり, 陰イオンとしてCl⁻, HCO₃⁻, HPO₄²⁻などが存在する. 陽イオン全体に占めるK⁺, Ca²⁺濃度はごくわずかであり, かつ狭い範囲に調節されているためNa濃度を測定することによってほぼ推定することができる. 一方陰イオンはCl⁻, HCO₃⁻以外の因子に変動がおきることがあり, その指標がAGとして示される. HCO₃⁻が減少している代謝性アシドーシス

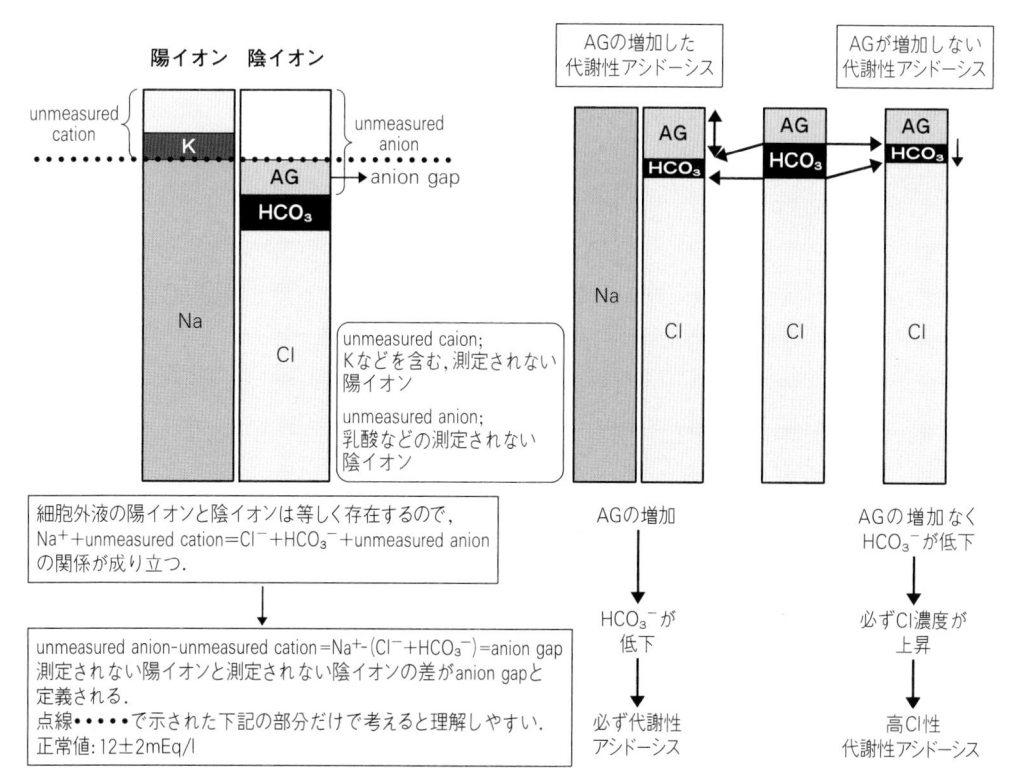

図 2

はAGの増加の有無によって下記のように大別される．

### 1）AGが増加するアシドーシス（図2）
- 尿毒症；アンモニア分泌の減少と不揮発酸の蓄積．
- 糖尿病性ケトアシドーシス；不揮発酸（ケト酸など）の過剰産生．
- 飢餓；脂肪分解で脂肪酸の産生が増加し，その酸化でケトン体が増加．
- 外因性のもの；アルコール，メタノール，エチレングリコール，サリチル酸による．
- 乳酸アシドーシス；組織の酸素不足や重症肝障害，サイアミン欠乏，ビグアナイド剤（経口糖尿病薬）などで嫌気的解糖が進むため．

### 2）AGが増加しないアシドーシス（図2）
$HCO_3^-$ が減少するがClが増加するためAGは一定である．すなわち，血中のClは高値となり，"高Cl性のアシドーシス"となる．$HCO_3^-$ が失われる場所が腎臓以外と腎臓とに分けられる．臨床の場でCl濃度が正常より高値を示す場合には，AG増加をきたさないで $HCO_3^-$ が低下し，代謝性アシドーシスの病態になっている可能性を考えることは大切である．

- 腎臓以外；下痢，腸液喪失（腸瘻，尿管結腸瘻など）
- 腎　臓；尿細管性アシドーシス（下記詳述）
- その他；塩酸（HCl）投与，経静脈栄養

尿細管性アシドーシスを説明する前に正常の尿細管の酸塩基平衡に関する働きを概説する．

## 近位尿細管で $HCO_3^-$ が再吸収されるメカニズム（図3）

### 1）近位尿細管細胞から $H^+$ が分泌
近位尿細管細胞内で炭酸脱水素酵素により以下の反応が進むことによる．
$$CO_2 + H_2O \rightarrow H_2CO_3 \rightarrow HCO_3^- + H^+$$

### 2）近位尿細管細胞内の $Na^+$ は10－20mEq/lと低く一定に保たれている
血管側の細胞膜に存在する $Na^+$，$K^+$－ATPase により $Na^+$ は細胞内から血管側に汲み出されている．

### 3）尿細管空より尿細管細胞内に $Na^+$ は流入する
理論上，糸球体で濾過された近位尿細管腔内の尿中 $Na^+$ 濃度は140mEq/l，細胞内の $Na^+$ 濃度は，2.の理由で低く保たれているため（10～20mEq/l），濃度勾配と電気勾配の両方による．

### 4）$Na^+$ が尿細管腔から細胞内に流入する際，$H^+$ が尿細管腔内に分泌される
尿細管腔側の細胞膜に存在する $Na^+$，$H^+$ exchanger という膜タンパクにより，$Na^+$ と $H^+$ は1：1で細胞内と尿細管腔を移動することによる．

### 5）この尿細管腔内に分泌された $H^+$ は，糸球体で濾過された $HCO_3^-$ と反応し，
$$HCO_3^- + H^+ \rightarrow H_2CO_3 \rightarrow CO_2 + H_2O$$

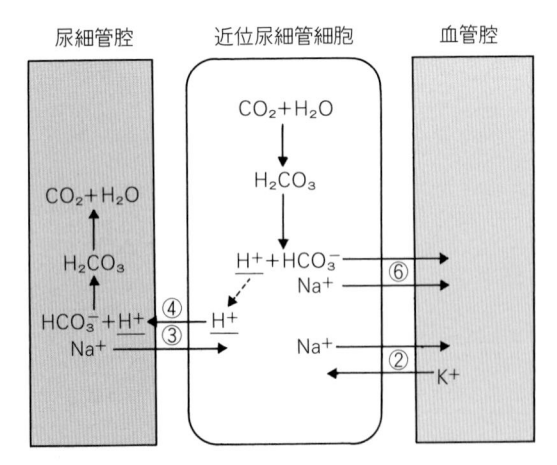

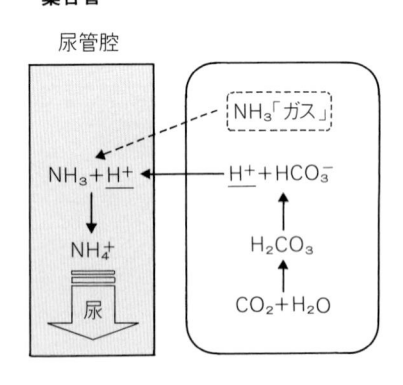

**図3　近位尿細管と集合管の働き**
②：$Na^+$，$K^+$－ATPase
③，④：$Na^+$，$H^+$ exchanger
⑥：$Na^+$，$HCO_3^-$ co－transporter
$NH_3$：近位尿細管細胞でグルタミンより産生．

となる.

6）1）の反応によりH$^+$が尿細管腔内に分泌されるが，その残ったHCO$_3$$^-$が血管側細胞膜にあるNa$^+$, HCO$_3$$^-$ co-transporterによりNa$^+$とともに血管内に再吸収される.

以上のメカニズムにより，糸球体でろ過されたHCO$_3$$^-$の80～90％は近位尿細管でNa$^+$とともに再吸収されるが，糸球体で濾過されたHCO$_3$$^-$と血中に再吸収されるHCO$_3$$^-$は別の分子であることがわかる.

## 集合管の働き（図3）

集合管では，HCO$_3$$^-$再吸収を伴わずH$^+$が尿中に分泌される．この分泌は，H$^+$-ATPaseによるものと考えられている．集合管には，HCO$_3$$^-$はほとんど存在せず，H$^+$が分泌されることにより尿管腔のpHは低下するが，管腔側の細胞膜は細胞内と管腔側のpH差を維持することができるようになっている．腎臓より排泄される不揮発性酸の産生量は1日約50mEq/lであるが，その約75％はNH$_3$によるものである．近位尿細管細胞内でグルタミンから産生されたNH$_3$は，尿管腔に分泌されてH$^+$と結合する．NH$_3$は塩基でありガスであるため細胞膜透過性であるが，尿管腔内でH$^+$と結合しNH$_4$$^+$になると細胞膜不透過性となり，多くのH$^+$がNH$_4$$^+$として尿中に排泄されることになる．またNH$_3$の分泌速度は尿のpHが低下すればするほど速くなっている.

尿細管性アシドーシスは以下の3タイプに分類される.

（1）近位尿細管型（typeⅡ）；近位尿細管の機能異常でH$^+$分泌が低下した場合，HCO$_3$$^-$の再吸収が不十分となり，多量のHCO$_3$$^-$が尿中に喪失し血中HCO$_3$$^-$濃度が低下することで代謝性アシドーシスとなる.

（2）遠位尿細管型（typeⅠ）；集合管におけるH$^+$の分泌障害が原因となる．尿管腔内のpHが低下しないため，リン酸やNH$_3$が存在しても尿中に排泄できず，H$^+$が貯留し代謝性アシドーシスとなる．尿のpHは5.5以下にはならない.

（3）高K血症型（typeⅣ）；アルドステロン欠乏，または遠位尿細管におけるアルドステロンへの反応低下のため，高カリウム血症とともにアシドーシスをきたす.

## AGが減少する病態

・Unmeasured anionの減少；低アルブミン血症
・Unmeasured cationの増加；Na以外の陽イオン（K, Mg, Ca, Li）の増加，IgGの増加（多発性骨髄腫など）

### アプローチ1
**アシデミアの場合：前記のどちらが適合しているか**

ここでは，臨床で最も多く遭遇するアシデミアの時のアプローチを概説する.

（1）まずpHからアシデミア（acidemia）かアルカレミア（alkalemia）の判定を行う.

（2）pHが7.40以下でアシデミアと判定された場合，その原因が代謝性によるものか，呼吸性によるものかをHCO$_3$$^-$，PCO$_2$の値から判断する．動脈血の血液ガス基準値（表1）参照．CO$_2$が蓄積していれば呼吸性アシドーシスであり，HCO$_3$$^-$が減少していれば代謝性アシドーシスと診断される.

（3）BE（Base excess）も役に立つ；BEから代謝性アルカローシスと代謝性アシドーシスは判断できる．BEとは，正常PCO$_2$，正常体温の条件下で滴定によって被検血液のpHを正常（7.40）に戻すために要した酸，もしくは塩基の量をmM/lで示したものであり，BEがプラスであれば代謝性アルカローシス，BEがマイナスであれば代謝性アシドーシスが存在する.

**表1　動脈血の血液ガス正常値**

|  | 正常値 |
| --- | --- |
| pH | 7.35～7.45 |
| PaCO$_2$ | 40～45mmHg |
| HCO$_3$$^-$ | 24～26mEq/l |

*HCO$_3$$^-$に関しては，静脈血でも1～2mEq/l程度の違いしかないので，酸塩基平衡異常を疑う場合には通常採血にあわせてとることで状態の把握ができる.

### アプローチ2
**上の理論にあてはまらないもの：代償性の動きを判断**

体内にはpHの動き（異常）に対して必ず代償しようとする力が存在する．すなわち，呼吸性の異常の時には腎臓が代謝性に，腎臓が異常の時には呼吸が代償しようとする．これが血液ガスの値に反映されることになる.

（4）代謝性アシドーシスでは，必ずアニオンギャップを計算する．アニオンギャップによりアシドーシスの原因を推察することができるからである（原因については前述）．アニオンギャップが増加していれば，補正HCO$_3$$^-$まで計算しその値が26以上であれば実測のHCO$_3$$^-$が低くても代謝性アルカローシスも存在する.

## 40　I. 総論編

**表2　一次性酸塩基平衡異常に対する代償性変化**

| 一次性 | | 代償性変化 | | 代償性変化の予測範囲 |
|---|---|---|---|---|
| 代謝性アシドーシス | $HCO_3^-$ ↓ | $pCO_2$ | ↓ | $\Delta pCO_2 = (1～1.3) \times \Delta HCO_3^-$ |
| 代謝性アルカローシス | $HCO_3^-$ ↑ | $pCO_2$ | ↑ | $\Delta pCO_2 = (0.5～1.0) \times \Delta HCO_3^-$ |
| 呼吸性アシドーシス | $pCO_2$ ↑ | $HCO_3^-$ | ↑ | ・急性期：$\Delta HCO_3^- = 0.1 \times \Delta pCO_2$ |
| | | | | ・慢性期：$\Delta HCO_3^- = 0.3 \times \Delta pCO_2$ |
| 呼吸性アルカローシス | $pCO_2$ ↓ | $HCO_3^-$ | ↓ | ・急性期：$\Delta HCO_3^- = 0.2 \times \Delta pCO_2$ |
| | | | | ・慢性期：$\Delta HCO_3^- = 0.5 \times \Delta pCO_2$ |

○この表は、酸塩基平衡異常が一つのみ存在する場合であり、代償変化の予測範囲を逸脱している場合には混合性の酸塩基平衡異常が考えられる.
○呼吸性の代償変化はすみやかに起こるが、腎臓での代償には12～24時間を要する.

＊代償性変化の限界値

| 一次性 | 代償性変化 | 変化の限界値 |
|---|---|---|
| 代謝性アシドーシス | $pCO_2$ ↓ | $pCO_2$：15mmHg |
| 代謝性アルカローシス | $pCO_2$ ↑ | $pCO_2$：60mmHg |
| 呼吸性アシドーシス | $HCO_3^-$ ↑ | ・急性期：$HCO_3^-$：30mEq/l |
| | | ・慢性期：$HCO_3^-$：45mEq/l |
| 呼吸性アルカローシス | $HCO_3^-$ ↓ | ・急性期：$HCO_3^-$：18mEq/l |
| | | ・慢性期：$HCO_3^-$：12mEq/l |

○代償性変化には、限界値が存在する.

（補正$HCO_3^-$＝実測$HCO_3^-$＋（実測アニオンギャップ－12））

（5）代謝性アシドーシスに対して、体がどのように代償機構を働かせているか、その二次性変化が表2に示すような生理的な範囲内かどうかを検討する. もし計算上考えられる範囲外（通常の代償性の反応とは考えられないことが起こっていると判断）であれば、他の酸塩基平衡異常が存在する混合性障害ということになる.

次に、具体的な症例で考えてみる.

［症　例］
動脈血；pH7.30, $PO_2$ 68mmHg, $PCO_2$ 20mmHg, $HCO_3^-$ 16mEq/L

まず、pHの値が7.30であることからアシデミアである.
その原因としては、$HCO_3^-$ 16mEq/L, より、代謝性アシドーシスが存在することがわかる（$PCO_2$ 20mmHgでは、アルカローシスになる）.
この代謝性アシドーシスに対して、体がどのような代償機序を働かせているかを検討する.
体は$HCO_3^-$減少による代謝性アシドーシスを呼吸性に代償しようとする. すなわち呼吸換気量を増そうとするが、過換気により$PCO_2$が減少しうる限界は表2より計算上、

$$\Delta PCO_2 = (1～1.3) \times \Delta HCO_3^- = (1～1.3) \times (24-16) = 8～10.4$$

である. $PCO_2$の正常値は40mmHgなので、本症例で$PCO_2$が取りうる範囲は

$$40 - (8～10.4) = 29.6～32 \text{mmHg}$$

となる.
本症例の$PCO_2$は20mmHgなので、代謝性アシドーシスに呼吸性アルカローシスの病態が加わった混合性障害と判断できる. なお、呼吸性アルカローシスとなっている原因は、低酸素血症を補おうとしているためと思われる.

このように代償機序と同時に混在性の酸塩基平衡異常の可能性があり、臨床では注意を要する.

## 最後に

以上、酸塩基平衡の基本と特徴的な症例を挙げ、アプローチの仕方を示した. 日常の臨床において、酸塩基平衡を考えることは基本であり避けては通れない道である一方で、わかりづらいと敬遠されやすい分野でもある. 何事も基本をしっかり理解することが重要であり、本稿もその点に重点をおいた.

●文　献●
1）黒川　清：水・電解質と酸塩基平衡―Step by Stepで考える―, 南江堂, 1996

［西野　友哉／宮崎　正信／河野　茂］

# 総論 10 副腎皮質ステロイド薬と免疫抑制薬

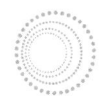

## はじめに

糸球体腎炎は，一次性と二次性に分類されている．二次性糸球体腎炎の多くが，免疫異常あるいは異常反応に起因し副腎皮質ステロイド薬(以下ステロイド薬)や各種の免疫抑制薬が有用であることが明らかにされてきた．そして一次性糸球体腎炎に対しても使用されるようになった．さらに近年，腎移植後の異常免疫反応をコントロールするために免疫抑制薬が多数開発され，それらの臨床経験を参考にして一次性糸球体疾患に対しても使用されてきている．

ステロイド薬をはじめとする各種の免疫抑制薬を，適切な時期に適切な量を使用することは，腎臓専門医としての診療の幅を広げるものである．今回，ステロイド薬と各種の免疫抑制薬についてまとめる．

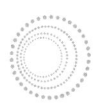

## 免疫抑制が有効な腎臓疾患

### 1．一次性糸球体腎炎

#### 1）微小変化型ネフローゼ症候群

成人ではステロイド薬（プレドニゾロン換算）を0.8 mg/kg体重で投与すると約2週間で尿蛋白が陰性となる．このような良好な反応が約90％を占めている．しかし2カ月間以上の治療でも反応しない難治性もみられ，ほかの免疫抑制薬が必要となる．

#### 2）巣状分節性糸球体硬化症

患者の70〜80％は，突然のネフローゼ症候群で発症する．残りは，徐々に蛋白尿が増加するパターンである．治療反応性については，約10％が微小変化型と同様にステロイド薬に良好な反応を示すが，90％は難治性である．しかし，免疫抑制薬を2年間ほどの長期にわたって併用すると，約60％は寛解する．

#### 3）半月体形成性腎炎

病因として，（1）抗GBM抗体型，（2）免疫複合体型，（3）抗好中球細胞質抗体型，（4）原因不明がある．早期診断・早期治療によって腎死あるいは個体死を防止できることから早期治療の重要性が強調されている．これまでステロイド薬とシクロホスファミドの併用が有用であることが報告され，第一選択薬であるとされてきた．しかし，最近のわが国での調査によると，早期から両剤を併用すると免疫不全に陥りやすく感染症を併発してむしろ予後が不良であることがわかった．そのため，プレドニゾロン換算 0.8 mg/kg体重/日から開始し，ステロイド薬を減量する時期から免疫抑制薬を併用する方法が勧められている[1]．この方法で約60％は軽快する．

#### 4）膜性腎症

中高年のネフローゼ症候群の約50％を占めている．一方，検診で蛋白尿を指摘されて発見されることもある．ネフローゼを呈する患者でも20〜30％は自然寛解し，ステロイド薬を使用すると寛解率は約60％，さらに免疫抑制薬を併用すると80％まで上昇する．ただし，病名によって画一的な治療ではなく，患者の年齢・背景・リスク・ベネフィットを考慮して治療法を選択することが重要である[2]．

#### 5）膜性増殖性腎炎

約70％は30歳以下である．従来の成人の成績では約50％が進行して腎不全に至る．一方，小児領域ではステロイド薬（40 mg/体表面積/日　隔日：6〜12カ月）で約60％の患者で腎機能が保持されるというコントロール試験の成績がある．

#### 6）IgA腎症

ステロイド薬の有効性については，コントロール試験でも賛否両論があり結論は出されていない．しかしわが国でのレトロスペクティブ研究では，尿蛋白1.0g/日以上，Ccr 70ml/分以上，病理学的に急性炎症所見が主体である場合に，1〜2年間のステロイド薬（プレドニゾロン換算：30〜40mg/日から漸減）が進行を緩徐にする点で有効であることがわかった．免疫抑制薬に関しては，小児での有用性を示すエビデンスはあるが，成人では十分なコントロール試験が行われ

## 2．二次性糸球体腎炎

### 1）ループス腎炎

ステロイド薬使用以前の1960年代の自然経過は，2年生存率50％，5年生存率20％であったが，1965年以降ステロイド薬が使用されるようになり，1982年の成績では，5年生存率86％，10年生存率76％まで上昇しておりステロイド薬の有用性は明らかである．さらに，免疫抑制薬としてシクロホスファミド（エンドキサン）の経口投与，経静脈投与（パルス）が行われるようになってきた．経口エンドキサン投与総量10g未満では，卵巣機能不全が4％であるのに対して，10～20gでは26％，20～30gでは31％，30g以上では70％に達することが明らかになった．また，投与量に比例して発がん性も増強する．すなわち副作用を考慮するとエンドキサン50～100mg/日，8～10週間，総量でも10g未満が推奨される．一方，NIHグループから根治療法として，エンドキサン・パルス療法が提案されている．1.0g/体表面積/月で開始し次第に間隔をあけ2年間治療を行い，その後すべての治療を終了する方法である．欠点として再燃率が高いこと，投与量が日本人では1.7g/日に相当すること，副作用として死亡が18.5％，卵巣機能不全が56.3％であることなどから，現時点では実験的医療であると言わざるをえない．NIHの原法のデータを基にして投与量を減少させた方法がヨーロッパから出されている．しかし，その減量した投与方法で日本人において有用であるというコントロール試験は行われていない[3]．

### 2）古典的結節性多発動脈炎・顕微鏡的多発血管炎

各臓器に入って第2あるいは第3分岐部の結節性病変が主体のものを古典的とよび，毛細血管より手前の血管分岐部を主体に病変が生じる場合を顕微鏡的多発血管炎としている．前者では，小動脈瘤が特徴的であり，血管閉塞による梗塞が主体となるので腎機能障害が潜行する．一方，後者では，細動脈レベルの炎症性変化が主体となり，糸球体腎炎・間質性腎炎・肺炎などが前面に出やすい．半月体形成性腎炎を呈することが多いことから，半月体形成性腎炎に準じた治療を行っている．

### 3）Wegener肉芽腫症

血管炎の1種であるが，臨床症状として，E症状（eye, ear, nose），L症状（肺炎，結節性病変），K症状（激しい腎炎）が特徴的である．ただし，E-L-Kの順に症状が出現するわけではないので各臓器の症状が出現した際にはつねに鑑別が重要である．急性炎症期には，ステロイド薬が有用であるが，それだけで疾患の活動性をコントロールすることが困難な場合が多く，経口シクロホスファミドが頻用されている．シクロホスファミドが使用できない場合は，メソトレキサートが第二選択薬である．経口シクロホスファミドの副作用を軽減する目的でシクロホスファミドの経静脈投与であるエンドキサン・パルス療法が考案された．寛解率は高いのであるが，再発率も高いので疾患活動性を沈静化させるには不適である．

### 4）関節リウマチ

1990年以前は，最初に非ステロイド系抗炎症薬（NSAIDs）を使用しコントロールができない患者に対してステロイド薬あるいはDisease modifying anti-rheumatic drugs（DMARD）を使用するというピラミッド法であった．1990年以降は，最初からステロイド薬，DMARDs，NSAIDを使用するステップダウンブリッジ法に変わってきた．とくにメソトレキサートの有用性が証明され，日常的に使用されるようになった．難治性である場合は，アザチオプリン，ミゾリビンが使用されることもある．炎症コントロールのマーカーであるCRPが2.0 mg/dl以上を年余にわたって持続すると二次性アミロイドーシスが発症して腎臓，肝臓，脾臓，心臓，消化管，血管に沈着し予後を不良にしている．一方，RFが高値（約700 U/ml以上）の場合は，全身の血管炎（悪性関節リウマチ）を引き起こす危険が高い．また，DMARDsである金製剤，ブシラミンを使用すると膜性腎症が発症しやすい．

# ステロイド薬

## 1．作用機序（図1）

1）脂溶性低分子であるステロイド薬は，脂質二重層の細胞膜を容易に通過する．

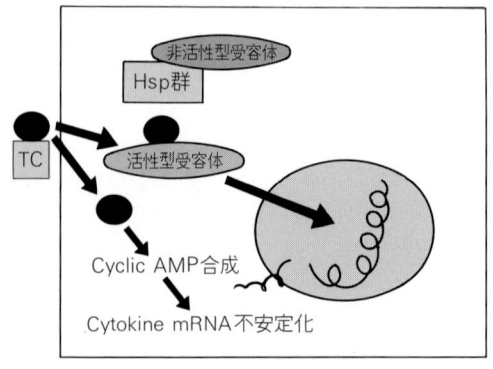

図1 ステロイド薬の作用機序

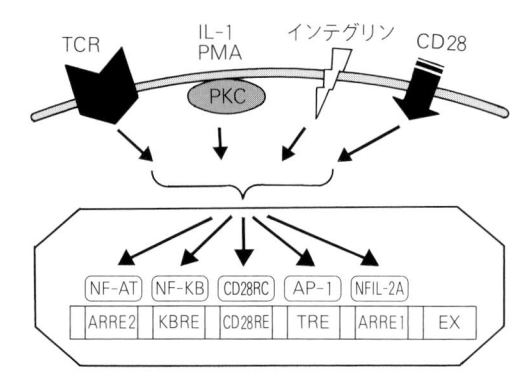

図2　IL-2 mRNAの発現調節機構

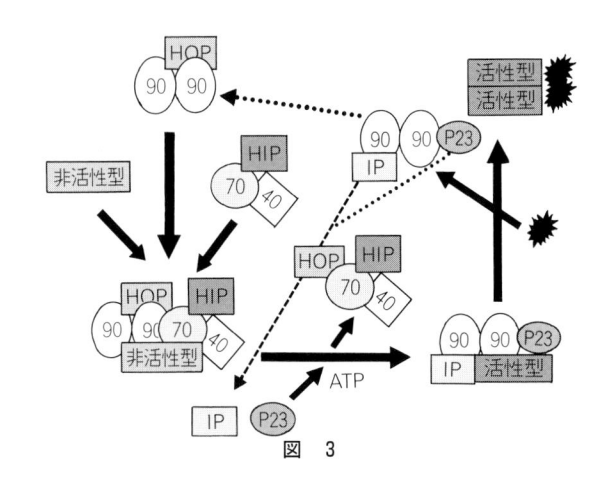

図3

2) 細胞内でステロイド受容体に結合する.

3) ステロイド・受容体複合体は,核膜を通過して核内でクロマチンDNAに強く結合する.

4) 遺伝子の発現を転写レベルで誘導あるいは抑制する.この働きにはステロイド応答性エレメント（15塩基対の制御配列,受容体が結合する部分）が重要である.

5) 免疫反応に重要なIL-2mRNAの調節抑制（図2）

(1) リンパ球膜表面には,T cell receptor (TCR), IL-1 PMA,インテグリン,CD28が存在し,それぞれのシグナルを感知している.

(2) NF-kB系：通常NF-kBは,I-kBと結合してシグナルが伝達しないようになっているが,膜表面の受容体に結合したシグナルによって未知のキナーゼが活性化されるとI-kBがリン酸化される.そのことによってNF-kBがフリーになって核内にはいりkB-responsive elementに結合する.

ステロイド薬はI-kBの産生を増加させることによってNF-kBを抑制している.

(3) MAPK系：MAPKが活性化されるとc-fos, c-jun転写活性化蛋白が合成される.これはNuclear factor of activated T cell (NF-ATC) と一緒になりARRE2部分に結合する.ステロイド薬はc-fos, c-jun転写活性化蛋白を不活化する.ちなみに,シクロスポリンは,NF-ATcをNF-ATCに変換するカルシニュリンをブロックしている.

6) 細胞内のステロイドは,cyclic AMPを増加させ,そのことによってcytokineのメッセンジャーRNAが不活性化される機構もある.

## 2．ステロイド受容体とその活性化

構造的には,1型と2型が存在する.1型は,鉱質コルチコイドと結合しやすく,腎臓,中枢神経系などに多く存在し,生命維持にとって基本的な役割を果たしている.2型は,コルチコステロイドと主に結合するが,すべての細胞に存在し抗炎症と代謝作用を有している.通常の副腎皮質ステロイドの働きは2型が関与している.ところが,2型には$\alpha$型と$\beta$型の2つのタイプがある.$\alpha$型は,従来のステロイド作用であるが,$\beta$型は$\alpha$型と競合し$\alpha$型作用を阻害する働きがある.同じリンパ球でも$\alpha$型と$\beta$型の構成比率が異なるとステロイド薬に対して感受性・抵抗性が生じることになる.ステロイド感受性細胞としては,未熟なT細胞,活性化Tエフェクター細胞,NK細胞,未熟なB細胞などであるが,成熟したB細胞は,抵抗性であるとされている.

ステロイドが受容体と結合するためには,熱ショック蛋白 (heat shock protein) と複合体を形成し活性化されていないといけない.そのような意味で,熱ショック蛋白はシャペロン機能（運び屋）を有している.2量体を形成した受容体と結合したステロイド薬がDNAと結合することができる（図3）.受容体が活性型に変換されるメカニズムは以下のようになる.

(1) hsp 90の2量体とHOPの複合体
(2) hsp 70とhsp 40とHIPの複合体
(3) 非活性型のステロイド受容体
　(1)から(3)すべての複合体が形成
　イムノフィリンとp23とATPが存在することによって
(4) hsp 70とhsp 40とHOPとHIPの複合体が解離
(5) hsp 90の2量体とイムノフィリンとp23の複合体形成
(6) このときに活性型ステロイド受容体に変化
(7) 受容体にステロイドが結合
(8) 2量体を形成

## 3．経口投与と経静脈投与

重症呼吸不全あるいはショックの患者に1.0 g/日,3日間の経静脈的に大量投与する方法をステロイド・パルスとよんでいる.1.0 g/日に設定した理由につい

ても科学的な根拠はなく経験的に決定された．最近，ループス腎炎において1.0 g/日と500 mg/日を比較検討した結果，両群で有効性に有意差はなく，大腿骨頭壊死などの有害事象の頻度が前者で高いことから腎炎では，500 mg/日が推奨されている4)．経口投与でも50mg/日以上の大量になると大腿骨頭壊死の頻度が高くなるので，通常は0.8 mg/kg体重/日が一般的である．

### 4．ステロイド薬の副作用：ABCD-HIP
1) Adrenal insufficiency：突然の中断による副腎皮質機能不全

ステロイド薬を20mg/日以上で約1カ月間投与されると，視床下部－下垂体－副腎系の機能低下が生じている．この状態で，手術，全身麻酔，外傷，急性感染症などのストレスが加わると副腎皮質機能不全が起こる．患者が，副作用を気にして突然中断することもあり注意が必要である．

2) Bone：osteoporosis, aseptic necrosis：骨粗鬆症，無菌性骨壊死

ステロイド薬は，腸管からのカルシウム吸収を低下させる．また，破骨細胞を活性化し骨芽細胞を抑制するので骨粗鬆症が生じる．大量投与あるいは長期間の投与によって大腿骨頭壊死が起こりうるので対策が必要になる．

3) Central obesity, moon face：中心性肥満，満月様顔貌
4) Depression：抑うつ状態
5) Hyperglycemia：高血糖
6) Infection：免疫低下，感染症
7) Peptic ulcer：消化性潰瘍

## 免疫抑制薬4)

### 1．アザチオプリン（イムラン®，アザニン®）
1) 化学構造

抗腫瘍薬として使用されている6メルカプト・プリン（6MP）のイミダゾール誘導体のプロドラッグである（図4）．

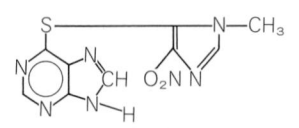

図4　アザチオプリン

2) 代謝・作用機序

腸管で吸収されたのちに，肝臓のグルタチオンで代謝されて徐々に6MPになりプリン代謝を障害し，核酸合成を阻害して作用を発揮する．組織への移行が緩徐であるので抗腫瘍効果よりリンパ球に作用し免疫抑制薬としての働きを主体としている．内服の1～2時間後に最高値に達するが，血中では，多くは蛋白質と結合し，一部は血液透析可能である．しかし，肝臓あるいは赤血球によって酸化・メチル化を受け，すみやかに消失する．アザチオプリン自体の半減期は10分ときわめて短い．腎不全では減量する必要がある．移植では5 mg/kg体重/日であるが，通常の免疫抑制では，1 mg/kg体重/日（50～100mg/日）である．

3) 副作用

核酸代謝に関与するXanthine oxidase阻害薬であるアロプリノールを併用するとアザチオプリンの作用が増強するので，もし併用する患者がいれば，25%あるいは33%まで減量するべきである．副作用としては，貧血，白血球減少症，口内炎，脱毛，悪心，肝障害などが主な副作用である．ACE阻害薬と併用すると骨髄抑制が強くなり，白血球減少，貧血，血小板減少症も生じるので注意が必要である．

4) 特徴

アザチオプリンは腎移植患者に使用されて30年以上の歴史があり，その間必要に迫られて腎臓移植後の妊婦で使用した多数の臨床経験があり妊婦で使用しても胎児には影響がないことが報告されている．その理由のひとつとして胎盤で代謝されて無害化されたものが胎盤を通過することが示されている．しかし，逆に父親が妊娠3カ月前に6MPの治療を受けていると妊娠合併症の発症率が上昇する．アザチオプリンでも悪性腫瘍の発生率は上昇するが，シクロホスファミドよりは桁違いに少ない5)．

### 2．シクロホスファミド（エンドキサンP®）
1) 化学構造

DNAに直接影響を与えるアルキル化剤に分類されている（図5）．

図5　シクロホスファミド

2) 代謝

血中濃度は，内服後1時間でピークとなり，半減期は7時間である．肝臓のチトクロームP450（CYP）によって活性化される．

3) 作用機序

約90%はCYP2B6で水酸化され，活性型となり

phosphamide mustardとacroleinの細胞障害物質になる．phosphamide mustardはDNAのcross-linkingを生じ，acroleinはDNAのアルキル化を起こすとされている．phosphamide mustardは抗腫瘍効果が強く，acroleinは出血性膀胱炎の原因である．出血性膀胱炎に対しては，mesana（sulfhydryl compound）が有効である．一方，約10％は，CYP3A4で代謝されchloroacetaldehydeとなり細胞障害性を有する．

### 4）副作用

白血球減少症，貧血が生じる．2000/μl以下になると感染症を併発しやすいので危険である．脱毛が生じても，血小板減少症は起こりにくいという特徴がある．また悪心，嘔吐があっても中枢神経系の異常は起こりにくい．血管外にもらしても皮下の局所反応は起こらないし，血栓性血管炎も起こりにくい．しかし出血性膀胱炎は，10〜20％の患者で生じ，これは代謝産物であるacroleinによるものである．50mg/kg体重以上の大量投与では，まれにSIADH（ADH不適切分泌症候群）が起こり，低ナトリウム血症となることがある．

### 5）特徴

Cholinesterase（Acethlcholinesterase）活性，Aldehyde dehydrogenase 1活性が低下することが知られている．一方，1967年にシクロホスファミドが遅延型過敏反応（DTH）を引き起こすことが報告された．Dinitrochlorobenzene（DNCB）に対するアレルギー性接触性皮膚炎の実験中に，300mg/m²体表面積のシクロホスファミドを投与（比較的低容量）することによって，抑制性T細胞の不活性化あるいは減少が生じ遅延型の過敏反応が生じることがわかった．その反応はAcroleinがグルタチオン活性を阻害し，リンパ球のheat shock protein 27のリン酸化を増強させ，それによってIL-2の反応が抑制され，Th2反応抑制とTh1反応亢進するメカニズムが推測されている．

副作用を防止するためには，Cholinesterase（ChE）レベルを基準値下限値の65％未満にしないことが重要である[6]．

## 3．メソトレキサート（リウマトレックス®）

### 1）化学構造

葉酸代謝に重要であるduhydrofolate reductase（DHFR）の抑制剤としての作用のほかに葉酸に依存するde novoのプリン代謝やthymidylate合成阻害にも関与している（図6）．本来，悪性腫瘍特にリンパ系腫瘍に対する化学療法として開発されたが，最近では尋常性乾癬，造血幹細胞移植後の免疫抑制，皮膚筋炎，関節リウマチ，Wegener肉芽腫症，Crohn病でも有効性が示されている．

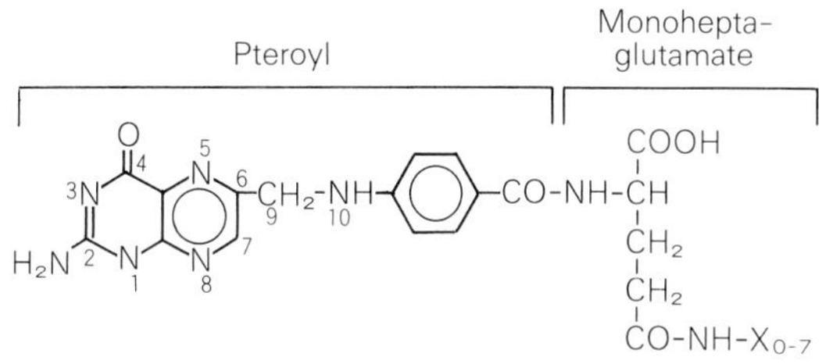

**図6　メソトレキサート**

### 2）代謝

25 mg/m²未満の量のメソトレキサートは，消化管ですべて吸収される．しかしそれ以上の量では，腸管からは吸収されないので経静脈投与が必要になる．25〜100mg/m²の投与量で，血中濃度ピークは1〜10μM程度となる．経静脈投与では，血中から3相性に消失する．第1相と第2相は，腎機能に依存しているが半減期は2〜3時間である．第3相の半減期は，8〜10時間である．腎不全の場合には第3相の半減期が延長し，消化器症状，骨髄抑制が増強される．また体液（胸水，腹水）への移動が徐々に起こるので液の貯留があると，薬剤の停滞時間が長くなり副作用が重症化する．メソトレキサートの50％はアルブミンに結合している．このアルブミンとの結合に作用する薬物としてsulfonamide，サリチル酸，テトラサイクリン，クロラムフェニコール，フェニトインなどがある．吸収されたメソトレキサートの約90％は，48時間以内（とくに8〜12時間）で大部分がそのままの形で尿に排泄される．これは，糸球体ろ過量と尿細管からの分泌による．糸球体ろ過量を低下させる薬物（とくにNSAID）の影響を受ける．少量が胆汁から便に排泄される．メソトレキサートはほとんど代謝されない．大量投与すると，代謝産物が蓄積し腎障害を引き起こす．また，メソトレキサートはポリグルタミン酸の形で腎臓に数週間，肝臓には数カ月停滞する．

### 3）作用機序

葉酸は，tetrahydrofolateの補酵素の一種であり，DNAやRNAの前駆体の合成にとって重要な炭素の供給源になっている．ジヒドロ葉酸（FH2）がDihydrofolate reductase（DHFR）によって還元されテトラヒドロ葉酸（FH4）に変化する（図7）．その後，セリンヒドロキシメチルトランスフェラーゼによってメチレンテトラヒドロ葉酸に変換されるときに，同時にセリンからグリシンが産生される．このグリシンは，ポルフィリン体の合成に関与する．また，メチレンテトラヒドロ葉酸がジヒドロ葉酸に変化するときに，チミジル酸シンターゼによってウリジル酸からチミジル酸ができる．このように核酸の合成に関与

図7

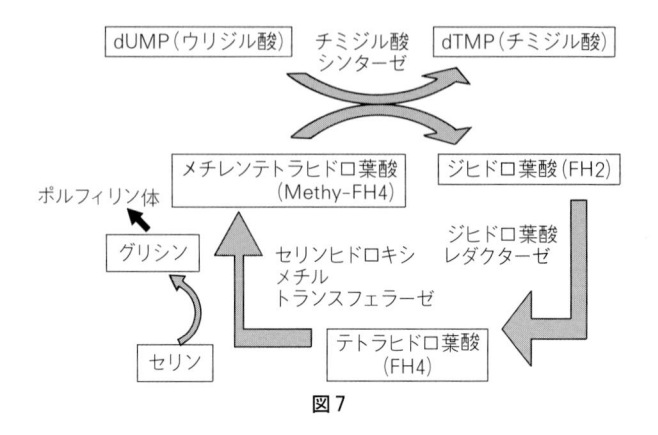

すると同時にポルフィリン体の合成（ヘモグロビン合成）にも深く関与している.

### 4）副作用

造血細胞と小腸上皮細胞が影響を受けやすい．患者によっては出血や感染症も重症となる．通常は，2週間以内に副作用は消失するのであるが，腎機能が低下している患者では遷延する危険がある．そのため腎機能に合わせて減量する必要がある．その他，脱毛，卵巣機能不全，精巣機能不全，流産，発がん性がある．時に肝硬変を引き起こすことがある．髄液注入では，髄膜痙れんや炎症性変化，痙れん，昏睡，死亡もまれに起こりうる．間質性肺炎が発症することがあるが，薬剤の中止とステロイド薬の投与で軽快する．

### 5）特徴

免疫抑制薬としては，関節リウマチに対して使用されている．その場合，1回2mgを朝，夕，翌日朝の合計6mgを内服することが一般的である．

## 4．ミゾリビン（ブレディニン®）

### 1）化学構造（図8）

### 2）代謝

経口で投与されると腸管で吸収され，その後，約80％は尿中へ未変化体として排泄される．腎機能が低下している場合には投与量の調節が必要となる．血中濃度は，Cmax＝0.63×dose（mg/kg）＋0.051で推測される．Tmaxは2.4時間である．すなわち投与約2時間で最高値に達するが，治療閾値として0.8～1.0 µg/mlを超える必要があることが指摘されている[7]．

### 3）作用機序

リン酸化されたものがプリン合成経路イノシン酸からグアニル酸への過程でのIMPデヒドロゲナーゼを拮抗的に阻害する．最近，ミゾリビンが濃度依存的に14-3-3蛋白と結合し，ステロイド薬とステロイド受容体との結合を増強させていることが明らかになった．前述の核酸合成阻害が出現するより低濃度でステロイド薬の増強効果・免疫抑制効果が期待できる．その他，Heat shock protein 60と結合し，α3β1インテグリンを解離させる作用もある．

### 4）副作用

腹痛などの消化器症状が約5％，白血球減少症，血小板減少症，貧血などの造血障害が約3％，発疹などの過敏反応が約2％でみられる．尿酸値の上昇が約9％で出現するので注意が必要である．

### 5）特徴

適応疾患としては，（1）腎移植における拒絶反応の抑制，（2）難治性ネフローゼ，（3）ループス腎炎，（4）難治性関節リウマチがある．従来の1日3分割投与法では，血中濃度が，0.6µg/ml程度までしか上昇しないため有効率が低い印象があった．最近0.8～1.0µg/ml以上の濃度を持続させるために1日1回投与法が検討されている．

## 5．シクロスポリンA（ネオーラル®）

### 1）化学構造

11個のアミノ酸からなる環状ペプチドである．疎水性物質であり脂質に溶ける性質がある（図9）．

### 2）代謝

水に溶けにくく脂質に溶けやすいことから，食事の内容によって吸収率が変化する．当初販売されていたサンディミュンは，20～50％の吸収率であった．しかも患者ごとにばらつきが大きかった．そのためにmicroemulsion剤としてネオーラルが販売されたが，

図8 ミゾリビン

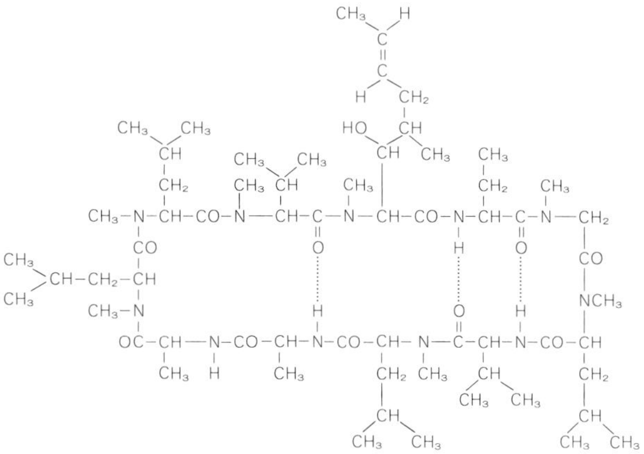

図9 シクロスポリンA

サンディミュンと薬効は同一ではない．一般に，シクロスポリンAの代謝は，1.5〜2.0時間目に血中濃度のピークがあるが，半減期は5時間と18時間と2峰性である．腎移植患者での静脈内投与では，5〜7 ml/min/kg体重で血中濃度が低下する．Area under the plasma concentration-versus-time curve（AUC）2時間値が臨床効果と関連することが示され，副作用防止を主眼としたトラフ・レベル（最低値）より，AUC2を使用する機会が多くなっている．また，乳汁にも分泌されるので注意が必要である．

### 3）作用機序

T細胞依存性免疫反応を著明に抑制する．Tリンパ球内で抗原刺激性シグナル伝達系を抑制するが，多数のリンフォカイン，とくにIL-2産生を抑制する．標的となる細胞の細胞質にあるシクロフィリンと複合体を形成してカルシニューリンに結合する．TGFβ遺伝子発現を増強させる．

### 4）副作用

腎不全，振戦，多毛，高血圧，高脂血症，歯肉腫脹がある．高血圧は，移植患者の約50％で起こりうる．ほかのカルシニューリン系の免疫抑制薬（タクロリムス®）や副腎皮質ステロイドとの併用によって糖尿病が増悪する．CYP3Aで代謝される薬物は，シクロスポリンAの血中濃度に影響を与えるので注意が必要である．たとえば，verapamil，nicardipineなどのカルシウムチャネル拮抗薬，抗真菌薬，マクロライド系抗生物質，HIV-proteinase inhibitor（indinavir），アロプリノールなどがある．さらにグレープフルーツなどもCYP3Aを抑制するので注意が必要である．

### 5）特徴

CYP3Aを活性化するnafcillin，rifampin，Phenobarbital，phenitoin，octretide，ticlopidineではシクロスポリンAの血中濃度は低下する．いずれにせよ吸収・代謝において個人差が生じやすいので血中濃度をモニターすることが大切である．これまでは食後3分割投与が一般的であったが，朝食前1回投与が推奨されている．

## 6．タクロリムス（プログラフ®）

### 1）化学構造

マクロライド系の抗生物質である（図10）．

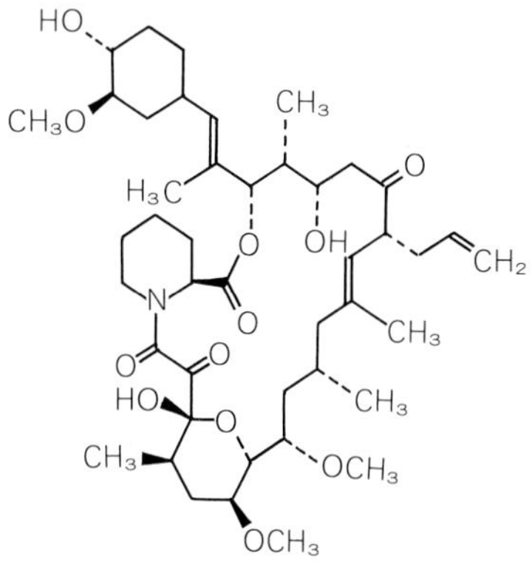

図10 タクロリムス

### 2）代謝

食事によって吸収が抑制される．血中では75〜99％はアルブミンやα1-acid glycoproteinと結合している．半減期は12時間である．肝臓のCYP3Aで代謝される．代謝産物のいくつかは活性を有している．腎移植患者では，初期経口投与量は，0.2mg/kg体重/日である．トラフレベルで5〜20 μg/mlを目標とするべきである．

### 3）作用機序

シクロスポリンと同様にTリンパ球の細胞内のカルシニューリンと結合する．とくにFK506-結合蛋白-12（FKBP-12）と結合し，カルシニューリン・ホスファターゼ活性を抑制する．NFATの脱リン酸化と核内移行を抑制する．

### 4）副作用

腎毒性，神経毒性（振戦，頭痛，運動神経障害），消化管症状，高血圧，高カリウム血症，高血糖，糖尿病の増悪などが起こりうる．とくに，膵臓のβ細胞の抑制が生じ，糖尿病になりやすい．

### 5）特徴

シクロスポリンと同様にCYP3Aで代謝されるので，薬物の併用によっては，血中濃度が上昇したり低下したりするので，血中濃度を測定しながら治療するべきである．

## 7．ミコフェノール モフェチル（セルセプト®）

### 1）化学構造

ミコフェノール酸の2-morpholinoethyl esterであり，吸収後に急速に分解されて，活性型のミコフェノール酸になるプロドラッグである（図11）．

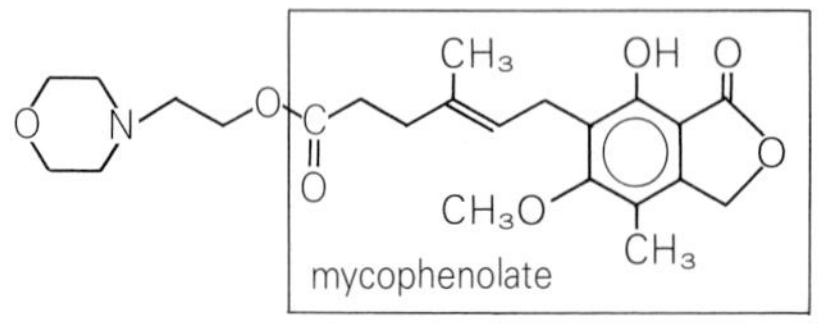

**図11 ミコフェノール モフェチル**

### 2）代謝

経口投与，静脈内投与でも5分以内に代謝されて活性型ミコフェノール酸になるが，ミコフェノール酸の半減期は16時間である．腎不全では血中濃度が上昇しやすい．

### 3）作用機序

ミコフェノール酸は，inosine monophosphate dehydrogenase（IMPDH）の選択的，非競合的，可逆的な抑制物質でguanine nucleotide 合成に関与している．B，Tリンパ球の細胞増殖に深く関連し，抗体産生，細胞接着，細胞移動を抑制する．リンパ球に対する影響は，guanosineやdeoxyguanosine投与によってもとに戻る．腎移植の拒絶反応防止として，副腎皮質ステロイド，カルシニューリン抑制薬との併用は行われているが，アザチオプリンとの併用は行われていない．腎移植では，1回1gを1日2回使用している．

### 4）副作用

消化管症状と血液異常がある．

### 5）特徴

消化管薬としてのアルミニウムやマグネシウム投与によって吸収が阻害される．また，肝臓腸管循環に関与するコレスチラミンなどを投与するとミコフェノール酸の血中濃度が低下する．Acyclovirやgancyclovirは尿細管で不活性体のphenolic glucuronideの再吸収と競合するので，ミコフェノール酸の濃度が上昇する可能性，逆にAcyclovirやgancyclovir濃度も上昇する可能性がある．

## 免疫抑制状態での感染症の防止と対策

免疫抑制状態で呼吸不全が発症した場合に，①カリニ肺炎，②サイトメガロ肺炎，③真菌感染症，④結核症が考えられる．ステロイド薬30mg/日以上の投与さらに免疫抑制薬を併用する場合には，あらかじめST合剤（バクタ1〜2錠）を投与しておくとカリニ肺炎の可能性が非常に低くなり，サイトメガロ肺炎に的をしぼることができるようになる．その際には，サイトメガロのアンチゲネミアをチェックして陽性であれば，サイトメガロ肺炎として抗ウイルス薬（デノシン）を投与すると効果がある．それでも改善しない場合は，真菌感染症，結核症の可能性が高くなる．このような現実的なアプローチを知っておくと臨床現場で役に立つ．

### ●文献●

1) 平山浩一, 小山哲夫：急速進行性腎炎症候群. 図解 腎臓内科学テキスト（富野康日己編），pp113-125, 東京, 中外医学社, 2004
2) 今井裕一, 小山雄太：膜性腎症. 内科 89：1211-1214, 2002
3) 今井裕一：全身性エリテマトーデス（ループス腎炎）. 内科学（杉本恒明, 小俣政男, 水野美邦編），pp1412-1415, 東京, 朝倉書店, 2003
4) Krensky AM, Strom TB, Bluestone JA：Immunomodulators: immunosuppressive agents, tolerogens, and immunostimulants. Goodman and Gilman's the pharmacological basis of therapeutics. 10th（edition ed by Hardman JG and Kimbird LE），pp1463-1484, New York, McGrow-Hill, 2001
5) Imai H, Kodama T, Yasuda T, et al：Inverse relationship between serum cholinesterase activity and the administration of cyclophosphamde：an index of cyclophosphamide therapy. Nephrol Dial Transplant 9：1240-1249, 1994
6) 湯村和子, 内田啓子, 川嶋 朗, ほか：ループス腎炎における免疫抑制薬ミゾリビンの血中濃度の評価. 腎と透析 47：705-708, 1999

[今井 裕一]

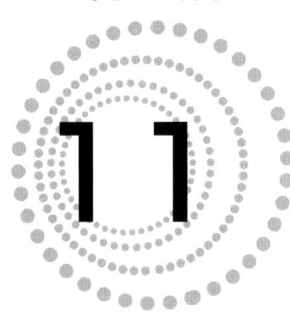

# 総論 11 食事療法の原則

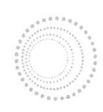

## はじめに

保存期（透析に入る前）の腎疾患における治療としては降圧薬を中心とした薬物療法と食事療法が重要である．食事療法としては状況に応じて（1）食塩制限，（2）蛋白制限，（3）カリウム制限，（4）リン制限などを行う．患者が食事療法を理解できたとしても低たんぱく療法と減塩を行いつつエネルギーを確実に摂取することは簡単ではない．したがって医師は，栄養状態に注意することおよびQOLを低下させないようにすることが重要である．また，低蛋白高エネルギー食を無理なく行うために高価な特殊食品（低蛋白食品およびエネルギー補給食品）を用いる場合はコストについても考慮すべきで，個々の患者の生活状況に応じた対策が必要になる．

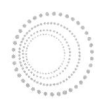

## 腎疾患における食事療法

蛋白制限と減塩が腎疾患の食事療法の基本となる．米国で行われた大規模臨床試験（RCT：randomized controlled trial）であるMDRD（Modification of Diet in Renal Disease）study[1]の結果は有意差を見いだせなかったこともあり，低蛋白食の腎不全進展抑制効果については議論のあるところである．しかし，複数のメタ分析の結果，腎死にいたる危険率および腎機能悪化度のいずれをエンドポイントとしても低蛋白食は有効であることが示されている[2]．したがって腎不全早期では低蛋白食により腎不全進展の抑制効果が期待されるので血清クレアチニンがコンスタントに正常上限を超えていれば適応と考えて良い．また，末期腎不全に近づくと，尿毒症症状を抑制する効果が期待できるので低蛋白食は有用である．

また，低蛋白食はそれ自体がカリウムとリンの制限につながるが，さらに必要に応じてカリウム制限とリン制限を加える．蛋白制限において最も重要なことは十分なエネルギー（35kcal/kg/日前後）を摂取することである．

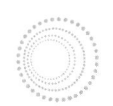

## 高蛋白食は糸球体過剰濾過を誘発

糸球体過剰濾過説[3]に代表されるように，腎不全進展の機序としては，機能する糸球体数の減少，高蛋白食，および糖尿病などによる糸球体の濾過および圧の増加に伴う糸球体硬化の進展により機能する糸球体数がさらに減少し，それにより糸球体の濾過がますます過剰になり，糸球体濾過の増加と糸球体血圧の上昇という悪循環を呈することが中心に考えられてきた．近年，糸球体疾患による尿蛋白が尿細管萎縮と間質の線維化にかかわり，腎機能を低下させることを示す動物実験および臨床研究が報告され，尿中蛋白が糸球体硬化の悪循環をさらに助長するという機序（図1）がクローズアップされるようになった[4]．アンジオテンシン変換酵素阻害薬，アンジオテンシン受容体拮抗薬および低蛋白食は尿中蛋白排泄量を低下させることが知られており，尿蛋白減少作用が腎不全進展抑制の一因であると考えられている．

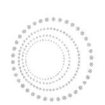

## 低蛋白食の有効な腎疾患，無効な腎疾患

糸球体過剰濾過および糸球体高血圧が病態の中心になっていると考えられる腎疾患では低蛋白食の効果が期待できる[3]．糖尿病性腎症ではエビデンスとしてはいまだ弱いが，否定する根拠もないため機序を考慮し低蛋白療法を選択してみるべきである．非糖尿病性腎症ではメタ分析により低蛋白療法の腎不全進展抑制効果は証明されている[2]．この非糖尿病性腎症には，主に尿細管部分の異常が病因となっている多発性嚢胞腎も含まれている．しかし，多発性嚢胞腎を対象とした低蛋白療法のRCTは行われておらず強力なエビデンスがあるわけではない．MDRD studyのサブ分析では

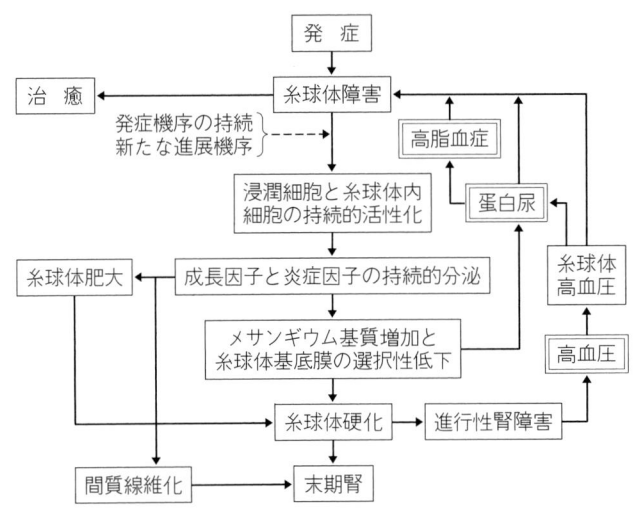

図1 糸球体硬化の機序 (Klahr S, et al, 1988[4])

GFR13-24ml/min/1.73m$^2$の多発性嚢胞腎由来の腎不全においては0.28g/kg/日の低蛋白食を2.2年行った場合，0.6g/kg/日の低蛋白食に比べて腎不全進展速度を有意には低下させなかったが，腎不全の悪化を緩やかにする傾向にあることが示されている[1]．糸球体硬化が種々の原因から生じることにより悪循環に陥るという糸球体過剰濾過説[3]などを参考にすると多発性嚢胞腎は糸球体の病気ではないので糸球体過剰濾過を緩和するとされる低蛋白療法は一見無意味なように思われる．しかし嚢胞が多発することで活動可能なネフロンが減少していることは明らかであり糸球体過剰濾過と無関係であるとはいいきれない．一方で，尿毒症症状の軽減には有効であることは明らかである[2]ことから高度の腎不全では低蛋白食を取り入れるべきである．末期腎不全に近づいた時期に食事を変更することで患者側に抵抗感が生じやすいことを考慮すると，低蛋白食を開始するなら他の糸球体腎炎由来の慢性腎不全と同様の時期，すなわち血清クレアチニン値が上昇しだした1.5～3 mg/dl程度で開始すべきと考えられる．間質性腎炎でも腎不全の進行性が確認されている場合は同様と考えるべきであろう．

## 塩分制限の重要性

摂取食塩制限（24時間蓄尿から得られる総食塩摂取量は7g以下，浮腫がある場合は4～6g．付加食塩としてはこの総食塩摂取量から1.5gを引いた値を用いる．蛋白摂取量が40g/日以下では0.5gを引く）は必須である[5]．MDRD study[1]において証明されたように血圧を低くコントロールすることは腎不全進展抑制効果を有するため，降圧薬と減塩による十分な降圧が必要だからである．また，浮腫を避け，ACE阻害薬などの降圧薬の効果を十分に引き出すためにも摂取食塩制限は必要である[5]．

## 具体的にどのように指導するか

日本腎臓学会のガイドライン[5]に従い，0.6～0.7g/kg/日｛ここで標準体重は（身長：m）×（身長：m）×22で求める｝とする．ただし，適正な蛋白摂取量に関する科学的根拠は乏しいため，コンプライアンスと腎不全の進展度により0.5～0.6g/kg/日にすることも0.8～1.0g/kg/日程度にすることもある[2]．ただし，微小変化型ネフローゼ症候群では1.0～1.1g/kg/日とし，それ以外のネフローゼ症候群では0.8～1.0g/kg/日が推奨されている[5]．いずれの場合も1日尿中蛋白排泄量を蛋白摂取量に追加する必要はない．また，エネルギー摂取量は35 kcal/kg/日を目指すが，浮腫がないにもかかわらず体重が増加する場合は32kcal/kg/日程度に減らすことも可能である．

注意すべき点は，低蛋白療法を行った場合，炭水化物と脂質の摂取量を増やさない限りエネルギー摂取不足になるということである．その結果，毎食のように甘いまたは脂っこい料理につき合うことになる．そこで低蛋白療法を行いやすくし，コンプライアンスを保つために低蛋白特殊食品（リンとカリウムが少ない低蛋白米，低蛋白麺，低蛋白餅などの蛋白調整食品と蛋白含有量がきわめて少ないでんぷん食品），エネルギー補給食品（低甘味ブドウ糖重合体製品，中鎖脂肪酸製品，エネルギー補給ゼリーなど），低リン食品，および食塩含有量が通常の50％以下に抑えられた減塩食品が利用されている[6]．0.6～0.7g/kg/日の低蛋白療法においては，低蛋白特殊食品とエネルギー補給食品の併用が勧められる．

したがってエネルギー摂取不足による栄養障害を早期に見つけ悪化させないために，少なくとも体重，血清アルブミン値，血清コレステロール値などは定期的にチェックする．上腕三頭筋部と肩甲骨下部での皮下脂肪量計測および，上腕筋囲を求めることも有用である｛具体的な測定法はJAPAN-KD study（http://japan-kd.umin.ac.jp）で使用したビデオを参照．本研究の事務局から郵送可能｝．

実際には，なぜ低蛋白療法が必要であるのかを説明したうえで，低蛋白米などの特殊食品とエネルギー補給食品の試食を行う．試食により「特殊食品」という言葉に対するアレルギーを払拭できることが多い．可能なら教育入院により低蛋白療法を体験してもらう．食品成分表あるいは食品交換表を用いて指導する．また，素材をおくことによりエネルギー，蛋白，食塩含有量を表示してくれるデジカロⅡ（デジタルカロリー計，タニタ製）などの使用も有用である．また，食事療法を継続するためには定期的な栄養指導を行うことが望ましい．とくにエネルギー摂取量は食事記録を基にした面接以外に算出する方法は確立されていないので栄養指導が必要になる．さらに調理実習を栄養指導と組み合わせて行うと効果がある．たとえばカリウム制限のために必要になる野菜などを「煮こぼす」という行為は説明を聞いただけではうまく実行できないことがある．低蛋白食を栄養士とともに調理したという満足感が得られ，以後の食事療法継続のきっかけになる．なお，食事指導の具体的な方法については腎不全患者向け食事療法ビデオ（第一巻：低タンパク食事療法を学ぶ－食品成分表を中心に－，第二巻：低タンパク食の献立づくり．日本腎臓学会監修，キリンビール株式会社制作）が参考になる．

一方，特殊食品を使用する場合，個人負担のコストは少なくなく[4]（少なくとも月2万5千円程度は必要），QOLの問題もあるため，無理には勧めない．しかし高齢だから低蛋白療法は必要ないと勝手に判断すべきではない．高齢でも透析に入りたくない一心で食事療法に取り組みたいと考える人は少なからずいるからである．

低蛋白療法ではカリウムを多く含む蛋白源が制限されるため，血清カリウム値が正常範囲の場合はカリウム制限を行う必要はない．しかし低蛋白療法を実施していても血清カリウム値が5.5mEq/l以上になる場合はカリウム制限を行う．リン摂取量は蛋白制限によってもリンが500mg/日以上尿中に排泄されている場合には指導を要する．また，カルシウムや水溶性のビタミン不足になるおそれがあるためカルシウム製剤やビタミン製剤で補うことが望ましい．

また，食事療法を実施する場合には外来で24時間蓄尿を行い，摂取蛋白量，摂取食塩量，およびリン排泄量を算出しコンプライアンスをチェックする．また，尿蛋白排泄量の目標値（500mg/日未満）に到達するように降圧薬や蛋白摂取量を調節するためにも蓄尿は必要である．

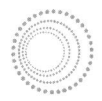

## おわりに

食事療法は医師ひとりでできる治療法ではない．栄養士をはじめとするコメディカルと協力して行うチーム医療であるので，日頃から連携をもつことが重要である．また，腎疾患のような慢性疾患に共通のことであるが，腎臓病教室のような場で十分な教育をすることが治療のコンプライアンスを高めるために必要である．このような準備が前提となることはもちろんであるが，まず医師が低蛋白食という食事療法を患者の治療の選択肢のひとつとして情報提供することが求められることはいうまでもない．

●文　献●

1) Klahr S, Levey AS, Beck GJ, et al : The effects of dietary protein restriction and blood-pressure control on the progression of chronic renal disease. N Engl J Med 330:877-84, 1994
2) 大石　明，福原俊一，鈴鴨よしみ，他：JAPAN-KD （Japan Appropriate Protein And Nutrition in Kidney Disease）study. Annual Review 2004 122-126 中外医学社
3) Brenner BM, Meyer TW, Hostetter TH : Dietary protein intake and the progressive nature of kidney disease: the role of hemodynamically mediated glomerular injury in the pathogenesis of progressive glomerular sclerosis in aging, renal ablation, and intrinsic renal disease. N Engl J Med 307 : 652-659, 1982
4) Klahr S, Schreiner G, Ichikawa I : The progression of renal disease. N Engl J Med 318:1657-1666, 1988
5) 社団法人日本腎臓学会編：腎疾患の生活指導・食事療法ガイドライン．1998 東京医学社
6) 社団法人日本腎臓学会編：腎疾患患者の食事療法手引き．1999 東京医学社

［大　石　　明］

# 総論 12 急性血液浄化療法

## はじめに

急性血液浄化法には多くの適応病態がある．主なものは急性腎不全であり，ほかはnon-renal indicationといわれるものであるが，いずれにしても腎不全を合併することが多い．また血液浄化法には血液透析，血液濾過に代表される透析膜を用いるものと，血漿交換などのアフェレシス療法，吸着剤を用いる血液吸着法などさまざまなものがある．このような幅広い療法を含んでおり，それぞれの適応病態を考える必要がある．

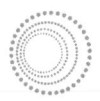

## 急性腎不全の病態分類

急性腎不全の一般的な分類は，腎前性，腎性，腎後性があげられるが，現在では腎前性腎不全のうち急性尿細管壊死を起こすに至らないものを，腎前性高窒素血症としている．また腎前性腎不全の多くは可逆性であり，とくに腎前性高窒素血症は，一般的な輸液療法で改善することが多く，血液浄化療法の対象となることはまれである．

このように腎臓機能より見た分類が従来行われてきたが，集中治療の進歩に伴い急性腎不全を多臓器不全の一分症としてとらえることが一般的となった．急性臓器不全の本体は，個々の臓器の細胞機能不全であり，その原因として臓器の灌流異常による組織酸素代謝の失調と，侵襲により産生される各種のメディエーターが関与していると考えられる．つまり感染や外傷などの侵襲が加えられると生体に過剰な炎症反応が生じ，各種のメディエーターが大量に放出され全身性炎症反応症候群（SIRS）を呈する．この状態より直接，あるいは二次的な侵襲（感染・外傷・手術・bacterial translocationなど：second attack）が加わることにより多臓器機能障害となり多臓器不全へと進展する．急性腎不全はこの多臓器不全の最初に現れる兆候としてとらえるべきである．

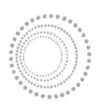

## 血液浄化法導入基準と重傷度評価

急性腎不全に対する，血液浄化療法の適応に関してはこれまでも多くの数値が提示されてきた．基本的には，残腎機能がいくら以下になれば透析療法が必要かということである．またたとえ腎機能がある程度維持されていたとしても，腎毒性物質が増加している場合には積極的に導入を検討しなければならない．

教科書的には，1) 体液過剰，乏尿，2) 薬剤抵抗性の高K血症，3) 代謝性アシドーシス，4) 尿毒症症状となっているが，必ずしも明確な基準ではない．Bellomoら[1]による急性腎不全導入基準を表1に示す．これらのうち一つでも出現すれば血液浄化療法を開始すべきとしている．われわれが考える導入基準を表1に＊として併記して示す．

表1　急性腎不全における血液浄化療法開始基準

| | |
|---|---|
| 1. 乏尿（<200 mL/12hr） | ＊尿量：30mL/hr以下，または利尿剤を用いても50 mL/hr以下 |
| 2. 無尿（<50 mL/12hr） | |
| 3. 高カリウム血症 | （＊>6.0mEq/L） |
| 4. 代謝性アシドーシス（Ph<7.1） | ＊HCO₃<12 mEq/L |
| 5. 高窒素血症（BUN>84 mg/dl） | ＊絶対的適応80 mg/dl以上，導入を考慮：50 mg/dl |
| 6. 肺水腫 | |
| 7. 尿毒症性脳症 | |
| 8. 尿毒症性心外膜炎 | |
| 9. 尿毒症性神経症 | |
| 10. 高Na血症（>160 mEq/L），低Na血症（<115 mEq/L） | |
| 11. 悪性過高熱 | |
| 12. 薬物中毒（透析性薬物） | |
| 13. ＊その他：FE Na>3.0%，Ccr<30 mL/min高ミオグロビン血症，高ヘモグロビン血症，SIRS兆候画像診断による急性腎不全の所見 | |

＊：われわれが考える基準を追加
(Bellomo R, 1998[1] より改変引用)

また多臓器不全の一分症として急性腎不全をとらえる場合にはSIRSの状態を把握し，この段階より進行することを防ぐ対策を行うことが必要となる．SIRSは高サイトカイン血症が症状として現れたものとしてとらえることができるが，この高サイトカイン血症に対する対策の主要な部に血液浄化療法を位置づける概念がある[2]．そのため，導入基準にSIRSの兆候も加える必要がある．

さらに，重傷度を標準化するための基準が必要である．これまで多くの評価法が提示されている（表2）．それぞれ特徴があり，それを熟知したうえで選択しなければならない．また緊急状態であり，複雑な指数は評価項目の欠落などが生じ不完全となり易く，簡便なものが要求される．以上のことを考え，われわれはAPACHE-IIスコアとSOFAスコアの両者を測定し，この二元評価にて重傷度を判定している．APACHE-IIスコアの特徴は年齢や慢性疾患などの不変項目を含んでおり予後判定に有用である．しかし肝機能や凝固系の項目がない．一方，SOFAは可変項目のみで構成されており，しかも単純に算定できる．そのため日々評価することが可能であり，重傷度の進展程度を判定できる．

表2　各種の重傷度評価指数

| |
| --- |
| 1）APACHE-II, IIIスコア |
| 2）ショックスコア |
| 3）septic severity score（SSS） |
| 4）cellular injury score（CIS） |
| 5）sequential organ failure assessment（SOFA） |

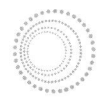

## 血液浄化法の選択

血液浄化法には，大きく透析・濾過，吸着，アフェレシス療法の3つに分けられる．病態に応じてこれらを組み合わせる必要がある．本稿では透析・濾過法を中心に述べる．

### 1．浄化法・時間

透析膜を用いる血液浄化法においても，血液透析（HD），血液濾過（HF），血液透析濾過（HDF）があり，さらに治療時間と間隔により，間歇，連日，長時間（extended dailyと称するが）と持続とに分けられる．

しかし，現在では急性腎不全に対し通常の慢性血液透析で施行されている透析条件・処方を用いることは避けなければならない．基本は病態・重傷度に応じた条件を選択することである．そのためHD，HF，HDFを分けて考えてはならない．この3つは単に透析液流量（$Q_D$），濾過流量（$Q_F$）の条件の変更によるものであり連続したものと考えるべきである．

また，治療時間も同様に重傷度によって変更される．ちなみに日本急性血液浄化学会名称用語試案[3]（http://jsbpcc.umin.jp/）では間歇的治療（intermittent renal replacement therapy：IRRT）と持続的治療（continuous renal replacement therapy：CRRT）の分類を以下のように行なっている．持続的治療とは：一日当たり24時間持続的に行うことを開始時に設定した場合とする．不可抗力で24時間施行できなかった場合も持続的とする．必ず，施行方法，施行条件を記す．間歇的治療とは：持続的でない場合は，すべて間歇的とする．開始時に中断することを設定している場合は間歇的とする．必ず，施行方法，時間，施行条件を記す．

しかしIRRTとCRRTは連続しており，いずれにしても病態の重傷度に応じた血液浄化療法モードを選択することが臨床上重要といえる．

### 2．実際の方法（CHF，CHDF）

#### 1）Vascular access

一般的には中心静脈留置カテーテルが用いられる．留置部位は右内径静脈が標準であるが，緊急で安静が取れない場合には右そ径部も選択される．また小児ではカテーテル固定が容易なため右鎖骨下静脈も選択される．また挿入はエコーガイド下で行なうことが推奨される．

#### 2）血液浄化装置

バックに充填された置換液（透析液）をポンプにて供給し，等量を除水するものである．専用装置が市販されており，代表的な基本回路を図1に示す．HF，HD，HDF，除水のみ行なうECUMが可能であり病態に応じて選択される．しかし置換流量は$Q_F<3$ L/hr，$Q_D<4$L/hrまでしか設定できず，これ以上の除去量を得るためには装置の改変が必要となる．

#### 3）置換液（透析液）

置換液としては，アルカリ化剤としてアセテートやラクテートを用いたものと，重炭酸を用いたものがある．現在では重炭酸を用いたものが主に用いられているが，重炭酸とCaの結合による塩析出を防止するため，使用直前に別のバイアルに入ったCa，Mg塩を混入する形と，溶液を2室にわけておき，使用直前に混和する形の剤形がある．ともに混和を忘れることがあり注意が必要である．2002年秋に2室構造で上室と下室が図と逆になっていた製品において，混和せず下室の低調な電解質液のみを直接血液へ注入し溶血を起

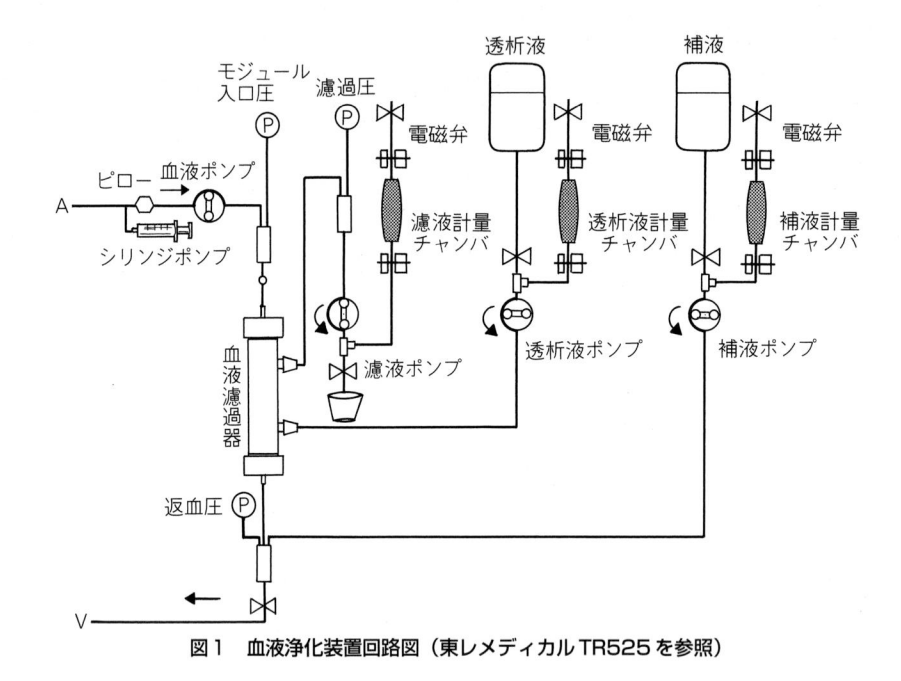

図1 血液浄化装置回路図（東レメディカル TR525 を参照）

こし重大な事故につながった事例があった．それ以後，そのメーカは上室と下室を入れかえたが，いずれにしても厳重な注意が必要である．

**4）血液浄化膜**

現在，持続的治療に用いるための持続緩徐血液濾過器が市販されている．膜材質は polysulfone（PS），celluloce triacetate（TCA），polyacrylonitrile（PAN），polymethyl methacrylate（PMMA）が代表的であり，膜面積も各種用意されている．しかしこれらは血液透析器（ダイアライザ）と基本的には同一であり，必ずしも持続緩徐血液濾過器を用いる必要はなく，価格がはるかに安価な各種のダイアライザを使用条件に応じて選択することで十分治療可能である．少なくとも生体適合性の良い膜を選択すべきである．またサイトカインに代表される炎症性メディエーターを除去するためには吸着性のある膜腫（PMMA, PAN など）や濾過性能の良い膜腫（PS, TCA など）が選択される．しかし必ずしも PS に代表される合成高分子膜が絶対的に生体適合性が良いわけではなく，逆に抗血栓性は不良であり種々の要因を考えて選択しなければならない．とくに出血性疾患が合併している場合には，抗血栓性が良い ethylene vinylalcohol（EVAL）膜や CTA 膜が選択される．

**3．血液浄化法・治療時間選択の実際**

選択の手順を表3に示す．IRRT でよいか，CRRT を必要とするかをまず考える．その指標としては大きく次の2つの病態を考慮する．1）血行動態の不安定（血圧，脈拍，心電図変化，心 ECHO 所見）と 2）ほかの臓器不全を合併または多臓器不全に陥る可能性．このどちらかの可能性がある場合には CRRT を選択する．ただし，病態の重症度によっては，その中間の 8〜12時間程度の療法（Extended daily dialysis）を行うこともある．CRRT の目的は，単位時間当たりの除去量を最小とし不均衡の発生を防ぎ，かつ長時間行うことにより総除去量を増大させることであり，さらに常に血液の状態を正常状態に近づけておくことである．

次に治療モードを選択する．腎不全以外の臓器不全がない場合には HD でよいが，ほかの臓器不全の合併やその可能性が有る場合，および高ミオグロビン血症では大分子量物質の除去を目的として HF または HDF を選択する．

治療モードを選択すると同時に，治療条件も選択する．血行動態が不安定な場合には，単位時間の除去量を減少させ不均衡の発生を防ぐ必要がある．そのため血流量（$Q_B$）は 100 mL/min 以下，$Q_D$ も 50 mL/min 以下（3 L/hr 以下）とする．臓器不全を合併している場合は濾過（HF, HDF）を主とし $Q_F$ は 5〜50 ml/min（0.3〜3 L/hr）とする（なお $Q_F$ は $Q_B$ に依存するため，$Q_B$ が少ない場合に $Q_F$ 増加するには前・後希釈 HF が必要となる）．血行動態が安定している場合には $Q_D$，$Q_F$ とも増加させる．以上の基準で選択していくと重症度が高い場合には，持続的血液（透析）濾過（CH（D）F）が選択される．

表3　急性腎不全に対する血液浄化療法の選択

| 血行動態 | 多臓器不全の可能性 | 選択される血液浄化法（連日） |
|---|---|---|
| 安　定 | なし | 通常の血液透析（HD）<br>治療時間 4～6 時間<br>QB 100～150mL/min<br>QD 500mL/min |
| 中等度 | なし | 緩徐長時間血液透析（濾過）（extended daily HDF）<br>治療時間 8～12 時間<br>QB 100mL/min<br>QD 50～100mL/min<br>（QF 50mL/min） |
| 不安定 | なし | 持続的血液透析（CHD）<br>治療時間 24 時間<br>QB 60～100mL/min<br>QD 10～50mL/min（0.6～3.0L/hr） |
| 安　定 | あり | 持続的血液（透析）濾過（CH(D)F）<br>治療時間 24 時間<br>QB 100～150mL/min<br>（QD 10～100mL/min（0.6～6.0L/hr））<br>QF 5～50 mL/min（0.6～3.0L/hr） |
| 不安定 | あり | 持続的血液（透析）濾過（CH(D)F）<br>治療時間 24 時間<br>QB 60～100 mL/min<br>（QD 10～50 mL/min（0.6～3.0L/hr））<br>QF 5～50 mL/min（0.6～3.0L/hr） |

治療時間：1 回当たりの持続時間，Qb：血流量，Qd：透析液流量，Qf：濾過流量（後希釈の場合）

## 4．血液浄化療法よりの離脱

腎不全より脱却してきた場合には，徐々に血液浄化量を減少させていく．CRRTより連日のIRRTへ変更し，さらに隔日透析とする．明確な中止基準はないが一日尿量で1500mL以上，または隔日透析間のBUN上昇がみられなければ中止するようにしている．

## 5．吸着剤

現在，急性血液浄化に用いられる吸着剤として代表的なものは，エンドトキシン吸着剤のトレミキシン（PMX）である．適応はエンドトキシンショックであるが，現在では敗血症性ショックの早期メディエーターであるcannabinoidsを吸着することによりショックより離脱できるとの考えが有力である[4]．そのため敗血症性ショックの早期に用いることが重要となる．詳細は文献を参照されたい[5]．

## おわりに

急性腎不全救命率向上のためには，原因疾患と重傷度を評価しそれの基づいた治療方法を選択する必要がある．少なくとも隔日血液透析は避けるべきであり，連日，長時間，持続と病態に応じて変更し，更にHD，HF，HDFモードも必要に応じて自由に選択されなければならない．

●文　献●

1) Bellomo R, Ronco C：Indications and criteria for initiating renal replacement therapy in the intensive care unit. Kidney Int 53 (Suppl 66)：S106-S109, 1998.
2) 平澤博之，菅井桂雄，織田成人，他：CHDFによるhumoral mediatorの除去は有効である．集中治療 9：786-796, 1997.
3) 日本急性血液浄化学会「急性血液浄化法の名称に関する小委員会」：急性血液浄化法に関する名称・用語試案，ICUとCCU27別冊号：S203-S205, 2003（http://jsbpcc.umin.jp/）
4) 丸山征郎：エンドトキシンショックにおけるパラダイムシフト．臨床麻酔 24：1477-1485, 2000.
5) 升田好樹，今泉　均，浅井康文：PMX-DHPによるanandamideおよびHMGB-1除去をめぐって．ICUとCCU 27：1049-1056, 2003.

[川西　秀樹]

## 総論 13 透析療法の基本

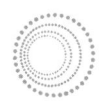

### はじめに

慢性腎不全は腎機能が進行性にかつ非可逆性に低下し，もはや体液の恒常性を維持できなくなった病態と定義され，種々の原因に由来する．通常4つの病期に分類されており，病気が進行し糸球体濾過値が10%以下となると，著明な高血圧，貧血，浮腫，肺うっ血，消化器症状，循環器症状，神経症状などの尿毒症症状が出現してくる．この時期になると透析療法による尿毒症の改善をはからないと生きてゆけないことになる．この項では血液透析および腹膜透析による透析療法について解説する．

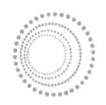

### 透析療法の原理

#### 1．血液透析の原理

血液透析はダアライザー（中空糸の半透膜）を介して血液と透析液を対向流させ拡散，陰圧および陽圧による限外濾過，浸透圧較差の3つの原理を利用して行う．「拡散」は溶質の分子運動により規定さており，分子量が小さい物質ほど拡散されやすい．したがって拡散は物質の濾過係数と濃度勾配によって決まる．濃度勾配が大きく，溶質の分子量が小さいほど拡散は大きい．一方，「濾過」はダイアライザーに陰圧をかけるか，血液側に加圧すると水が透析液側へ移動することである．すなわち膜間圧力差が濾過圧である．透析液も補充液も用いない濾過を限外濾過という．ただし純水ではなく，水と一緒に膜を通過できる溶質も移動することになる．濾過に伴う物質の除去は透析膜のふるい係数と溶質の分子量により決まり，分子量が大きくなるにつれ濾過されにくくなるが，膜を通過できる物質であれば分子量の影響を受けないで濾過速度は等しい．したがって比較的大きな物質の除去には血液濾過のほうが優れている．透析と濾過を組み合わせた場合は血液透析濾過であり，置換液量が多いほど大分子量の物質の除去効率があがる．さらに膜の中には吸着現象を有するものがあり，また吸着体を用いた積極的な吸着療法も行われている．最近の高機能膜には逆濾過，逆拡散の現象を有するものがあり，透析液の浄化によりエンドトキシンが除去されていないとエンドトキシンが体内に入り生体に種々の反応を起こすことが考えられる．

#### 2．CAPD（continuous ambulatory peritoneal dialysis）の原理

腹腔内のダグラス窩にCAPDカテーテルを留置しておき，このカテーテルを介して，浸透圧物質と電解質を含んだ透析液を注入し，一定時間貯留したあとに排出を行う．通常は浸透圧350mから400mOsm/l前後の透析液2lを1日4回交換する．最近は患者のQOL向上の目的で夜間に頻回に交換を行う自動腹膜透析装置（automated peritoneal dialysis：APD）を用いる方法が普及している．腹膜の毛細血管内の血液から溶質が拡散により腹腔内の透析液に移動し，透析液に浸透圧が高い糖濃度を用いることにより水は浸透圧較差により血液から腹腔内の透析液のほうに移動する．最近は浸透圧物質としてグルコースポリマーであるイコデキストリンも用いられるようになった．

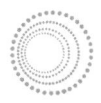

### 尿毒症物質の除去

#### 1．尿毒症物質

尿毒症物質として種々の物質が報告されてきたが，多種類の毒素が複合的に生体に障害を与えている場合も考えられる．500ダルトン以下の小分子量物質には尿素，クレアチニン，グアニジン化合物，フェノール類，アミン類，類アルコール類，含硫アミノ酸などがあり，500〜5,000ダルトンの中分子量物質ではオリゴペプチド，フラン環誘導体などが，5000ダルトン以上では$\beta_2$ミクログロブリンの低分子量蛋白などが考えられている．中分子量仮説が提唱されてからは，

中分子量領域の物質の除去に有効な合成血液浄化膜が盛んに使用されるようになった．さらに透析アミロイドのアミロイド前駆蛋白が$\beta$2ミクログロブリンであることが報告されてからは，低分子量蛋白の除去も考慮にいれた血液浄化器の開発が進んできた．このような尿毒症物質の除去は透析膜の物質透過性や吸着の特性と濾過を加えた治療法により効率が異なる．

### 2．血液浄化器

日本透析医学会学術委員会では血液浄化器を表1のようにⅠ型からⅣ型まで機能分類した[1]．スタンダード血液浄化膜，ハイパフォーマンス血液浄化膜，血液透析濾過膜，血液濾過膜に分類しており，病態に応じた血液浄化膜の選択が要求されている．同時に透析液の清浄化基準が示されており，とくに透析液をろ過液に使用する On line 透析濾過法や，逆濾過が起こる血液浄化膜の使用時にはエンドトキシン濃度を1 EU/l以下にする必要がある．

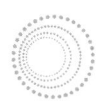

## 水分管理

透析患者は通常尿量の低下により体液は過剰の状態であり，透析による除水にて体液の適正な補正が必要である．余分な体液を除いた体重が適正体重（dry weight）であり，臨床的に心胸比50％以下で肺うっ血が無く，浮腫がなく，透析中の血圧低下が少ない体重であると定義される．透析中の血圧は透析条件，除水速度，血液浄化法などや患者の心機能や自律神経反射によって変動する．除水に伴いおこる間質分画からのplasma refillingにより循環血漿量は維持されるが，DWに達すると血圧は急激に低下する．透析間の体重増加は週初ではdry weightの5％以内，一日あきの場合は3％以内が体重増加の目標とされている．エコー検査による安静呼気時の下大静脈径も除水の参考にできる．また血漿ANPやBNPが循環血漿量と相関することより有用とされているが心機能に左右されるので心疾患を有する場合は考慮する必要がある．体重増加が著明なときには心臓に常に容量負荷が加わり心機能に影響し心肥大および虚血性心疾患の合併をきたす．

表1　血液浄化器の機能分類（血液浄化器／血液浄化法／適応疾患の対応）

| 血液浄化器の分類と名称 | | Ⅰ型 | Ⅱ型 | Ⅲ-a型 | Ⅲ-b型 | Ⅳ型 |
|---|---|---|---|---|---|---|
| | | スタンダード血液透析器 | ハイパフォーマンス血液透析器 | 血液透析濾過器 | | 血液濾過器 |
| 治療法 | | HD | HD | 内部濾過促進型HD, 少量液置換型HDF[#1] | 大量液置換型HDF[#2] | HF |
| 測定条件 | 血液量 (ml/min) | 200±4 | 200±4 | 200±4 | 300±6 | 200±4 |
| | 透析液流量 (ml/min) | 500±15 | 500±15 | 500±15 | 500±15 | |
| | 濾液流量 (ml/min) | 15 | 15 | 30 | 90 | 60 |
| 性能基準 | 限外濾過率 (ml/mmHg/hr) | 3* | 3* | 15* | 30 | 30 |
| | 尿素クリアランス (ml/min) | 125* | 150* | 165* | 230 | 55 |
| | Crクリアランス (ml/min) | 110* | 130* | 140* | 200 | 55 |
| | $\beta_2$-mクリアランス (ml/min) | 0* | 10* | 40* | 80 | 35 |
| 透析液または置換液水質基準 | | 日本透析医学会透析液安全基準策定報告 （透析会誌28：1487-1493, 1995） | | 日本薬局方, 日本透析医学会on-line HDF基準[#3] （透析会誌31：1107-1109, 1998） | | 日本薬局方 （米国FDA基準） |
| 適応疾患 | | 腎不全．とくに，不均衡症候群，ならびにアミノ酸や蛋白の損失が栄養学的に有害と考えられる病態． | 腎不全．とくにアミロイドーシスその他のQOLを著しく低下させる病態． | Ⅱ型浄化器による治療によっても改善の得られない透析アミロイド症，透析困難症，掻痒，いらいら感，不眠，末梢神経障害，rHuEPO不応性腎性貧血，栄養障害，その他QOLを著しく低下させる病態． | | 同左．その他緑内障，心包炎，心不全． |

透析医学会の学術委員会にて血液浄化器の新しい機能分類が検討された．Ⅰ型からⅣ型に分類された．
＊　1.5m²の下限値（ほかの面積は勘案して読みかえる），Ⅲ-b型，Ⅳ型のpriming volume（血液側充填量）は200ml以下とする．
[#1] 少量液置換型HDF：5L≦Vs（置換液量）≦15L
[#2] 大量液置換型HDF：15L＜Vs
[#3] この水質基準を満たすことのできない施設はⅢ型血液透析濾過器を用いた治療を行うべきではない．
　　実際の臨床治療条件においてはアルブミン損失は1回治療あたり4g以下であることが望ましい．

## 長期血液透析患者での問題点

### 1. リン・カルシウム代謝：二次性副甲状腺機能亢進

腎不全時には腎臓におけるビタミンD活性化障害によっておこる低カルシウム血症とリン排泄障害による高P血症が認められる．低カルシウム血症は上皮小体のCa sensing receptorを介して上皮小体内の副甲状腺ホルモン（PTH）を分泌することより，長期間持続すればPTHの合成が促進され副甲状腺細胞の増殖を惹起する．細胞外CaイオンとPTH分泌との関係はsigmoidal curveをとり，PTH最大分泌が半分抑制される細胞外Caイオン濃度がset pointである．腎不全のときは副甲状腺細胞の細胞外Caイオン濃度に対する感受性が低下しており，set pointは右へシフトし，PTH分泌亢進に働くものと考えられる．

一方，活性型ビタミンDはビタミンD receptorを介してPTHの合成を制御していることより，活性型ビタミンDの欠乏はPTHの合成を促進し，副甲状腺細胞の増殖を惹起する．腎不全患者の副甲状腺細胞においてはビタミンD receptorは減少しており，したがって活性型ビタミンDの感受性が低下していることになり副甲状腺細胞の増殖を惹起する．

一方，リン蓄積は直接PTHの分泌および副甲状腺細胞の増殖を惹起することが明らかになっている．初期は副甲状腺細胞はび慢性な増殖を示すが，その後monoclonalな増殖を示し結節性過形成となり内科的治療に抵抗性の二次性副甲状腺機能亢進症となる．

臨床的には高PTH血症に基づく骨・関節症状，皮膚瘙痒症，イライラ感，筋力低下，集中力低下などの神経精神症状などが出現する．血管や心臓弁膜に異所性石灰化をきたしたり，著明な場合は石灰化腫瘤を形成することがある．骨は高回転骨となり骨X線で骨吸収像がみられ，胸郭の変形や病的骨折をきたし，骨病理組織は線維性骨炎の状態を示す．

検査所見は低Ca血症，高P血症，高ALP血症，intact PTH高値，オステオカルシン高値がみられる．副甲状腺の画像診断ではエコー，CTおよび副甲状腺シンチにて腫大した副甲状腺がみられる．ときに縦隔内に異所性の副甲状腺がみられることがある．

予防としては基本的にリンおよびカルシウムのコントロールであるが，二次性副甲状腺機能亢進が進展してきたら，活性型ビタミンDパルス療法やビタミンD誘導体であるmaxacalcitolなどの静注療法が行われる．最近CaRのagonistであるcalcimimetricsが開発されている．アメリカから2003年にK/DOQIガイドライン[2]が発表されたが，本邦におけるガイドラインの作成も必要と考えられる．内科的に薬物療法に抵抗性になったら副甲状腺エタノール注入療法やビタミンD3注入療法を行うか，外科的に副甲状腺摘除術および前腕自家移植術を行う．

### 2. 透析アミロイドーシス

長期透析患者（通常10年以上の透析歴）にみられるβ2ミクログロブリンを主要構成成分とする透析アミロイドが沈着する病態を透析アミロイドという[3]．骨・関節を中心に内臓臓器にも沈着をきたし，透析歴が長くなると発症頻度も高くなる．

透析アミロイド線維の形成機序は詳細には不明であるが，最近はadvanced glycation endproducts（AGEs）化したβ2ミクログロブリンが注目されている．AGEs化したβ2ミクログロブリンは単核球を活性化し，炎症性サイトカインを誘導しIL-1β，IL-6，TNF-αなどの種々のサイトカインがが関与していることが考えられている．アミロイドの周囲にはマクロファージが浸潤しており炎症反応がみられる．

臨床的には沈着部位により種々の症状が出現する（表2）．

表2 透析アミロイドの臨床像

1. 手根管症候群
   (carpel tunnel syndrome：CTS)
2. 弾 発 指
   (trigger finger)
3. アミロイド手
   (amyloid hand)
4. 破壊性脊椎関節症
   (destructive spondyloarthropathy：DSA)
5. 破壊性関節症
   (destructive arthropathy)
6. 骨囊胞性病変
   (radiolucent cystic bone leison)
7. 病 的 骨 折
   (pathological fracture)
8. 偽腫瘍，環軸病変
   (pseudotumor, atlantoaxial spondyloarthropathy)
9. 脊柱管狭窄症
   (spinal canal stenosis)
10. 膝窩囊腫
    (Baker's cyst)
11. その他のまれな症状
    1) 胃・腸粘膜病変
    2) 舌 病 変
    3) 皮下脂肪組織病変
    4) 心 病 変
    5) 腎尿路病変

透析アミロイドの沈着部位によって臨床像はさまざまで，透析期間および年齢によってその発症頻度が増す．

手根管症候群は主根骨と横手靭帯に囲まれている主根管にアミロイドの沈着がおこり，主根管内圧が上昇し正中神経が圧迫され痛みやしびれ感が出現する．弾発指，Tinel徴候（手根管部の叩打痛），Phalen試験（手関節掌屈による疼痛増強）が陽性となる．進行すると握力の低下，母指球筋の萎縮，母指対立運動が障害される．正中・尺骨神経伝導速度の遅延がみられる．治療は手根管開放術および滑膜切除術が行われる．

破壊性脊椎関節症（destractive spondyloarthropathy：DSA）は透析アミロイドが椎体や椎間板に沈着し破壊性病変をきたす．通常は頸椎に多いが胸椎および腰椎にも発症する．軟部組織（黄色靭帯，後縦靭帯，硬膜外腔など）に沈着した場合は脊柱管狭窄症をきたす．上下肢のしびれや麻痺をきたした場合は頸椎固定術，椎弓形成術，脊柱管拡大術および黄色靭帯切除術を行う．透析アミロイドの発症予防および進展予防としてはβ2ミクログロブリンの除去効率が高いハイパフォーマンス膜を使用することにより透析アミロイド・シスの発症頻度が低いと考えられている．透析アミロイド・シスが認められたらβ2ミクログロブリンの吸着カラムを使用することによりDSAの進行阻止が認められている．また少量ステロイド療法の効果も認められているが，透析患者にステロイドを使用するときの治療指針が提案されている．

### 3．血管障害：動脈硬化の促進（血管閉塞），狭心症，心筋梗塞

透析患者における動脈硬化は基礎疾患に加えて高血圧，脂質・糖質代謝異常および水分・塩分の過剰，副甲状腺機能亢進に伴う石灰沈着，高ホモシステイン血症，高サイトカイン血症およびカルボニルストレスなどが促進因子と考えられている．動脈硬化が高度になると脳梗塞および脳出血などの脳血管障害，狭心症や心筋梗塞などの虚血性心疾患および四肢では閉塞性動脈硬化症を呈する．とくに糖尿病性腎症に由来する透析患者ではこのような動脈病変が著明である．

透析患者の脳血管障害は一般住民に比し，脳出血の頻度が高く，また急性期死亡率が高く，発症すると予後不良で患者のQOLを阻害する．虚血性脳血管障害は脳萎縮や動脈硬化の進行が速く，一般住民に比し加齢の速度が速い．透析中の急激な血圧低下は血行力学的性脳梗塞を起こしやすい．

虚血性心疾患に関しては透析導入時にすでに病変を有していることが多く，導入後は透析中に狭心症を生じることが多い．最近は高齢者や糖尿病性腎症の増加により無症候性心筋梗塞が増加している．したがって虚血性心疾患の早期診断が必要である．負荷および種々の核種を用いた心筋シンチおよび冠動脈造影を行う．治療には薬物療法に加えて積極的に経皮的冠動脈形成術（PTCA）および冠動脈バイパス術（CABG）が行われている．

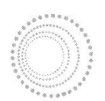

## 長期腹膜透析患者での問題点

長期CAPD患者で問題になるのは腹膜の劣化による限外濾過不全と被囊性腹膜硬化症（encapusulating peritoneal sclerosis：EPS）である[4]．

### 1．腹膜の劣化

CAPDを長期継続するためには，腹膜が劣化しないような透析液を使用することが基本となる．CAPDが開始された当初から腹膜劣化を引き起こす因子として①酸性透析液，②advanced glycation end products（AGEs），③ブドウ糖 があげられていた．しかし，製造過程において酸性条件で滅菌する必要があり，pH4.5～6.0の酸性液しか使用できなかった．2000年以降，製造過程の改善によって中性液が使用可能となった．すなわち2000年以前の腹膜機能あるいは腹膜劣化（腹膜硬化症）の成績は，酸性液使用のもとでの成績であることを認識する必要がある．20004年にヨーロッパや韓国から中性液使用でのコントロール試験の成績が報告され，酸性液より腹膜劣化の面，生命予後においても優れていることが示されている．今後は，pH6.3～7.0の中性透析液の使用が基本となる．

酸性液ではCAPD期間が長期になると，ブドウ糖の再吸収量が増加し除水量が低下するためにブドウ糖濃度を上昇させる必要があった．4.0％ブドウ糖液が開発されたが，腹膜をさらに劣化させることがわかり，現在では，4.0％濃度はほとんど使用されていない．最近，ブドウ糖以外の物質で除水量を確保するためにポリグルコース溶液が開発され市販されている．しかし，ポリグルコース（イコデキストリン）溶液が開発され市販されている．しかし，ポリグルコース溶液は酸性透析液であること，生体内でAGEの産生が通常の酸性液より高値となることから，腹膜にさらに傷害を与える可能性が指摘されている．したがって定期的に腹膜機能検査（PET）を行い，腹膜劣化をすでに来している患者や，CAPD中止基準に該当する患者に漫然と使用することは避けるべきであろう．

### 2．被囊性腹膜硬化症（encapusulating peritoneal sclerosis：EPS）

CAPDを長期に継続施行している症例に重篤な合併症としてEPSが発症することがある．びまん性に肥

**表3 硬化性被嚢性腹膜炎（被嚢性腹膜硬化症）の予防のためのCAPD中止基準指針**

> SEP(EPS)は有効な治療法が確立されていない重篤な合併症であるため，可能な限り回避・予防するべきである．現在までに報告されたSEP(EPS)症例の検討から以下のような，中止基準を提案する．
>
> 1．除水不全が持続するときは積極的に中止を考慮する．
>   参考となる目安として残存腎機能が廃絶した症例で2.5％ブドウ糖透析液4回（8L以内）の使用で除水量が500ml/日以下（小児の場合，300ml/m²以下の場合）．あるいは腹膜平衡試験（PET）で"high"を呈する場合．
> ② 腹膜劣化を疑わせる所見
>   1．CAPD期間（8年以上）
>   2．腹膜の石灰化
>   3．血性排液（性周期による血性排液は除く）
>   4．持続的CRP陽性
>   5．難治性腹膜炎
> ③ 参考所見
>   1．排液細胞診（大型ないし異型中皮細胞の出現）
>   2．腹膜生検所見（中期以降の腹膜硬化症）

EPSの発症を回避するためには早期にその発症を予知し，CAPDを中止すべきであり中止基準の指針が提唱されている．

厚した腹膜の広範な癒着により，持続的，間欠的あるいは反復性にイレウス症状を呈する症候群である．厚生省研究班によりEPSの診断指針と治療指針が提唱されている[5]．EPSが疑われたら原則としてCAPDを中止するが，表3のような中止基準が提唱されている．絶飲食として腸管の安静を保ち中心静脈栄養による栄養管理を施行する．ステロイド療法によりイレウス症状が改善する例があるが，明らかな活動性の腹膜炎がないことを確認してから行う．カテーテルの抜去が必要であるが，抜去時期に関しては症例の状態により決定する．腹膜炎がないことを確認したうえで行うが，炎症反応が改善してもイレウス状態が改善しないときには外科的に腸管の剥離術が行われている．

●文　献●

1) 川口良人，ほか：血液浄化器の新たな機能分類—血液浄化法，適応と対応．透析会誌32：1465-1469, 1999.
2) Massry SG, Coburn JW：K/DOQI clinical practice guidelines for bone metabolism and disease in nic kidney disease. AM J Kidney Dis 42（suppl.3）：S1-201, 2003.
3) Gejyo F, et al：A new form of amyroid protein associated with chronic hemodialysis was identified as beta 2-nicroglobulin. Biochem. Biophys Res Commun 129：701-706, 1985.
4) Kawaguchi, et al：Encapuslating peritonieal sclerosis：Diffinition, etiology, diagnoisis and treatment. Perit Dial Int 20（suppl 4）：S43-55, 2000.
5) 野本保夫，ほか：硬化性被嚢性腹膜炎（sclerosing encapsulating peritonitis：SEP）．透析会誌31：303-311, 1998.

［原田　孝司］

# 総論

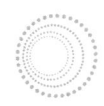

## 14 腎移植の現況

### はじめに

腎移植は慢性腎不全に対する唯一の根治的治療であり，近年の免疫抑制療法，周術期管理の進歩により，高い患者生存率と移植腎生着率が得られるようになった．とくに若年者においては，生存期間の延長とQOLの向上が可能であり，経済的にも有利である．しかし，わが国においては，慢性腎不全治療における腎移植の占める割合はきわめて低く，国民全体の臓器提供・移植医療への理解のもと，さらなる普及が望まれている．

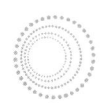

### 腎移植の疫学

1953年，米国において世界で初めて一卵性双生児間の腎移植が成功した．以後，全世界で現在までに約60万例の腎移植が行われている．1978年に画期的な免疫抑制剤シクロスポリンが開発され，成績が向上するとともに，急速に症例数が増加した．現在，全世界で年間約28,000例の腎移植が行われ，約半数の14,000例は米国で行われている．米国の慢性透析患者数は約30万人，献腎移植希望登録者は約6万人に対し，死体腎ドナーからの献腎移植が約8,000例，生体腎移植例が約6,000例である．一方，わが国においては2003年末日現在，慢性透析患者数，約24万7千人，献腎移植希望登録者12,000名である．これに対して2004年の年間生体腎移植数は約700例，献腎移植は約170例である（図1）．

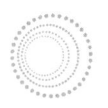

### 腎移植の種類と社会的背景

近親者などから腎提供をうける生体腎移植と，死亡した人から提供を受ける献腎移植とにわかれる．生体腎移植は健常者をドナーとする特異な医療であり，提供者の自発的な自由意志提供がなされ，提供により健康上の不利益が生じることを最大限回避しなければならない．したがって腎提供に際しての医学的妥当性は慎重に検討しなくてはならないし，未成年や精神障害者など，社会的弱者は原則として腎提供はできない．

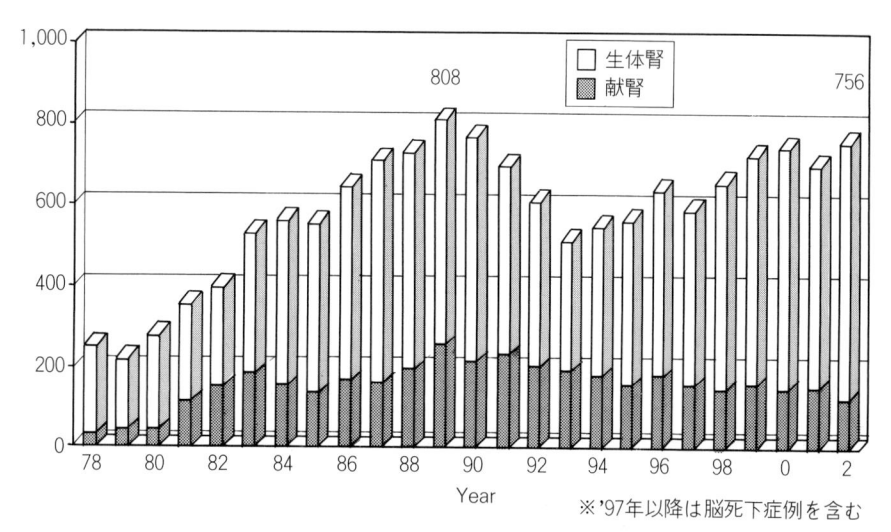

図1　わが国における腎移植数の推移

※'97年以降は脳死下症例を含む

日本移植学会の倫理指針では，生体腎移植のドナーは親族（6親等以内の血族と3親等以内の姻族）に限定することとなっており，近年増加傾向にある夫婦間移植はこれに該当する．腎提供に際しては偽装結婚や臓器売買にあたるような利害関係が背景にないことが大前提であり，注意を要する．

　献腎移植は脳死または心停止後ドナーからの腎提供によって行われる．現行の平成9（1997）年施行の「脳死と臓器移植に関する法律」では，「法的脳死判定に従い，脳死下で臓器を提供する」という本人の生前の意志が臓器提供意思表示カードなどに書面で残されており，家族がこれを拒まないときのみ，「脳死を人の死」と認めたうえで，脳死下での臓器提供が可能である．心停止後の腎，角膜提供は昭和54（1979）年に施行された「腎臓と角膜の移植に関する法律」の内容が現行法に引き継がれ，本人の生前の書面による意思表示がなくとも家族の忖度によって提供が可能であるが，医療従事者や国民への周知が不足している．

　最近，救急医療現場において，患者・家族の臓器提供の意志を十分にくみあげ，臓器提供に結びつけるとともに，提供者家族の精神的支援もふくめた臓器提供システムの確立をめざした「ドナーアクションプログラム」が全国各地で展開されている．

## 腎移植の適応

　ほとんどすべての原発性，続発性腎疾患が適応である．Fabry病，Oxalosisなどの代謝性疾患では腎単独移植でなく，肝腎移植を考慮する．レシピエントが治癒していない悪性腫瘍，活動性感染症を有する場合は禁忌である．生体腎ドナー候補者では悪性腫瘍，活動性感染症，明らかな腎疾患，コントロールされていない高血圧症，糖尿病がある場合は禁忌である．献腎ドナーにおいても悪性腫瘍，活動性全身性感染症がある場合は禁忌となる．

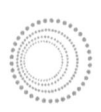

## 組織適合性検査

### 1．HLA

　腎移植では一般にMHC class I 抗原HLA-A，-B，class II 抗原HLA-DR，合計6 locusのミスマッチ数が少ないほうが免疫学的に有利であり，高い生着率が期待できる．しかし，優れた免疫抑制剤の出現により，ミスマッチ数による生着率の差は小さくなっている．

### 2．ABO式血液型

　従来，ABO式血液型不適合腎移植は禁忌とされていたが，現在では計画的な抗体除去と，抗体産生を効果的に抑制する免疫抑制療法，脾摘，抗凝固療法を組み合わせることによって移植が可能になった．短期成績では適合例，不一致例に比してやや劣るが，長期成績では患者生存率，移植腎生着率に有意差がないことが示されている．

### 3．抗リンパ球（抗HLA）抗体

　ドナーTリンパ球に対する抗体陽性例（Tリンパ球交叉試験陽性）は一般的に移植は禁忌である．その多くはHLAに対する抗体といわれている．献腎移植では移植を断念するが，生体腎移植例で，経過観察あるいは計画的な免疫抑制療法・抗体除去による脱感作療法で抗体が陰性化した場合には移植が可能であり，一定の成績が得られている．

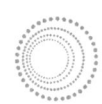

## 腎移植手術

### 1．生体腎ドナー手術

　生体腎ドナーに対しては，従来，提供腎を決定するための術前検査として大動脈造影を行い，20～30cmの腰部斜切開による腎摘出術を行うのが一般的であった．近年，MR Angiographyや三次元CT（3D-CT），鏡視下（腹腔鏡・後腹膜鏡）ドナー腎摘出術が導入され，ドナーの身体的負担・疼痛の軽減，入院期間の短縮が可能になった（図2）．

### 2．献腎ドナー手術

　脳死ドナーにおいては，多臓器（心，肺，肝，膵，小腸など）の摘出と同時に行う．心拍動下で各臓器チームによる臓器・血管の剥離と確保の後，大動静脈カニュレーションを行い，血流遮断と同時に大量の灌流冷却液とスラッシュアイスによる表面冷却を行って摘出する．心停止ドナーにおいても，臨床的脳死状態で家族の同意があれば大腿動静脈から大動静脈にカニュレーションし，心停止と同時に灌流冷却を行って摘出する．心停止前カニュレーションが行えない場合は，開腹下に大動静脈カニュレーションと冷却灌流・摘出を行う．いずれの場合も温阻血時間は短いほどよく，可能であれば30分以内が望ましい．これを超えると移植腎機能が発現しない可能性が高くなるので注意を要する．

### 3．レシピエント手術

　標準術式は腎動脈を右内腸骨動脈と端々吻合または外腸骨動脈と端側吻合し，腎静脈を外腸骨静脈に端側吻合し，移植腎を腸骨窩の後腹膜に納める方法である．

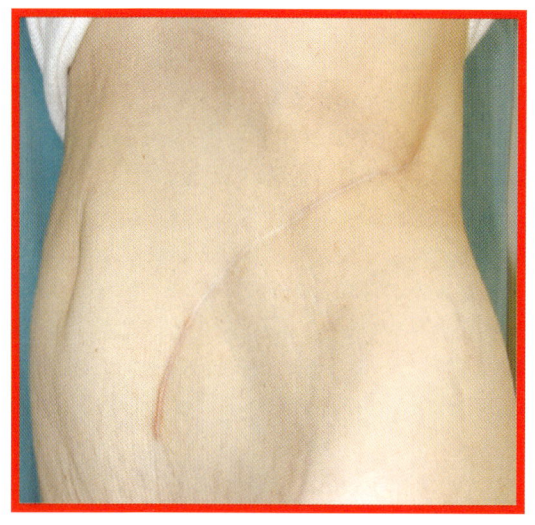

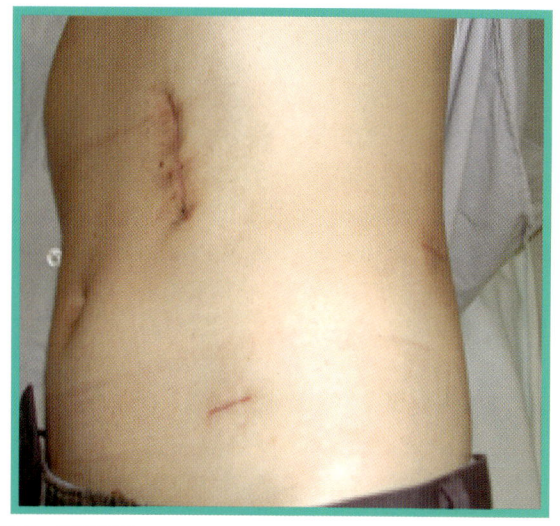

**図2　生体腎ドナー腎摘出術**
開腹による生体腎提供手術創と腹腔鏡下腎摘出術創の比較
開腹例：腰部斜切開　約25cm
腹腔鏡：傍腹直筋切開　約6cm

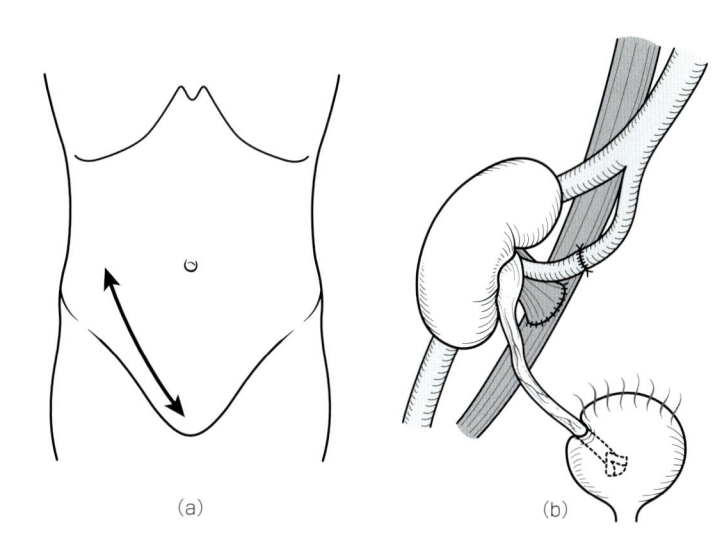

図3　腎移植術式
(a) 皮膚切開：右傍腹直筋切開
(b) 血管吻合
　　移植腎動脈-内腸骨動脈端々吻合
　　移植腎静脈-外腸骨静脈端々吻合
膀胱尿管新吻合

複数腎動脈症例や萎縮膀胱症例に対しては，ベンチサージェリー（手術台とは別に用意した清潔なテーブルの上で，臓器灌流や血管・尿路形成をおこなうこと）を行う場合もある（図3）．

### 4．臓器保存法と許容時間

生体腎移植においては摘出後ただちに冷却灌流し，レシピエントに移植する．冷却保存液としてはEC液（Euro-Collins' solution）が選択される場合が多い．

死体腎（献腎）移植においては，温阻血時間はできるだけ短い方が望ましいが，すみやかに摘出し，いったん灌流冷却を行えば，現在では24〜48時間の冷却保存が可能とされている．保存法は持続灌流冷却保存法と単純浸漬冷却保存法に大別されるが，費用効果から現在では一般的に後者が選択されることが多い．保存液としてはUW液（University of Wisconsin solution）を使用するのが一般的である．

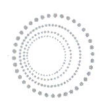

## 免疫抑制療法

**導入・維持免疫抑制療法**

作用機序の異なる免疫抑制剤を組み合わせる多剤併用療法が基本である．Tリンパ球の核内でIL-2 mRNAの転写を抑制するカルシニューリン阻害薬，核酸合成阻害薬に，steroidを加える3剤併用療法が一般的である．

リンパ球に対するポリクローナル抗体（抗胸腺細胞グロブリン），IL-2receptorに対するモノクローナル抗

体（basiliximab, daclizmab），IL-2receptorから細胞内へのシグナル伝達を阻害するrapamycin（sirolimus）も実用化されており，リンパ球のhomingとapoptosisを誘導するFTY720が臨床開発治験中である．

現在の免疫抑制療法の中心的役割を担うカルシニューリン阻害薬であるシクロスポリン（ciclosporine）またはタクロリムス（tacrolimus）の効果は血中濃度によって規定されるため，とくに移植後早期には厳密な血中濃度管理が必要である．

## 拒絶反応の診断と治療

優れた免疫抑制剤の開発により，移植後6カ月以内の急性拒絶反応発症率は従来の40～50%から20%台に低下し，重篤な拒絶反応の比率も減少している．急性拒絶反応は発症時期により超急性（24時間以内），促進性急性（1週間以内），急性（1週間以降），慢性（3～6カ月～）に分類され，発症機序によって細胞性または液性に分類される．

移植後早期の促進性急性，または急性拒絶反応の発症時には，発熱，尿量減少，浮腫，関節痛，移植腎の腫大，移植腎周囲の熱感，違和感，血圧上昇などの症状に伴って，血清クレアチニン値，BUN値の上昇，蛋白尿の出現，増加が認められる．

診断は前述の臨床症状，検査所見に加え，CRP，SAAなどの急性期炎症性蛋白の増加，血小板減少症，LDH値の上昇，尿中Na/K比逆転，超音波検査による移植腎の腫大，ドプラ法による腎血流低下，末梢血管抵抗の増加などの所見から総合的に判断する．最終診断は移植腎生検によるが，移植後早期では臨床診断からただちに治療を開始するべきである．とくに移植後1週間以内の促進性急性拒絶反応においては，ドナー抗原に対する前感作の可能性があり，急速に不可逆性の血管型拒絶反応に陥る場合があるので注意を要する．

治療の第一選択は高用量steroid（パルス療法，リサイクル療法）であるが，ステロイド抵抗性の場合はmuromonabCD3（OKT 3），gusperimus（deoxyspurgualin：DSG）を用いる．

促進性急性拒絶反応に対しては，抗ドナー抗体を除去するために，血漿交換療法を併用する場合がある．

拒絶反応の種類と重症度の診断，免疫抑制剤の腎毒性，再発性腎炎，de novo腎炎との鑑別には移植腎生検が必要である．国際的な分類としてBanff分類，CCTT分類などが用いられている．

## 感染症，合併症対策と治療

腎移植後の感染症はより特異的な免疫抑制剤の開発，手術術式の確立・周術期管理と予防・治療法の進歩により減少しているが，生命予後を規定する因子として重要である．外因性の細菌感染は減少し，内因性感染，日和見感染としてのカリニ肺炎，サイトメガロウイルス感染症，ヘルペスウイルス感染症，結核，EBウイルス感染症，などが問題になる．対策は徹底した術前検査による持ち込み感染の防止，適切な感染予防，早期診断と治療である．周術期の予防的抗生剤の使用を最小限度とすること，定期的な培養検査，カテーテル類の早期除去，カリニ肺炎対策としてST合剤の予防的内服，ペンタミジン吸入療法，ヘルペス系ウイルス対策として，アシクロビルの予防投与，サイトメガロウイルス感染症対策として，CMV antigenemia法による発症予知診断，ガンシクロビルによる治療などが行われている．

## 腎移植の成績

わが国における腎移植の成績を示す[1]（図4）．近

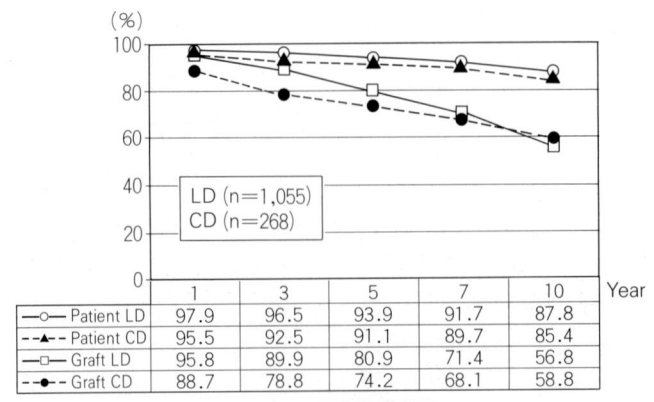

| | 1 | 3 | 5 | 7 | 10 Year |
|---|---|---|---|---|---|
| Patient LD | 97.9 | 96.5 | 93.9 | 91.7 | 87.8 |
| Patient CD | 95.5 | 92.5 | 91.1 | 89.7 | 85.4 |
| Graft LD | 95.8 | 89.9 | 80.9 | 71.4 | 56.8 |
| Graft CD | 88.7 | 78.8 | 74.2 | 68.1 | 58.8 |

LD (n=1,055)
CD (n=268)

図4 腎移植の成績
わが国におけるCYA導入腎移植症例の長期成績（1986～1995）
(Ota K, et al, 2000[1])

表1　ABO血液型不適合腎移植の成績

| 移植後年数 | 1 | 3 | 5 | 7 | 9 | (年) |
|---|---|---|---|---|---|---|
| 腎生着率 | 84 | 80 | 71 | 65 | 59 | (%) |
| 患者生存率 | 93 | 89 | 87 | 85 | 84 | (%) |

(Takahashi K, 2004[3]より引用)

年，短期の生着率，生存率の向上は著しい[2]が，長期的に見ると慢性移植腎障害，再発性腎炎によって徐々に生着率が低下することは避けられない．慢性移植腎障害をきたす要因として，拒絶反応，再発性腎炎などの免疫学的因子に加えて，腎内血行動態，糸球体硬化，間質線維化にかかわるさまざまな因子，いわゆる非免疫学的因子が注目されている．透析年数と腎移植成績には負の相関があり，まったく維持透析を経ないpre-emptive transplantationの成績がもっとも良いことが報告されている．

ABO不適合腎移植の患者生存率，移植腎生着率も長期成績においては血液型適合例と遜色ない成績が得られており，とくに若年層では良好な成績である．献腎移植ドナーが依然として少ないわが国においては，生体腎移植のひとつのオプションとして確立している（表1）[3]．

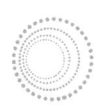

## 今後の展望

世界の先進諸国においては，腎移植は慢性腎不全医療の大きな柱となっている．わが国においては腎移植が極端に少ない，特殊な状況にあることを認識し，医療環境の改善，国民の啓発につとめなければならない．腎移植は集学的治療であり，従来の枠組みを越えて，移植外科医・泌尿器科医，腎臓内科医，臨床薬剤師，看護師，移植コーディネーターが密接に連携して診療する体制が必要である．なかでも，腎疾患の予防と早期発見・治療から末期腎不全に対する透析療法と腎移植医療に精通した腎臓病専門内科医の役割はきわめて重要である．

臨床面では腎移植の適応拡大，より安全・確実な免疫抑制療法の開発，感染症対策を含む周術期管理，長期生着に向けたきめこまかな内科的な全身管理，生体腎ドナーにおける安全性の確保，倫理面での検討，献腎提供を社会的にサポートするシステムの確立などが課題である．

研究面では，より特異的な免疫抑制剤の開発に加え，長期的な移植腎機能低下をきたすさまざまな非免疫学的因子の軽減が課題である．また，さまざまなアプローチによるドナー抗原特異的免疫寛容の誘導，ブタの臓器を用いた異種移植，臓器再生医療の移植医療への応用に関する研究が精力的に進められている．

●文　献●
1) Ota K, Takahashi K, Uchida S, et al：A 10-year follow-up study of renal transplant recipients treated with ciclosporine. Clin.Nephrol 53：182-187, 2000.
2) Sonoda T, Takahara S, Takahashi K, et al：Outcome of 3 years of immunosuppression with tacrolimus in more than 1,000 renal transplant recipients in Japan. Transplantation 75：199-204, 2003.
3) Takahashi K, Saito K, Takahara S, et al：Excellent long-term outcome of ABO-incompatible living donor kiedney transplantation in Japan. Am J Transpl 4：1089-1096, 2004.
4) Danovitch GM：Handbook of Kidney Transplantation 4th Edition Lippincott Williams & Wilkins. Philadelphia, PA.

●参考URL●
1) Transplant Communication：http://www.medi-net.or.jp/tcnet/
2) United Network for Organ Sharing（UNOS）：http://www.unos.org/frame Default.asp
3) Eurotransplant（ET）：http://www.eurotransplant.nl/
4) Japan Organ Transplant Network（日本臓器移植ネットワークJOTNW）：http://www.jotnw.or.jp/
5) 日本移植学会ホームページ：http://www.bcasj.or.jp/jst/

［齋藤　和英／高橋　公太］

## 総論 15 臨床倫理

### はじめに

臨床現場には，日々臨床倫理的問題が発生しており，その頻度は入院患者で25％，外来患者で5％という報告があるが，わが国においてはその対処法や教育はいまだ不十分な状況である[1]．

1978年，米国にて医学，倫理，哲学，法学などの専門家によってEncyclopedia of Bioethicsが編纂され，どのような医療倫理的問題があるのか，その意味などについての検討がなされ，恩恵，無害，自立，正義などの原則を元にしたBioethics（生命倫理）の理論体系がつくりあげられた．一方，日常の臨床で遭遇するさまざまな倫理的課題の解決に役立つClinical Ethics（臨床倫理）を確立しようという動きも始まり，1982年，ワシントン州立大学の哲学教授Albert Jonsen，シカゴ大学の内科教授Mark Siegler，テキサス大学法学教授William Winsladeの3人の共著Clinical Ethicsが出版され，臨床倫理の4分割法が提唱された[2]．

わが国では医学教育カリキュラムの改訂や臨床研修必修化において，臨床倫理の項目が加えられ，臨床倫理教育ワークショップ（WS）や学会などでケースカンファレンスや医学生・研修医への教育方法を検討・模索中であり，医学教育関係者や臨床研修指導医への普及が重要な課題であるが，なによりも臨床現場が切実に求めているのである．

### 臨床現場での臨床倫理

#### 1．医の倫理

浅井は，教育すべき倫理的問題より医の倫理，生命倫理の必修コア10項目を選択しているが，これらのなかから腎・透析に関連する倫理的問題をあげてみた（表2）．臨床倫理の教育においては臨床症例に基づいたcase-based, problem-oriented な教育方法を採るべきであり，その方法として，①症例検討会で倫理的問題を話し合う，②Ethics Case Conference，③セミナー，ミニレクチャー，ジャーナル・クラブ，④病院倫理委員会での症例検討，⑤倫理コンサルテーションなどが推奨されている．

毎日の診療や回診において，問題リストを作成するときに，倫理的問題や心理社会的背景もリストアップして指導医とともに話し合うことや，臨床倫理のガイドラインはまだないものの，個々の問題について，適切に対応しつつ事例を重ねていくことは，リスクマネジメントやジレンマに陥った研修医の支援や教育上重要なことである．

事前指示，蘇生禁止オーダー（DNAR：do not attempt resuscitate），生命維持のための治療の中断や差し控え，先進医療などの重要事項の決定や，患者・家族・医師間の意見の不一致がある場合など解決が困難な場合には，コンサルテーション，セカンド・オピニオンや病院の管理者・倫理委員会の支援が必要になる場合があるだろう．

#### 2．臨床倫理の4分割法による症例へのアプローチ

Jonsenらは，ある症例の倫理的課題を検討するために，医学的適応，QOL，患者の意向，周囲の状況にわけて検討する手法を紹介，白浜は臨床倫理の4分割表（表1）の改変や4分割表を用い医学的適応，QOL，患者の意向，周囲の状況のそれぞれの枠に問題点を抽出して記載し討論する方法の普及・教育や，インターネットを利用した臨床倫理の討論を施行している[2]．

（臨床倫理の討論のホームページ：http://square.umin.ac.jp/masashi/discussion.html）

4分割表により医療チームの話し合いが容易になり，患者さん・家族への説明にも応用できる．非告知の悪性疾患の患者および終末期や高齢の患者では，「患者の意向」の枠が希薄になっていることはよく経験することである．4分割表は問題点のリストなので，

表1 臨床倫理の4分割表

| 1) 医学的適応 Medical Indication | 2) 患者の意向 Patient Preferences |
|---|---|
| 恩恵,無害の原則 "Benefit, Non-malficience"<br>【チェックポイント】<br>1. 診断と予後<br>2. 治療目標の確認<br>3. 医学の効用とリスク<br>4. 無益性 | 自己決定の原則 "Autonomy"<br>【チェックポイント】<br>1. 患者の判断能力<br>2. インフォームド・コンセント<br>　（コミュニケーションと信頼関係）<br>3. 治療の拒否<br>4. 事前の意志表示（Living Will）<br>5. 代理決定（代行判断,最善利益） |
| 1) QOL（生きることの質） | 2) 周囲の状況 Contextual Features |
| 幸福追求の原則 "Well-Being"<br>【チェックポイント】<br>1. QOLの定義と評価<br>　（身体,心理,社会的側面から）<br>2. 誰がどのように決定するのか<br>　偏見の危険<br>　何が患者にとって最善か<br>3. QOLに影響を及ぼす因子 | 公正と効用の原則 "Justice-Utility"<br>【チェックポイント】<br>1. 家族や利害関係者<br>2. 守秘義務<br>3. 経済的側面,公共の利益<br>4. 施設方針,診療形態,研究教育<br>5. 法律,慣習,宗教<br>6. その他：診療情報開示,医療事故 |

（白浜雅司：臨床倫理. JIM 11, 2001. を改変）

これをもとにして，アセスメントや今後の対応を検討する．その際，患者・家族も医療チームのメンバーであり，自己決定が最も尊重されなければならないし，意見の不一致がある場合は話し合いによりコンセンサスを得ることが必要である．

倫理的問題は必ずしも解決法がすぐに見いだせるとは限らないが，困難な倫理的問題やジレンマを医療チームや患者・家族が認識し共有することによる利点ははかりしれないであろう．

## インフォームド・コンセント（IC：Informed Consent）

ICは，医療を適切に行ううえで患者と良好なコミュニケーションを保ちつつ，最良の臨床決断をしていくためのものである．ICの実施のためには，①患者の自己決定能力・判断力，②十分な情報の開示，③患者による情報の十分な理解，$最善と判断される診療プランのすすめ（選択肢や代替案も示す），④患者が決定を行う際の自由意思，自発性の尊重，⑤患者の同意または拒否という要素が必要である．患者の自発的な同意のためには，同意しない自由，セカンドオピニオンを求める自由，同意撤回の自由が保障されなければならない[3]．また，ICのための資料（図や絵なども含む），説明文書や同意書の準備も必要であり，患者・家族の知りたいことをひき出し，不安や疑問に適切に対応し，質問しやすい状況をつくることが大切である．

一方，ICが適用されない状況は，①緊急時，②患者に判断能力がないと判断されたとき，③患者が医療情報の開示を希望しないとき，④開示される医療情報が患者に明らかに有害と考えられるときなどである[3]．

医療行為はすべて不確実性を有しており，ICとは患者・家族と不確実性をも共有することを示すことも必要と思われる．

### 【ICの実施方法の具体例：腎生検】[3]

より良いインフォームド・コンセント（IC）のために（日本内科学会,認定内科専門医会編）などを参考にして，施設に合った患者への説明文書の作成や，同意書の準備をしておくと良い[3]．

1）腎生検とは

腎生検とは（1）正確な組織診断を得るため，（2）病気に見通しを予測するため，（3）適切な治療を決定するために，腎臓から組織を採って組織検査することである．

2）どのようなときに腎生検が必要になるのですか？：腎生検の適応を述べる．

3）次のような場合は，腎生検は原則として行いませんという禁忌事項の説明をする．

4）生検はどのようにして行われますか？

超音波ガイドによる針生検などその施設に適した生

検の選択と方法を具体的に説明し，あらかじめ超音波による位置の確認と手技の事前の説明を行う．

患者・家族の意向や片腎などの理由で，針生検が施行困難な場合は，開放腎生検などの代替案を説明する必要がある．

5）生検の利点は何ですか？

ともすると合併症や危険性ばかりが強調されることになりがちであるが，利点を患者にきちんと知らせることも大切である（腎生検が施行されなかった場合の不利益についての説明も必要である.）

6）腎生検の合併症や危険性は何ですか？

日本腎臓学会による最近の統計などを参考にして合併症の程度に応じて説明し，併せてリスクの回避の方法，合併症の予防策や生じた場合の対応も説明する．

7）検査後の経過観察の重要性と合併症が生じたときの連絡先・連絡方法を明記する．

8）ICの実施：同意書の作成

説明し，質問を受けて，理解度を確認したのち同意書に署名をしてもらうが，同意書の利用は，個々の医師の責任と裁量で行うものであり，様式や内容はICを行っている現場に合わせる必要がある．

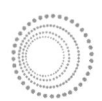

## 事前指示とDNAR

### 1．DNARオーダー，延命治療の中止

通常，医療者は心肺停止の際には心肺蘇生を行うように訓練を受けている．しかし，いかなる治療にも反応しない不治の進行性病変で，死期が迫っている患者に対しては，患者が心肺停止に陥ったときでも心肺蘇生を行わないことを前もって指示しておくことができ，その指示をDNARオーダーとよんでいる．DNAR (Do Not Attempt Resuscitate) とは，蘇生の可能性はもともと低いので蘇生を試みることを控えるという意味を込めて用いられている．

延命治療の中止には，人工呼吸器の停止，持続点滴の中止，チューブによる栄養補給の中止などさまざまな治療が含まれ，患者・家族の希望により相談しながら決めていくことになる[3]．

### 2．事前指示

事前指示とは「事故や重症疾患で判断能力が失われた際，その後どのような医療を希望・拒否するかを，意識が清明なときに表明しておく」ことを意味する．リビング・ウィルとは，これを文書として残した場合を指すが，事前指示とは文書に残すだけでなく，口頭で誰かに伝えたり，代理人を指定すること（事前指定）も含まれる[3]．

本人の意識がない場合や判断能力が低下してきた場合は，代理決定が必要になる．その場合，患者本人による事前指定（代理人）が優先されるべきであるが，ない場合には，まず本人が意識のあるときの考え方をよく知っている人による代わりの判断（代行判断）がなされる．患者の考え方がわからない場合には，医療スタッフも含めて患者に関わる人が自分達が患者の立場だったらこうしてほしいと思うような方向で（最善利益）決定していくのが望ましいであろう．

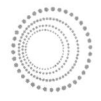

## 透析に関連する倫理的問題（表2）

1961年，人工腎臓の実用化の黎明期に，7人の匿名の委員による"Life or Death Committee"が開かれた．50人の腎不全患者から唯一人の透析患者を選ぶために．40年後の現代，透析療法の進歩と普及には目を見張るものがあるが，表3に示すように，さまざまな腎・透析に関する倫理的問題が生じている．

### 治療の差し控え（withhold）と治療の中断（withdraw）について

一般にわが国の医療現場では，治療の差し控え（withhold）は許されるが，ひとたび始めた治療は途

**表2 腎・透析に関連する倫理的問題**

1. インフォームド・コンセント：透析導入，透析方法の選択，ブラッドアクセス
2. 治療拒否，真実告知：意見の不一致と自己決定，セカンドオピニオン
3. 治療の差し控え（withhold）と治療の中断（withdraw）の問題
4. 延命治療・心肺蘇生に関する指示，事前指示，医学的無益性
5. 意志決定能力を欠いた患者のための代理判断の手続き，意志決定能力の判定
6. 医療政策，医療資源の配分，公衆衛生の問題
7. 守秘義務・警告義務・プライバシー保護の限界
8. 死の定義，脳死と臓器移植
9. 研究倫理・研究ガイドライン・先端医療
10. 透析患者のQOL

（浅井 篤：医の倫理．生命倫理必修コア．medicina 40，2003．より改変引用）

表3 患者または家族に対して慢性透析導入の拒否を助言する諸共存因子に対する基準

1. 非尿毒症性認知症
2. 転移性または切除不能な実質性腫瘍，または難治性悪性血液疾患
3. 心・肺・肝疾患の末期状態
4. 運動能力と日常生活活動を著しく損なう不可逆的神経性疾患
5. 生命維持のきわめて困難な多臓器不全
6. 透析のたびに，薬剤による鎮静か器具による制動をしなければブラッドアクセスを機能できない状態

(Hirsch DJ, 1994[4]；大平整爾, 2002[5]より引用)

中でやめられない（治療の中断：withdraw）という意見が強い．しかし，医学的に判断能力のある患者の治療拒否（差し控え）も，いったん開始した延命行為を中断することも，治療の種類にかかわらず，倫理的に重要な差はないことが論じられている[4]．

近年，不治の進行性病変や終末期の患者における透析療法の導入・非導入・中止の可否についての文献も散見される．透析の非導入（差し控え）に関しては，Hirschらの見解（表3）がしばしば引用されることがあるが，患者や家族の価値観，医療保険制度が違うわが国にそのままあてはめることはできない．しかしながら，末期腎不全の認知症患者を，身体拘束してまで透析をすることが，本当にその患者のQOLの向上に貢献しているのかなどの問題については医療従事者・家族ともに症例ごとの十分な検討が必要と思われる[3)4)]．

意識が低下した段階で，家族の誰かが，患者に変わって代理決定をすることは非常に難しいことなので，そのような時期がくるまでに，主治医はできるだけ患者の価値観，人生観を聞くように心がけ，患者が最期をどのようにしたいのかということを患者の家族とともに考えられるような機会をつくるという配慮が必要である．そのような会話の延長線上で，自己決定権を尊重し，患者の意見が最優先されるために，患者自身が事前指示書を書くことも可能になっていくであろう．

## おわりに

医療の現場においては，臨床倫理の専門家が常駐しているわけではないので，まず主治医が患者さんを単に医学的問題だけでなく，人間として包括的に把握し支援するという心構えが必要である．

そのうえで，解決すべき倫理的な問題を認識・分析し，その場でできる対応を試みてほしい．たとえすぐには，関係者が納得できる解決法が見いだせなくても，患者・家族と医療チームが率直に問題を出し合い，共有することができないだろうか．最終的に適切な解決策を得ること以上に，患者にかかわるさまざまな人間が互いに尊重しつつ，解決への道を話し合い対応してゆくプロセスこそが臨床における倫理的な問題の解決に重要であると思われる．

●文　　献●

1) Kollemorten I, et al：Ethical aspects of clinical decision-making. Journal of Medical Ethics 7：67-69, 1997.
2) Jonsen A R, et al：Clinical Ethics-A Practical Approach to Ethical Decisions in Clinical Medicine（3rd ed.）.McGraw-Hill, New York, 1992.
3) より良いインフォームド・コンセント（IC）のために，日本内科学会（認定内科専門医会編），2003.
4) Hirsch DJ, West ML, Cohen AD, et al：Ethical and moral issues in nephrology-Experience with not offering dialysis to patients with a poor prognosis. Am J Kidney Dis 23：463-466, 1994.
5) 大平整爾：透析非導入と透析継続中止ム国内外の現況と課題ム．日本透析医会雑誌17，2002.

[早野　恵子／白浜　雅司]

# 疾患編

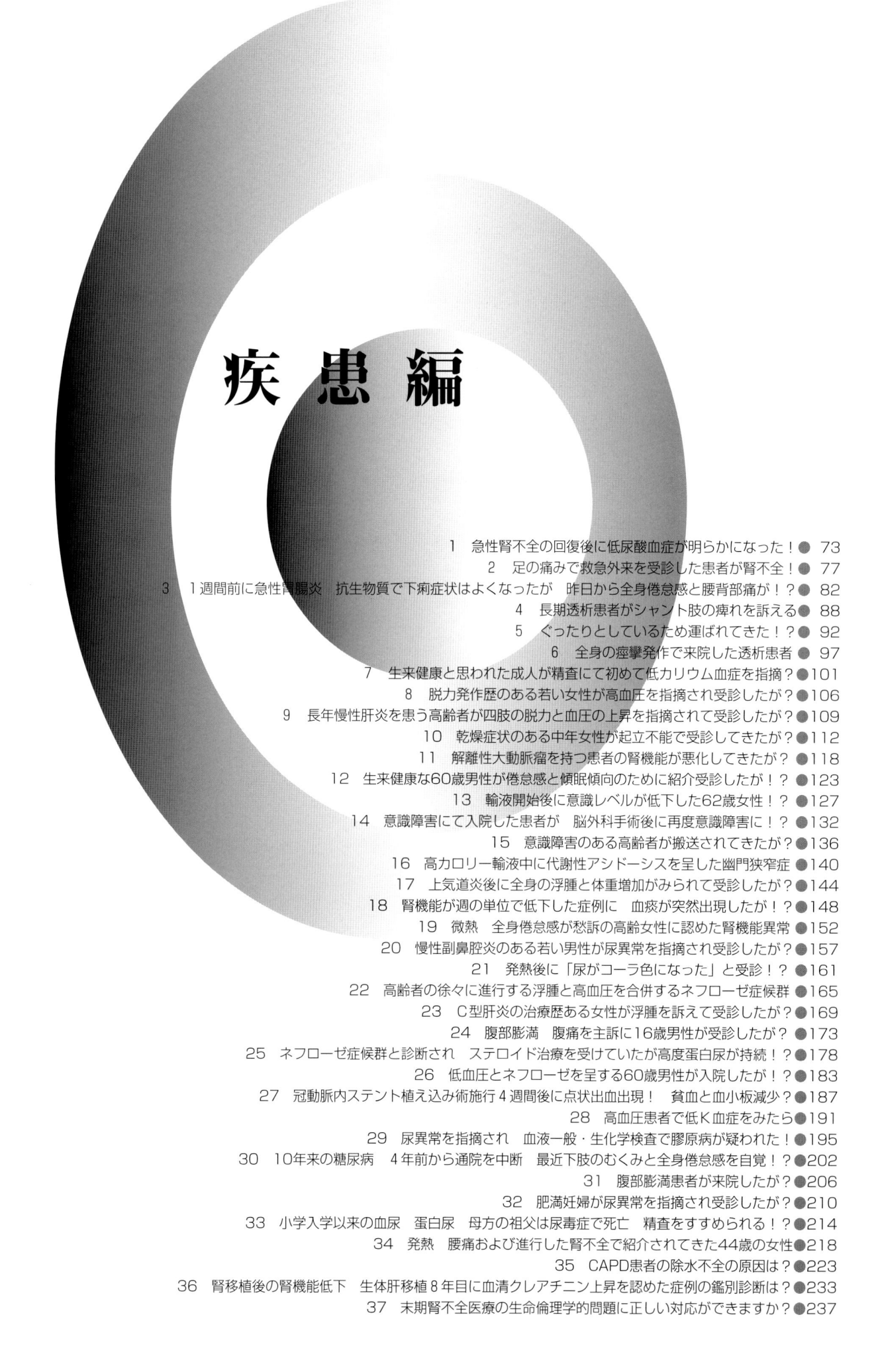

1 急性腎不全の回復後に低尿酸血症が明らかになった！● 73
2 足の痛みで救急外来を受診した患者が腎不全！● 77
3 1週間前に急性胃腸炎 抗生物質で下痢症状はよくなったが 昨日から全身倦怠感と腰背部痛が！？● 82
4 長期透析患者がシャント肢の痺れを訴える● 88
5 ぐったりとしているため運ばれてきた！？● 92
6 全身の痙攣発作で来院した透析患者 ● 97
7 生来健康と思われた成人が精査にて初めて低カリウム血症を指摘？●101
8 脱力発作歴のある若い女性が高血圧を指摘され受診したが？●106
9 長年慢性肝炎を患う高齢者が四肢の脱力と血圧の上昇を指摘されて受診したが？●109
10 乾燥症状のある中年女性が起立不能で受診してきたが？●112
11 解離性大動脈瘤を持つ患者の腎機能が悪化してきたが？●118
12 生来健康な60歳男性が倦怠感と傾眠傾向のために紹介受診したが！？●123
13 輸液開始後に意識レベルが低下した62歳女性！？●127
14 意識障害にて入院した患者が 脳外科手術後に再度意識障害に！？●132
15 意識障害のある高齢者が搬送されてきたが？●136
16 高カロリー輸液中に代謝性アシドーシスを呈した幽門狭窄症 ●140
17 上気道炎後に全身の浮腫と体重増加がみられて受診したが？●144
18 腎機能が週の単位で低下した症例に 血痰が突然出現したが！？●148
19 微熱 全身倦怠感が愁訴の高齢女性に認めた腎機能異常 ●152
20 慢性副鼻腔炎のある若い男性が尿異常を指摘され受診したが？●157
21 発熱後に「尿がコーラ色になった」と受診！？●161
22 高齢者の徐々に進行する浮腫と高血圧を合併するネフローゼ症候群 ●165
23 C型肝炎の治療歴ある女性が浮腫を訴えて受診したが？●169
24 腹部膨満 腹痛を主訴に16歳男性が受診したが？●173
25 ネフローゼ症候群と診断され ステロイド治療を受けていたが高度蛋白尿が持続！？●178
26 低血圧とネフローゼを呈する60歳男性が入院したが！？●183
27 冠動脈内ステント植え込み術施行4週間後に点状出血出現！ 貧血と血小板減少？●187
28 高血圧患者で低K血症をみたら●191
29 尿異常を指摘され 血液一般・生化学検査で膠原病が疑われた！●195
30 10年来の糖尿病 4年前から通院を中断 最近下肢のむくみと全身倦怠感を自覚！？●202
31 腹部膨満患者が来院したが？●206
32 肥満妊婦が尿異常を指摘され受診したが？●210
33 小学入学以来の血尿 蛋白尿 母方の祖父は尿毒症で死亡 精査をすすめられる！？●214
34 発熱 腰痛および進行した腎不全で紹介されてきた44歳の女性●218
35 CAPD患者の除水不全の原因は？●223
36 腎移植後の腎機能低下 生体肝移植8年目に血清クレアチニン上昇を認めた症例の鑑別診断は？●233
37 末期腎不全医療の生命倫理学的問題に正しい対応ができますか？●237

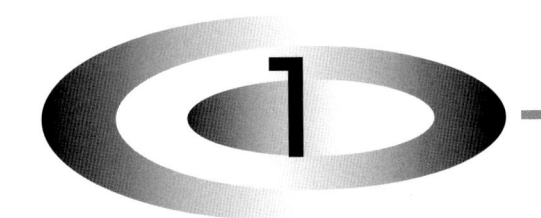

# 疾患 1 急性腎不全の回復後に低尿酸血症が明らかになった！

## 問題編

### 症例と設問

症例：17歳，男性
主訴：腰背部痛
家族歴：特記事項なし
既往歴：過去の学校検尿を含め異常なし
現病歴：3日前に体育会で100m走に出場してから腰背部痛が出現，悪心も加わり改善しないため，入院前日に近医を受診．血清クレアチニン4.3mg/dlを指摘され，紹介入院となった．
身体所見：体温36.9℃，血圧132/68mmHg，脈拍78/分，眼瞼結膜貧血なし，球結膜黄疸なし，下腿に浮腫なし，皮膚turgorの低下なし，心音や呼吸音異常なし，腹部は平坦軟で肝脾腎は触知せず，両側肋骨脊椎骨角に叩打痛あり，神経学的に異常所見なし

**問題1** 一般に急性腎不全の原因を考えるうえで有用な情報はどれか．複数選択可．
 a．腎臓の超音波検査
 b．尿中Na濃度および％Na排泄率（FENa）
 c．尿中β2ミクログロブリン
 d．尿蛋白および尿潜血

＜入院時検査所見＞
血液検査：WBC 8,500/μl，RBC 450万/μl，Hb 13.5g/dl，Ht 41.2％，血小板28万/μl
生化学検査：TP 7.4g/dl，Alb 4.4g/dl，CPK 174 IU/l，ミオグロビン48.7ng/dl（基準値60ng/dl以下），UA 3.9mg/dl，BUN 60mg/dl，Cr 5.9mg/dl，Na 134mEq/l，K 4.7mEq/l，Cl 104mEq/l，Ca 9.0mg/dl，P 4.9mg/dl

尿検査：尿蛋白（－），尿潜血（－），尿ミオグロビン7.1 ng/dl（基準値10ng/dl以下），尿糖（－），尿浸透圧301mOsm/kg・$H_2O$，尿中Na 49mEq/l，FENa 2.2％，尿中β2ミクログロブリン460μg/l，腎臓の超音波検査では右腎の長径11.8cm，左腎の長径12.5cmで水腎症は認めず．
入院後の経過：第2病日に施行した腎生検組織像は，糸球体には著変なく，近位尿細管上皮の扁平化，尿細管内腔の拡大，間質の浮腫がみられ，尿細管壊死に一致する所見であった．利尿は保たれており，安静と輸液にて保存的に治療したところ，第4病日に腰背部痛や悪心は消失．腎機能は徐々に改善して第28病日には血清Cr値0.8mg/dlに回復し，血清尿酸値は腎不全回復後0.6mg/dlに低下した．％尿酸排泄率（FEUA）は55％と上昇しており，ピラジナミド尿酸分泌抑制試験ではFEUAは負荷前が55％で後が53％，プロベネシド尿酸再吸収抑制試験ではFEUAは負荷前が54％で後が69％であった．

**問題2** 低尿酸血症の原因として，最も可能性の高い疾患はどれか．
 a．食事摂取の減少
 b．キサンチンオキシダーゼ欠損症
 c．分泌前再吸収障害型の腎性低尿酸血症
 d．分泌後再吸収障害型の腎性低尿酸血症
 e．分泌亢進型の腎性低尿酸血症

**問題3** 本症例は最終的に運動後急性腎不全と診断した．運動後急性腎不全について誤りはどれか．2つ選べ．
 a．15～25歳の若年男性に多い
 b．発症時に腰背部痛をほぼ全例に認める

c. 腎生検では尿酸結晶による尿細管閉塞を認めることが多い
d. 予後は不良であることが多い
e. 再発予防として水分を十分に補給してから運動をするのがよい

# 解説編

成人では血清尿酸値2.0mg/dl以下を低尿酸血症とする．成因として尿酸の産生低下や腎からの排泄亢進（腎性低尿酸血症）が原因となる（表1）．腎性低尿酸血症とは，近位尿細管での尿酸の再吸収低下や分泌亢進により尿酸クリアランスが亢進し血清尿酸値が著しく低下する病態で，多くは先天性である．

過量の98～100％が再吸収され，次いで（3）50％が分泌，さらに（4）40～44％が再吸収され，結果として6～10％が尿中に排泄されるとされている（図1）．腎性低尿酸血症は5つの病型に分類され，その鑑別には尿細管での尿酸の分泌を阻害するピラジナミドや，分泌後の再吸収を抑制するプロベネシドの負荷試験が施行される（表2）．

## 腎性低尿酸血症の病態生理

健常人の腎での尿酸の代謝は，（1）血中の尿酸は糸球体を自由に濾過し近位尿細管にてまず，（2）濾

**表1 低尿酸血症の成因**

I．尿酸産生低下型
　a．酵素異常症
　　1．xanthine oxidase 欠損症（キサンチン尿症）
　　2．purine nucleoside phosphorylase 欠損症
　b．重症肝障害
　c．薬　　剤（アロプリノールなど）

II．尿酸排泄亢進型（腎性低尿酸血症）
　a．特　発　性
　b．続　発　性
　　1．Fanconi 症候群
　　2．Wilson 病
　　3．抗利尿ホルモン不適合分泌症候群（SIADH）
　　4．糖尿病の一部
　　5．悪性腫瘍の一部（Hodgkin 病，多発性骨髄腫，白血病，肺癌，肝癌など）
　　6．薬剤（プロベネシド，ベンズブロマロン，大量のサリチル酸，一部の造影剤など）
　　7．中心静脈栄養

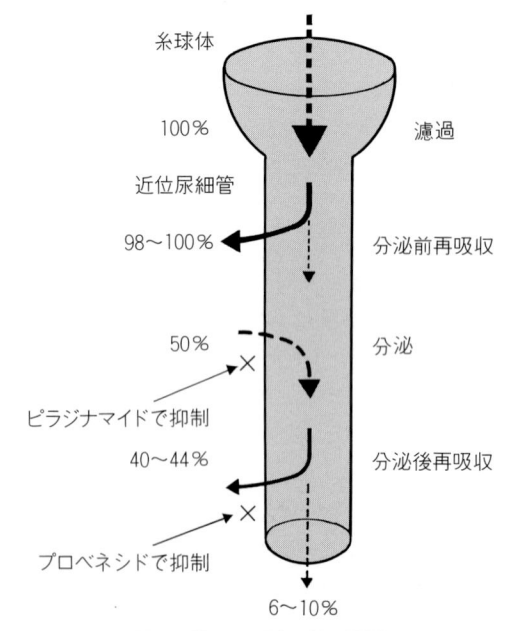

**図1 腎での尿酸の処理機構**

**表2 腎性低尿酸血症の病型**

| 障害部位 | 正常 | 全転送障害型 | 全再吸収障害型 | 分泌前再吸収障害型 | 分泌後再吸収障害型 | 分泌亢進型 |
|---|---|---|---|---|---|---|
| 負荷前のFEUA | 6～10% | 100% | 100～150% | 30～90% | 30～60% | 20～50% |
| ピラジナミド負荷後のFEUA | 著明減少 | 無反応 | 減少～100% | ほぼ無反応 | 著明減少 | 著明減少 |
| プロベネシド負荷後のFEUA | 著明増加 | 無反応 | 無反応 | 軽度増加 | 無反応 | 著明増加 |

## 腎性低尿酸血症の臨床症状

遺伝性腎性低尿酸血症の本邦での発生頻度は0.15〜0.4％，遺伝形式の多くは常染色体劣性で孤発例もあるといわれているが一定しない．本症は無症状あるいは17％に尿路結石，20％に高カルシウム尿症がみられるが，最近では運動後急性腎不全の症例報告が多い．本症における急性腎不全の特徴は，（1）15〜30歳の若年男性に多い，（2）短距離走など激しく短い運動後に発症する例が比較的多い，（3）強い腰背部痛，腹痛がほぼ全例にあり，悪心嘔吐を伴うことも多い，（4）血清尿酸値は腎不全の発症時はほぼ正常範囲内で，回復後には低値となりFEUAが高値である，（5）腎生検では多くの場合は急性尿細管壊死の所見を呈する，（6）造影CTにて腎に楔状の造影剤残存が認められる例が少なくない，（7）無尿にはならず，保存的治療で自然回復することが多いが，透析療法を要した報告例もある，（8）腎不全の予後は良好であるが，再発例も多い，などである．鑑別疾患としては，CPKの著明な上昇を伴う横紋筋融解症と，patchy renal vasoconstriction（PRV）があげられる．PRVは1982年に腰背部痛を伴い腎に楔状の造影剤残存をきたす急性腎不全として報告され，2002年にacute renal failure with severe loin pain and patchy renal ischemia after anaerobic exercise（ALPE）としてまとめられた．それによると，ALPEでは尿酸値の記載のある96例中49例（51％）に腎性低尿酸血症を伴っていた．本症例はALPEのうちの腎性低尿酸血症を伴った疾患群に該当するともいえる．

## 腎性低尿酸血症における運動後急性腎不全の発生機序

抗酸化物質である尿酸の減少により，活性酸素が増加し，腎障害が生じるとする説が有力である．腎は通常状態でも活性酸素の産生が多い器官であり，運動時にはさらにこれが増加する．運動時には血流分布が筋肉に多くなり，また増加した活性酸素が腎血管を収縮させるため腎血流は低下するが，筋肉量が多い若年男子や活性酸素消去能が低下している場合は，腎血流がより低下することが予想される．運動が終了し腎血流がもとに戻ると，虚血-再灌流の機序で活性酸素の産生はさらに増え，より強い腎血管の収縮が生じていた場合には活性酸素の産生も多いと思われる．すなわち本症では抗酸化作用を有する尿酸が少ないため，運動時により多量に産生された活性酸素を処理できず，尿細管障害が生じて急性腎不全を発症しやすいと考えられている．

## 運動後急性腎不全を呈した腎性低尿酸血症の治療と再発予防

体液バランスを正常に維持するように保存的に治療する．自然回復することが多いが，透析療法を要した報告例もある．腰背部痛に対して非ステロイド系消炎鎮痛剤投与は避ける．運動後急性腎不全の予防には，運動時に脱水にならないようにあらかじめ水分を十分に摂取しておくこと，ビタミンCやEなどの抗酸化物質を含んだ緑黄野菜や果物の摂取を多くすることが勧められている．運動前の抗酸化剤投与の有効性については今後の検討を要する．

## 問題の解説と解答

### 問題 1

急性腎不全では原因除去ですみやかな腎機能改善が期待できる腎前性と腎後性をまず鑑別する．腎前性急性腎不全の診断には病歴や身体所見とともに，尿中Na濃度＜20mEq/lや，FENa＜1％が参考になる．腎後性急性腎不全は超音波検査で腎盂腎杯の拡張を確認することで診断される．腎性急性腎不全の場合は，治療法がある糸球体疾患や間質性腎炎と，保存的に治療していく尿細管壊死を鑑別する．尿蛋白や尿潜血は糸球体疾患を，薬剤投与歴や尿中β2ミクログロブリン著増は間質性腎炎を示唆するが，どちらも腎生検で診断される．

### 問題 2

腎不全回復後に著明な低尿酸血症とFEUAの亢進が認められるが，FEUAはピラジナミドでは影響されずプロベネシドでは軽度上昇であり，分泌前再吸収障害型に分類される．

### 問題 3

腎性低尿酸血症で運動後急性腎不全をきたした報告は若年男性が多く，ほぼ全例に腰背部痛がある．腎生検では当初は尿酸結晶による尿細管閉塞の報告もあったが，多くの場合は急性尿細管壊死の所見である．自然回復することが多い．特異的治療法はない．

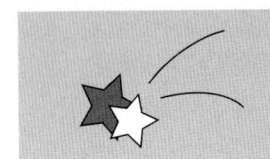

**解　答**
問題1：a, b, c, d
問題2：c
問題3：c, d

## レベルアップをめざす方へ

　最近，尿酸のトランスポーターであるurate transporter 1（URAT1）がクローニングされ，2002年に報告された．これは近位尿細管の管腔側に存在していて尿酸とAnionを共輸送する膜輸送体である．この遺伝子の欠損により腎性低尿酸血症の一部の症例（分泌前再吸収障害型）が発症することが判明した．尿細管各セグメントにおけるURAT1発現の比率は明らかにされてないが，他の尿酸チャンネルの同定と併せ，今後は腎性低尿酸血症の分類も分子レベルからなされることが期待される．

●文　献●
1) Ohta T：Exercise-induced acute renal failure with renal hypouricemia. Clin Nephrol 58：313-316, 2002.
2) 五十嵐隆：運動後急性腎不全と腎性低尿酸血症. 小児科診療 61：325-329, 1998.
3) Ishikawa I：Acute renal failure with severe loin pain and patchy renal ischemia after anaerobic exercise in patients with or without renal hypouricemia. Nephron 91：559-570, 2002.
4) Enomoto A：Molecular identification of renal urate anion exchanger that regulates blood urate level. Nature 41：447-452, 2002.

[松島　秀樹／菱田　　明]

# 疾患 2 足の痛みで救急外来を受診した患者が腎不全！

## 問題編

### 症例と設問

症　例：37歳，男性
主　訴：左下肢痛
家族歴：とくになし
既往歴：10年来統合失調症で精神科通院中
生活歴：単身独居
現病歴：自宅で転倒し下肢に打撲と裂傷を負うも放置．数日して左下肢痛が増悪し，2日前から食欲なく吐き気と倦怠感が強くなるため救急外来を受診．
身体所見：跛行．意識清明であるが発語不明瞭．体温37.6℃．血圧162/110mmHg，脈拍116整，心雑音なし．両側下肺野に湿性捻発音を聴取．腹部異常なし．左膝に化膿瘡あり，広範に大腿の発赤と著明な腫脹あり．

＜外来検査所見＞
血液検査：Na 130mEq/l, K 6.4mEq/l, Cl mEq/l, BUN 135.5mg/dl, Cre 14.4mg/dl, ALT 124 IU/l, AST 12 IU/l, LDH 840 IU/l, CK 24,600 IU/l, 糖 88mg/dl, WBC 12,000/μl, RBC 380×10⁴/μl, Hb 11.5g/dl, Plt 26.5×10⁴/μl, CRP 8.1mg/dl
X線画像検査：下肢に骨折なし．心拡大（CTR55％）と肺うっ血あり．CTで腎形態に異常なし．

問題1　本例が腎不全に至った最も可能性の高い病態を1つ選べ．
 a．慢性腎不全の急性増悪
 b．感染後急性腎炎
 c．ANCA関連腎炎
 d．筋融解による急性腎不全
 e．ショック腎

尿検査：導尿にて赤色尿を得た．蛋白（±），潜血（3＋），糖（－），ウロビリ（±），沈渣RBC 1-2/HPF, WBC 1-2/HPF, Cre 56mg/dl, Na 42mEq/l

問題2　この検査結果から示唆される妥当なものを2つ選べ．
 a．糸球体性血尿
 b．腎前性腎不全
 c．尿路結石
 d．ミオグロビン尿
 e．腎性腎不全

問題3　以上より選択すべき治療はどれか．2つ選べ．
 a．4号維持液投与
 b．ループ利尿剤大量投与
 c．血液透析
 d．生理食塩液投与
 e．血液吸着

## 解説編

### 腎機能低下に遭遇したら

血清クレアチニンの上昇は腎機能障害を示唆する．腎機能障害に遭遇した場合，経過が年余にわたる慢性腎不全から，数日以内の急激な急性腎不全，さらに中間の経過をとる急速進行性腎障害を早々に鑑別することが重要となる（図1）．治療の決定に必要のみならず，判断の当否と遅速がその後の腎機能の回復程度や生命予後を決定するからである．

既往歴や過去の尿異常や腎機能障害の有無などの病歴聴取が鑑別の一歩となるが，「尿所見」と「腎臓の形態確認」は次に重要な方向性を与えてくれる．高度蛋白尿は腎炎やネフローゼ，糖尿病性腎症などの糸球体障害を示唆する．高度の（肉眼的）血尿は急速進行性腎炎や感染後急性腎炎などの糸球体病変を示唆するが，溶血や筋融解によるヘモグロビンやミオグロビンの出現でも赤色尿となる．超音波やCTなどで両側腎の萎縮が確認されれば，慢性腎炎や糸球体硬化症などの慢性疾患による腎障害を考える．糖尿病性腎症やアミロイド腎などは萎縮をきたしにくくその例外となるが，高度尿蛋白をみる．腎障害に遭遇して腎に萎縮がない場合，急性腎不全をまず「疑う」ことが重要である．

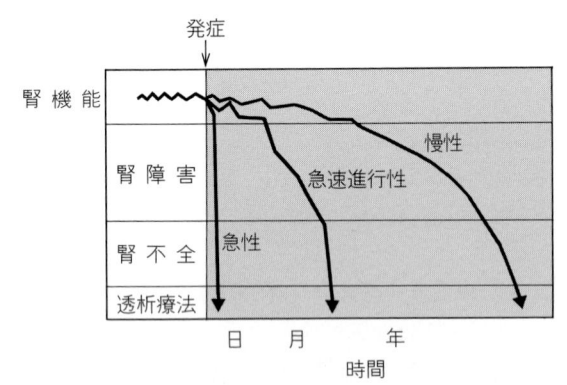

図1 腎不全の時間経過による鑑別

### 急性腎不全の鑑別診断

急性腎不全は原因の所在により，腎前性，腎性，腎後性の3つに分けて鑑別診断され，その原因除去が初期治療となる（図2）．すなわち，腎前性はショックや脱水による腎血流低下により，血圧の維持や輸液を要する．腎性は腎毒性物質や急性腎不全の重症化による尿細管壊死が一般的であるが，劇症型の尿細管間質炎や血管炎による糸球体壊死においてもまれにみられ，それぞれ原因毒性物質の中止や除去，免疫抑制などが選択される．腎後性は尿路結石や腫瘍の尿路閉塞による尿流出障害により，その閉塞解除が治療選択となる．

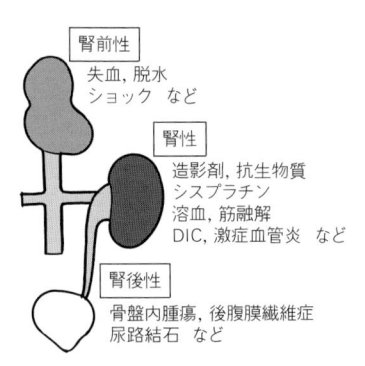

図2 急性腎不全の原因部位別鑑別

迅速な鑑別が必須である．まず，超音波画像により水腎症の有無から腎後性を鑑別する．次に尿と血清のクレアチニンとナトリウム濃度から下記のごとくFE$_{Na}$（Fractional Excretion of Na）を求め，1％以下であれば腎前性の要素が高いと考える．

$$FE_{Na} = Una \div Sna \times Scr \div Ucr \times 100$$

Una：尿Na（mEq/l）
Ucr：尿クレアチニン（mg/dl）
Sna：血清Na（mEq/l）
Scr：血清クレアチニン（mg/dl）

FE$_{Na}$は糸球体で濾過されたナトリウムの何パーセントが尿中に排泄されたかを示すもので，本来尿細管で99％以上再吸収されるべきナトリウムが，尿細管障害（腎性）により尿中に漏れ出る異常を診断に利用したものである．

### 急性尿細管壊死（ATN：acute tubular necrosis）

腎性急性腎不全のなかで最も高頻度に認められる病態で，エチレングリコールやアミノグリコシド，シスプラチンなどの腎毒性物質による直接障害から，腎前性急性腎不全における腎虚血の遷延により移行するものまでさまざまである．本例は図3のようにATNの典型経過を示し，約2週の乏尿・無尿期の後，原因の

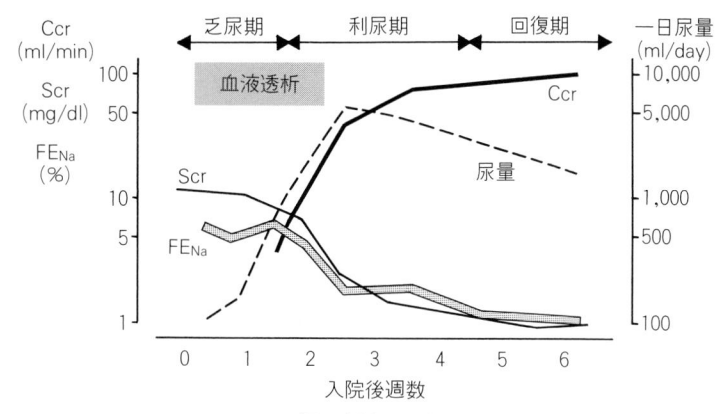

図3　提示症例の入院後経過
Ccr：クレアチニンクリアランス，Scr：血清クレアチニン濃度，FE_Na：fructional excretion of Na　（本文参照）

除去により尿量が回復し多尿期となり，体液バランス維持可能な回復安定期に至った．

ATNの本態は近位〜ヘンレ脚尿細管の障害であり，病理変化として尿細管の融解脱落，空胞変性，管腔閉塞などをみるが，その程度は腎機能低下とは必ずしも平行しない．糸球体と尿細管の機能バランスの崩壊がその主病態と考えられる．すなわち，尿細管機能の高度障害により体液喪失へ傾くと，尿細管糸球体フィードバック機構の亢進から糸球体の輸入細動脈が収縮して糸球体濾過はほぼ停止する[1]．こうした代償的現象により早期に乏尿が出現する．回復過程ではまず糸球体濾過が開始されるが，尿細管の機能再生が不十分なため血清クレアチニンが高い状況で多尿が出現し，尿細管機能の回復を待って糸球体とのバランスが形成されて尿量が安定する．

## 横紋筋融解による急性腎不全

横紋筋は体重の40％強を占める体内最大の臓器であり，過度の運動や圧迫で障害が加わると，容易に細胞融解をきたして大量のミオグロビンを主成分とする細胞内物質を流血中に放出する．ミオグロビンは糸球体で濾過されて尿細管腔に到達するが，それのみでは腎不全には至らない．脱水などにより腎血管の収縮過敏状態とともに尿流量が低下し，さらに尿が酸性化しやすい状況が加わると，尿細管腔に沈殿残留し尿細管障害をきたし，こうした複合的な病因により腎不全に至る[3]．

多くは下肢の長時間にわたる圧迫や，広範な炎症，熱傷などに伴って出現し，戦争や災害などで多く発生し挫滅症候群（crush syndrome）とよばれる．圧迫の解除で同部への循環再開により細胞外液が移動して血管内脱水となり，障害部位は腫脹し圧迫をさらに強めて悪循環を形成する．血中の筋原性酵素（CK，LDH，Aldorase）とミオグロビンが上昇し，赤色のミオグロビン尿（ポートワイン尿）をみる．ミオグロビンは鉄色素のため尿潜血反応が強陽性となるが，その程度に一致した赤血球の出現をみない．

## 急性腎不全の治療

原因への対応が初期治療となるが，生命的危機となる体液や電解質異常の補正には，血液透析（HD）を含めて早期に積極的に対応する．Dopamine低用量静注や心房性利尿ホルモン製剤の使用は腎不全への進行抑止の可能性はあるものの，腎実質障害に至った病態の改善には寄与しない[2]．急性腎不全による溢水徴候や高K血症，BUN100mg/dl以上，血清クレアチニン4mg/dl以上で上昇傾向があるときには，病態にあった血液浄化療法を開始する．多臓器不全（MOF）を呈する重篤な病態であることも多く，HDを基本に，炎症性メディエーターやエンドトキシンの除去を目的に血液濾過（HF）や血液濾過透析（HDF）が選択される．

## 問題の解説と解答

本例は，下肢の外傷を悪化させて蜂窩織炎に至っている．精神疾患で意思疎通が不十分な状況も事態悪化の一因と考えられる．

高度の腎機能障害とそれに伴う高K血症，溢水状態を示唆する高血圧ならびに心拡大と肺うっ血を認める．心室性不整脈やうっ血性心不全による呼吸困難，脳出血などの生命的危機に直面しており，早急な対応

80　Ⅱ. 疾　患　編

が必要である．

## 問題　1

　精神疾患以外の既往なく，腎萎縮や結石・水腎症を認めず，慢性腎泌尿器疾患を基盤とした病態は考えにくい．最も目を引くのは高度の左下肢腫脹で，血液検査でCKの著しい上昇とGOTやLDHの高値は筋原性酵素の上昇として矛盾しない．以上より，下肢筋の融解によるミオグロビン腎症から急性腎不全に至った状況が考えられた．後日の検査で血中，尿中ミオグロビンの上昇が確認された．

## 問題　2

　尿検査は腎疾患鑑別の第一歩である．本例はほぼ無尿であるが，導尿により特徴的な尿が得られた．肉眼的血尿に一致する外観で潜血反応が強陽性であるのに，尿沈渣でそれに一致する赤血球が確認できない．溶血による血色素尿，筋融解によるミオグロビン尿が想起される．

　Fructional Excretion of sodium（$FE_{Na}$）は尿細管機能の簡易指標のひとつであり，急性腎不全の鑑別診断に有用である．蓄尿は不要で，数mlの尿と採血の検査結果から下記の式で算出できる．本例の$FE_{Na}$は1％以上で腎性腎不全に一致する所見である．

$FE_{Na}$＝Una÷Sna×Scr÷Ucr×100 ＝42÷130×14.4÷56×100 =8.3（％）

## 問題　3

　高血圧，うっ血性心不全は溢水状況を示し，いたずらな輸液よりもループ利尿剤の投与が選択される．一回静注でFurosemidとして100mg前後の使用でも利尿が得られない場合は，利尿剤に不応性と判断する．本例はすでに無尿で腎実質障害が基盤にあるため，利尿剤のみでは状況を改善できないと考える．体外循環による除水と尿毒症物質除去，ならびに電解質補正が至急求められる．深部静脈へブラッドアクセスカテーテルを挿入し血液透析を開始する．原因へは，抗生物質投与にて炎症の沈静化をはかるが，腫脹の改善が早急に得られない場合は減張切開を要する．遊離されるミオグロビンの除去をはかる場合や血行動態が不安定，多臓器不全に発展する場合は血液濾過または濾過透析が選択される．

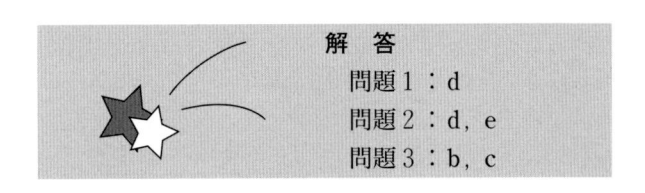

---

解　答
問題1：d
問題2：d, e
問題3：b, c

---

### ● レベルアップをめざす方へ

#### 糸球体と尿細管機能の相互バランス

　　腎臓の機能単位は1対の糸球体と尿細管より構成されるネフロンである．糸球体では通常の毛細血管より5倍も高い内圧により血漿が濾過されて原尿が大量に（150 l/day）生成される．一方それを受け

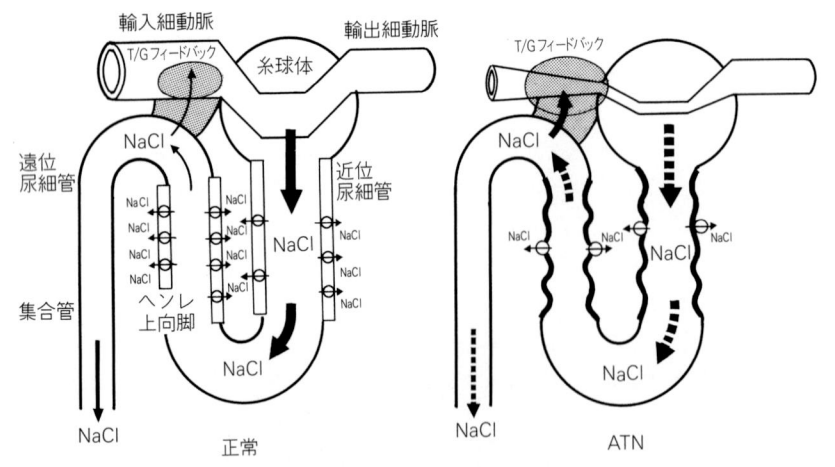

**図4　ネフロンの機能バランスと急性尿細管壊死（ATN）**

　尿細管へのNaCl流入量（濃度）を矢印の太さであらわす．ATNではとくにヘンレ上向脚でのNaCl再吸が低下し，密斑部でのNaCl濃度が高まり，尿細管糸球体（T/Gフィードバックを亢進させて糸球体濾過が低下する．

て尿細管では体内状況に応じた水電解質，酸塩基などの調節により，原尿のわずか1%弱の最終尿を作成する．こうした厳密な調整を維持するために，「動」の糸球体濾過と「静」の尿細管機能が相互対話（closed loop feedback）をおこなっており，傍糸球体装置（JGA）がその中心的対話の場となる．

　糸球体での濾過量はNaClなどの溶質負荷として尿細管にインプットされ，それに応じて尿細管の輸送体が溶質を再吸収する（G/Tバランス）．とくにヘンレ系蹄上行脚にある強力なNa・K・Cl共輸送体により尿は最大限に希釈された後，そのCl濃度はJGAの密斑により監視される（図4）．ヘンレ系蹄上行脚の溶質再吸収はほぼ一定のため，そこを通過した尿中NaCl濃度は糸球体濾過の変化を鋭敏に反映することとなる．Cl濃度に変換された糸球体の機能情報はアデノシンを介してレニン・アンジオテンシン系の活性と密接に関連しながら糸球体輸入細動脈の収縮拡張をもたらし，糸球体内圧を変化させて濾過量を調節する（T/Gバランス）．こうした腎臓内部の相互バランス機構は血圧や体液の恒常性維持に重要な役割を果たしている．

●文　　献●

1) Thurau K, Boylan JW：Acute renal success. The unexpected logic of oliguria in acute renal failure. Am J Med 61：308-315, 1976.
2) Brady HR, Clarkson MR, Lieberthal W：Acute renal failure. In：Brenner BM, Rector FC, Jr (eds), The Kidney. pp1216-1292, Philadelphia, WB Saunders, 2004.
3) 椿原美治：横紋筋融解症．腎と透析 56：377-381, 2004.

[河田　哲也]

## 疾患 3

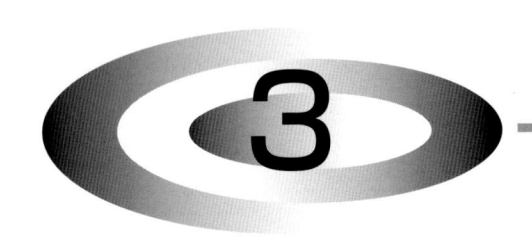

**1週間前に急性胃腸炎 抗生物質で下痢症状はよくなったが 昨日から全身倦怠感と腰背部痛が!?**

## 問題編

### 症例と設問

症例：52歳，女性
主訴：全身倦怠感，背部痛
家族歴：母親：関節リウマチで整形外科通院中
既往歴：とくになし
現病歴：過去に検尿異常，腎機能異常を指摘されたことなし，1週間前に下痢，嘔吐，38度台の発熱があり，近医受診し，急性胃腸炎と診断され，整腸剤，解熱消炎鎮痛薬，抗生物質を処方された．下痢症状は良くなったが，昨日から全身倦怠感と腰背部痛を自覚し，再び近医を受診したところ，検尿：蛋白（±）潜血（1＋），BUN 55.3mg/dl，S-Cr 4.6mg/dl，と腎機能低下を指摘されたので，当院紹介受診となった．
身体所見：体温37.2℃，血圧152/74mmHg，脈拍68/分，皮膚ツルゴール低下なし，皮疹なし，眼瞼結膜貧血なし，球結膜黄疸なし，頸部リンパ節腫脹なし，心音，呼吸音 異常なし，腹部 平坦 軟，圧痛なし，肝脾腎 触知せず，両肋骨腰部角に軽度圧痛あり，下腿浮腫なし，神経学的異常反射なし．

**問題1** 本症例の検索をすすめるうえで，最も重要と思われる問診はどれか．2つ選べ
a．薬剤のアレルギー歴と服用中の薬剤
b．尿量の変化
c．尿路感染症の既往歴
d．肉眼的血尿の有無
e．血痰や気管支喘息の有無

＜入院時検査所見＞
尿検査：pH 5.0，比重1.010，尿蛋白（±），尿糖（－），尿潜血（1＋），RBC 5-10/HPF，WBC 5-10/HPF，白血球円柱（＋）
血液検査：WBC 10,200/μl（白血球分画：band 3％，seg 52％，eos 2％，baso 1％，mo 8％，ly 34％），RBC 420万/μl，Hb 13.9 g/dl，Ht 39.7％，Plts 21.8万/μl
生化学検査：TP 7.2g/dl，Alb 4.2g/dl，BS 106mg/dl，AST 24 IU/L，ALT 32 IU/L，LDH 245 IU/L，BUN 58.0mg/dl，Cr 4.7mg/dl，Na 139mEq/l，K 4.8mEq/l，Cl 102mEq/l，Ca 9.2mg/dl，P 5.8mg/dl，CRP 2.3mg/dl
胸腹部レントゲン：異常なし

**問題2** 診断に有用と考えられる追加の検査を2つ選べ
a．尿細菌培養
b．MPO-ANCA
c．抗GBM抗体
d．尿中β2ミクログロブリンと尿中NAG
e．腹部CT

尿量1,200ml/日，尿蛋白定量0.26g/日，尿中β2ミクログロブリン18,391μg/日，尿中NAG 35.5U/日，尿中Na 42mEq/l，尿中Cr 0.51g/l，尿細管培養：陰性，MPO-ANCA（－），抗核抗体（－），抗GBM抗体（－），IgG 1,670mg/dl，IgA 256mg/dl，IgM 94mg/dl，C3 88.3mg/dl，C4 35.3mg/dl，CH50 41.5U/ml，腹部単純CT：両腎軽度腫大，水腎なし．

**問題3** この段階で最も可能性の高い疾患はどれか
a．急性腎盂腎炎
b．顕微鏡的多発血管炎
c．急性胃腸炎による腎前性腎不全

d．急性間質性腎炎
　　e．急性胃腸炎後のIgA腎症

　近医で処方された薬の服用は入院後中止し，腎機能をフォローしたが，入院1週間後Cr4.5mg/dl，BUN 56.8mg/dlと改善傾向がみられず，ガリウムシンチで両腎hot uptakeの結果が得られたことから，腎生検を行ったところ図1のような所見であった．蛍光抗体法では糸球体および尿細管はすべて陰性であった．

**問題4　治療方針として妥当と考えられるものを1つ選べ**
　　a．アンギオテンシン変換酵素阻害薬
　　b．エンドキサン内服（経口シクロホスファミド）
　　c．血漿交換
　　d．ステロイド内服（経口副腎皮質ステロイド）
　　e．ニューキノロン薬

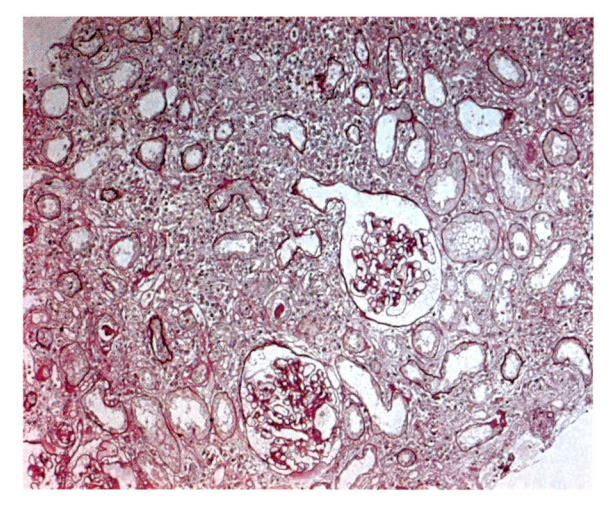

**図1　腎生検組織像**
PAS染色，×100

# 解説編

## 急性間質性腎炎

　間質性腎炎は自覚症状が少なく，腎機能異常，検尿異常の存在で疑われることが多い疾患である．腎機能異常や検尿所見からだけでは診断することは難しく，確定診断のため腎生検が必要となることがある．

### 1．臨床症候
　倦怠感，食欲不振，微熱，関節痛，側腹部痛，背部痛，皮疹，乏尿などの非特異的な症候から無症候性の場合もある．

### 2．間質性腎炎の診断アプローチ
　1）ステップ1
　表1のようなスクリーニング検査によって腎機能異常や検尿異常の存在によって疑われる．間質性腎炎が疑われたら，その原因として薬剤，感染（とくに尿路系），自己免疫疾患の頻度が多いので，問診のポイントを押さえて聞きもらさぬようにする．
　2）ステップ2
　間質性腎炎には急性と慢性とあるが，ほかの疾患と同様，腎機能異常をみた際の急性か慢性の鑑別には，画像による腎のサイズや過去の腎機能データ，貧血の程度などが参考になる．急性間質性腎炎の場合，急性腎不全の原因のひとつとして疑われるため，腎前性，腎性，腎後性腎不全の鑑別をまず必要とする．腎後性では画像診断で，水腎の有無をチェックし尿路閉塞の原因となる結石，腫瘍などの病変を除外する．次に，腎性と腎前性の鑑別には，尿中Na濃度や尿浸透圧，$FE_{Na}$などを参考とする．腎性腎不全と診断されたら，急性尿細管壊死や間質性腎炎，糸球体疾患として急速進行性腎炎症候群（RPGN）や腎炎の急性増悪，HUS/TTPなどの鑑別をしていく．間質性腎炎を疑わせる検査異常を表2に列挙するので，これらを参考にして検査を進めるとよい．

**表1　スクリーニング検査での検査異常**

| | |
|---|---|
| 血液検査所見： | BUN，Cr上昇，電解質異常，好酸球上昇 |
| 検尿・沈渣所見： | 蛋白尿（1g／日以下であるが，ただしNSAIDではネフローゼとなることが多い），血尿（赤血球円柱はなし），白血球尿，白血球円柱 |
| 問診のポイント： | （1）薬剤のアレルギー歴<br>（2）抗生物質，鎮痛剤などの服用歴<br>（3）病歴に感染を疑わせる症状の有無<br>（4）サルコイドーシス，シェーグレン症候群などの全身性疾患の存在 |

**表2　間質性腎炎を疑わせる検査異常**

| | |
|---|---|
| 尿細管機能異常 | ：尿糖，リン酸尿，アミノ酸尿の出現，尿濃縮力の低下，酸性化障害（慢性で急性より著明） |
| 尿細管性蛋白尿 | ：Lysozyme，NAG，β2-ミクログロブリンの上昇 |
| FENa | ：1％以上 |
| | 薬剤性では好酸球尿（Hansel's染色） |
| 血液検査 | ：貧血（慢性で著明），血清IgE上昇，溶血や肝機能異常（一部の薬剤で） |
| 画像診断 | ：腹部エコー……急性では正常あるいは腎腫大，慢性では腎萎縮 |
| | Gaシンチ……急性で両腎にびまん性に集積 |
| 薬剤リンパ球刺激試験 | |
| | ：薬剤過敏性で時に陽性 |

### ●鑑別のポイント

鑑別のためには，必要がないと考えられても，P（MPO）-ANCAやC（PR3）-ANCA，抗GBM抗体は陰性検査データとして重要である．尿所見では尿蛋白や潜血は比較的軽度であるが，沈渣で白血球尿，白血球円柱が陽性となる場合が多い．尿細管性蛋白尿のNAG（N・アセチル・β-D-グルコサミニダーゼ）は，腎の近位尿細管のライソゾームに存在する加水分解酵素で，尿中に排泄されるNAGは近位尿細管から逸脱したものである．β2ミクログロブリン（β2-MG）は，低分子量の蛋白で，通常糸球体で濾過されたのち，尿細管で再吸収，異化される．そのため，尿細管障害が進行するとβ2-MGは上昇する．ネフローゼなどで尿細管障害が存在する場合も，NAGやβ2-MGは上昇するので，その他の尿所見と併せて判断すべきである．

問診のポイントから，抗生剤や解熱消炎鎮痛剤の服用がある場合，薬剤性間質性腎炎が疑われる．被疑薬と腎障害発症時期がおおむね一致しているかどうかと，好酸球増多や好酸球尿の存在は重要である．急性ではその薬剤中止によって腎障害が改善すれば，腎生検を行わずにほぼ薬剤性間質性腎炎と診断できる．薬剤リンパ球刺激試験（DLST）は，陽性となれば原因薬剤として特異度は高いが，陽性頻度高くなく，しかも検査結果がでるまでかなり時間を要する点，保険診療外検査であることを知っておくべきである．実際，重篤な薬剤アレルギーが生じた可能性が高い場合には，原因薬剤の特定のために実施を検討すべきである．急性または慢性の腎盂腎炎は，尿培養で細菌が検出されたり，画像診断で，腎盂腎杯の破壊が認められるとき疑われる．自己免疫性疾患に伴う間質性腎炎では，サルコイドーシスやシェーグレン症候群の頻度が高い．そのような疾患では，特有の症状や検査所見に注意する．多発性骨髄腫などの血液疾患でも間質性腎炎を起こすことがあるが，M蛋白血症やベンスジョーンズ蛋白の存在が重要な手がかりとなる．Gaシンチは，急性間質性腎炎で陽性となることが多いが，ネフローゼ症候群や活動期のループス腎炎，腎盂腎炎でも陽性となることがあるので，総合的に判断する必要がある．

**3）ステップ3**

間質性腎炎の確定診断は，腎生検による組織診断で行われる．以下のような腎生検所見が得られれば診断される．

腎生検所見：

急性間質性腎炎：尿細管の広範囲な脱落と代償性の管腔肥大，尿細管基底膜の破壊，間質の著明な拡大と一部線維化，リンパ球主体の軽度の小円形細胞浸潤と浮腫（一部の薬剤，虚血では，急激な尿細管上皮障害のため，上皮の剥脱，間質の浮腫と増生，円柱による管腔の閉塞といった急性尿細管壊死像をとる．）

慢性間質性腎炎：間質の線維化とその拡大，慢性炎症細胞浸潤，尿細管萎縮，変性，まれに肉芽腫形成

### 3．間質性腎炎の病型分類[1,2]

表3に間質性腎炎の原因を示す．

### 4．間質性腎炎の治療

原因により大きく異なる．まず，原因に対する除去治療を行う．急性薬剤性間質性腎炎では，原因薬剤の中止により腎機能が回復しない場合，ステロイド治療が行われる．自己免疫疾患に関連した間質性腎炎でもステロイド治療が行われるケースが多い．ステロイド内服の量はプレドニゾロン1mg/kg/日くらいが一般的である．感染症に関連するもののうち，明らかな細菌感染や結核など感染原因が特定されているものは感染症の治療が行われる．

### 5．薬剤性間質性腎炎のメカニズム[3,4]（図2）

通常，原因物質による直接的障害と免疫学的機序の2つに大別される．アミノグリコシド系抗生剤やシス

**表3 間質性腎炎の病型分類**

1. 感染性間質性腎炎
   急性および慢性腎盂腎炎，全身性感染症に伴う急性間質性腎炎（A群溶連菌，ジフテリア，トキソプラズマ，ウイルスなど），特殊な腎感染症によるもの（結核，梅毒など）
2. 薬剤性間質性腎炎
   急性薬剤過敏型 ……… 抗生物質（βラクタム系のペニシリン，セフェム系），NSAID
   急性薬剤中毒型 ……… NSAID，アミノグリコシド系抗生物質，シクロスポリン，シスプラチンなどの抗腫瘍薬
   慢性薬剤性 ………… 鎮痛薬，リチウム，漢方薬（Chinese herbs nephropathy）など
3. 急性尿細管壊死
   中毒性（鉛，水銀，などの重金属），虚血性，熱傷，ショック，敗血症，不適合輸血，ミオグロビン尿，流産など
4. 免疫異常に関連した疾患
   （1）尿細管抗原に対する抗体によるもの
       抗TBM型間質性腎炎，Goodpasture症候群，移植腎
   （2）自己や外来抗原に対する免疫複合体によるもの
       SLE，シェーグレン症候群，混合型クリオグロブリンなど
   （3）細胞性免疫によるもの　　細菌性，ウイルス性など
5. TINU（Dobrin症候群）
6. 肉芽腫性サルコイド腎症
7. 逆流性腎症
8. 閉塞性腎症（水腎症）
9. 電解質，代謝異常による障害
   高Ca血症，低K血症，高尿酸血症，高シュウ酸血症，Wilson病
10. その他
    放射線性腎症，Balkan腎症

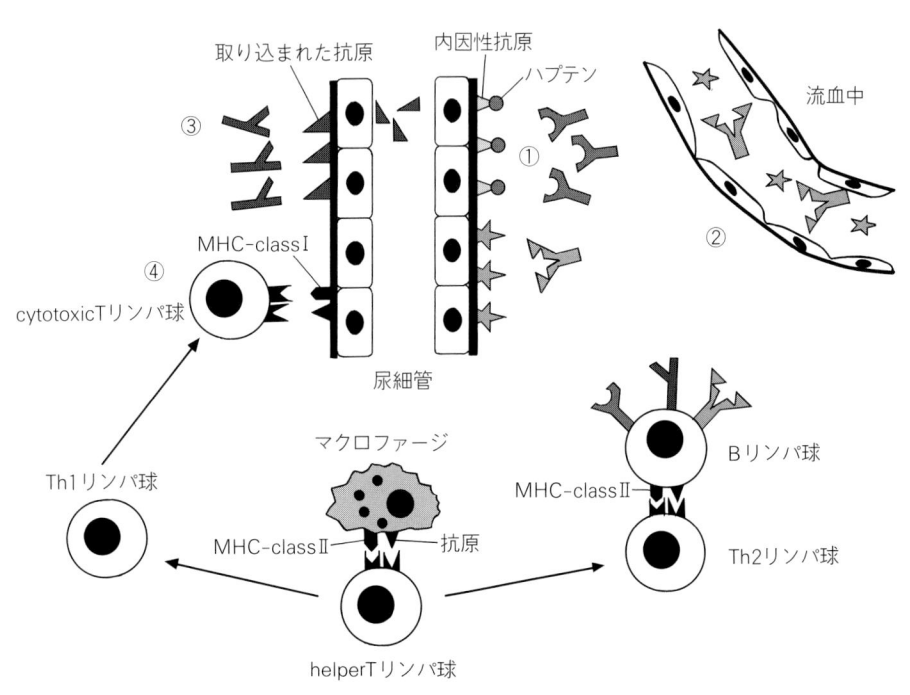

**図2　薬剤性間質性腎炎のメカニズム**

プラチンのような薬剤の毒性による尿細管障害は中毒性間質性腎炎とよばれ，非免疫学的機序による代表である．一方，免疫学的な機序は，尿細管基底膜抗体や免疫複合体による抗体産生型と細胞性免疫型がある．抗体産生型の場合，（1）薬剤あるいはその代謝物が尿細管基底膜に沈着し，それがハプテンとなり尿細管基底膜抗体が産生される（2）TBMの内因性抗原に似た薬剤あるいは代謝物に対する抗体が産生される（3）薬剤が尿細管や間質に取り込まれた結果，新たな抗原を発現しそれに対する抗体が産生されるなどの場合がある．（4）細胞性免疫型では，TBM抗原あるいは感染や薬剤により誘導された腎外抗原に対してT

リンパ球が誘導される．ヒトの間質性腎炎では，TBMに対する抗体や免疫複合体の沈着が伴わない場合のほうが多い点や，間質の細胞浸潤はTリンパ球が主体であることが多いので，細胞性免疫学的機序による障害が多いと考えられる．

## 問題の解答と解説

### 問題 1

腎機能異常の既往のない患者が，急性胃腸炎後に腎機能低下をきたしたので，急性腎不全の鑑別を行っていく際に，急性胃腸炎による腎前性の可能性と薬剤による影響による腎性を思い浮かべながら，別の基礎疾患の可能性も考えて鑑別していく．急性胃腸炎による下痢による脱水では，腎前性腎不全を疑うわけであるが，身体所見でも極度の脱水を呈しているとは考えにくい．腎性ではRPGNと間質性腎炎の可能性があるが，検尿所見は比較的軽いので，まず間質性腎炎を疑い薬剤アレルギー歴と処方された薬剤の内容の確認をすることが重要である．また，腎後性腎不全も鑑別に入れる必要があるが，腎後性の場合，両側尿路閉塞の状態で乏尿となっていなければ通常，高度の腎不全を呈することはないので，尿量の変化を問診上重要である．これ以外の，腎盂腎炎を疑っての尿路感染症の既往やRPGNに関連して肉眼的血尿の既往，血痰や気管支喘息の既往は，必要な項目であるが重要度は低いと考えられる．

### 問題 2

腎前性腎不全は身体所見や検査所見（BUN/S-Cr比，TP，Ht）から否定的である．尿検査で比較的軽度の検尿異常であるが，高度の腎不全を呈しているので，ANCA関連腎炎や抗GBM抗体型腎炎などのRPGNや急性腎炎は否定的である．そこで，急性間質性腎炎と腎後性腎不全の鑑別を必要とする．尿細管障害の指標であるNAGや$\beta_2$-ミクログロブリンや腎後性を否定するための腹部CTが次にオーダーする検査として妥当と考えられる．ただし，RPGNを否定する参考となるANCAや抗GBM抗体，腎盂腎炎の際の尿細菌培養も必要ない検査ではない．

### 問題 3

$FE_{Na}$を計算すると1％以上あるので腎前性腎不全はさらに考えにくく，腹部CTで腎後性は否定されるので，やはり腎性腎不全を疑う．しかし，糸球体疾患を疑わせるような検尿所見でないこと，尿中$\beta_2$-ミクログロブリンや尿中NAGが上昇しており，尿細菌培養陰性で腎盂腎炎も考えにくいことから急性間質性腎炎が最も疑われる．

### 問題 4

急性間質性腎炎が疑われ，その原因として最も薬剤を疑うケースである．薬剤を中止後も腎機能の回復が思わしくなく，Gaシンチで両腎集積がみられ，ますます間質性腎炎の可能性が高くなったので，やはり確定のため腎生検を施行することになった．その組織所見は，上皮が脱落変性した尿細管や拡張した尿細管が所々に認められ，一部，尿細管基底膜の破壊，間質の著明な拡大と一部線維化，単核球主体の軽度の小円形細胞浸潤と浮腫から急性間質性腎炎と診断できる．治療は，一般にステロイドを1 mg/kg/日投与するが投与量にあまり決まりはない．腎不全の進行速度によってはステロイドパルス療法も行われる．エンドキサンはステロイドが無効な場合に考慮される．血漿交換は，急性の毒性物質を除去する場合には行われることがある．抗生剤は，感染による可能性が低いので投与しない．アンジオテンシン変換酵素阻害薬は治療と関係ない．

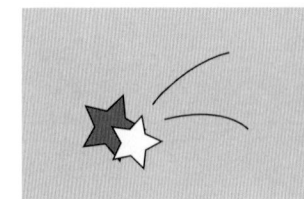

---

**解 答**
問題1：a，b
問題2：d，e
問題3：d
問題4：d

---

## レベルアップをめざす方へ

薬剤性間質性腎炎の急性腎不全のうちNSAIDでは，間質性腎炎とネフローゼ症候群の合併が報告されている[5]．ネフローゼ症候群は微小変化型ネフローゼの報告が多く，原因として活性化Tリンパ球により放出されるリンフォカインの影響が考えられている．診断の際に，ネフローゼ症候群を合併していると，蛋白尿が陽性であることから間質性腎炎を疑わず，薬剤中止が遅れるケースもあるので注意が必要である．

●文　献●

1) Renal disease：Classification and atlas of tubulointerstitial disease（Eds by J Churg, R S Cotran, J Sinniah, et al）. Tokyo, New York, Igaku-Shoin, 1984.
2) Rastegar A：The clinical spectrum of tubulointerstitial nephritis. Kidney Int 54：331, 1998.
3) Rossert J：Drug-induced acute interstitial nephritis. Kidney Int 60：804-817, 2001.
4) Comprehensive Clinical Nephrology, 2nd Edition（Eds By Richard J and Feehally J）, Acute interstitial nephritis. Jerome A Rossert and Evelyne A Fischer：769-777.
5) Whelton A：Nephrotoxicity of Nonsteroidal Anti-inflammatory Drugs:Physiologic Foundations and Clinical Implications. Am J Med 106：13S-24S, 1999.

［森田　良樹／志水　英明／松尾　清一］

## 疾患 4 長期透析患者がシャント肢の痺れを訴える

## 問題編

### 症例と設問

症例：63歳，女性
主訴：左上肢のしびれ感
家族歴：とくになし
既往歴：慢性糸球体腎炎による末期腎不全に対して，15年前に血液透析を開始した．その際に左手根部に内シャントを作成したが，10年後に閉塞をきたしたため左肘部に新たに内シャントを作成している．2年前にめまい感を自覚したため脳MRIを施行したところ，無症候性のラクナ梗塞を指摘されている．

現病歴：全身状態は良好で，週3回の血液透析施行中も大きな問題は認められていなかった．数カ月前よりとくに血液透析中に左手掌のしびれ感を自覚するようになり，その後，夜間睡眠時に疼痛のため覚醒するようになった．これらの症状は加温によっていったんは軽快するものの徐々に増悪しており，最近では着衣の際にボタンの着脱に不自由を感じるようになった．

身体所見：体温36.5℃，血圧135/72mmHg（透析開始時），脈拍83/分，心尖部において駆出性雑音を聴取，呼吸音異常なし，腹部所見異常なし，前脛骨部に軽度の浮腫を認める．

左上肢のしびれ感は手根部から第2，3指および第4指の橈骨側にかけて認められ，第3指についてはMP関節において硬結を触知し弾撥現象を認めた．手指の冷感は認めず，手根部から前腕にかけては全体に軽度腫脹を認めている．深部腱反射は左下肢において軽度の亢進を認める以外正常であった．

**問題1** 本症例で必要とならない検査を2つ選べ．
a. 上肢血管造影
b. Tinel徴候の有無
c. 運動神経伝達速度
d. 頸椎X線
e. 脳MRI

**問題2** 最も可能性の高い疾患はどれか．
a. スティール症候群
b. 変形性頸椎症
c. 一過性脳虚血発作
d. 手根管症候群
e. 甲状腺機能亢進症

本症例は頸椎に明らかな病変は指摘しえず，Tinel徴候陽性，正中神経伝達速度の遅延が認められ，透析アミロイドーシスによる手根管症候群と診断された．

**問題3** 透析アミロイドーシスの危険因子となりにくいものを2つ選べ．
a. 透析液純度の低下
b. 長期透析歴
c. 糖尿病の合併
d. 二次性副甲状腺機能亢進症の合併
e. 透析膜の生体非適合性

# 解説編

## ● 透析アミロイドーシス

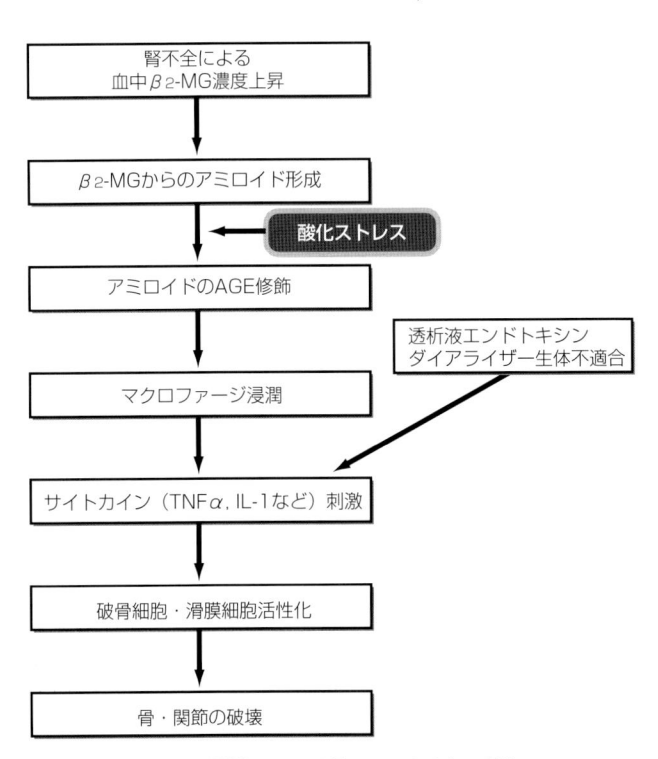

### 1．透析アミロイドーシスのメカニズム（図1）

アミロイドとは，ヨード染色で黒色に染まるデンプン様の物質として最初に報告され，その後の研究でCongo red染色陽性，偏光顕微鏡で複偏光を呈し，電子顕微鏡で8〜15nmの分枝のない周期的らせん構造をとるタンパク質とされている．アミロイド形成の原因は，前駆タンパク質が病的な折りたたみにより異常な立体構造をとるためと考えられており，これまでに多くの前駆タンパク質が同定されている．

長期透析患者において手根管症候群（carpal tunnel syndrome：CTS）がしばしば発症すること，CTSをきたした透析患者の正中神経周辺の関節滑膜にはアミロイドの沈着が認められることは知られていたが，1985年に下条らによって透析アミロイドーシスにおけるアミロイドの前駆タンパク質が $\beta_2$-microglobulin（$\beta_2$-MG）であると同定された[1]．$\beta_2$-MGは，HLAクラスI抗原軽鎖として，赤血球，精子を除きほとんどすべての有核細胞に発現されており，リンパ球系にとくに多いとされる．血中に分泌された $\beta_2$-MGは95％が糸球体を通過，99.8％が近位尿細管で再吸収され，尿細管上皮でリソソームにより分解される．したがって，末期腎不全である透析患者においては排泄の低下をきたし $\beta_2$-MGの血中濃度は著しく上昇する．また，$\beta_2$-MGは99アミノ酸からなる分子量11,733の比較的大きな物質（中分子量物質とよばれる）であり，血液透析による十分な除去は困難であることから，透析患者における血中 $\beta_2$-MG濃度は腎機能正常者の10倍以上の値を示す（約30〜40mg/l）．ただし，透析アミロイドーシスの発症と血中 $\beta_2$-MG濃度には関連がなく，透析期間と強い関連があるとされている．これまでの疫学的調査においても，透析アミロイドーシスは透析期間7年以上の患者群で増加しはじめ，10年で40％，20年で90％の患者に発症すると報告されているが，その理由として，アミロイドの沈着は透析導入後，比較的早期から認められるものの，CTSなどの骨関節病変が出現するには，$\beta_2$-MGからアミロイドが形成されることに加えて，沈着したアミロイドにAGE修飾（Advanced glycation end products）[2]およびマクロファージの浸潤が生じたあとに，骨関節の破壊性病変が進展するためと考えられている．

### 2．透析アミロイドーシスの病変部位

アミロイドが組織に沈着する病態はアミロイドーシスとよばれるが，沈着する臓器の分布から全身性と限局性に分類される．原発性（AL）アミロイドーシス，慢性関節リウマチに合併するAAアミロイドーシスは全身性であり，アミロイド$\beta$タンパクが脳に限局して沈着し老人斑を形成するアルツハイマー病は限局性である．

透析アミロイドーシスでは，骨，滑膜のほかに消化管，心筋，皮膚にもアミロイドの沈着が認められ，全身性アミロイドーシスに分類されるが，ほかのアミロイドーシスと異なり骨，滑膜に優位に沈着することが特徴的である．したがって，臨床症状も手根管症候群，肩関節症，ばね指，破壊性脊椎関節症などの骨関節症

図1 透析アミロイドーシスのメカニズム

表1 透析アミロイドーシスにおける病変部位と臨床症状

| 骨・関節 | |
|---|---|
| 腱・滑膜 | 手根管症候群，ばね指，滑液包炎 |
| 骨・軟骨・関節包 | 破壊性関節症，骨のう腫，骨折 |
| 椎間板・椎間関節 | 破壊性脊椎関節症 |
| その他 | |
| 心臓，消化器，皮膚，眼底，舌など | |

状が主体である（表1）．

### 3．透析アミロイドーシスの治療

透析アミロイドーシスは進行性であり，骨関節の破壊吸収は非可逆的である．したがって，早期治療・予防が重要であるが，そのためには原因物質である$\beta_2$-MGの十分な除去とアミロイド沈着後の組織破壊性病変の進展を阻止するために慢性の炎症性刺激（マクロファージ浸潤）の軽減が必要であると考えられている．

血液浄化療法としては，生体適合性が高く，しかも中分子とよばれる$\beta_2$-MGをターゲットとした高性能膜（ハイパフォーマンス膜）を用いた血液透析を行う，あるいは血液透析濾過（hemodiafiltration：HDF）や血液濾過（hemofiltration：HF）といった中大分子量物質を効率的に除去できる血液浄化療法を選択する，といったことがあげられる．さらに$\beta_2$-MGを選択的に吸着除去するカラム（リクセル®）をダイアライザーと直列に連結することで$\beta_2$-MGの除去を除去する方法がある．吸着カラム（リクセル®）による治療では，高度の運動障害と日常生活が著しい制限を受けている透析アミロイド症において，こわばり，痛み，ADLなどの臨床症状の改善が報告されている．これらの効果は$\beta_2$-MGの吸着のみでは説明しにくいとされ，炎症性サイトカインの吸着による効果も推測されている．また同様の機序として，エンドトキシンカットフィルターを用いてエンドトキシン濃度を低下させることによって，透析アミロイドーシスの発症が減少したことも報告されている．

なお，吸着カラム（リクセル®）については，現時点において以下の3つの要件を満たしている患者に対して保険適応とされている．

1) 手術または生検により，$\beta_2$-MGによるアミロイド沈着が確認されている．
2) 透析歴が10年以上であり，以前に手根管開放術を受けている．
3) 画像診断により骨嚢胞像が認められる．

薬物療法として非ステロイド系抗炎症剤（NSAID）および少量の副腎皮質ステロイドが用いられる．とくに副腎皮質ステロイドはその強い抗炎症作用から，臨床症状の改善がはっきり認められるが，透析患者は免疫能の低下により易感染性であること，消化性潰瘍の合併が多いことなどから，長期間の投与には注意深い観察が必要である．

骨関節の破壊性病変が進展してしまった場合，上記のような治療に加えて整形外科的治療が必要とされる．手根管症候群については，内視鏡下での横手根靱帯・遠位屈筋支帯切離術が行われることが多い．

## 問題の解説と解答

### 問題 1
### 問題 2

手根管症候群とは，手根骨と横手根靱帯に囲まれた手根管内を走行する正中神経が圧迫されることで生じる末梢神経麻痺，絞扼性神経障害である．日常診療でよく見かける症例は腱鞘炎や滑膜炎などにより手根管内の圧が上昇して正中神経の圧迫をきたすものであり，中年女性に多く発症する．Tinel徴候とは手根管部で正中神経を叩打すると支配神経領域に疼痛が放散することを指し，手根管症候群の診断に有用である．また，手関節を1分以上屈曲位で保持し，症状の増悪を認めた場合をPhalen徴候陽性という．客観的診断として運動神経伝達速度が用いられており，運動神経遠位潜時（distal motor latency：DML）の延長などが重要である．

長期透析患者が合併する頸椎の破壊性脊椎関節症（DSA）も同様の症状をきたしうるので鑑別が必要である．症状発現部位が，手根管症候群は正中神経の支配領域であるのに対して，DSAでは体表の末梢神経分布領域に一致し髄節型を示すため区別しうるが，臨床の現場でははっきりしないことが多いため，頸椎X線での確認が必要である．

内シャント作成後，過大な流量のために末梢に十分な血流が供給されないスティール症候群や流出静脈中枢側の閉塞のため静脈末梢がうっ血することで生じる静脈高血圧症（sore thumb syndrome）も上肢の痺れを訴えることがある．これらはベッドサイドにおける触診および聴診にておおよそ判断できる．また，超音波ドップラー検査が非侵襲的であり，第一に選択すべきである．

### 問題 3

これまでの疫学的検討から，透析期間が長い，透析導入年齢が高い，透析膜の生体非適合性，中大分子の透過性が低い，透析液の微生物学的純度が低い（エンドトキシン濃度高値），アポリポ蛋白E遺伝子多型が透析アミロイド症のリスクファクターとされている．正確な発症機序はいまだ不明であるが，$\beta_2$-MGが体内から十分に除去されないことと，慢性の炎症性刺激によるマクロファージの活性化が大きく関与していることがうかがわれる．

**解 答**
問題1：a, e
問題2：d
問題3：c, d

## レベルアップをめざす方へ

### 長期透析患者の合併症

　腎移植の普及が不十分である本邦においては，末期腎不全に対する治療は透析療法が主体となっており，2002年末の全国調査では23万人近い患者に対して透析療法が行われている．そのうち透析期間が10年以上の長期透析患者は年々増加しており（全体の25％），最長は35年以上となっている．このように長期透析患者が増加する一方で，透析患者の死因は心不全，心筋梗塞といった心血管死が第1位を占めており（約25％），Ca，P代謝および血管石灰化を中心とした合併症が問題となっている（表2）．

　長期透析患者では，慢性腎不全に伴う骨代謝障害の総称である腎性骨異栄養症を高率に合併しており，透析アミロイドーシスと同様に透析期間が長いほどその頻度は上昇している．また，二次性副甲状腺機能亢進症，Ca×P積高値，さらに慢性炎症性刺激が加わって，高血圧症や糖尿病でみられる粥状硬化に加えて，中膜を越えて内膜表面にまで及ぶ血管石灰化病変が認められ，しばしば冠動脈硬化を合併する．このような症例には早期からの積極的な冠動脈インターベンション，バイパス術が必要である．

**表2　長期透析患者の合併症**

| |
|---|
| 心血管系合併症 |
| 　動脈硬化，血管石灰化 |
| 　冠動脈狭窄による狭心症，心筋梗塞 |
| 　体液過剰による心不全 |
| 　心筋症，透析心（カルニチン欠乏など） |
| 腎性骨異栄養症 |
| 　二次性副甲状腺機能亢進症 |
| 　Ca×P積高値，異所性石灰化 |
| 透析アミロイドーシス |
| 感染症 |
| 栄養障害 |

●文　献●

1) Gejyo F, Yamada T, Odani S et al. A new form of amyloid protein associated with chronic hemodialysis was identified as beta 2-microglobulin. Biochem Biophys Res Commun. 1985;129(3):701-6.
2) Miyata T, Oda O, Inagi R et al. β2-Microglobulin modified with advanced glycation end products is a major component of hemodialysis-associated amyloidosis. J Clin Invest. 1993;92(3):1243-52.

[土井　研人／中尾　彰秀]

# 疾患 5 ぐったりとしているため運ばれてきた!?

## 問題編

### 症例と設問

症　例：69歳，男性
主　訴：全身倦怠感
現病歴：65歳まで勤務した会社健診で，蛋白尿，高血圧，血糖高値を指摘されていたが，放置していた．2日前より身体のだるさを訴えていた．今朝よりひどいだるさに加えて口の周りのしびれを自覚．夕方になりぐったりとしているところを家人が発見し，搬送された．
既往歴：健診で指摘された高血圧，血糖高値以外には特記すべきものなし．
家族歴：父親および姉が糖尿病．
個人歴：飲酒ビール1本/日，喫煙なし．常用薬なし，薬物アレルギーなし．果物をはじめ甘いものが好物．
身体所見：ぐったりと横たわっているが，受け答えはほぼ正常．体温36.4℃，血圧176/96mmHg，脈拍64（整），呼吸数15/分，ケトン臭を含めた口臭異常なし．粘膜および皮膚に異常なし．外頸静脈怒脹なし．頸部リンパ節および甲状腺の腫大なし．呼吸音，心音含め胸部に異常なし．腹部は平坦軟で圧痛，腫瘤，臓器腫大，血管雑音なし．両側下肢に軽度の浮腫あり．全般に筋力低下がみられ，また反射も減弱しているが，麻痺はなく，病的反射もなし．

＜入院時検査所見＞
血液検査：WBC 6,500/μl，RBC 330万/μl，Hb 11.1 g/dl，Hct 32％，血小板27万/μl
生化学検査：TP 5.7 g/dl，Alb 3.1 g/dl，AST 26 IU/l，ALT 20 IU/l，LDH 250 IU/l，BUN 54.0 mg/dl，Cr 3.6 mg/dl，Na 134 mEq/l，K 7.2 mEq/l，Cl 106 mEq/l，Ca 7.8 mg/dl，P 5.2 mg/dl，血糖260 mg/dl，HbA1c 8.8％．
尿検査：潜血（−），蛋白3＋，糖3＋，ケトン体（−）

**問題1** 本症例でただちに行うべき検査はどれか，2つ選べ．
a．胸部X-P
b．心電図
c．心臓超音波
d．腹部超音波
e．血液ガス

**問題2** 本症例の心電図（図1）で最も特徴的な所見はどれか．
a．qsパターン
b．2相性P波
c．テント状T波
d．U波の出現
e．QT短縮

**問題3** ただちに行うべき治療としてふさわしくないのはどれか，2つ選べ．
a．8.5％グルコン酸カルシウム（カルチコール）10ml静注
b．フロセミド20mg経口投与
c．ケイキサレート50gを70％ソルビトール50mlに溶解して注腸
d．短期間作用型インスリン10単位を50％ブドウ糖50ccに加え静注
e．重炭酸ナトリウム（メイロン）50mlゆっくり静注

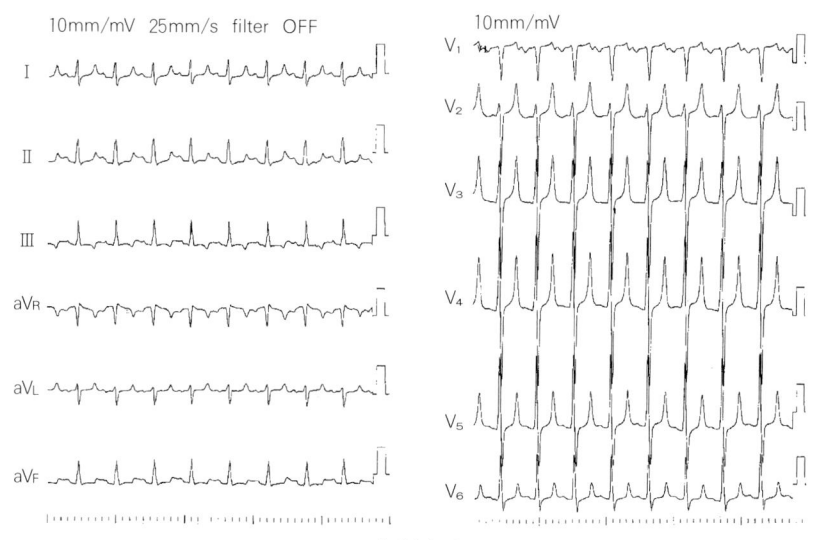

**図1　本症例の心電図**

# 解　説　編

## ● 体内のカリウム動態

### 1．体内の分布

成人ではおよそ3,000〜4,000mEq（50〜55mEq/kg体重）のカリウムが体内に存在する（図2）．体液中のカリウム濃度は，細胞内液が140mEq/L，細胞外液が4 mEq/Lであるため，体内のカリウムのほとんど（98％）は細胞内に存在している．この分布の差異は，細胞膜にあるNa＋-K＋-ATPaseというポンプによって維持されている．

### 2．カリウムの役割

カリウムの主たる役割は2つある．1つは蛋白やグリコーゲン合成などの細胞代謝への関与である．2つめはカリウムの細胞内外の濃度差が安静時の細胞膜電

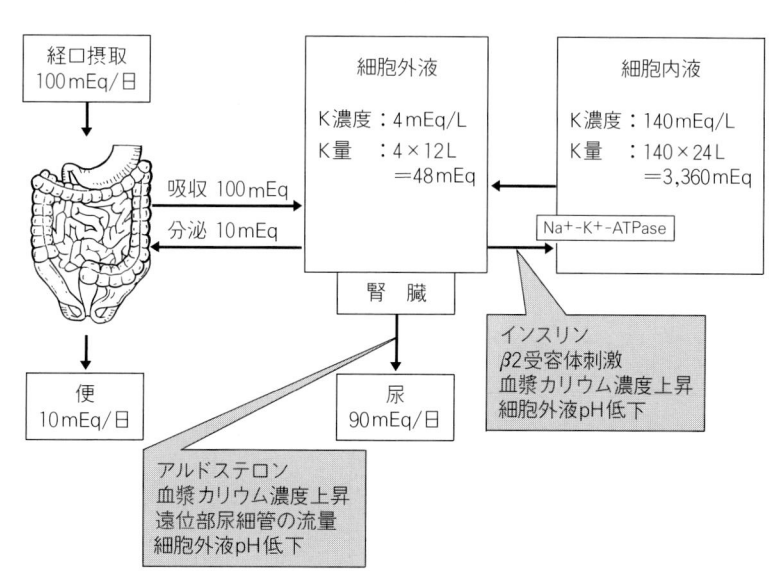

**図2　カリウムの動態**

## 3. カリウムの摂取と排泄

成人のカリウム摂取量は一日に40～120mEq程度である．一日のカリウム排泄は便中には5～10mEq程度，汗には0～10mEq程度とわずかであるので，吸収されたカリウムのほとんどは腎臓から排泄される．腎からのカリウム排泄は非常に効率的で正常な腎機能の場合，K摂取量が500mEq/日に増加しても，Kバランスを維持できる．一方，腎でのカリウム保持は効果的でなく，カリウム欠乏時でも一日の排泄量は5～15mEqまでしか減少できない．

## 4. 血漿カリウム濃度の調節

血漿K濃度を維持する機構はカリウムの細胞内への取り込みと腎からの排泄による．細胞内への取り込みはすみやかに行われ，腎からの排泄までの間の血漿K濃度の増加を抑制している．そして，負荷されたカリウムは6～8時間以内にすべて腎から排泄される．

### 1）細胞への取り込み

カリウムの細胞への取り込みには血漿K濃度自体と細胞膜にある$Na^+$-$K^+$-ATPaseポンプが関与している．$Na^+$-$K^+$-ATPaseポンプの活性にはインスリン，カテコールアミンが必要である．これ以外に運動，細胞外液pHの低下，血漿浸透圧の上昇，組織崩壊などでカリウムが細胞外へ放出される．代謝性アシドーシスでは細胞内へのHの取り込み時にKが放出されるため，高K血症を生じる．

### 2）腎からの排泄

糸球体で濾過されたカリウムのほとんどは近位尿細管とヘンレのループで再吸収されるため，腎からのカリウム排泄は遠位部尿細管からの分泌量によって調節されている．この分泌量を決定しているのは，アルドステロン，血漿K濃度自体，そして遠位尿細管の流量である．アルドステロンは遠位部尿細管でのK分泌調節の主役で，管腔側NaチャンネルおよびKチャンネルの数を増加することによりK排泄を増加する．血漿K濃度も直接K分泌に影響する．さらに，Kの分泌には遠位部への十分なNaと水の到達が重要である．また，腎でのK排泄は細胞内外の移動と同様に，酸血症時には減少し，アルカリ血症時には増加する．

## ● 高カリウム血症の発症機序

高K血症は過剰なカリウム負荷，細胞内からの放出や取り込み障害，そして腎からの排泄障害により生じる（表1）．しかし，腎でのカリウム排泄は効率的であるため，尿中K排泄の障害がなければ慢性高K血症は起こらず，その他の原因によるものは一過性の高K血症を生じるのみである．腎からの排泄障害は遠位部でのK分泌障害に起因し，その主要な機序は低アルドステロン症もしくは尿細管遠位部へ到達するNaと水の減少（細胞外液量減少もしくは腎不全）による．高K血症は腎機能障害が基礎にあり，そこに乏尿，K摂取過剰，組織崩壊の増加，低アルドステロン症，空腹（インスリン低下）などが加わった場合にみられることが多い．

## ● 高カリウム血症の治療（表2）

高K血症の特異的治療は，1）Kの細胞膜への効果を拮抗する，2）細胞外Kを細胞内へ移行する，3）体内から過剰なKを取り除く，4）K摂取量を制限する，ことである．生命の危険を取り除くための緊急時の対処法と腎機能障害がある場合の長期的な対処法とを区別して理解しておく必要がある．

### 1. 症状のある高カリウム血症への短期的な対策

血清K値が7.0mEq/L以上で心電図異常や症状のあ

**表1 高K血症の主要な要因**

**カリウム負荷量の増大**
　カリウムを多く含む食品の過剰摂取
　カリウムを多く含む注射薬の過剰投与

**細胞内から細胞外へのカリウム流出量の増大**
　偽性高K血症
　代謝性アシドーシス
　インスリン不足，高血糖，高浸透圧
　組織崩壊の亢進
　　・カロリー摂取量の不足，発熱や感染症，消耗性疾患
　　・血管内での溶血や消化管出血
　βアドレナリン遮断
　　・β2遮断剤の投与
　運　　動
　その他
　　・ジギタリス中毒
　　・高K血症性周期性四肢麻痺

**腎臓からのカリウム排泄の障害**
　低アルドステロン症
　腎不全
　有効循環血漿量減少
　高K血症性I型尿細管性アシドーシス
　カリウム排泄の選択的障害
　膀胱空腸瘻

表2 高カリウム血症への対処方法

| | 方法 | 作用発現 | 作用持続 | 機序 | 注意点 |
|---|---|---|---|---|---|
| カルシウム | 8.5%グルコン酸カルシウム10mlをモニター下でゆっくり静注 | 1～5分 | 1～2時間 | 細胞膜脱分極に拮抗 | ジギタリス投与時は禁忌<br>虚血性心臓病のある場合には禁忌<br>血管外漏出により壊死 |
| インスリン－グルコース | 短期間作用型インスリン5～10単位と50%ブドウ糖50ccを静注し、続いて5～10%ブドウ糖を持続点滴 | 15分程度 | 2～4時間 | 細胞内への移行 | 低血糖 |
| 重炭酸ナトリウム | 7%溶液（0.833mEq/L；メイロン）または8.4%溶液（1mEq/L；メイロン84）50mlを5分かけてゆっくり静注 | 30～60分 | 2～4時間 | 細胞内への移行 | カルシウムとの混注により炭酸カルシウムの沈殿を生じる |
| β2刺激薬 | 硫酸アルブテロール（ベントリン吸入液；0.5%）10～20mgを生食4mlとともに10分以上かけて吸入 | 30～90分 | 2～4時間 | 細胞内への移行 | 虚血性心臓病のある場合には禁忌 |
| ループ利尿薬 | 40～80mgを生食とともに静注 | 30～60分 | 2～4時間 | 腎からの排泄 | |
| イオン交換樹脂 | 20～40gを経口投与 | 2～3時間 | 4～6時間 | 腸管からの排泄 | 注腸投与は行わないこと |
| 透析療法 | 血液透析、腹膜透析 | 30～90分 | | 体外への排泄 | 急激な低下による不整脈 |

る場合には、生命に危険があるため早期の治療が必要となる。それぞれの治療法の機序、作用発現時間と持続時間を知っておく必要がある（表2）。細胞膜脱分極に拮抗する作用を有するカルシウム投与、細胞内への移動を促進するインスリン－グルコースや重炭酸ナトリウムの投与、そして体外への除去のため透析療法が行われる。

### 2．高カリウム血症に対する長期的な対策

症状のない高K血症の場合には、基礎に腎機能障害がある場合が多く、持続的である場合が多い。この場合には血漿カリウム濃度に応じた治療法の選択される。

#### 1）血漿K濃度が6.0mEq/L以下の場合

食事中のK制限や利尿薬を使用するとともに、血漿K値を上昇する作用を有する薬剤、不用意な輸血の使用を控える。

#### 2）血漿K濃度が6.5mEq/Lで、心電図上異常のない場合

上記に加えて経口的に陽イオン交換樹脂を使用する。

## ● 問題の解説と解答

### 問題 1

検査データより、高K血症と判断できる。高K血症では神経・筋の伝導障害に基づく症状がみられる（表3）。本症例もこれに一致する症状がみられている。

原因としては、病歴より高血圧や糖尿病に起因する腎機能障害が基礎にあり、過剰摂取が加わったためと考えられる。高K血症が生体に与える影響は血清K濃度の上昇の程度のみならず、発症速度により異なるため、高K血症では症状の有無、バイタルサインを含めた患者の状態、心電図、そして腎機能をまず評価しなければならない。検査上の見かけの上昇である偽性高カリウム血症には注意が必要である。さらに、本症例では腎機能障害が高度であるため、血液ガスにより酸塩基平衡障害の有無をチェックしなくてはならない。代謝性アシドーシスの合併がある場合には細胞膜へのカリウム毒性が増悪するため、対処が必要となる。

### 問題 2

血漿カリウム異常時には膜の興奮性が変化するために心電図異常をきたす。血漿カリウム異常時の心電図変化を図3に示した。

表3 高K血症の症状

**筋肉の障害**
- 心筋　　不整脈、心電図異常、心停止
- 骨格筋　脱力感、筋力低下、弛緩性麻痺
- 呼吸筋　呼吸困難
- 消化管　嘔気、下痢、腹痛
  （平滑筋）

**神経障害**
- 知覚障害（しびれ感など）

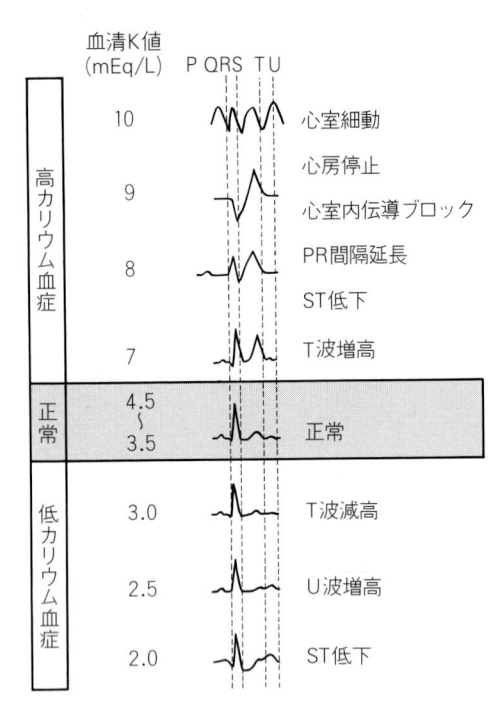

図3　血漿カリウム異常時の心電図変化

## 問題 3

症状および心電図変化を有する高K血症のため，素早く効果の得られる治療を迅速に行わなければならない．本文および表2に解説したとおりである．

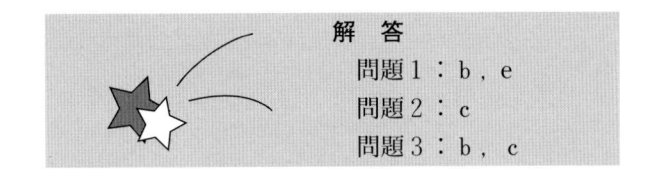

**解　答**
問題1：b, e
問題2：c
問題3：b, c

### レベルアップをめざす方へ

**高カリウム血症時の伝導障害の機序**

　安静時の膜電位は細胞内と細胞外のK濃度比により決定され，また活動電位発生の最初のステップはNaチャンネルの開口による細胞内へのナトリウムの受動的拡散である．この活動電位の発生しやすさは，安静時の膜電位差の大きさと活動時の膜Naチャンネルの状態により決定されている．高K血症では細胞内・外のK濃度比が低下し，細胞膜が部分的に脱分極化している．この変化は初期には膜の興奮性を増加するが，持続的な脱分極化は細胞膜のNaチャンネルを非活性化する．このため全体としての膜の興奮性は減少し，伝導障害，筋力低下や麻痺を生じる．

［安田　隆］

# 疾患 6 全身の痙攣発作で来院した透析患者

## 問題編

### 症例と設問

症　例：36歳，男性
主　訴：全身の痙攣発作
家族歴・既往歴：特記事項なし
生活歴：タバコ；15本/日×18年，アルコール；機会飲酒
現病歴：25歳時の会社検診で血尿と蛋白尿を指摘されるも放置していた．慢性糸球体腎炎由来の腎不全のため，半年前から血液透析を開始した．透析導入を契機に不安神経症を発症し，過換気発作を月に1，2度起こしている．自己管理の意識に乏しく，この3カ月間は透析時に処方された内服薬を服用していない．透析予定日の朝に両親と口論となり，全身の痙攣発作を起こして救急車で来院した．
身体所見：身長166cm，体重42kg，血圧156/98mmHg，脈拍82/分，体温36.3℃
もうろう状態，頻呼吸だが肺音は清で心雑音なし．腹部は平坦，軟で肝脾腎とも触知せず．神経学的には助産婦手位，トルーソー徴候陽性．

**問題1** 来院時の血液データとして最も妥当と考えられるものはどれか．
a．カルシウム（Ca）正常，リン（P）正常，副甲状腺ホルモン（PTH）低下
b．Ca低値，P高値，PTH低下
c．Ca高値，P低値，PTH低下
d．Ca低値，P高値，PTH上昇
e．Ca低値，P低値，PTH上昇

＜来院時検査所見＞
血液検査：WBC 7,800/μl，RBC 312万/μl，Hb 10.1g/dl，Ht 30.1％，Plt 19.8万/μl
生化学検査：TP 7.4g/dl，Alb 4.1g/dl，T.Bil 1.4mg/dl，AST 26 IU/l，ALT 29 IU/l，LDH 225 IU/l，ALP 282 IU/l，BUN 50.5mg/dl，Cr 11.8mg/dl，UA 7.4mg/dl，Na 143mEq/l，K 5.3mEq/l，Cl 100mEq/l，Ca 7.4mg/dl，P 6.9mg/dl，血糖98mg/dl
動脈血ガス：pH 7.531，$PaO_2$ 108torr，$PaCO_2$ 20torr，$HCO_3^-$ 16mmol/l

**問題2** 本例の初期治療として妥当なものを2つ選べ．
a．気道の確保
b．Ca製剤の静脈注射
c．ビスフォスフォネート製剤の点滴
d．カルシトニン製剤の筋肉注射
e．ビタミンD製剤の内服

入院加療により血清Ca，PTHはいったんは正常化し，外来加療を続けたがコンプライアンスは不良で高P血症の状態が続いていた．10年後の46歳時に肩関節痛を訴え，肩関節X線像で異所性石灰化像を認めた．血液生化学検査ではTP 7.1g/dl，Alb 3.8g/dl，BUN 62.7mg/dl，Cr 12.1mg/dl，UA 9.4mg/dl，Na 139mEq/l，K 5.8mEq/l，Ca 8.9mg/dl，P 7.5mg/dl，血糖92mg/dl，頸部超音波検査で長径1cm超の腫大した副甲状腺を認めた．

**問題3** 本例に該当する所見として妥当なものを2つ選べ
a．骨X線像で長管骨に線維性骨炎

b. 血清中の骨型ALP，オステオカルシンの上昇
　　c. 血清PTHは正常上限程度
　　d. ビタミンD製剤の内服により，血清PTHのすみやかな改善
　　e. 骨生検では類骨が著増

問題4　本例の治療として<u>不適当なもの</u>を2つ選べ
　　a. 副甲状腺摘出術
　　b. ビタミンD製剤の内服
　　c. ビタミンD製剤の間欠静脈投与（パルス療法）
　　d. キレート薬投与
　　e. 経皮副甲状腺内エタノール注入法（PEIT）

# 解 説 編

## ◎ 低Ca血症の症状

　低Ca血症の原因疾患で最も多いのは腎不全であり，腎機能障害時のCa代謝については後述する．低Ca血症の症状としてテタニーがよく知られているが，実際は四肢の知覚異常（ちくちくする感じ，しびれ感）や筋肉のこわばりの頻度が高い．テタニーは運動神経の被刺激性亢進の結果，四肢の硬直性攣縮を示すもので助産婦手位が有名である．また，トルーソー徴候（Trousseau's sign；血圧計マンシェットを上腕に巻き，最大血圧よりやや低めに内圧を上昇させ，助産婦手位が起これば陽性，4分以上内圧を上げても出現しなければ陰性）とクボステーク徴候〔Chvostek's sign；顔面神経幹を外耳孔前方で叩打し，鼻翼，眼瞼，口角の攣縮がおこると陽性（Chvostek's sign I），あるいは頬骨弓と口角を結ぶ中間点を叩打して同様の筋収縮をみる（Chvostek's sign II）〕はテタニー誘発試験として知られているが，クボステーク徴候は判定が難しく，正常人でも5～20％は陽性を呈する．全身痙攣は失神を伴うこともあり，精神科でてんかんと誤診されている場合があるので，一度は血清Ca濃度を測定する必要がある．

## ◎ 腎不全時の高P血症と低Ca血症のメカニズム

　腎機能の低下に伴い，尿細管からのP排泄は減少し，Ccrが30ml/分以下になると高P血症は顕在化してくる．高P血症は腎近位尿細管での活性型ビタミンD生成を抑制し，これに伴う腸管からのCa吸収低下，骨のPTH抵抗性が主因となって血清Caが低下する．低Ca血症はPTH分泌を促進し，尿中P排泄が回復することにより高P血症は是正される[1]．高PTH血症ではPTHの作用により低Ca血症も改善するが，末期腎不全に至るとPTHによる代償が破綻し，高P血症と低Ca血症が持続するようになる．

## ◎ PTHの測定

　PTHは84個のアミノ酸からなる分子量9,500のポリペプチドホルモンであり，現在PTHの測定はIntact PTHアッセイが大部分を占めている．このアッセイキットは2種類のポリクローナル抗体で活性のある完全長のPTH（1-84）を挟み込んで測定するものである．従来使用されていたPTHのC末端や中間部を測定するアッセイは，腎機能の低下時に非活性のC端PTHを同時に測定して副甲状腺機能を過大評価する問題があり，使用頻度は激減している．PTHの測定には現時点ではIntact PTHアッセイの使用が望ましい．

## ◎ 高P血症の対策

　Pは大部分が蛋白質と結合した状態で摂取される．蛋白質の摂取不足による低栄養が透析患者の有病率，死亡率を有意に増加させることが明らかになって以来，蛋白質の摂取量は増加傾向にあり，今日では制限困難である．一般にPの1日摂取量は600mg/日と指導するが，実際は1,000mg/日前後を摂っている症例が多いと思われる．高蛋白質低P食品も一部で市販されているが，今後は摂取制限よりもP吸着薬を積極的に併用することで調節する方向に向かうであろう．P吸着薬には現在のところCa製剤である炭酸Caが主に使用されており，一部で酢酸Caや乳酸Caなども使われている．これらはCa塩として腸管内でPと結合し，不溶性のP酸Caを形成することにより腸管からのP吸収を抑制する．しかしCa製剤であるため腸管からのCa吸収により高Ca血症をきたしやすく，正P血症まで是正する十分量を投与できない場合が多い．

## 低Ca血症に対して

　最近の維持透析患者では，すでに慢性腎不全の時期から二次性副甲状腺機能亢進症の予防および治療のためにビタミンD製剤が，また透析導入後は高P血症治療目的でCa製剤がほぼ全例で投与されており，治療を必要とする低Ca血症を維持透析患者でみることはきわめて少なくなっている．外来で高P低Ca血症をみる場合として考えられるのは，本人が気づかないままに慢性腎不全が進行している場合や，本例のように透析導入後の期間が短く服薬コンプライアンスが悪い場合，あるいは副甲状腺機能低下症の症例であろう．慢性腎不全が無治療のまま長期間経過した場合には，高P低Ca血症に引き続く二次性副甲状腺機能亢進症を発症し，そのうちのごく一部の症例で腫大した副甲状腺が自律性を獲得して，過剰なPTH分泌の結果，高Ca血症をきたすと考えられる．実際の臨床ではそこまで放置されることは，きわめてまれである．

## 問題の解説と解答

### 問題　1

　維持透析導入後の経過が比較的短い患者の血清Ca, P濃度に関しては，ビタミンD製剤とP吸着薬を服用中であれば，正Caと軽度の高P血症を呈する場合が多い．しかし本例はビタミンD製剤の服薬を中止しており，上述した腎不全時の高P血症，低Ca血症，それを代償するためのPTH上昇をきたしていると予測される．

### 問題　2

　現病歴と身体所見から本例の動脈血ガスの解釈として，もともと存在した腎不全による軽度の代謝性アシドーシスの状態に過喚起発作による急性呼吸性アルカローシスが加わったため，代償性にHCO$_3$が16mmol/lまで低下したものと考えられる．詳細は他項を参照されたい．アルカローシスではCaイオンがアルブミンと結合しやすい状態のため，血清Caイオンがさらに低下してテタニーが増悪したものと考えられる．テタニーは血清Ca濃度以外にアルカローシス，カリウム製剤の点滴で誘発されやすくなるので注意すること．重症のテタニーでは喉頭痙攣を起こすことがあるので気道確保をしておいたほうがよい．ビスフォスフォネート製剤，カルシトニン製剤は高Ca血症時の治療薬である．ビタミンD製剤の内服は長期管理には必須であるが，テタニーを起こしている患者には即効性がないため，本例ではあてはまらない．

### 問題　3

　異所性石灰化は汎発性線維性骨炎，無形成骨のいずれにもみられる所見で，ポイントは長径1m超の腫大した副甲状腺である．超音波検査で長径1cm以上，あるいは3方向の直径を測定して算出した副甲状腺の体積が500mm以上の場合は結節性過形性と考えられ[2]，PTHは著明な高値となり，内科的治療抵抗性の二次性副甲状腺機能亢進症をきたす．線維性骨炎の骨生検像は骨芽細胞，破骨細胞とも増加した高回転骨の状態であり，線維状骨の形成がみられ，骨髄の線維組織も著明に増加している．反対に無形成骨では骨芽細胞，破骨細胞とも著しく減少しており，石灰化速度，類骨形成とも低下している．骨生検での石灰化速度遅延と類骨の増加は骨軟化症に特徴的な所見である．

### 問題　4

　結節性過形性では通常のビタミンD製剤の内服ではPTHの改善は期待できず，副甲状腺摘出術かPEITの適応となる．PEITは術者の技量による効果の差が大きく，反回神経麻痺を合併することがあるので施行に際しては注意が必要である．ビタミンDによるパルス療法は保存療法として広く行われているが，長期的にはほとんど無効である．キレート薬は透析時の骨軟化症の原因であるアルミニウムの除去に有効である．

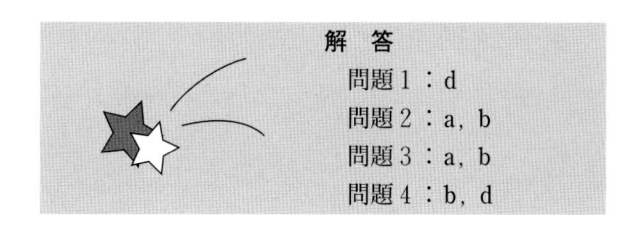

---

**解　答**

問題1：d
問題2：a, b
問題3：a, b
問題4：b, d

---

## レベルアップをめざす方へ

### 慢性腎不全時の骨病変

　慢性腎不全の場合は血清Caの異常値はきたさなくても慢性的なPTH高値により，汎発性線維性骨炎を主体とする骨病変が形成される．この場合，ビタミンDを投与すればPTHの分泌は抑制され，汎発

性線維性骨炎も改善するが，PTHを正常値付近まで抑制すると，骨吸収，骨形成ともに抑制された無形成骨をきたすことが知られている．無形成骨の成因は究明途中であるが，腎不全の状態では前述したPTH抵抗性のため骨の正常な代謝回転には健常者より高いPTHが必要とされ，PTHを正常値付近まで抑制した場合には相対的なPTH不足の状態をきたすものと推測されている．このため維持透析患者の血清PTHは健常者の3倍前後を目標に調節するように推奨されている[3]．このほかにも化骨障害による骨軟化症をきたす場合などがあり，これら腎不全に伴う骨病変を腎性骨異栄養症と総称する．1998年以降，糖尿病性腎症が維持透析導入の原因疾患の第1位となっているが，糖尿病性腎症由来の腎不全ではPTH上昇の程度が低く，治療により無形成骨になりやすい傾向がある．

### Intact PTHアッセイの問題点

Intact PTHの問題点として，生物活性を持たないPTH（7-84）を測定する，%CVが大きい，施設間差，などが挙げられる．一方，最近開発されたWhole PTHアッセイはヒトPTHに対する2つの異なるヤギポリクローナル抗体を用いた2site-IRMA法である．ポリスチレンビーズに固相化した抗PTH（39-84）抗体とN端を認識する$^{125}$I標識抗PTH（1-4）トレーサー抗体を用いて検体中のPTH（1-84）のみを検出し，Intact PTHで問題となるPTH（7-84）とは交差しない．Whole PTHアッセイの測定値は常にIntact PTHアッセイの測定値より低く，その差はPTHの値が大きいほど増大する傾向がある．これは前述したようにIntact PTHアッセイではPTH（1-84）とPTH（7-84）の総和を測定しているためと考えられる．さらにPTHの1-6番のアミノ酸を認識するビオチン結合抗体を用いたアッセイ（Bio-Intact PTH®）も開発された．このアッセイはCLIA法でPTH（1-84）のみを検出し，アッセイ時間がIRMA法の平均22時間に対して約30分と大幅に短縮されている．Bio-Intact PTH®とWhole PTHアッセイは同じPTH（1-84）を測定しているので，理論上は同じ値になると思われるが，現時点では報告が少なく，明らかにされていない．

### その他のP吸着薬

Sevelamerは陽性荷電基をもつポリマーで陰性荷電のP酸イオンを吸着して糞便中に排泄する．腸管で分解や吸収を受けないため，Ca製剤のような腸管吸収の問題がない．また胆汁吸着作用をもつ高コレステロール血症治療薬のcolestimideはP吸着作用があるが，客観的評価試験は行われていない．ほかにもランタン，ジルコニウムなどが期待されているが，実際の臨床応用には安全性のさらなる検討が必要である．

● 文　献 ●

1) Portale AA, Booth BE, Halloran BP, et al：Effect of dietary phosphorus on circulating concentrations of 1,25-dihydroxyvitamin D and immunoreactive parathyroid hormone in children with moderate renal insufficiency. J Clin Invest 73：1580-1589, 1984.
2) 冨永芳博，長坂隆治，田中勇治，ほか：副甲状腺の画像診断．臨床透析 13：39-45, 1997.
3) Qi Q, Monier-Faugere MC, Geng Z, et al：Predictive value of serum parathyroid hormone levels for bone turnover in patients on chronic maintenance dialysis. Am J Kidney Dis 26：622-631, 1995.

［池田　和人／深川　雅史］

# 疾患 7 生来健康と思われた成人が精査にて初めて低カリウム血症を指摘？

## 問題編

### 症例と設問

症　例：42歳，女性
主　訴：とくになし
家族歴：両親がいとこ婚．父親70歳糖尿病（軽度）．
既往歴：成人してから全身倦怠感や筋肉硬直をおぼえることがあり近医を受診するが原因は不明．安静にて軽快するというエピソードが成人になってからほぼ毎年おきている．
生活歴：職業は農業，交通の不便な地域に暮らしている．
現病歴：2年前に婦人科検診にて子宮筋腫を指摘され，手術の必要性ありと判断された．近隣の病院を受診し精査を受け低カリウム血症（K：2.2mEq/l）を指摘された．子宮筋腫摘出手術のための低カリウム血症精査および加療目的にて内科に紹介された．二次性徴，体表異常なく，これまでとくに投薬歴なく，自分でも漢方薬および利尿薬などの薬物服用はない．嘔吐および下痢もない．
身体所見：正常血圧（114/72mmHg）（脈拍72/分）．胸部打診上，心肥大なく肺濁音もない．心音および呼吸音正常．肝，脾および腎は触知せず．腹水所見なし．体表異常所見なし．両下肢に浮腫なし．皮膚が若干乾燥気味．神経学的異常なし．

**問題1　次の検査のうち優先される検査を2つ選べ．**
a．腹部CT
b．血液ガス検査
c．尿検査（電解質，尿蛋白）
d．血中Ca，P値測定
e．甲状腺ホルモン検査

### 検査所見1）

外来にて血中電解質検査，血液ガス検査，尿検査，尿・血液浸透圧検査が実施され以下のような所見であった．

Na 141mEq/l, K 2.5mEq/l, Cl 100 mEq/l；pH 7.50, paCO$_2$ 42.5Torr, paO$_2$ 98Torr, HCO$_3^-$ 32.1mmol/l；尿比重 1.010, 蛋白は陰性；U$_{Na}$122mEq/gCr, U$_K$ 52mEq/gCr, U$_{Cl}$ 100mEq/gCr．尿浸透圧980mOsm/kgH$_2$O．血清浸透圧 292mOsm/kgで，ほか特記すべき所見なし．

**問題2　検査結果から得られた所見で正しいものを2つ選べ．**
a．腎性カリウム喪失
b．水代謝障害
c．腸管での電解質吸収障害（慢性下痢など）ないしK分泌
d．食塩の過剰摂取
e．代謝性アルカローシス

**問題3　さらに次に優先すべき検査を2つ選べ．**
a．血中ANP値
b．血中PTH値
c．血中バソプレシン値
d．血中レニン値
e．血中アルドステロン値

### 検査所見2）

さらなる検査の結果，血算正常，肝機能正常，BUN 12mg/dl, Cr 0.7mg/dl, 血清蛋白 6.8g/dl, アルブミン 4.0g/dl, 血清Ca 9.7mg/dl, 血清P 3.6mg/dl, 血清Mg 1.2mg/dl, 尿Ca排泄量 0.001g/Cr, 血漿レニ

ン活性 12.0ng/ml/hr，血清アルドステロン濃度は22ng/dl．胸部X-p正常（心胸郭比42%）．心電図正常．腹部単純X-pにて石灰化などの病変なし．腹部3D-CTおよびMRアンギオグラフィーにて副腎腫瘍および腎血管狭窄なし，また腎内石灰像を認めず．心エコーにて形態異常および心機能異常なし．

問題4　この時点で鑑別すべき疾患を2つ選べ．
a. 原発性アルドステロン症
b. 尿細管性アシドーシス
c. Bartter（バーター）症候群
d. Gitelman（ギテルマン）症候群
e. レニン産生腫瘍

# 解説編

## バーター症候群とギテルマン症候群

バーター（Bartter）症候群およびギテルマン（Gitelman）症候群いずれも先天的脱水症候群であることは共通しているが，その重症度や電解質異常などにおいて差異がみられる．バーター症候群は新生児ないし幼児期に発症する重症脱水とそれに伴う二次性アルドステロン症および低カリウム（K）血性代謝性アルカローシスがみられ，それに伴う全身倦怠感，筋麻痺などの症状がある．成長障害がみられ，また腎石灰化がみられることがあるのも特徴的である．一方，ギテルマン症候群も同様な検査所見がみられるが，脱水や低K血症が軽度なため無症状で生涯過ごす場合も多いが，成人なってテタニー様症状や全身倦怠感を訴えることが多い．症状が軽度でも検診などで低K血症を指摘され精査にて診断されることが多い．ほかに，低マグネシウム（Mg）血症や，とくに低Ca尿症がみられることがバーター症候群とは異なっており鑑別点ともなっている．いずれも基本的には常染色体劣勢性遺伝である．

ギテルマン症候群はバーター症候群に近似している病態のため，尿中Ca排泄量や血中Mg値測定などを実施せず，またこのような疾患や病態について認知していないと正確な診断ができない．後述するようにギテルマン症候群の遺伝子異常が明らかになってその疾患概念が明確化してきたが，それ以前，ギテルマン症候群は"バーター症候群"，"類バーター症候群"ないしは"バーター症候群亜型"と診断されてきた可能性がある．しかしながら，現在はギテルマン症候群はバーター症候群から独立した疾患として考えることが重要である．

## バーター症候群とその関連遺伝子異常

バーター症候群は太いヘンレ上行脚におけるNaCl再吸収障害が原因であり，それに関する分子の遺伝子異常が病因である．それらの遺伝子としてこれまで知られているものとしては，1) Na-K-2Cl共輸送体（ループ利尿薬の標的分子）NKCC2, 2) カリウムチャンネルROMK, 3) クロライドチャンネルCLCNKBおよび4) カルシウム感受性受容体CaSRがある．NKCC2, ROMKおよびCLCNKBはこれら遺伝子異常による翻訳機能分子の機能抑制が原因となっている．また，CaSRはこの機能が恒常的に亢進する遺伝子異常によっていると考えられる．CaSRはROMKに対し抑制的に機能するためROMK機能抑制によって発症するものと考えられる．図1にはヘンレ上行脚でのこれら分子の機能関係を示す．

## ギテルマン症候群と遺伝子異常

ギテルマン症候群は皮質部遠位尿細管（曲尿細管）におけるNaCl再吸収障害が原因である．これに関与する分子としてサイアザイド利尿薬感受性のNaCl共輸送体NCCTがある．この分子の機能低下をもたらす遺伝子異常が病因である．図2には皮質部遠位尿細管でのNaClなどの代謝について示している．

## 問題の解説と解答

### 問題 1
**電解質異常の基本検査**

低K血症に遭遇した場合，まず症状や薬物服用歴をよく聞いておくことが重要である．本患者においては，慢性の脱水をきたすような下痢，嘔吐および利尿薬の使用はない．また，低K血症の原因になるグリチルリ

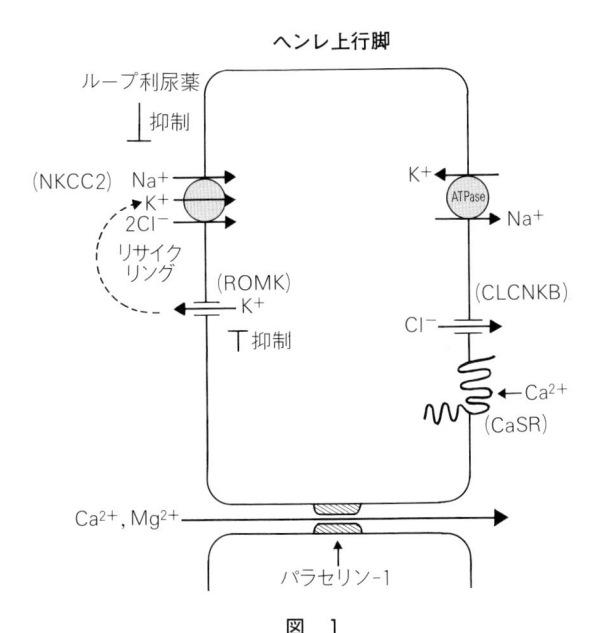

疾患7. 生来健康と思われた成人が精査にて初めて低カリウム血症を指摘？　103

**図 1**

太いヘンレの上行脚ではフロセミド感受性Na-K-2Cl共輸送体がNaClの再吸収にあずかっている．これと連関してKチャネル（ROMK），クロライドチャネル（CLCNKB）があり，相互の働きによってNaClの再吸収が行われる．これらひとつのコンポーネントが異常をいかすとNaClの再吸収は障害されバーター症候群を呈する．Kチャネルの機能はまたCa感受性受容体（CaSR）によって抑制的に制御されている．また，このCa感受性受容体の異常活性化によってもバーター症候群が発症することが知られている．パラセリン-1が細胞間隙にあり，電位依存性に管腔側からMgやCaを再吸収する．

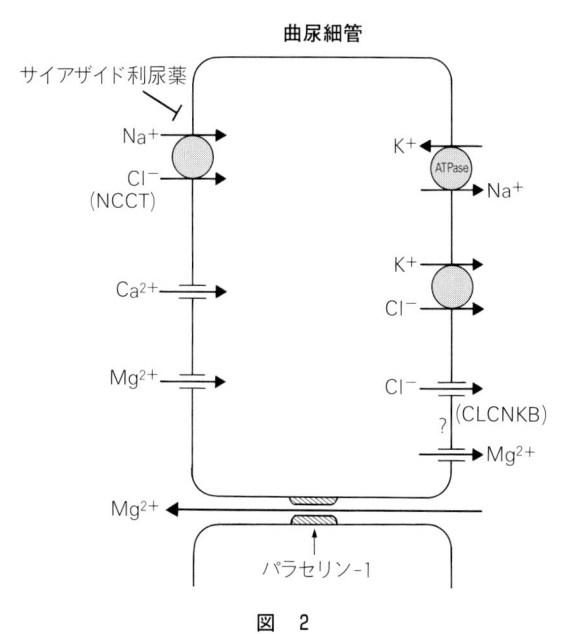

**図 2**

曲尿細管においてはサイアザイド感受性NaCl（NCCT）がありNaCl再吸収にあずかっている．この機能抑制によってギテルマン症候群が発症する．この部位にはMgチャネルやCaチャネルがあることが知られ，これらを再吸収している．細胞間隙にはパラセリン-1もあり，Mg分泌に関与している．

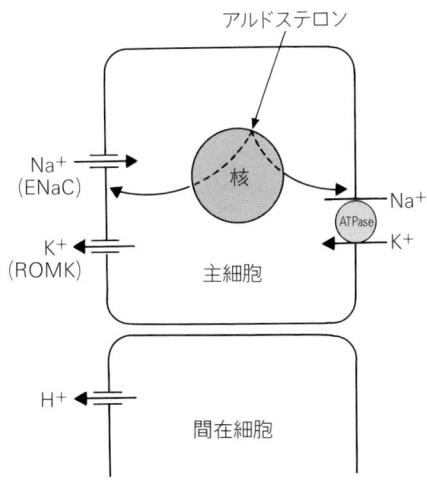

**図 3**

皮質部集合尿細管においてはNaチャネル（ENaC）によってNaの再吸収が行われている．このENaCの機能を増強させているのがアルドステロンである．アルドステロンは細胞の核におけるENaCの発現を増強してNa再吸収を亢進させる．Na再吸収によってKチャネル（ROMK）が活性化されK分泌が引き起こされる．また間在細胞においてはH分泌もおきる．

チン酸含有の甘草（漢方薬成分）や胃薬の服用もない．現病歴にある全身倦怠感やテタニー様症状は低K血症によるもののみならずNa, MgおよびCaなどの電解質異常による病態を想起させる．また，皮膚の乾燥傾向は脱水性疾患を鑑別する必要を示唆する．

　K代謝は生体においては，1）細胞レベルでの調節，2）腸管からの吸収調節および3）腎での調節などに分類される．1）は急性の調節機構で酸・塩基平衡やインスリン作用などが関与する．2）は下痢やカリウム分泌性絨毛腫などが低K血症の原因になる．長期の調節としては3）の腎による調節が重要であり，その異常は腎のさまざまな電解質代謝機構と連動しており，とくにNa代謝との関係が重要である．すなわち，腎における最終Na・K調節機能を有する皮質部集合尿細管の電解質代謝機構とそれに関与するアルドステロン作用（図3）を考慮すると，この部位にNaがどのくらい到達するか，あるいはアルドステロンの血中レベルによって尿Na・K排泄量が変わってくる．すなわち，Na負荷が増えればK分泌やH分泌が多くなるし，また血中アルドステロン値が高くなればK分泌およびH分泌が多くなる（低カリウム血性代謝性アルカローシス）．このようにNaとKは相互に関連して代

謝調節を行っているため，尿中のNa・K排泄量を測定することが有用である．一日あたりのK排泄量が30mEq/l以上と見積もられる場合には腎でのK分泌亢進が示唆され，さらに尿中K/Na比が0.3以上持続するときは腎K分泌が支持される．尿検査において，尿比重は浸透圧の目安にもなり，蛋白尿・円柱・血尿・白血球などの有無は腎炎ないし感染症の有無を教えてくれる．また血液ガス分析は酸・塩基平衡と電解質異常の鑑別にまずは重要である．

## 問題 2
### 尿・血液ガス検査の読み方

本症例においては低K血性があり，血液ガスにて，代謝性アルカローシスを認める．尿電解質排泄量としては，スポット尿カリウム濃度（$U_k$）で38mEq/gCrであり，本症例の一日あたりのCr排泄量は女性であることや身長および体重から，1g/日以下であろうと推定され，一日あたり30mEq以上のK排泄量があるものと見積もられる．尿中K/Na比は0.43であるため腎K喪失が支持される．尿比重は正常で尿中および血中浸透圧も正常調節域であり，水代謝障害は示唆されない．尿中ナトリウム濃度（$U_{Na}$）は122mEq/lでありおおよそ10g/dayくらいのNaCl摂取が見積もられ食塩過剰摂取とはいえない．尿Cl排泄量は正常，尿K排泄量増加などから腸管からの吸収障害は否定的である．

以上から，本症例においては低K血性代謝性アルカローシスで，腎からのK喪失が示唆される脱水性疾患が鑑別されよう．

## 問題 3
### レニン・アンジオテンシン系

NaCl代謝とレニン・アンジオテンシン（R-A）系はきわめて深い関連がある．すなわち，生体内においてNaCl欠乏状態の際にはR-A系が作動して腎でのNaCl再吸収を促しNaClを体内に保持して生態のホメオスタシスを維持しているからである．R-A系の主要ホルモンであるレニンは腎臓の傍糸球体細胞内から生成・分泌されるが，その刺激としては，1）腎動脈灌流圧低下（有効循環血漿量の低下），2）マクラデンサにおけるNaCl負荷の低下，3）ベータ受容体刺激，4）血中アンジオテンシンII濃度低下（ショートフィードバックの解除）があげられる．脱水においては，1）の機構が作動してレニンが分泌されアンジオテンシンIIが生成され，血管収縮作用による代償性血圧上昇やアルドステロン生成によりその尿細管作用でNaClが再吸収され血圧が維持される．NaCl摂取不足の際にも1）および2）によりR-A系は更新する．また，アルドステロンはその尿細管作用としてKおよびH分泌をもたらし低K血症や代謝性アルカローシスをもたらす．血中レニンおよびアルドステロンレベルの測定はこのように生態の体液・NaClバランスをよく反映するホルモン系であるため，血圧異常，体液バランス異常，酸・塩基平衡異常および電解質異常が示唆される場合には測定されるべきホルモンである．

## 問題 4
### 二次性アルドステロン症

本症例においては血中レニンおよびアルドステロン値がいずれも昂進しており，いわゆる二次性アルドステロン症を呈している．しかし，これまでの経過や理学所見からも明らかなように高血圧は認めない．腎血管狭窄はなく，腎血管性高血圧は否定的で，また腫瘍性病変もなく褐色細胞腫も否定的である．現病歴，理学所見，検査所見などから，脱水性疾患，低K血症，代謝性アルカローシスおよび二次性アルドステロン症が示唆され，選択項目の疾患はすべてこれらを満たしている．しかし，ネフローゼ症候群に相当する蛋白尿や浮腫はなく除外される．また，心不全を示唆する所見もない．肝硬変を示唆する所見もなく，これも除外される．残るバーター症候群とギテルマン症候群は遺伝性脱水疾患であり，本症例においても遺伝的素因が濃厚であること（両親がいとこ婚）から，これら二つの疾患が鑑別としてあげられよう．

次に，バーター症候群とギテルマン症候群の鑑別になるが，その鑑別について図4に図示した．本症例はさらに低Mg血症，低Ca尿症がみられ，比較的軽症な脱水がみられ成人になって機会的に発見された経過からも，ギテルマン症候群と診断される．NCCT遺伝子の変異解析については本症例については必ずしも必須ではない．診断困難な例で，機能的異常について明らかにされたNCCT遺伝子変異が発見されれば遺伝子診断の意義がある．

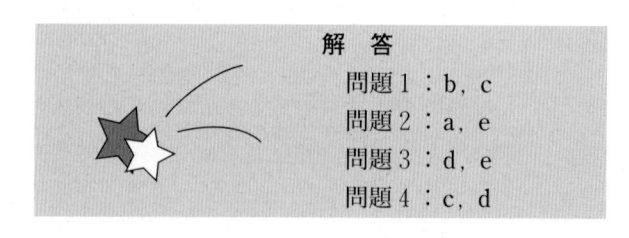

### 解 答
問題1：b，c
問題2：a，e
問題3：d，e
問題4：c，d

```
              脱 水
    低K血性代謝性アルカローシス  ｜合併症をきたす
      二次性アルドステロン症    ｜原疾患は除外する
          正常血圧
```

| 成人に発見 | 新生児〜幼児期に発見，成長障害もあり |
|---|---|
| 尿中Ca排泄量の著減 | 尿中Ca排泄量は正常〜増加（腎石灰化もみられる） |
| 血中Mg濃度の低下 | NKCC2, CLCNKB, ROMK, CaSR遺伝子異常 |
| 筋症状（脱力，テタニー） | |
| NCCT, CLCNKB遺伝子異常 | |

↓ ↓
**Gitelman症候群**　**Bartter症候群**

NCCT　　：サイアザイド感受性NaClトランスポーター
CLCNKB　：ClチャンネルClC-Kb遺伝子
NKCC2　 ：furosemide感受性Na-K-2Clトランスポーター
ROMK　　：Kチャンネル
CaSR　　：Ca感受性受容体

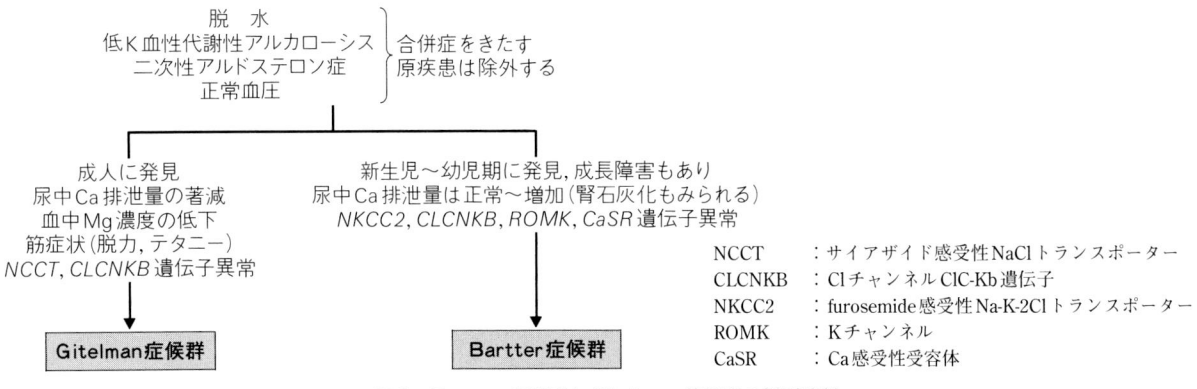

図4　Bartter症候群とGitelman症候群の鑑別診断

## レベルアップをめざす方へ

　ギテルマン症候群においては低Mg血症が生じる．そのメカニズムについてはまだ十分にはわかっていない．しかし，本症候群においてMg代謝異常がみられることや，原因尿細管である曲尿細管に最近Mg代謝に関するトランスポーターやチャンネルがクローニングされてきていることなどから，腎におけるMg代謝の場のひとつとして曲尿細管が関与しているのは明らかであろう．すなわち，細胞間隙に接着因子として機能しながらMgトランスポーターとしても機能しているパラセリン-1や細胞の管腔側に発現するMgチャンネルが存在する．おそらく，サイアザイド感受性Na-ClトランスポーターのMgチャンネルによるMg再吸収の機能異常に伴うMgトランスポーターを介するMgの分泌の増強ないしMgチャンネルによるMg再吸収の抑制により，尿中Mg喪失が亢進し低Mg血症になる可能性がある．

　Mg代謝のもうひとつの重要な尿細管は太いヘンレ上行脚である．この部位における管腔側陽性電位により電気的勾配に基づき細胞間隙パラセリン-1を介してMgが再吸収されている．この部位の電気勾配を形成しているのはKチャンネルのROMKであり，これが異常をきたさないタイプのバーター症候群では低Mg血症はきたさないが，このKチャンネルが抑制されるタイプのBartter症候群ではMg再吸収が抑制され低Mg血症を呈する可能性がある．この場合は低Mg血症によってはギテルマン症候群とバーター症候群を鑑別するのは困難であり，尿Ca排泄量の測定によって鑑別されよう．

　バーター症候群／ギテルマン症候群オーバーラップ症候群の可能性についての報告がみられる．クロライドチャンネル（CLCNKB）は尿細管血管側に存在し遠位尿細管（ヘンレの上行脚から集合尿細管）に存在するが，このCLCNKB遺伝子が家族性にバーター症候群とギテルマン症候群が共在している家系の原因遺伝子であることが示唆されている．またCLCNKB遺伝子変異を有する患者が成長にともないバーター症候群からギテルマン症候群へのフェノタイプスイッチングが生じたとの報告もみられ，両疾患が共通した遺伝子異常から派生する可能性について示唆されるがさらなる症例検討を要する．

［竹内　和久］

# 疾患

## 8 脱力発作歴のある若い女性が高血圧を指摘され受診したが？

## 問題編

### 症例と設問

症　例：21歳，女性
主　訴：脱力発作
家族歴：とくになし
既往歴：とくになし
現病歴：14歳時に突然下肢から上肢に及ぶ脱力発作が出現し，一週間後には筋力は正常化した．そのとき高血圧を指摘された．その後も同様の発作がみられ，21歳時に精査加療目的にて入院となった．
身体所見：血圧156/108mmHg，脈拍80/分，意識清明，眼瞼結膜貧血なし，球結膜黄疸なし，甲状腺触知せず，心音，呼吸音異常なし，腹部 平坦 軟，肝腎脾触知せず，下腿浮腫なし，神経学的異常反射なし，眼底Scheie I度

**問題1** 本症例で優先すべき検査を1つ選べ．
a. 頭部CT検査
b. 髄液検査
c. 血清電解質検査
d. 脳波検査
e. 筋電図検査

＜入院時検査所見＞
検　尿：蛋白（−），糖（−）
血　算：WBC 6,100/μl, RBC 393×10^4/μl, Hb 12.9 g/dl, Ht 36%, Plt 36.6×10^4/μl
血液生化学：TP 7.5 g/dl, BUN 9.2 mg/dl, Cr 0.8 mg/dl, UA 4.3 mg/dl, Na 143 mEq/l, K 2.6 mEq/l, Cl 100 mEq/l, Ca 9.2 mg/dl, P 3.6 mg/dl, LDH 128 IU/l, GOT 19 IU/l, GPT 5 IU/l, ALP 40 IU/l, T.Chol 223 mg/dl, Glu 89 mg/dl
血液ガス：pH 7.451, $PO_2$ 89.2 Torr, $PCO_2$ 41.7 Torr, $HCO_3^-$ 27 mEq/L, BE 3.9 mEq/L
尿生化：Ccr 92 ml/min, 尿中Na排泄量 120〜160mEq/day, 尿中K排泄量 35〜45mEq/day
内分泌学的検査：PRA 0.1ng/mL/h（normal 0.6〜1.2ng/ml/h），PAC 0.2ng/Dl（normal 4.6〜12.6pg/Ml），cortisol：9 am：13.5, 5 pm：12.3, 9 pm：3.8 μg/Dl，血漿DOC 10ng/mL
尿中17-OHCS 5.0mg/day, 17-KS 6.9mg/day
腹部CT：異常なし．

**問題2** 可能性の高い疾患を1つ選べ．
a. 原発性アルドステロン症
b. Cushing症候群
c. Liddle症候群
d. 腎血管性高血圧
e. 異所性ACTH症候群

**問題3** 妥当な治療法を2つ選べ．
a. 塩分制限
b. 経口カリウム製剤
c. デキサメサゾン
d. スピロノラクトン
e. トリアムテレン

# 解 説 編

## ● Liddle症候群とは

Liddle症候群とはアルドステロンが過剰のような臨床像，つまりNa貯留に伴う高血圧，低K血症，代謝性アルカローシスを生じるものの，レニン，アルドステロンは抑制されているという特徴をもつ疾患であり，上皮性ナトリウムチャネルENaCの活性亢進の変異がその原因である．ENaCとはNa再吸収の律速段階を担うチャネル蛋白である．Liddle症候群が提唱されたころには常染色体優性遺伝であるとされてきたが[1]，その後本症例のようにまったく家族歴の認められない症例も見つかり，de novo mutationによることがわかっている[2]．このため家族歴がない場合においても，このような電解質異常を生じている場合にはこの病態を考える必要がある．

## ● 病　因

Liddle症候群の発症のメカニズムとしては次のようなことが考えられている（図1）．まず，ENaCの変異により管腔側でのENaCの発現量が増加し，管腔側でのNaの取り込みが増大する．すると基底膜側のNa/K-ATPaseが亢進し，血管側にNaが取り込まれるとともに，細胞内K濃度が上昇する．増加した細胞内Kは管腔側のKチャネルを通して分泌される．この結果生体内のNaは増加し高血圧を生じ，Kは減少し低K血症を生じる．Na増加に伴う細胞外液量の増加により，レニン，アルドステロン系は抑制される．

また，尿細管管腔側からNaが取り込まれるため，管腔内は負に荷電し，この電気的勾配により管腔側のプロトンポンプが活性化され，Hの分泌が促進される．この結果として生体内の代謝性アルカローシスが生じる．実際には腎尿細管ではENaCとKチャネルは主細胞にプロトンポンプは介在細胞に存在する．

## ● 検査所見および治療

本疾患では低K血症性代謝性アルカローシス，高血圧，レニン，アルドステロン系の抑制を示すが，副腎皮質系の異常はない．また，ミネラルコルチコイド受容体のアンタゴニストのスピロノラクトンでは軽快せず，Naチャネルの阻害薬のアミロライドやトリアムテレンで改善するという特徴で診断される．遺伝子診断では，変異のホットスポットである$\beta$または$\gamma$チャネルのC末を中心に調べる．

高血圧がコントロールできれば予後良好であるが，コントロール不良群では，腎硬化症，腎不全になる例もある．

## ● 問題の解説と解答

### 問題 1

高血圧と脱力発作のためまずは電解質，血糖値，心電図検査などを行う．それらに異常がなければ次に頭部CT検査などに進む．

### 問題 2

本症例は低K血症にしては尿中K排泄が多く，また，代謝性アルカローシスや高血圧があることからミネラルコルチコイドの過剰症が考えられるが，血漿アルドステロンが低値であるため，原発性アルドステロン症は否定される．レニンも低値であり腎血管性高血圧も否定される．アルドステロン以外のミネラルコルチコイドの過剰による疾患については，本症例では尿中17-OHCS，17-KS，血漿cortisol，DOCが正常範囲内であるため否定される．高血圧，低K血症性アルカローシスを生じるものの，レニン，アルドステロンは抑制されているというLiddle症候群の特徴に一致する．

### 問題 3

Liddle症候群の治療としては，アミロライドやトリアムテレンが有効である．これらの薬剤により尿中

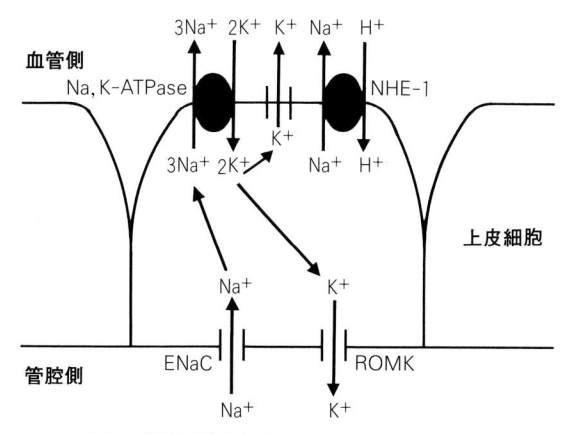

図1　腎集合管主細胞におけるNa，Kの輸送

Na排泄は増加し、K排泄は減少する。ただし、かならず食塩制限を併用する。

　トリアムテレンのみで降圧不十分のときは、心血管系、脳血管系合併症を防ぐために血管拡張剤やβブロッカーを併用して血圧を至適レベルまで下げることが必要である。

```
解　答
　問題1：c
　問題2：c
　問題3：a, e
```

## レベルアップをめざす方へ

### 上皮性ナトリウムチャンネル（ENaC）について

　ENaCは遠位尿細管と集合管に発現し、Na再吸収の律速段階を担うチャンネル蛋白であり、ENaCの機能亢進性の変異により、高血圧になるLiddle症候群が生じる。ENaCはαβγの3つのサブユニットから構成されている[3]。各サブユニットのC末の細胞内ドメインには蛋白間相互作用に必要なPYモチーフがあり、Nedd4という蛋白が結合する。Nedd4が付着したENaCはユビキチン化され、細胞表面より取り込まれ分解される。Liddle症候群で認められる遺伝子異常はβまたはγサブユニットのC末のPY motifが壊れるものがほとんどであり、このことによりENaCの取り込みが減少し、細胞表面の発現量は増加し活性亢進につながっていると考えられている（図2）。

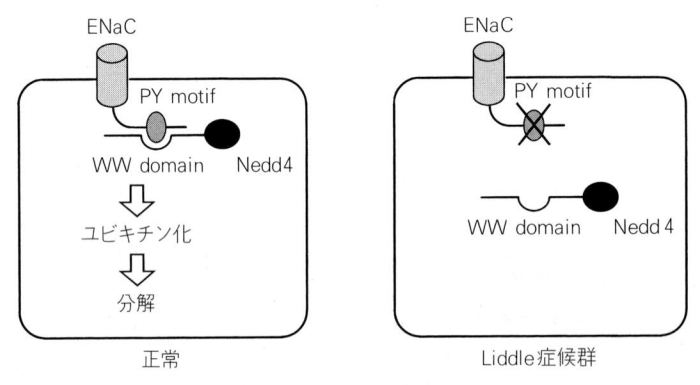

**図2　ENaCの調節とLiddle症候群**

　本症例ではγサブユニットのPY motifの上流にあたる576番目のアミノ酸がtggでコードされるW（Tryptophan）からtagというstop codonにかわる変異を認めた。つまりγサブユニットのPY motifが欠損している。

### ●文　献●

1) Liddle G W, et al：A familial renal disorder simulating primary aldosteronism but with negligible aldosterone secretion. Trans Assoc Am Physicians 76：199-213, 1963.
2) Yamashita Y, et al：Two sporadic cases of Liddle's syndrome caused by de novo ENaC mutations. Am J Kidney Dis 37：499-504, 2001.
3) Canessa C M, et al：Amiloride-sensitive epithelial Na$^+$ channel is made of three homologous subunits. Nature 367：463-467, 1994.

［野田　裕美／寺田　典生／佐々木　成］

## 疾患 9 長年慢性肝炎を患う高齢者が四肢の脱力と血圧の上昇を指摘されて受診したが？

## 問題編

### 症例と設問

症　例：78歳，女性
主　訴：全身の脱力感
生活歴：76歳より特別老人保健施設入所中
現病歴：3カ月前より全身倦怠感を訴え次第に行動範囲が狭くなった．約1カ月前よりほとんど動かなくなり，食事摂取量も減少した．入所している施設のかかりつけ医の往診を受け血圧の上昇を指摘され降圧剤の処方を受けた．また食事摂取量の少ないときは補液を受けていた．全身の脱力の改善がみられず，受診した．
身体所見：体温35.8℃，血圧166/94mmHg，脈拍66/分，軽度痴呆あり（年齢正確に言えず），皮膚乾燥，皮疹なし，皮膚線条なし，多毛なし，眼瞼結膜貧血なし，眼球結膜黄疸なし，心雑音なし，呼吸音異常なし，腹部　平坦，軟，肝腎脾触知せず，圧痛なし，自ら立ち上がれず，立位保持不可，腱反射減弱で左右差なし，両上肢挙上不可，徒手筋力試験　左右差なく両上下肢とも4/5程度の筋力低下あり，筋の萎縮なし．
＜入院時検査所見＞
血液検査：WBC 3,700/μl（neutro 72％，lymph 20％，Eo 4％，Mo 3％，Ba 1％），RBC 412万/μl，Hb 12.1g/dl，Plt 13.4万/μl
生化学検査：TP 6.1g/dl，Alb 3.0g/dl，T-Bil 0.4mg/dl，血糖88mg/dl，AST 46 IU/l，ALT 38 IU/l，LDH 517 IU/l，ALP 203 IU/l，CK 619 IU/l，BUN 8 mg/dl，Cr 0.7mg/dl，Na 143mEq/l，K 1.8mEq/l，Cl 100mEq/l，CRP 0.3mg/dl．
尿検査：尿蛋白（−），尿潜血（−），尿糖（−），沈渣に異常所見なし．

問題1　本例において筋力低下の原因検索のため必要な検査はどれか．3つ選べ．
 a．尿中カリウム排泄量
 b．脳血流シンチ
 c．髄液検査
 d．血液ガス分析
 e．血漿レニン活性および血清アルドステロン濃度

入院翌日までの尿中電解質，血液ガス分析ホルモン基礎値は以下のとおりであった．
尿中（蓄尿）：Na 54mEq/l，K 26mEq/l，Cl 52mEq/l，Cr 42mg/dl，1日尿量1,800ml/日
血液ガス：pH 7.503，pCO$_2$ 43.5mmHg，PO$_2$ 94.9mmHg，HCO$_3^-$ 33.9mmol/l．
血漿レニン活性 0.1ng/ml/hr以下，血清アルドステロン濃度 34pg/ml（30〜160）．

問題2　問診で重要な項目を2つ選べ．
 a．家族歴
 b．既往歴
 c．常用内服薬
 d．喫煙歴
 e．アレルギーの有無

近医で慢性肝炎に対して数年来，小柴胡湯，ウルソデオキシコール酸を投与され，また家族より多種類の漢方薬，ハーブ茶を与えられていることが判明した．高血圧に対してニフェジピンの投与を受けていた．

問題3　もっとも考えられる病態はどれか．
 a．偽性アルドステロン症
 b．Bartter症候群

c. 特発性アルドステロン症
d. 2次性アルドステロン症
e. Cushing症候群

# 解説編

## 甘草

カンゾウ（licorice）は自然界に広く存在し，生薬として漢方薬や健康食品に含まれていることが多く，さらにカンゾウから抽出されるグリチルリチンは肝庇護効果が認められていることから肝疾患に対する治療薬としても多用されている．しかし，長期の慢性的な投与によってアルドステロン過剰症状（aldosteronism）を発現し，高血圧，低カリウム血症を呈することがある．aldosteronismにもかかわらず，逆に低レニン，低アルドステロン血症を呈し，広義の原発性アルドステロン症とは区別され偽性アルドステロン症とよばれる．診断には何よりも病歴の詳細な聴取により甘草成分の内服歴を聞き出せるかにかかっており，これにより無用な検査をすることなくほぼ確診に至る．

## 低カリウム血症のメカニズム

アルドステロンが過剰に分泌された状態では結果的に腎でのNa保持による高血圧と低カリウム血症を呈する．アルドステロンは集合管の主細胞内に存在する受容体に結合して管腔側のNaチャンネルを開口させるとともにチャンネル数も増加させる作用を介してNaの管腔側からの取り込みを増やす．これにより集合管上皮細胞の基底膜側に存在するNa-K-ATPaseを介して上皮内のK濃度が上がると同時に管腔側との電気的勾配によりKの管腔側への分泌が増えることになる．

糖質コルチコイドとして知られるコルチゾールは生体内ではアルドステロンの約1,000倍以上の血中濃度で存在し，アルドステロン受容体にも結合することができるためミネラルコルチコイドとしての作用も有する．しかしアルドステロンに感受性の高い細胞には，コルチゾールを代謝してコルチゾンに変換してしまう$11\beta$-hydroxydehydrogenaseが存在し，とりわけ$11\beta$-hydroxydehydrogenase IIは腎皮質集合管のアルドステロン感受性部位に限局して存在していることが知られている．このため，コルチゾールがアルドステロン受容体への結合性の弱いコルチゾンに代謝されることでアルドステロンのみがアルドステロン受容体に結合する仕組みとなっている．甘草の成分のグリチルリチンはこの$11\beta$-hydroxydehydrogenaseを阻害するためアルドステロン受容体には代謝されないコルチゾールが結合し，アルドステロン症と同様の病態を呈すると考えられている．

## どのような薬剤で生じるのか

医療用医薬品ではグリチルリチン配合剤が肝庇護剤として使われていることが多く注意が最も必要である．甘草抽出成分は抗潰瘍剤，健胃消化剤（ペクシー顆粒，A・M散など）にも微量ながら広く使われており，実際にネオユモールやアスパロンにより偽性アルドステロン症を発症したとの報告もある．また漢方剤にも種類によって甘草の含有量に差はあるが非常に広く使われていることを認識する必要がある．近年の健康食品ブームで，受けもちの医師が認識していないところで甘草抽出成分を含む生薬を摂取していることも考え，偽性アルドステロン症が疑われた場合は民間療法の有無に至るまで詳細な調査を行う必要がある．

## 治療

原因と考えられる薬剤の中止が必要である．スピロノラクトン投与と塩分摂取量の制限は病態に即した治療である．Kの低下が著明であれば徐放性経口剤でのK補充を，また高血圧による緊急症を避けなければいけない状態であればCa-blockerなどの投与も併せて行う．

## 問題の解説と解答

### 問題 1

左右差のない筋力低下があり，Kが著明低値となっていることから，まず低K血症による筋の傷害を考える．低K血症の鑑別には尿中のK排泄の評価はまず必須となる．高血圧があり，aldosteronismが推測されることから血漿レニン活性および血清アルドステロン濃度を測定するとともに，動脈ガス分析を施行し，代

謝性アルカローシスの有無を確認したい．亜急性の経過をたどる四肢の筋力低下がみられるため神経変性疾患や脱髄性の末梢神経障害の鑑別のためには髄液所見が参考となるが，本例の場合筋力低下以外の神経症状はないので，血清Kの値の上昇に伴って症状が改善するかの経過をみてから施行すべきである．左右差のない麻痺のため脳の虚血性疾患としては典型的ではなく，脳血流シンチは他の検査に比べると優先度はさらに劣る．

## 問題　2

　高血圧，低カリウム血症，代謝性アルカローシス，低レニン，低アルドステロン血症を呈し，さらに長期間にわたり肝庇護剤の投与を受けていたことを考えると甘草による偽性アルドステロン症をまず考え，薬剤内服歴の調査が必要である．高血圧，低カリウム血症，代謝性アルカローシス，低レニン，低アルドステロン血症を呈していたことから，この時点ですでに偽性アルドステロン症を念頭に置く必要がある．既往歴で肝疾患が確認されれば，甘草成分の含まれる内服薬を常用していることが容易に予想される．たとえ肝疾患がなくとも，甘草成分の含まれる薬剤を摂取していることが否定されるまで，詳細に内服薬については聞き取ることが必要である．

## 問題　3

　甘草の摂取歴があり，高血圧，低K血症，代謝性アルカローシス，低レニン低アルドステロン血症を示す病態であてはまるのは選択肢中では偽性アルドステロン症のみである．腎集合管での上皮型アミロライド感受性Naチャンネルの活性が亢進するLiddle症候群でも同様の所見を呈するが，甘草の摂取が判明すればまずは偽性アルドステロン症を疑う．Bartter症候群，二次性アルドステロン症では高レニン，高アルドステロン血症を，特発性アルドステロン症では低レニン，高アルドステロン血症を呈する．ミネラルコルチコイド過剰のみでグルココルチコイド過剰を示唆する所見は認められない．ただし，甘草摂取の中止後も同様の病態が持続すれば，Cushing症候群の鑑別のため，内分泌学的検査を考慮する

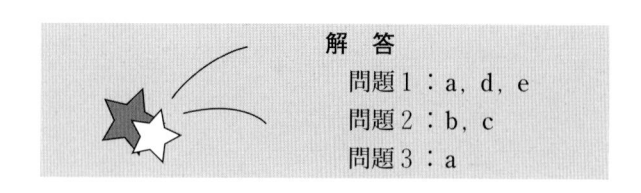

---

**解　答**
問題1：a, d, e
問題2：b, c
問題3：a

---

●文　献●
1) 又木紀和，藤岡高弘，近藤寿昭：グリチルリチン製剤．medicina 39：118-120，2002．
2) 山田安彦，伊賀立二：甘草含有製剤による偽アルドステロン症．薬局 52：1145-1150．
3) John W Funder：11β - Hydroxysteroid dehydrgenase. Eur J Endcrinol 134：267-268, 1996.
4) 平　克博，青井　渉，迫　稔，ほか：胃炎治療薬ネオユモールによる低K血性筋症を伴った偽性アルドステロン症の1例．日内会誌 77：138-139, 1988．

［金崎　聖伸／渡辺　毅］

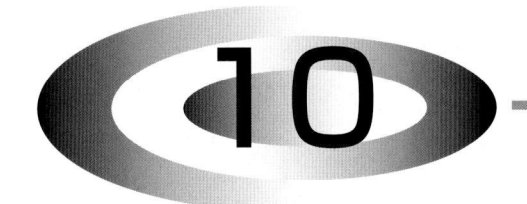

# 疾患 10 乾燥症状のある中年女性が起立不能で受診してきたが？

## 問題編

### 症例と設問

症　例：54歳，女性
主　訴：起立不能
家族歴：特記すべきことなし
既往歴：姉　関節リウマチ
現病歴：生来健康であったが，52歳頃から，眼の疲れや異物感を自覚していた．半年ぐらい前から，夜間トイレに2～3回行くようになった．数カ月前から食欲低下，脱力感があったが，今朝，起立できなくなり来院した．
身体所見：体温36.3℃，血圧115/68mmHg，脈拍68/分，意識清明，口腔内　う歯多数，軽度耳下腺腫脹あり，皮膚のツルゴール低下なし，眼瞼結膜貧血なし，眼球結膜黄疸なし，心音呼吸音異常なし，腹部平坦　軟　圧痛なし，肝脾腎　触知せず，上下肢　筋力低下あり（左右差なし），知覚異常なし，腱反射減弱あり（左右差なし），病的反射なし，浮腫なし．
検査所見：
尿検査：蛋白（－），潜血（＋），pH 7.0，沈渣，RBC 21～30/HPF，WBC 1～4/HPF，円柱（－）
尿生化：Na 55mEq/l，K 34mEq/l，Cl 62mEq/l
血液検査：WBC 4,100/$\mu$l，RBC 401×10$^4$/$\mu$l，Hb 11.9g/dl，Ht 35.3%，Plt 18×10$^4$/$\mu$l
血液ガス：pH 7.33，PaO$_2$ 98 Torr，PaCO$_2$ 33 Torr，HCO$_3$ 18mEq/l
生化学検査：TP 6.5g/dl，Alb 3.6 g/dl，Na 141mEq/l，K 2.3mEq/l，Cl 111mEq/l，Ca 7.9mg/dl，P 3.2mg/dl，BUN 19.3mg/dl，Cr 0.76mg/dl，UA 6.3mg/dl，T.Bil 0.4，GOT 12 U/l，GPT 10 U/l，LDH 185 U/l，$\gamma$ GTP 33 U/l，ALP 207 U/l，T. chol 198mg/dl，HDL-chol 58 mg/dl，TG 132mg/dl，血糖 93mg/dl
血清免疫学的検査：CRP 0.05mg/dl，IgG 2,046mg/dl，IgA 256mg/dl，IgM 117mg/dl，CH50 40 CH50u/ml，C3c 110mg/dl，C4 28mg/dl，抗核抗体（＋），抗DNA抗体（－），抗SS-B抗体（＋），血漿レニン活性 1.8 ng/ml/hr（正常1.5～2.5），血漿アルドステロン濃度 63pg/dl（正常29.9～159）

**問題1**　血液ガスの所見として正しいのはどれか．
a. 酸血症
b. アルカリ血症
c. 呼吸性アルカローシス
d. アニオンギャップ正常の代謝性アシドーシス
e. アニオンギャップが増加した代謝性アシドーシス

**問題2**　低カリウム血症の原因として考えられる疾患はどれか．
a. 原発性アルドステロン症
b. Bartter症候群
c. Liddle症候群
d. 遠位型尿細管性アシドーシス
e. 近位型尿細管性アシドーシス

**問題3**　投与する薬物として妥当なものを2つ選べ．
a. KCl
b. グルコン酸カリウム
c. クエン酸カリウム
d. スピロノラクトン
e. グルコン酸カルシウム

# 解　説　編

## 尿細管性アシドーシスの背景

タンパク質やリン脂質の代謝によって産生される硫酸塩やリン酸塩などの不揮発性酸を緩衝する血液中の主な緩衝系が重炭酸緩衝系である．重炭酸緩衝系は腎尿細管で重炭酸（$HCO_3^-$）を再吸収し，体内で産生される不揮発性酸を滴定酸やアンモニウム（$NH_4^+$）として腎臓から排泄することによって維持されており，これらは腎尿細管での$H^+$分泌を介して行われている．尿細管性アシドーシス（RTA）は，この尿細管での$H^+$分泌が低下しているため糸球体濾過量が正常もしくは軽度の低下にもかかわらずアシドーシスを呈する病態である．

## 成因と診断

体内で産生される酸の排泄には以下の3つのステップが関与している．
1）糸球体から濾過された血漿中の$HCO_3^-$の85～90％が，Na再吸収と関連した$H^+$の分泌を介して近位尿細管で再吸収される．2）遠位尿細管では，残りの10～15％の$HCO_3^-$が再吸収されるとともに，体内で産生された不揮発性の酸（体重1kgあたり1mEq/日程度）を管腔内の低いpHによりアンモニウム（$NH_4^+$）および滴定酸として排泄する．3）遠位尿細管での酸，K排泄，Na再吸収はアルドステロンで促進される．この1）2）3）の各部分での障害がそれぞれ近位型RTA（2型RTA），遠位型RTA（1型RTA），4型遠位RTAとよばれている[1)2)]．

### 1．近位型RTA（2型RTA）

糸球体で濾過された$HCO_3^-$は，近位尿細管細胞から分泌された$H^+$と炭酸脱水酵素（carbonic anhydrase IV：CA IV）の存在下で反応し，$H_2O$と$CO_2$になる．$CO_2$は拡散によって尿細管細胞内に入るとCAIIによって再び$HCO_3^-$となる．この$HCO_3^-$が基底側膜に存在する$Na^+/HCO_3^-$共輸送体を介して血管側に運ばれることによって$HCO_3^-$の再吸収が完成する（図1）．この産生された$H^+$の分泌には$Na^+/H^+$交換輸送体が重要であり，これらの輸送体や酵素の，ある種の蛋白やグロブリンの異常集積，薬物による障害に加えて遺伝子異常も近位型RTAの発症に関与している．また，これらの輸送体はナトリウムの電気化学的勾配を利用しているため$Na^+$-$K^+$-ATPaseの異常でも生じるが，この場合は，尿酸性化能以外に，汎アミノ酸尿，糖尿，リン酸尿など近位尿細管での再吸収全般の障害，すなわちFanconi症候群の形をとることが多い．

### 2．遠位型RTA（1型RTA，古典的RTA）

$H^+$の分泌には，集合尿細管のα介在細胞に存在する$H^+$-ATPaseが重要である．この能動輸送により血

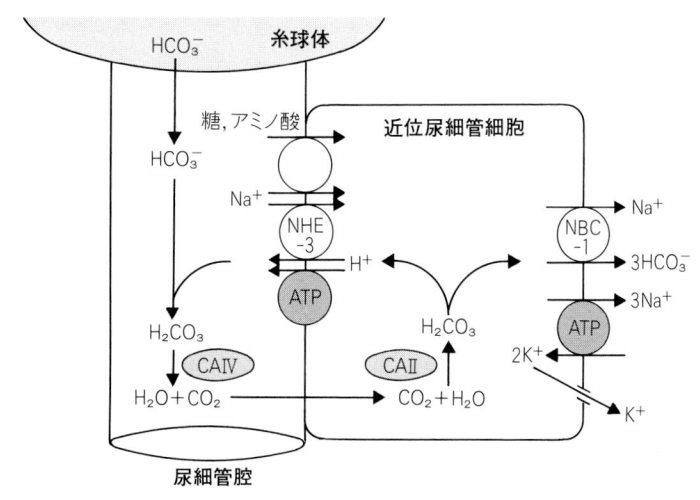

**図1　近位尿細管における$HCO_3^-$再吸収機構**
NHE-3：$Na^+$-$H^+$交換輸送体（$Na^+$-$H^+$ exchanger 3）
NBC-1：$Na^+$-$HCO_3^-$共輸送体（$Na^+$-$HCO_3^-$ cotransporter 1）

液と尿細管液には100〜1,000倍のH$^+$の濃度勾配がつくられ，尿が酸性化される．滴定酸であるHPO$_4^{2-}$やNH$_3$はpHの低下にしたがってそれぞれH$_2$PO$_4^-$，NH$_3$の形で存在するため，尿が十分に酸性化されると尿細管腔のH$^+$を受けとって多量のH$^+$排泄がおこる(図2)．

したがって，遠位型RTAは，管腔内pHが低下しないために生じる．この原因としては，1) H$^+$ポンプによる水素イオン分泌障害 (secretory defect)，2) アンフォテリシンBなどによる尿細管膜のH$^+$透過性亢進によるpH勾配形成障害 (permeability defect, gradient defect)，3) 尿路閉塞などによるNa$^+$再吸収低下による電位依存性H$^+$分泌障害 (voltage-dependent defect)，4) 遠位ネフロンへのNH$_3$供給低下 (NH$_3$ defect) のほか，血管側膜のNa$^+$-H$^+$-exchanger (AE1) の異常も考えられている．遠位型RTAでは正ないし低K血症がみられるが，voltage defectでは，K分泌障害から高K血症がみられる(高K性遠位型RTA, hyperkalemic distal RTA)．低K血症による脱力，筋力低下のほかに，近位型RTAに比べて骨軟化症や尿路結石の頻度が高い．これは，高い尿pH，アシドーシスによるCa再吸収抑制などによる高Ca尿症と，尿路結石阻害物質である尿中クエン酸排泄低下が関連している．遠位型RTAをきたす疾患の代表としてはSjögren症候群やSLEなどのガンマグロブリンの上昇をきたす疾患があげられる．

### 3. 4型遠位RTA (generalized distal RTA)

遠位尿細管でのH$^+$，K$^+$分泌およびNa$^+$再吸収はアルドステロンによって亢進するが，このアルドステロンの分泌が低下しているか(低アルドステロン症)，アルドステロンに対する遠位尿細管の反応性が低下しているのが原因である[3]．原因疾患としては，糖尿病性腎症や間質性腎炎が多い．4型遠位RTAでは高K血症が高度になれば不整脈や筋脱力がみられる．また，アルドステロン作用の低下によりNa喪失傾向となり，起立性低血圧を示すことがある．

RTAの鑑別診断には，早朝尿pHが有用である．近位型では，HCO$_3^-$再吸収閾値が低下しているが，血中HCO$_3^-$濃度が15〜18mEq/l以下に低下すると，糸球体で濾過されたすべてのHCO$_3^-$を再吸収できるようになる．集合尿細管での尿酸性化能は正常なので，尿pHは5.5以下に低下する．アシドーシスが十分でないときには重炭酸投与により血中HCO$_3^-$を正常化したときの尿中重炭酸排泄率 (FEHCO$_3$) で判定できる．一方，遠位型では尿酸性化能に異常があるためアシドーシスが存在しても尿pHは5.5以下にならない．4型遠位RTAでは，高K血症が特徴であり，しばしば腎機能障害を伴う．

表1，2にRTAの原因疾患および分類と特徴を示す．

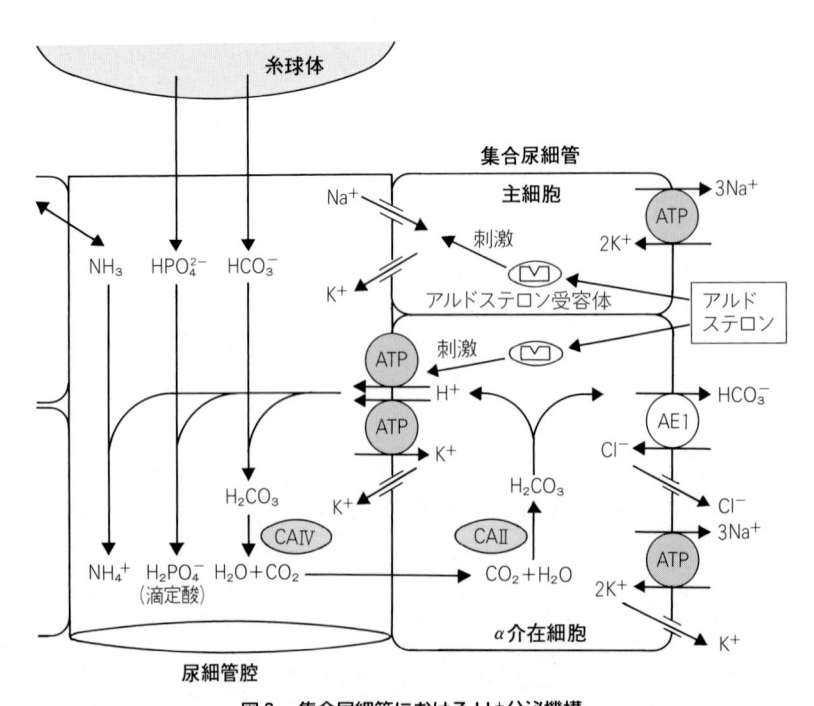

**図2 集合尿細管におけるH$^+$分泌機構**
AE1：Cl$^-$-HCO$_3^-$交換輸送体 (Cl$^-$-HCO$_3^-$ exchanger 1)

**表1 尿細管性アシドーシスの原因疾患**

**近位型（2型）**
  I. H+分泌障害
    1. 原発性（先天性，特発性）
    2. 炭酸脱水酵素阻害：欠損症，NBC-1活性低下，薬剤（acetazolamideほか）
  II. 全般的近位尿細管障害
    1. 特発性
    2. 遺伝性疾患：シスチン症，チロシン症，Lowe症候群，Wilson病，遺伝性果糖不耐症
    3. Ca代謝異常症：二次性副甲状腺機能亢進症，ビタミンD欠乏性
    4. 異常タンパク血症：多発性骨髄症，高γ-グロブリン血症
    5. 薬剤：変性tetracycline, gentamicin
    6. 重金属：鉛，水銀，Cd
    7. 尿細管間質障害：Sjogren症候群，髄質嚢胞腎，移植腎
    8. その他：ネフローゼ症候群，アミロイドーシス

**遠位型（1型）**
    1. 特発性
    2. 遺伝性疾患：Ehlers-Danlos症候群，髄質嚢胞腎，糖原病，鎌状赤血球症，CA II欠損症
    3. 自己免疫疾患：高γ-グロブリン血症，クリオグロブリン血症，Sjogren症候群，SLE，甲状腺炎，慢性活動性肝炎，原発性胆汁性肝硬変症，肺線維症
    4. 腎石灰化を伴う疾患：原発性副甲状腺機能亢進症，ビタミンD中毒，甲状腺機能亢進症，原発性高シュウ酸尿症，特発性高カルシウム尿症，遺伝性フルクトース不耐症，髄質海綿腎，Fabry病，Wilson病
    5. 間質性腎障害：慢性腎盂腎炎，閉塞性腎障害，移植腎
    6. 薬物，毒物：アムホテリシンB，消炎鎮痛薬，トルエン
    7. その他：肝硬変

**4 型**
  I. アルドステロン欠乏
    1. 糖質コルチコイド欠乏に伴うもの
       Addisson病，両側副腎摘除，酵素欠損（21-hydroxylase欠損症，その他）
    2. アルドステロン単独欠乏
       遺伝性
       幼児期の一過性低アルドステロン症
       特発性低アルドステロン症
    3. レニン分泌不全
       糖尿病性腎症，間質性腎炎，腎石灰化症，非ステロイド性抗炎症薬，AIDS
    4. アンジオテンシン変換酵素阻害薬
  II. アルドステロン抵抗性
    1. 間質性腎炎，腎不全を伴うもの
       メチシリン腎障害，シクロスポリン腎障害，SLE，鎌状赤血球症
    2. 薬物：アンジオテンシンII受容体阻害薬，スピロノラクトン，アミロライド，トリアムテレン，リチウム
  III. 電位依存性：閉塞性腎障害

## 治療

HCO₃⁻の投与が基本になる．遠位型では，1～3 mEq/kg/日程度の重曹（NaHCO₃）あるいはクエン酸にて補正可能である．一方，近位型ではHCO₃⁻再吸収障害があるため5～15mEq/kg/日の大量のNaHCO₃が必要である．とくに高度のHCO₃⁻再吸収閾値低下（12mM以下）を示す例では，HCO₃⁻はあまり効果がなく，サイアザイド利尿薬を投与し循環血液量減少によるHCO₃⁻再吸収閾値上昇をはかる．いずれにしてもアシドーシスを完全に補正することは難しい．しかし，一般的には呼吸性の代償が働いてpH7.35以上に維持されることが多い．重曹を投与する場合にはK排泄増加に注意する．4型遠位RTAでは，低アルドステロン症の場合，重曹に加えてミネラルコルチコイドである9-α-fludrocortisoneを0.025～0.4mg/日投与するが，高血圧には注意が必要である．高K血症に対しては，K制限，陽イオン交換樹脂，利尿薬などを追加する．

## 問題の解説と解答

**問題 1**

HCO₃⁻濃度が低下しているため代謝性アシドーシスが存在するが，血液pHはPCO₂の低下により正常範囲に保たれている．この低下は呼吸性の代償で予想される範囲 [1.2×ΔHCO₃⁻=1.2×(24-18)=7.2] であり呼吸性アルカローシスは認めない．

アニオンギャップは血中の主要な陽イオン（Na⁺）

表2 尿細管性アシドーシスの分類と特徴

|  |  | 近位型（2型） | 遠位型（1型） | 4 型 |
|---|---|---|---|---|
| 血清K |  | 低 | 低<br>(Voltage defectでは高い) | 高 |
| 尿pH | アシドーシス<br>存在時 | <5.5 | >5.5 | <5.5 あるいは >5.5 |
|  | アシドーシス<br>補正時 | >5.5<br>(7以上) | >5.5<br>(～7程度) | アシドーシス時より低下<br>(<5.5) |
| $FE_{HCO_3^-}$ | アシドーシス<br>存在時 | ～0% | <5%<br>(0にはならない) | <10% |
|  | アシドーシス<br>補正時 | >15% | <5% | <10% |
| 尿中$NH_4^+$排泄量 |  | 低下 | 低下 | 低下 |
| 尿anion gap＝Na＋K－Cl |  | ＋ | ＋ | ＋ |
| 外因性アルドステロンによる<br>アシドーシスの改善 |  | なし | なし | あり |
| 血漿アルドステロン濃度<br>(PAC) |  | 正常～高値<br>(二次性) | 正常～高値<br>(二次性) | 低値～正常<br>(低レニン性低アルドステロン症が多い) |
| GFR |  | 正常 | 正常 | 低下 |
| 腎結石 |  | まれ | ときどき<br>(クエン酸排泄減少のため) | まれ |
| $HCO_3$補充量<br>($NaHCO_3$として<br>1mEq＝84mg) |  | 大量<br>(5～10mEq/kg/day) | 少量<br>(1～3mEq/kg/day) | 少量～中等量 |
| K補充の必要性 |  | あり | なし<br>(Sjogren症候群では補充が必要) | K制限 |
| 代表的疾患 |  | Fanconi症候群 | Sjögren症候群 | DM腎症，間質性腎炎 |

(野々口博史 ほか，2003[4]）より引用）

と陰イオン（$HCO_3^-$，$Cl^-$）との差であり［$Na^+$－($HCO_3^-$＋$Cl^-$)］，代謝性アシドーシスの診断に重要である．正常は12±2 mEq/lであり，アニオンギャップが増加している場合は有機酸の産生過剰か腎不全，正常の場合は尿細管性アシドーシスが考えられる．

## 問題 2

高血圧がなくレニン活性，アルドステロン濃度正常で代謝性アルカローシスを認めないことから，原発性アルドステロン症，Bartter症候群，Liddle症候群は否定できる．アニオンギャップ正常の高Cl性代謝性アシドーシスが存在するため尿細管性アシドーシスが考えられるが，アシドーシス存在下で尿pHが5.5未満に低下しておらず遠位型が疑われる．

本症例では中年女性で耳下腺腫脹，乾燥症状を認めることからシェーグレン症候群が考えられる．診断には眼・口腔乾燥状態とおのおのの部位での病変の証明が必要である．

シェーグレン症候群（Sjögren syndrome：SS）は外分泌腺にリンパ球を中心とする慢性炎症が生じる自己免疫性疾患である．病変を生じる主要臓器は涙腺，唾液腺であるが，その他，皮膚，尿生殖路，気道，消化管なども障害される．SSのなかでほかの自己免疫性疾患に合併しているものを二次性SS，合併していないものを原発性SSという．原発性SSのなかで外分泌腺だけが障害されているものを腺型，腺以外の組織障害を伴うものを腺外型，眼・口腔の乾燥症状を自覚しないものを潜在型という．二次性は約半数を占め，関節リウマチ，全身性エリテマトーデス，強皮症，多発性筋炎，血管炎症候群，慢性甲状腺炎，慢性活動性肝炎，原発性胆汁性肝硬変症などとの合併がみられる．

SSの腎症では，腎間質へのリンパ球浸潤による間質性腎炎が多く，SSの約半数で尿濃縮力が低下している．尿細管性アシドーシスは遠位型が主体であるが，近位尿細管に病変が及ぶ場合も少なくない．一方，糸球体病変の合併頻度は少ないがクリオグロブリン血症との関連が報告されている[5]．

## 問題 3

$HCO_3^-$だけを投与すると低カリウム血症を増強させるのでカリウムの投与も必要である．カリウムは体内で$HCO_3^-$に分解されるクエン酸やグルコン酸として投与する．一方，KClの投与はClを負荷することによってアシドーシスを悪化させるため使用しない．

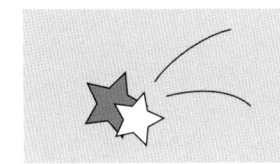

### 解答
問題1：d
問題2：d
問題3：b, c

## レベルアップをめざす方へ

近年，遺伝子異常によるRTAが報告されている（表3）．これに伴い近位型の重症型と考えられ，その後は，分類から除外されていた3型RTAが，再び復活している．

CA IVは主に近位尿細管に存在するが，髄質外層，内層集合尿細管にもわずかに存在する．CA IIは，集合尿細管の介在細胞に多く，近位やヘンレの太い上行脚にも存在する．糸球体で濾過された$HCO_3^-$の再吸収には，CA IVとCA IIが必要であるが，常染色体劣勢遺伝でosteopetrosisを伴うものでは，細胞質型炭酸脱水酵素II（CA II）の遺伝子異常が報告されている．細胞質型炭酸脱水酵素IIは，近位だけでなく遠位尿細管にも広く存在するために，より重篤な障害を引き起こすと考えられる．

表3 原発性腎尿細管性アシドーシスの遺伝子異常

| 型と遺伝形式 | 遺伝子部位 | シンボル | 遺伝子産物 |
|---|---|---|---|
| **原発性近位型RTA（2型）** | | | |
| 常染色体優性 | ? | ? | ? |
| 常染色体劣性で眼球異常を伴う | 4q21 | SLC4A4 | kNBC-1 |
| 幼児期散発型 | | | NHE-3の未熟 |
| **原発性遠位型RTA（1型）** | | | |
| 常染色体優性 | 17q21-22 | SLC4A1 | AE1 |
| 常染色体劣性で難聴を伴う（rdRTA1） | 2q13 | ATP6V1B1 | $H^+$-ATPaseのB1 subunit |
| 常染色体劣性で難聴を伴わない（rdRTA2） | 7q33-34 | ATP6V0A4 | $H^+$-ATPaseのa4 subunit |
| **近位・遠位混合型RTA（3型）** | | | |
| 常染色体劣性で骨軟化症を伴う | 8q22 | CA2 | CAII |
| **高K血症性遠位型RTA（4型）** | | | |
| 1型偽性低アルドステロン症 | | | |
| 　常染色体優性　腎型 | 4q31.1 | MLR | 鉱質コルチコイド受容体 |
| 　常染色体劣性　多臓器型 | 16p12 | SNCC1B, SCNN1G | β，γENaC |
| | 12p13 | SNCC1A | αENaC |
| 　"早期幼児型"　高K血症 | − | − | 鉱質コルチコイド受容体の未熟？か数不足？ |
| 2型偽性低アルドステロン症 | 12p13.3 | WNK1 | WNK1キナーゼ |
| （Gordon症候群） | 17p11-q21 | WNK4 | WNK4キナーゼ |

（野々口博史 ほか，2003[4]）より引用）

### 文献

1) Smulders YM, et al：Renal tubular acidosis. Arch Int Med 156：1629-1636, 1996.
2) Soriano JR：Renal tubular acidosis：the clinical entity. J Am Soc Nephrol 13：2160-2170, 2002.
3) Dubose TD：Hyperkalemic hyperchloremic metabolic acidosis：pathophysiologic insights. Kidney Int 51：591-602, 1997.
4) 野々口博史，ほか：尿細管性アシドーシス．日内誌92：826-831, 2003.
5) Goules A, et al：Clinically significant and biopsy-documented renal involvement in primary Sjogren syndrome. Medicine 79：241-249, 2000.

［井上　武明／冨田　公夫］

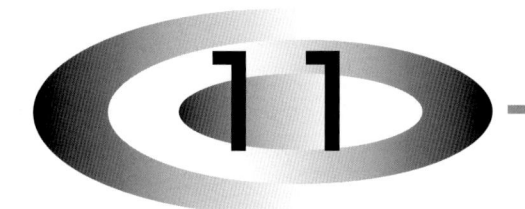

## 疾患 11 解離性大動脈瘤を持つ患者の腎機能が悪化してきたが？

## 問題編

### 症例と設問

症　例：64歳，男性
主　訴：腎機能低下，高血圧
家族歴：父方祖父：高血圧・脳卒中，父：高血圧
既往歴：高血圧，高脂血症，急性大動脈解離，発作性心房細動，胆石症
生活歴：喫煙20本/day×40年
現病歴：2001年9月，急性大動脈解離（DeBakey分類type IIIb）を発症し，某大学付属病院に入院．入院治療中，造影CT後に急性腎不全および肺水腫となり血液透析および呼吸管理にて状態は改善した．その後動脈解離の進展は認められなかったが，2002年頃より徐々に腎機能の悪化が認められたため，2003年5月14日に精査目的にて当科紹介受診となる．

身体所見：身長164cm，体重65.4kg，脈拍：64/min整，血圧：168/92mmHg，胸部心雑音・ラ音聴取せず，腹部血管雑音（＋），四肢に浮腫なく，神経学的異常所見なし．

内服薬，アムロジピン5mg，カンデサルタン4mg，フロセミド20mg，アテノロール25mg

**問題1** 本症例で必要となる検査を2つ選べ．
a. カプトリル負荷試験
b. ACTH，コルチゾール
c. CRP測定
d. 尿中メタネフリン測定
e. アルドステロン

＜入院時検査所見＞
血液検査：WBC 10,500/μl（Seg 45%，Band 15%，Eosi 3%，Baso 1%，Lymp 30%，Mono 5%，Meta 1%），RBC 405×10⁴/μl，Hb 12.0g/dl，Ht 36.0%，Plt 21.7×10⁴/μl

生化学検査：TP 6.5g/dl，Alb 4.0g/dl，T-Bil 0.6mg/dl，D-Bil 0.2mg/dl，ALP 234 IU/l，AST 16 IU/l，ALT 15 IU/l，LDH 317 U/l，ChE 294 IU/l，BUN 34mg/dl，Cr 1.9mg/dl，UA 7.6mg/dl，Na 141mEq/l，K 4.3mEq/l，Cl 106mEq/l，TG 200mg/dl，T-Cho 134mg/dl，HDL-Cho 21mg/dl，CRP 0.2mg/dl

尿検査：蛋白（－），糖（－），潜血（－），Na 182mEq/gCr，K 58.5mEq/gCr

内分泌学的検査，30分安静後採血：PRA 14.5ng/ml/hr（正常0.1～2.0），アルドステロン 13.2ng/dl（正常3.6～12.0），ACTH 22.2pg/ml，コルチゾール 7.86μg/dl，AD 0.018ng/ml，NAD 0.353ng/ml，DA 0.01ng/ml以下

**問題2** 必要となる画像検査を3つ選べ．
a. MRアンギオ
b. 腎盂造影
c. 腹部単純CT
d. 腎動脈ドップラーエコー
e. カプトリル負荷腎シンチ

**問題3** もっとも可能性の高い疾患はどれか．
a. 繊維筋性異形成
b. 粥状硬化性腎動脈狭窄症
c. 大動脈炎症候群
d. 腎梗塞
e. 結節性多発動脈炎

**問題 4** 本症例での妥当な治療法を 2 つ選べ．
a．経皮経管的腎動脈拡張（PTRA）
b．PTRA＋ステント留置
c．ACE阻害薬／アンジオテンシ受容体拮抗薬
d．経口副腎皮質ステロイド
e．血液透析

# 解 説 編

## ◉ 腎血管性高血圧

### 1．病因と分類

腎血管の病変が原因となり高血圧，腎機能障害を呈する疾患である．腎血管性高血圧の病態は片側または両側の腎動脈の狭窄または閉塞により，腎臓傍糸球体細胞からレニン放出が増大することにより高血圧・低カリウム血症，腎機能障害がおこる．腎動脈狭窄病変の原因としては 1 ）粥状硬化症，2 ）線維筋性異形成，3 ）大動脈炎症候群，動脈瘤，解離性大動脈瘤などがあげられるが，粥状硬化による粥状硬化性腎動脈狭窄症が 90％と最も多く線維筋性異形成（fibromuscular dysplasia：FMD）は 10％以下ある[1]．

#### 1 ）粥状硬化症

中年以降の男性に多くみられ，全身性の粥状硬化症の一病型として腎動脈内腔にアテロームプラークが付着して腎動脈狭窄が発症する．病変は腎動脈の起始部（2 cm 以内）に限局することが多い．近年食生活の欧米化と高齢化により増加が指摘されており，心筋梗塞患者や II 型糖尿病患者の多くに認められ，また，進行性で高齢者末期腎不全の原因となっている．

#### 2 ）線維筋性異形成

若年者に多くみられ腎動脈の遠位 2 ／ 3 の部分を侵すことが多くしばしば第一分枝まで及ぶ．血管撮影上"数珠玉状（string of beads）"を示し病理組織的には肥厚した線維筋性の部と著明に希化した部（aneurysm）が交互に存在する．粥状硬化症による狭窄と比較して予後は良い．また脳動脈瘤の合併が多いので脳の MR アンジオを併せて行う．

### 2．症状，徴候，診断

家族歴のない 30 歳以下の高血圧・中年以降の突然の高血圧，腎機能障害が認められる場合は腎動脈狭窄症を疑うべきである．また通常無症候性である．腎動脈狭窄症の診断としては（1）腹部血管雑音，（2）血漿レニン活性，（3）レノグラム・レノシンチグラム，（4）3D-CT，MRI アンジオ，（5）ドップラー超音波検査が行われる．

### 3．治　療

腎動脈狭窄症の治療には血流再開による高血圧治療と腎機能の保持という 2 つの目標がある．具体的には（1）経皮的腎動脈形成術（PTRA），（2）PTRA＋ステント挿入，（3）外科的手術，（4）薬物療法がある．血行再建の困難な例では降圧薬による治療を行う．

## ◉ 問題の解説と解答

### 問題　1

**末梢静脈血レニン活性**

レニン活性は腎動脈狭窄が片側性であるか両側性であるか，また病期によっても違う．片側性狭窄の場合はレニンが高値を示し血圧の上昇に伴い圧利尿により健側の腎臓からの水・Na 排泄が上昇し体液貯留は認めない．一方，両側性や単腎の狭窄の場合には初期にはレニンの上昇がみられるが慢性期には体液の貯留に伴ってレニンの高値は認められなくなる．片側性腎動脈狭窄でも慢性期になると高血圧性の障害が対側腎に出現し腎機能低下により体液の貯留がおこりレニン分泌が抑制される．高血圧患者はときに自分で減塩を行っていることがあり減塩時にはレニンアンジオテンシン系が賦活化されているので検査時は正常食塩摂取状態にしておくことが大切である．また本症例のようにすでにアンジオテンシン変換阻害剤あるいは受容体拮抗薬を内服している場合，レニンが高値を示す場合がある．

**カプトプリル負荷試験**

アンジオテンシン変換酵素阻害剤を投与するとアンジオテンシン II の濃度が減少しレニン分泌の抑制が解除されレニン分泌は上昇する．50mg カプトプリル投与に対するレニン値の過大反応の有無で検討する．

### 問題　2

**CT anigography，MR anigography**（図 1 ）

腎動脈狭窄症の診断に CT アンジオあるいは MR アンジオによって管腔と壁の状態を 3 次元に描出し腎動脈狭窄の程度を明らかにする画像検査が有用である．血清クレアチニン値 2.3mg/dl（200 $\mu$ mol/l）以下の

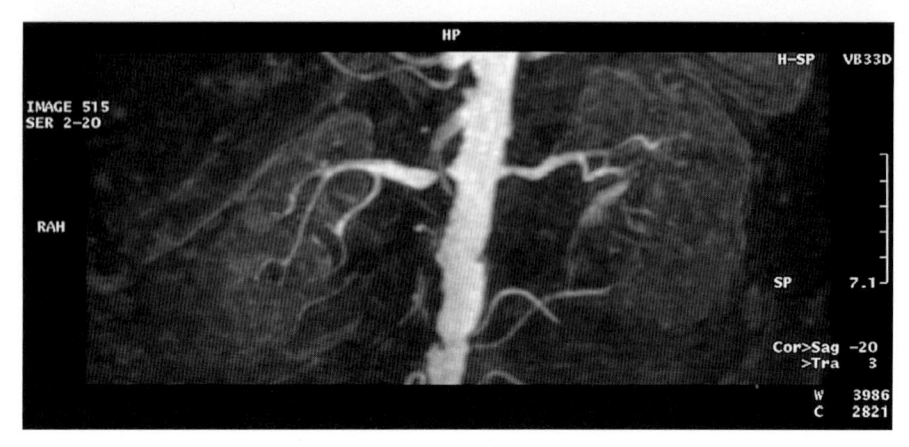

#### 図1 MRアンジオによる腹部血管像
大動脈壁不整が著しく両側腎動脈起始部に90％以上の狭窄を認める．また腎動脈下流に瘤を認め動脈硬化が強い．

レノシンチグラム

カプトプリル（−）　　　　　　　　　　　　　　　カプトプリル（＋）

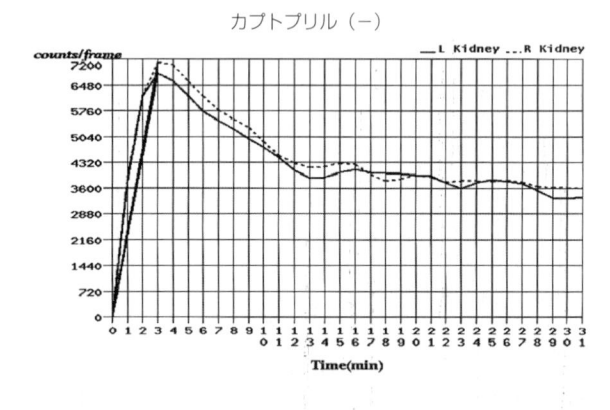

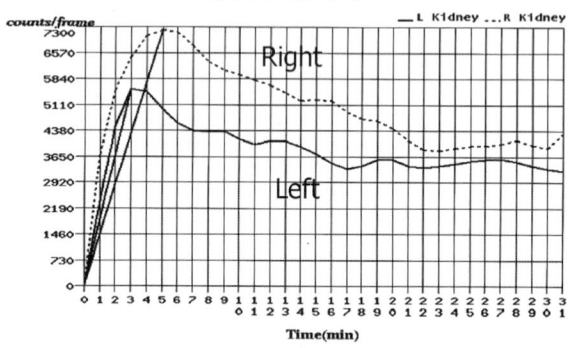

| GFR (ml/min) | Right | Left |
|---|---|---|
| カプトプリル（−） | 17.3 | 15.9 |
| カプトプリル（＋） | 13.5 | 12.1 |

#### 図2 カプトリル負荷腎シンチグラム
カプトリル負荷前後で両側の腎機能の低下が認められるがとくに右腎に遅延を認める．

症例ではCT anigographyあるいはMRAを行い，より腎機能の悪化した症例においてはMRAが第一選択となる[2]．腎機能が悪い場合には$CO_2$アンギオグラフィも試みられるがその解像度は高くない．本症例ではすでにクレアチニンが1.9と高値であり喘息などの禁忌がなければまずMRアンギオを行いたい．

### カプトプリル負荷シンチグラム（図2）

腎機能の評価としてカプトプリル負荷後のレノグラム，レノシンチグラムが本症の診断に有用である[3]．本症では血管相・機能相の低下と遅れ，患側腎の縮小や放射能の腎内集積の減少がみられる．カプトプリル投与により輸出細動脈がより強く拡張して糸球体内圧は低下する．狭窄側では腎動脈に器質的狭窄があるため輸出細動脈の拡張による糸球体内圧の低下が大きくまた血流量も増加しないためGFRの低下が著明となる．しかしその使用に際して単腎あるいは両側狭窄症例では過度の降圧と可逆的な腎機能低下を引き起こす可能性が指摘されておりそのような際には慎重なカプトリル負荷が望まれる．

### 超音波検査およびドップラー法

超音波検査は腎動脈と腎実質を画像化し血流速度が測定でき非侵襲的に腎血流の機能評価ができる．腎臓のサイズ差が1.5cm以上ある場合は腎動脈狭窄が強く疑われる．この方法は検査前に降圧薬を中止する必要がないことや両側腎動脈狭窄例でも診断精度が落ちないこと，腎機能障害の程度によって影響を受けないなどの利点がある．

### 問題 3

基礎疾患として大動脈瘤があり，血管壁の動脈硬化が著明である．

### 疾患 11. 解離性大動脈瘤を持つ患者の腎機能が悪化してきたが？

PTRA＋ステント挿入

CO₂アンギオ　　　　　　　　　　　　　PTRA後

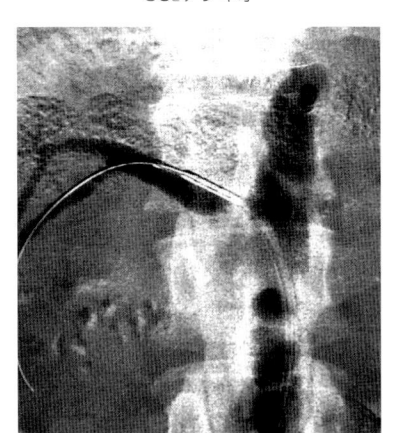

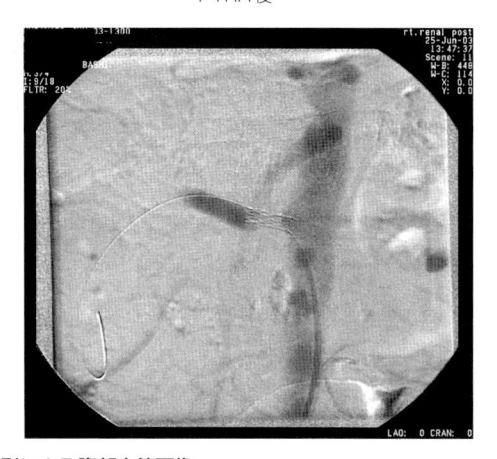

**図3　血管撮影による腹部血管画像**
右腎動脈狭窄部前後で著明な圧格差を認めたため（右腎動脈圧格差：狭窄部前 146/63mmHg, 狭窄部抹消 36/28mmHg），CO₂アンギオで狭窄部を確認してからバルーン拡張とステント挿入を行った．

両側腎動脈起始部に90％以上の狭窄があり動脈硬化性腎動脈狭窄症と診断される．

### 問題 4

**経皮経管的腎動脈拡張術（PTRA），腎動脈ステント（図3）**

一般に腎臓のサイズが 7〜9cm 以上の際には血行再建にて腎機能改善が期待される．PTRAは外科治療に比較し全身麻酔が不要なこと，入院期間が短いこと，くり返しが可能なことなどが利点となる．FMDに対するPTRAの成功率は90％以上であり5年で再狭窄は10％程度である．一方，粥状動脈硬化症による腎狭窄の治療についてはPTRAのみでは成功率が低くバルーン拡張後のステント挿入術（PTRS）が一般的で有効である．しかしながら腎障害の進んだ症例では必ずしも予後は良くない[4]．

**外科手術**

分枝部の腎動脈瘤，ステントの再狭窄などPTRAが行えない症例では腎動脈バイパス術，体外腎血管形成術，片側腎摘出術，内膜除去術，アテレクトミーなどがある．これらのうちバイパス術の頻度が最も高く，成功率は高い．

**薬物療法**

血行再建までの期間や血行再建の困難な症例では降圧薬による治療を行う．本症はレニン分泌の亢進があるためにアンジオテンシン変換酵素阻害剤やアンジオテンシン受容体拮抗薬が有効な薬剤である．上昇したアンジオテンシンIIによって狭窄腎の血流が維持されているレニン依存性が強い患者，とくに両側の腎動脈狭窄例や単腎の症例では血圧の急激な下降によって腎機能悪化をまねくこともあり注意を要するが慎重に経過を観察すれば必ずしも禁忌とはならない．片側の腎血管性高血圧症の患者へのACEIの投与は腎機能に影響なく生命予後を改善する．アンジオテンシン変換酵素阻害薬投与によりクレアチニン値が2割以上上昇する症例ではむしろ腎動脈狭窄が強く疑われる．β遮断薬はJG細胞からのレニン分泌を抑制するのでACE阻害薬あるいはアンジオテンシンII受容体拮抗薬と併用される．利尿薬は体液の減少を介してRAA系をいっそう亢進させるので第一選択薬とはしないで補助的に用いる．

### 解　答

問題1：a, e
問題2：a, d, e
問題3：b
問題4：b, c

## レベルアップをめざす方へ

　腎臓超音波法はMRA，CTAや血管造影による画像診断では得られない大きな特徴としてドプラ法により血流速度という血行動態の評価が可能となる点である．

　感度，特異度は90～95％程度と高い精度が報告されている．また造影剤を使用しないために腎機能障害を有する症例にも適用できる．

　具体的には腎動脈の収縮期最高血流速度（peak systolic velocity：PSV）と拡張末期血流速度（end diastolic velocity：EDV）を計測すると同時に上腸間膜動脈分岐部レベルでの腹部大動脈内のPSVを測定し，腎動脈と腹部大動脈のPSV比であるrenal/aorta ratio（RAR）を計算する（図4）．PSV＞180cm/sでRAR＞3.5のときには60％を超える有意腎動脈狭窄があり治療対象とされている[5]．

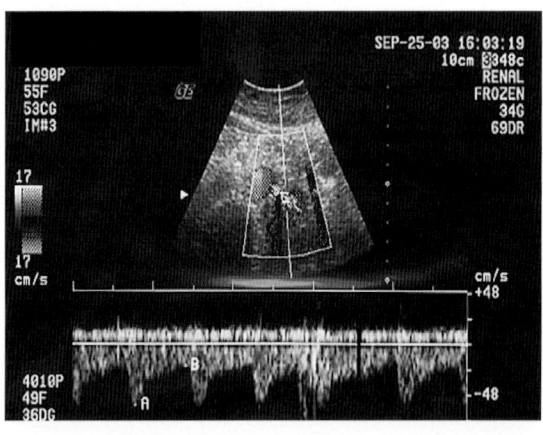

図4　ドップラーエコーによる腎動脈狭窄評価
狭窄拡張前後でPSVは著明に低下した．

●文　献●

1) Safian RD, Textor SC：Renal-artery stenosis. N Engl J Med 344：431-442, 2001.
2) Pedersen EB：New tools in diagnosing renal artery stenosis. Kidney Int 57：2657-2677, 2000.
3) Oei HY, et al：The significance of captopril renography in the diagnosis in renovascular hypertension. Contrib Nephrol 56：95-103, 1987.
4) Gill KS, et al：Atherosclerotic renal arterial stenosis：clinical outcomes of stent placement for hypertension and renal failure. Radiology 226：821-826, 2003.
5) Hoffmann U, et al：Role of duplex scanning for the detection of atherosclerotic renal artery disease. Kidney Int 39：1232-1239, 1991.

［阿部　高明］

# 疾患 12 生来健康な60歳男性が倦怠感と傾眠傾向のために紹介受診したが!?

## 問題編

### 症例と設問

症　例：60歳，男性
主　訴：全身倦怠感および傾眠
既往歴：特記事項なし
職　業：自営業
嗜　好：喫煙20本40年間，機会飲酒
現病歴：特別な誘因なく約 1 週間前から倦怠感を自覚，その後徐々に症状が増悪し 3 日前から仕事に行けなくなった．今朝から呼びかけると返事はあり指示動作に従えるもののウトウトと眠ってしまう状態に家族が心配し近医受診した．傾眠状態が持続するため精査目的で紹介となった．頭痛ならびに嘔気・嘔吐などはみられず何とか歩行は可能な状態であった．
身体所見：体温36.5℃，血圧134〜72mmHg，脈拍72/分，体重62.3kg，意識レベルJCS I-1，異常口臭なし，羽ばたき振戦なし，顔貌はやや無気力，眼瞼結膜に貧血なし，眼球結膜に黄染なし，表在リンパ節触知せず，甲状腺腫大なし，口腔内乾燥なし，皮膚やや湿潤でツルゴール低下なし，胸部聴診上ラ音および心雑音なし，腹部平坦軟で圧痛なし，肝・脾・腎触知せず，四肢冷感なし，チアノーゼなし，顔面四肢末梢浮腫なし，明らかな麻痺や感覚異常なし，異常反射なし．

**問題1**　意識障害の原因検索のためまず行うべき検査を 2 つ選べ．
　a．頭部CT
　b．血液培養
　c．血液ガス分析
　d．血清電解質検査
　e．血糖検査

＜入院時検査所見＞
血液検査：WBC 7,500/$\mu$l，RBC 312×10$^4$/$\mu$l，Hb 10.9g/dl，Ht 35.8％，Plt 27.9×10$^4$/$\mu$l
生化学検査：TP 7.2g/dl，Alb 4.0g/dl，AST 12 IU/l，ALT 16 IU/l，LDH 254 IU/l，BUN 9.9mg/dl，Cr 0.5mg/dl，UA 2.6mg/dl，Na 113mEq/l，K 3.7mEq/l，Cl 78mEq/l，Ca 9.0mg/dl，Glu 125mg/dl，血漿浸透圧 255mOsm/kgH$_2$O，血漿レニン活性 0.8ng/ml/時，ADH 12.8pg/ml，T3 1.1ng/ml，T4 8.9$\mu$g/dl，TSH 3.9$\mu$U/ml，ANP 61pg/ml
血液ガス分析：pH 7.412，paCO$_2$ 35.8 Torr，paO$_2$ 86.9Torr，HCO$_3^-$ 24.8mmol/l，
尿検査：潜血（−），蛋白（−），尿中Na 52mEq/l，尿中K 16.4mEq/l，尿中Cl 38mEq/l，尿中Cr 69.8mg/dl，尿浸透圧 630mOsm/kgH$_2$O

**問題2**　最も可能性の高い疾患あるいは病態は何か．
　a．急性副腎不全
　b．SIADH
　c．低張性脱水
　d．salt loosing nephropathy
　e．低レニン低アルドステロン症

**問題3**　この疾患あるいは病態の原因検索のために不可欠な検査を選べ．
　a．胸部CT
　b．髄液検査
　c．脳波
　d．腹部超音波
　e．全身ガリウムシンチ

問題4　最初に行うべき治療として妥当なものを2つ選べ．
a. ハイドロコルチゾンの静脈内投与
b. 広域セフェム系抗菌剤の投与
c. 高張食塩水の点滴
d. 水制限
e. 生理食塩水の点滴

# 解説編

## 血漿浸透圧と尿浸透圧

体内には水代謝およびナトリウム代謝にかかわる調節系として，浸透圧調節系と容量調節系との2種類が存在する．これらはお互いに無関係ではなく，とくに抗利尿ホルモン（ADH）を介して密接にかかわっている．すなわち，体液浸透圧の上昇は視床下部にある浸透圧受容体で感知され，ADHの分泌を促進し腎での水再吸収を増加させる一方で口渇感を自覚させ飲水を促し，その結果浸透圧は正常化する．逆に体液浸透圧が低下すれば，その反対のメカニズムで浸透圧は正常化する．つまり血漿浸透圧が上昇すれば尿浸透圧も上昇し，反対に血漿浸透圧が低下すれば尿浸透圧も低下し一定の環境を保持している．もう一つの調節系である容量調節系は体液量あるいは血圧の変化によって作動する．仮に体液量あるいは血圧の低下が生じた場合，レニン・アンギオテンシン・アルドステロン系の活性化および心房性利尿ペプチド分泌の低下が血管の収縮や腎でのナトリウム再吸収を亢進させ，体液量ならびに血圧を維持するが，この系にもADHは少なからず関与し体内の恒常性を維持している．

## 低Na血症

血漿浸透圧は直接測定することも臨床的に行われているが，（2×血清Na＋血糖/18＋尿素窒素/2.8）で推測することも可能である．この推測式からもわかるように低Na血症は低浸透圧血症といえる．通常，腎における最大の尿希釈力は50mOsm/kgH$_2$O程度まで可能でありかなりの水負荷まで耐えることができる．低Na血症が発症する原因としては，(1)高度な腎機能障害（急性・慢性腎不全）のため自由水が生成できない．(2)高度の脱水や出血でADH分泌が促進される（消化管出血など）．(3)体液量が増加しているのに体内調節系が感知されない（心不全，ネフローゼ症候群など）．(4)細胞外液浸透圧の上昇がないにもかかわらず，ADHの分泌が異常に亢進している（SIADH）．以上のような病態が考えられる．

## SIADH（syndrome of inappropriate secretion of antidiuretic hormone）

ADHが不適切に分泌される病態をさす．すなわち，循環血液量の減少がなくまた血漿浸透圧が低いにもかかわらず，ADHの分泌が持続する状態である．本症候群には診断基準があり表1に示す．原因として(1)悪性腫瘍からのADHの異所性分泌(2)視床下部下垂体系へのADH分泌刺激亢進(3)ADH分泌抑制系の障害などである．日常臨床で遭遇するSIADHをきたす疾患は非常に多岐にわたるが，悪性腫瘍（とくに肺癌），中枢神経疾患，肺疾患あるいは薬剤誘発性などである（表2）．

表1　SIADHの診断基準

| |
|---|
| 1. 低浸透圧血症を伴う低Na血症（130mEq/L以下） |
| 2. 尿がある程度まで濃縮されている |
| 　（尿浸透圧/血漿浸透圧＞1，尿浸透圧＞300mOsm/kgH$_2$O） |
| 3. 尿中にNa排泄が持続している（20mEq/L以上） |
| 4. 脱水症状がない |
| 5. 腎機能正常，副腎機能正常 |

表2　SIADHの主な病因

| |
|---|
| 1. **悪性腫瘍** |
| 　肺癌，膵癌，十二指腸癌，膀胱癌，前立腺癌，悪性リンパ腫など |
| 2. **中枢神経疾患** |
| 　頭部外傷，脳腫瘍，くも膜下出血，脳炎，髄膜炎など |
| 3. **肺疾患** |
| 　肺炎，肺結核，肺真菌症など |
| 4. **薬物** |
| 　抗腫瘍薬（ビンクリスチン，シクロフォスファミド，シスプラチンなど） |
| 　血糖降下薬（クロルプロパミド，トルブタミドなど） |
| 　向精神薬（アミトリプチリン，デスプラミンなど） |
| 　抗痙れん薬（カルバマゼピンなど） |

## 症　状

慢性的な経過をとる場合は無症状のことも少なくないが，一般的には血清Naが120mEq/l以下になると食欲不振，嘔気，嘔吐，全身倦怠感，頭痛や傾眠傾向などが出現し，さらに進行すると痙れんあるいは昏睡といった重篤な症状が出現する．

## 治療および予後

原因となっている疾患あるいは病態に対する治療を実施しながら低Na血症，低浸透圧血症の改善をはかる．治療を行ううえで重要なポイントは血清Na濃度に加え発症速度の把握である．（1）水分制限：一般的に1日摂取水分量を800ml以下に制限するが，重症例では500ml以下とすることがある．（2）高張食塩水：血清Na濃度が110mEq/l以下の場合は，緊急性があり3％高張食塩水の点滴が必要となる．その際ループ系利尿剤を併用することで自由水が排泄され有効である．血清Na濃度が125mEq/lまでは比較的早めの補正が必要であるが，急速な補正で発症するとされる中心性橋脱髄症（central pontine myelinolysis）を予防するために，血清Na濃度の上昇速度を0.5mEq/l/時以下，あるいは10mEq/日以下とする．そのためには，治療開始後頻回の血清電解質のモニタリングが必要である．（3）薬物療法：低Na血症が遷延する場合，補助的な手段としてテトラサイクリン系薬剤であるデメクロサイクリン（レダマイシン）600～1,200mg/日が使用されることがある．

低Na血症および低浸透圧血症という状態のみを考慮すれば，予後は決して悪くはないが，悪性腫瘍などの基礎疾患を有している場合が多く，それらの疾患が予後を大きく左右する．

## 問題の解説と解答

### 問題　1

**意識障害の患者をみた場合**

意識障害イコール脳のイベントと考えがちであるが，意識障害をきたす疾患は数多く存在し，それらを早急に鑑別する必要がある．大きく分けて脳血管障害，代謝性，感染症，中毒，てんかんなどである．このケースでは明らかな神経学的所見に乏しく脳血管障害は否定的である．さらに発熱，頭痛などはなく全身の感染症および中枢神経系の感染症も考えにくい．したがって，第一に行う検査としては，その簡便性という観点からも電解質と血糖のチェックが妥当である．

### 問題　2

血清Na濃度が121mEq/lであり，これが意識障害や全身倦怠感の原因であることは容易に理解できる．ここで低Na血症の鑑別で重要になるのが体液量の評価である．一般的には口腔内および皮膚（とくに腋下）の乾燥程度，皮膚のツルゴール，四肢・体幹の浮腫の有無，capillary refilling time，口渇感などを参考に評価する．このケースの場合，浮腫はなくまた皮膚の所見からは体液量としては正常と考えるのが良さそうである．次に重要なポイントとしては尿中へのNa排泄状況である．通常，低Na血症，低浸透圧血症の状態であれば，ADHの分泌刺激が抑制され低張尿の排泄がみられ，当然尿中Na濃度も低下しており20mEq/l以下となる．しかしながら，このケースでは低Na血症でありながら高張尿が認められ，尿中Na濃度も20mEq/l以上である．つまり，正常なADHの反応が欠如した状態と考えられ，低張性脱水および低レニン低アルドステロン症は否定的である．salt loosing nephropathyは高度の脱水を伴うことがほとんどであることから本ケースでは考えにくい．急性副腎不全は否定できないが，その場合の多くは発熱，低血糖ならびに高K血症を併発しており，したがってこのなかで最も可能性が高いのはSIADHといえる．血清ADHの絶対値は必ずしも高いわけではないが，本症例のように血漿浸透圧に比し相対的に高いことが多い．また，希釈性低Na血症のため血漿レニン活性は低値を示し，腎臓での尿酸クリアランスが増加することで尿酸値が低いことがほとんどで診断の際参考になる．

### 問題　3

SIADHは基本的には基礎疾患を背景に発症してくるため，その検索は治療の反応性および予後にも関与するため非常に重要である．原因としては悪性腫瘍，中枢神経系疾患，肺疾患および薬物があげられる．このなかで見落としてはならないのが悪性腫瘍でありSIADHの原因としては約半数を占め，なかでもとくに頻度が高いのは肺癌である．肺癌のなかでも小細胞癌および燕麦細胞癌が典型的であり，その機序としては異所性のADH産生が考えられている．したがってこのケースにおいては肺癌の有無をただちに検索する必要がある．

### 問題　4

治療の原則は水制限である．慢性的に経過したケースで神経症状がないときは，水制限のみでよいが，本

ケースのように意識障害を伴っている際には経静脈的なNaの補充が必要である．日常臨床において生理食塩水をまず使用する場合がしばしば見うけられるが，尿中Na排泄が増加するのみで低Na血症の改善には無効であることが多いので，3％高張食塩水を開始するのがよいと考えられ，その際ループ系利尿剤を併用すると効果的である．しかしながら，血清Na濃度の補正速度には十分注意が必要である．

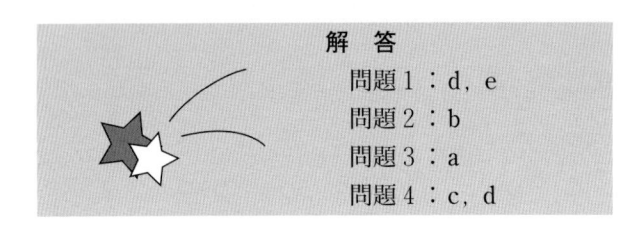

**解　答**
問題1：d, e
問題2：b
問題3：a
問題4：c, d

## レベルアップをめざす方へ

### 中心性橋脱髄症（central pontine myelinolysis：CPM）

　　CPMは橋底部の原発性非炎症性脱髄を主病変とする疾患群である．1959年Adamsらによって最初に報告され，最近では電解質異常，とくに低Na血症を急激に補正した場合での報告例が増加している．明確な原因は不明であるが，急速な浸透圧の変化が血管内皮に発生し，myelinotoxic factorや血管浮腫が起こるなどの可能性が考えられている．症状は多彩で四肢麻痺，仮性球麻痺あるいは昏睡に至るような意識障害などが典型的であり，その他外眼筋麻痺や構音障害などがあげられる．診断にはMRIが有効で，本症の特徴的所見としてはT1強調画像で低信号，T2強調画像で高信号の病変が，橋底部の円形対称性に認められることである．予後は不良で生存例でも種々の後遺症を残すことが多い．

［稲熊　大城］

# 疾患 13 輸液開始後に意識レベルが低下した62歳女性！？

## 問題編

### 症例と設問

症　例：62歳，女性
主　訴：意識障害，低Na血症
現病歴：1カ月前より食欲低下，全身倦怠感を自覚していたが1週間前に食欲低下，嘔気を主訴に某院に検査のため入院．入院時から経口摂取が少ないため維持輸液が開始されていた．入院時は意識清明であったが4日目より意識レベルが急速に低下した．頭部CTにて明らかな病変を認めず．血清Na値が入院時の139mEq/lから，その時点で105mEq/lまで低下していることが判明した．高張食塩液にて治療開始されたが，意識障害が持続するため転院となった．
家族歴：とくになし
既往症：とくになし
身体所見：BP 116/70mmHg，脈拍100/min，体温37.6℃，呼吸数20/min，SpO₂ 98％．意識；呼びかけに応答あるが傾眠傾向．発語あるも不明瞭で失見当識あり．貧血，黄疸なし．項部硬直認めず．頭頸部，咽頭異常なし．胸部：呼吸音　清，心音　正常，過剰心音なし．腹部：平坦・軟．圧痛なし．肝脾触知せず．四肢：末梢に浮腫なし．神経学的所見：意識障害・失見当識以外はfocal signは認めず．

＜入院時検査所見＞
血液検査：WBC 6,500/μl，Hb 13.4g/dl，Ht 36.8％，pl 21.4万/μl
生化学検査：Na 112mEq/l，K 3.3mEq/l，Cl 80mEq/l，BUN 4 mg/dl，Cr 0.5mg/dl，血糖 80mg/dl，CK 2811，GOT 123，GPT 87，CRP 17.2
尿検査：比重 1.030，pH 5.0，蛋白（＋），糖（－），ケトン（3＋），白血球（－），尿沈渣異常なし
血液ガス分析：pH 7.465，Pco₂ 24.8mmHg，Po₂ 95.6mmHg，HCO₃ 17.4mEq/l

低Na血症による意識障害と考え，高張食塩液による補正を開始．血清Na濃度は徐々に上昇したが意識障害，発熱が遷延した．感染症のfocusを探すために髄液検査など各種検査が行われたが，明らかにならず．各種培養採取後，Empiricに抗生剤投与を継続．

入院後の血清でコルチゾル4.5μg/ml，ACTH＜測定感度以下が確認されたためステロイド（Hydrocortisone 100mg 8時間ごと）を開始した．ステロイド開始後は急速に意識レベルの改善がみられ発熱も徐々に低下した．経過中提出された血液培養はすべて陰性であった．またその後の検査にて下垂体前葉ホルモン（GH，LH，FSH，TSH，プロラクチン）の分泌はいずれも正常であった．現在も外来でハイドロコルチゾン補充療法（20mg/day）を継続中．

**問題1**　本症例で診断にさらに必要な検査はどれか．
a．頭部MRI検査
b．血漿および尿浸透圧
c．甲状腺機能検査（TSH）
d．副腎機能検査（ACTH，コルチゾール）
e．髄液検査

**問題2**　次のうち低張性低ナトリウム血症の原因となるのはどれか？
a．心不全
b．脱水
c．糖尿病性ケトアシドーシス
d．甲状腺機能亢進症
e．肝硬変

**問題3** 次のうちADHの分泌刺激と考えられないのはどれか？
a. 血漿浸透圧290mOsmol/l
b. 痛み刺激
c. 三環系抗うつ薬
d. 有効循環血漿量低下（容量低下）
e. 発熱

# 解説編

## ACTH単独欠損症

本症例は副腎不全による低Na血症であるが，原発性副腎不全ではなく下垂体性副腎不全のなかでもほかの下垂体性ホルモンの機能が保たれているACTH単独欠損症によるものである．

ACTH単独欠損症は成人の下垂体単独ホルモン欠乏症のなかでは最も頻度は高い．原発性副腎不全と異なりACTHが低値となるため皮膚の色素沈着が少ないとされる．大部分の症例では原因は不明であるが自己免疫的な機序による下垂体ACTH細胞の選択的な障害が想定されている．

発症年齢は40歳以降に多く男女差はあまりない．症状は全身倦怠感，食欲低下など特異的なものはないが，初診の原因として低血糖と意識消失が多いので，これらの症候を伴う患者では本症を念頭において少なくとも血中ACTHとコルチゾル測定のための採血を行っておくとよい．以前考えられていたほどにはまれではなく低Na血症をおこす続発性副腎不全の原因として忘れてはならない疾患である．また本症例のように発熱が副腎不全の症状としてみられることもある．治療はプレドニゾンあるいはヒドロコルチゾンによる補充療法である．

## 低Na血症について

低Na血症の診断は1）血漿浸透圧測定，2）細胞外液量の臨床的評価，の2段階で行う（図1）．血漿浸透圧が上昇するのは高血糖，マニトールの使用などにより細胞外液が高張となり細胞内から水が細胞外に移動した結果Na濃度が希釈されて低Na濃度が低下す

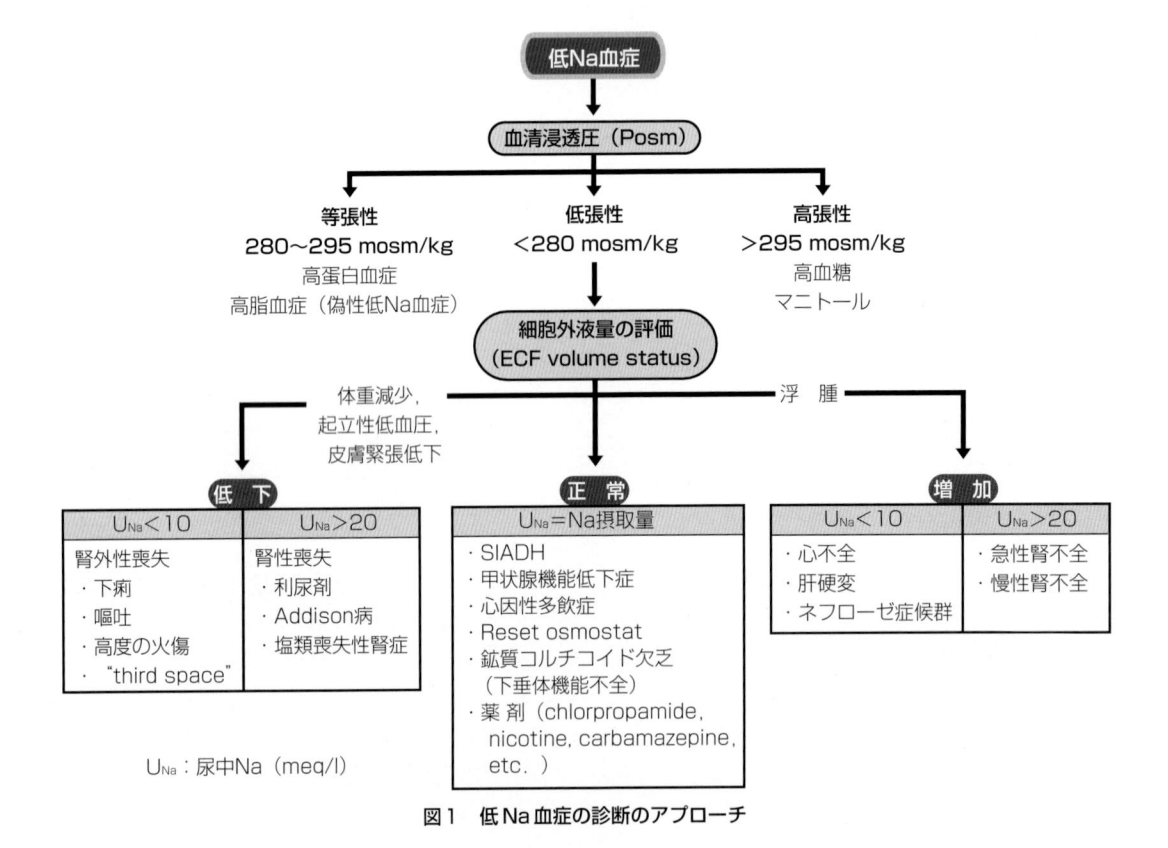

```
                        低Na血症
                           ↓
                      血清浸透圧（Posm）
          ┌─────────────┼─────────────┐
        等張性           低張性          高張性
    280～295 mosm/kg   <280 mosm/kg   >295 mosm/kg
       高蛋白症                          高血糖
    高脂血症（偽性低Na血症）              マニトール
                           ↓
                    細胞外液量の評価
                   （ECF volume status）
    体重減少，                                    浮腫
    起立性低血圧，
    皮膚緊張低下
    ┌──────┬──────┐      正常        ┌──────┬──────┐
     低下              UNa＝Na摂取量        増加
   UNa<10  UNa>20   ・SIADH            UNa<10  UNa>20
  腎外性喪失  腎性喪失  ・甲状腺機能低下症   ・心不全  ・急性腎不全
   ・下痢   ・利尿剤   ・心因性多飲症      ・肝硬変  ・慢性腎不全
   ・嘔吐   ・Addison病 ・Reset osmostat   ・ネフローゼ症候群
   ・高度の火傷 ・塩類喪失性腎症 ・鉱質コルチコイド欠乏
   ・"third space"              （下垂体機能不全）
                              ・薬剤（chlorpropamide,
                               nicotine, carbamazepine,
                               etc.）
```

UNa：尿中Na（meq/l）

**図1 低Na血症の診断のアプローチ**

る場合である．血漿浸透圧が正常な場合は，著明な高脂血症，高蛋白血症による偽性低Na血症である．これら以外の大部分の低Na血症は低張性低Na血症である．次の段階は細胞外液量の臨床的評価である．心不全，肝硬変，ネフローゼ症候群は細胞外液量増加の低Na血症の代表例である．原因が何であれ著明な体液量減少（ECF減少）ではADHが分泌され水貯留をきたすと低Na血症をおこす．細胞外液量が正常な低Na血症はSIADH，心因性多飲症，副腎不全，甲状腺機能低下症がある．

## ADH分泌について

ADHの分泌刺激には大きく浸透圧刺激（高張状態）と非浸透圧刺激の2つがある．浸透圧刺激は視床下部の浸透圧受容体を介して血漿浸透圧280mOsmol/l以上でADHの分泌が直線的に増加しADHの値は0.38×（実測血漿浸透圧−280）で推測される．これに対して浸透圧以外にもいくつかのADHの分泌刺激があることが知られており有効循環血漿量の低下（hypovolemia）はそのなかでも最も臨床的にしばしばみられる原因である．嘔気，痛み刺激，情動ストレス，薬剤，脳疾患，肺疾患等で分泌亢進が伴うことが知られている．血漿浸透圧が280mOsmol/l以下（すなわち多くの場合血清Na135mEq/以下であるにもかかわらず尿浸透圧が最大希釈されていなければ（尿浸透圧<100mOsmol/l），これらの何らかの非浸透圧刺激によってADHが分泌されていると考えられる．低Na血症の患者において尿が最大希釈されていなければ，これらの原因を探すことが治療につながる．

## SIADH

低Na血症があると血漿浸透圧は低下し，ADHの分泌は完全に抑制されるはずなのにADHが分泌されている状態が不適切ADH分泌症候群（SIADH）である．言いかえるとSIADHはNa排泄に関しては異常がなく（容量調節系は正常）水代謝の異常（浸透圧調節の異常）であるといえる．少なくとも身体所見から判断される体液量は変化しておらず，有効循環血漿量の低下がないことが条件である．診断的には血漿浸透圧が低張であるにもかかわらず尿浸透圧が高張であり，甲状腺機能低下症，副腎不全を否定する必要がある．原因としては中枢神経系の異常，呼吸器疾患，悪性腫瘍，薬剤投与など関与することが知られている．原因薬剤としては向精神薬（三環系抗うつ薬，ハロペリドール，カルバマゼピン），抗腫瘍薬（シクロフォスファミド，ビンクリスチン，ビンブラスチンなど），経口糖尿病薬（クロルプロパミド，トルブタミド），その他（ニコチン，ブロモクリプチン）などが知られている．

## SIADHに類似した病態

### 1．Cerebral salt-wasting syndrome

SIADHに類似した病態として低Na血症，低血圧，尿中Na排泄の増加がみられ，正確な原因は不明であるがbrain natriuretic peptide（BNP）やANPの関与によって尿量増加，Na排泄に関与していると考えられている病態である．頭部外傷後やくも膜下出血後など中枢神経疾患との関連が報告されている．

### 2．Mineral corticoid-responsive hyponatremia of the elderly（MRHE）

高齢者にみられる低Na血症としてCerebral salt-wasting syndromeに類似する病態として最近提唱されている．この病態は一見細胞外液の低下を伴わない低Na血症でSIADHと診断されることが多いが，基礎に循環血液量の低下が基礎にあることがSIADHと異なる．高齢者のNa再吸収能の低下が病態の原因として疑われている．フルドロコルチゾン（フロリネフ）に反応する．

## 治　　療

ACTH単独欠損症ではホルモン補充療法であるが，低Na血症そのものによる症状がある場合には，その治療を並行して行う．SIADHでは水制限が基本であるが，臨床症状を伴う低Na血症がある場合には，持続する高張尿に対しては尿の浸透圧を低下させる目的でフロセミド（ラシックス）を用い，喪失したNaを生理食塩液，あるいは高張食塩液で補う．これにより正味で水を体内から排泄させることができる．循環血漿量低下が病態にある場合には生理食塩液による体液補充が必要である．注意深い身体所見から体液の状態の評価が重要である．

## 問題の解説と解答

### 問題　1

経過からは低Na血症による意識障害が最も疑わしい．まず血漿浸透圧から低張性低Na血症であることを確認し，臨床的にはeuvolemiaと判断されるのでSIADHが鑑別診断に考えられる．この際に甲状腺機能低下，副腎不全を否定する必要がある．これ以外に

も薬物服用歴は必要である．中枢神経疾患はこの時点で完全に否定はできないが，必須とはいえない．

原発性副腎不全ではACTHの分泌が亢進する．このため皮膚の色素沈着を伴う．これに対して中枢性の副腎不全ではACTHの分泌が欠如しているため色素沈着を伴わないことが多いので臨床的には参考になる．

## 問題 2

糖尿病ケトアシドーシスにおける著明な高血糖では細胞外液が高張となり細胞内から水が細胞外に移動して希釈される高張性低Na血症をきたす．血糖の100mg/dlに対してNaは1.6mEq/l低下するといわれている．この場合の低Na血症は細胞外液量の増加によりNa濃度が低下するため偽性低Na血症ではなく「真の」低Na血症である．

脱水（volume depletion）では低容量による刺激からのADHの分泌によって水貯留がおこり低Na血症をきたす．肝硬変や肝硬変では細胞外液量が増加した低Na血症を呈する．これら3者はいずれも低張性低Na血症である．甲状腺機能亢進症では原則として低Na血症をきたすことはない．機能低下症では低Na血症となることが知られている．

## 問題 3

ADH分泌刺激は浸透圧上昇による機序と低容量刺激による分泌の2つに大別される．浸透圧上昇によらない分泌刺激の代表は低容量刺激である．それ以外の非浸透圧刺激には，痛み刺激，情動ストレス，嘔気，三環系抗うつ薬などの薬剤などが知られている．発熱はそれだけではADH分泌をきたさない．

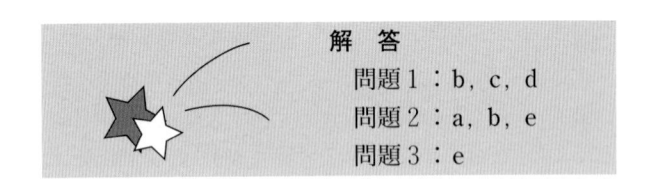

### 解 答
問題1：b, c, d
問題2：a, b, e
問題3：e

## レベルアップをめざす方へ

### 浸透圧調節系と容量調節系

体液の調節機構には浸透圧調節系と容量調節系という二つの系があり，それぞれ腎での水とNaの調節機構に相当する．これら2つの系がいわば二次元的に「ほぼ」独立して機能して体液の恒常性が保たれていると理解するとよい（図2）．浸透圧調節系ではADHを介して尿浸透圧を変化させることにより水の出納を行い血漿浸透圧を一定に保っている．一方，容量調節系では交感神経系，レニン-アンギオテンシン-アルドステロン系，ANPなどを介して腎でのNa排泄を変化させることにより細胞外液量を調節

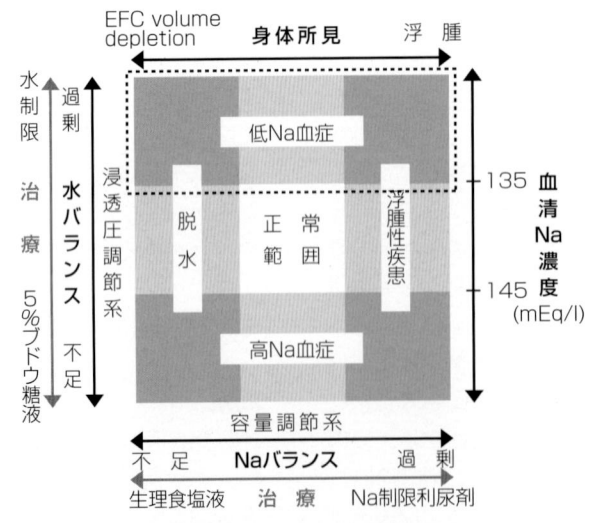

**図2 水・Naバランスの病態生理**
[ ]によって囲まれた部分（低Na血症）が，図1における細胞外液量の評価によってわかれた低下，正常，増加の3つの場合に相当する．

している．両者の系の病態の組み合せによって各種の体液異常を呈する．低Na血症は相対的な水の過剰でありNaバランスの状態（すなわち細胞外液量の状態によって3つの病態（欠乏，正常，過剰）があることもこの図から理解できよう．

● 文　　献 ●
1) Stacpoole PW, et al：Isolated ACTH deficiency：A heterogenous disorder．Medicine 61：13-24，1982．
2) Yamamoto T, et al：Isolated corticotropin deficiency in adults．Report of 10 cases and review of literature．Arch Intern Med 152：1705-1712，1992．
3) 田中孝司：ACTH単独欠損症．日内会誌 8：2087-2091，1994．
4) 石川三衛：鉱質コルチコイド反応性低ナトリウム血症（MRHE）．medicina 40：1918-1919，2003．

［須　藤　　博］

# 疾患 14 意識障害にて入院した患者が脳外科手術後に再度意識障害に!?

## 問題編

### 症例と設問

症　例：45歳，男性
主　訴：意識障害
家族歴：父：高血圧，高脂血症，くも膜下出血（60歳時死亡），母：高血圧，兄：高血圧
既往歴：高血圧（38歳～）
生活歴：タバコ：30本/日×25年，飲酒：なし
現病歴：30分前に屋外で階段を昇ろうとしたときに，突然頭痛を訴え，その後，転倒し，意識不明となり救急車にて救急外来受診．
受診時バイタル：意識 JCS II-1（呼びかけで容易に開眼するが傾眠傾向を認める），体温36.9℃，脈拍95/min，呼吸数18/min，血圧210/130mmHg．
理学的所見：頭部に軽度の擦過傷あり．脳神経正常．髄膜刺激症状なし，貧血，黄疸所見なし．口腔粘膜やや乾燥．甲状腺腫脹なし．心雑音なし．呼吸音正常．腹部異常所見なし．四肢に浮腫なし．筋力低下なし．筋トーヌス正常．Babinski反射なし．深部腱反射正常．
検査データ：WBC 8,800/mm³, Hb 11g/dl, plat 25万/mm³, TP 7.8g/dl, Alb 4.1g/dl, T.Bil 0.7mg/dl, LDH 195 IU/l, GOT 20 IU/l, GPT 16 IU/l, γGTP 39 IU/l, BUN 17mg/dl, Cre 1.2mg/dl, Na 141mEq/l, K 4.0mEq/l, Cl 108mEq/l, UA 4.0mg/dl, Glu 86mg/dl, T.Chol 172mg/dl, TG 128mg/dl, Ca 8.5mg/dl, P 3.4mg/dl, CK 59 IU/l
頭部単純CT：脳底槽にSAHと考えられるびまん性高吸収域を認める．
脳血管造影：前交通動脈に動脈瘤破裂所見を認める．
その後の経過：脳神経外科に入院．同日に開頭し，動脈瘤クリッピングを行った．術後10日目に意識レベルの低下（JCS I-2：見当識障害）を認めた．このとき，血圧は145/80mmHgであった．

**問題1** この時点で意識障害の原因となる可能性の高いものを以下の中から2つ選べ．
a. 正常圧水頭症（NPH）
b. 脳梗塞
c. 心筋梗塞
d. 低Na血症
e. 高Na血症

このときの血液データにてNa 110mEq/lと低Na血症を認めた．その他，K 5.1mEq/l, Cl 82mEq/l, HCO₃ 22mEq/l, Cre 0.9mg/dl, Glu 88mg/dl, UA 3.4mg/dl, 浸透圧 258mOsm/KgH₂O, 甲状腺機能正常，副腎機能正常であった．尿所見はタンパク（－），潜血（－），その他定性反応，沈渣ともに異常なし．u-Na 204mEq/l, u-K 20mEq/l, u-Cl 191mEq/l, u-Cre 71mg/dl, 尿浸透圧 633mOsm/KgH₂O．脳血管造影にてvasospasmなし．MRIにて脳梗塞なし．

**問題2** 考えられる病態で最も可能性の高いものを以下から2つ選べ．
a. cerebral salt wasting（CSW）
b. syndrome of inappropriate secretion of ADH（SIADH）
c. 心不全
d. 低張性輸液過剰による低Na血症
e. 利尿剤投与による低Na血症

**問題3** 問題2であげた2つの疾患を鑑別する際に有用な指標を以下から2つ選べ．
a. 尿中Na濃度
b. 血清尿酸値
c. 血中BNP
d. 水制限した状態でのFE_UA
e. 血清BUN/Cre比

**問題4** CSWと診断されたときの初期治療として最もふさわしいものはどれか．以下から1つ選べ．
a. 水制限
b. 生理食塩水投与
c. 3％高張食塩水投与
d. ソリタT1投与
e. 5％ブドウ糖溶液投与

# 解　説　編

## Cerebral Salt Wasting（CSW）

　cerebral salt wasting（CSW）はクモ膜下出血（subarachnoid hemorrhage：SAH）など頭蓋内疾患発症後に低Na血症を主症状とするsyndrome of inappropriate secretion of ADH（SIADH）に類似した病態であり，これまでそれがSIADHの一部であるのか，独立した疾患なのか議論されてきた．SIADHの一部として認識された時代もあったが，1980年代以降には脳外科医を中心としてCSWの存在が注目をあびるようになった．そのきっかけは頭蓋内手術後などの患者で低Na血症を認めSIADHと判断された患者に水制限を行うと脳梗塞をおこすことが多かったことにある．SAHの約1/3の症例が2～10日後に低Na血症となり，その症例に水制限を行うと約半数が脳梗塞を発症したという報告がある．SIADHとCSWを鑑別しなければならない理由は，病態が異なり，それが治療法の違いにもつながるからである．

## 1．CSWとSIADHの共通点

　両者ともに低Na血症，低血清（血漿）浸透圧，高尿浸透圧，尿中Na 20mEq/l以上の条件を満たす．また腎機能，副腎機能，肝機能，甲状腺機能は正常であることも条件である．また両者ともADH分泌は亢進している．しかしながらSIADHではRobertsonのグラフで説明されるように血漿浸透圧の低下による正常なADH分泌抑制機構が破綻しているためにADH分泌が亢進するが，CSWでは血漿浸透圧の低下ではなく脱水によりADH分泌が亢進しているという相違点がある．一般にRobertsonのグラフでは血漿浸透圧が270～280mOsm/kgH₂O以下になるとADH分泌が認められなくなることを示しているが，このような状態でも7％以上の細胞外液減少はADH分泌刺激となるといわれている．すなわちCSWにおけるADH分泌亢進は「不適切」ではなく生理的であり，SIADH

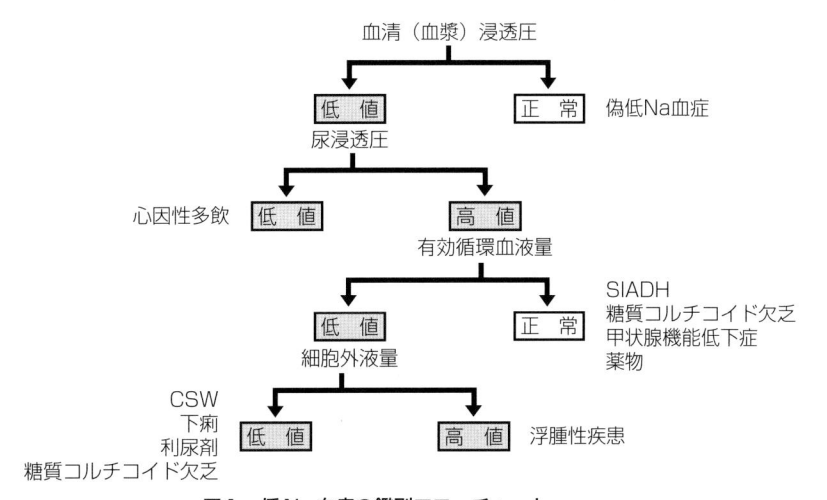

**図1　低Na血症の鑑別フローチャート**

（ADH不適切分泌症候群）という呼称は不適切であるといえる．

## 2．CSWとSIADHの相違点

低Na血症の鑑別診断はフローチャートのようにされる．CSWとSAIDHとの決定的な相違点は有効循環血液量が減少しているか否か，すなわち脱水の有無である．SIADHでは脱水を認めず，体液量は軽度増加しているが，CSWでは脱水，体液量の減少がある．CDWとSIADHで中心静脈圧（CVP）に有意差があるという報告もある．

脱水があるならBUN/Cre比や血中尿酸値（s-UA）が上昇するという一般則はCSWでは成立しないことが多い．SAHなどで摂食不可能となればBUNが減少する．以前にはs-UA高値ならCSW，低値ならSIADHといわれることもあったが，実際には，詳細は不明だがCSWにおいては脱水があるにもかかわらずs-UAは低値を示す傾向にあるといわれている．

## 3．CSWと尿酸の関係

CSWでもSIADHでもs-UA低値となるが，SIADHでは水制限を行うことでs-UAは正常化しFE_UA＜10％と正常化するのに対し，CSWでは水制限しても正常化しないことで両者を鑑別しうるという報告がある．この鑑別法についてまだ一定のconsensusが得られていないが，有用な鑑別法の一つであると考えられる．s-UAは男女で異なり（男性のほうが平均して1〜2mg/dl高値），飲酒，食事（尿酸を多く含む食品を摂取すると高値になるが，絶食でも高値になる），運動でも変化するため正常値が定義しにくいが，CSWにおいては水制限で明らかな上昇を認めることが重要である．

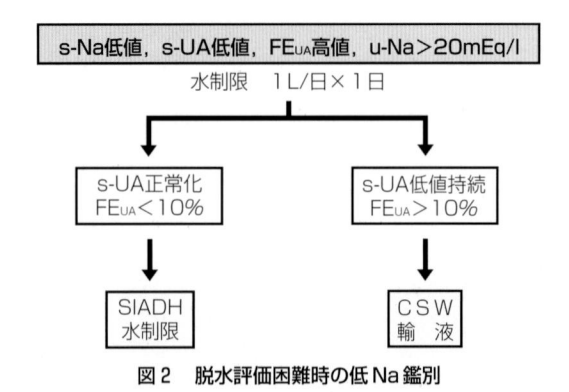

```
┌─────────────────────────────────────┐
│ s-Na低値，s-UA低値，FE_UA高値，u-Na＞20mEq/l │
└─────────────────────────────────────┘
              水制限　1L/日×1日
        ┌──────────┴──────────┐
        ▼                     ▼
   s-UA正常化              s-UA低値持続
   FE_UA＜10％              FE_UA＞10％
        ▼                     ▼
     SIADH                   CSW
     水制限                   輸液
```

図2　脱水評価困難時の低Na鑑別

## 4．CSWの発症機序

CSWの原因物質としてジゴキシン様ペプチド（あるいはouabain-like compound）とANP（hANP）とBNPが候補にあがっており，これらによるナトリウム利尿により，尿からNaが漏出することでCSWが発症するといわれている．しかしながらこれら単独ではCSWをもたらさないという反論もあり，現時点でCSWという独立した疾患概念が万人に認められているわけではないことを念頭におく必要がある．ANPやBNPと同時に頭蓋内疾患ではADH分泌も亢進することは先に述べたが，ADHは頭蓋内疾患発症当日から2〜4日程度上昇しているのに対し，Na利尿ペプチドの分泌亢進はさらに持続するという報告があり，この事実はNa利尿ペプチドによる低Na血症誘発を支持するものである．ただしNa利尿ペプチドの増加といっても，具体的にBNPなら10〜30pmol/l（controlは脳腫瘍で2 pmol/l）と，分泌量としてはそれほど多くないことを考慮すると原因というより結果のひとつをみているにすぎない可能性は残る．その他，CSWにおいてはアルドステロン低下（正常下限以下）となる傾向も報告されている．これらの液性因子の挙動は頭蓋内圧亢進状態の解除という点からするときわめて合理的である．

## 5．CSWの治療

SIADHでは細胞外液の増加があるため水制限が基本で，症状に応じて高張食塩水（通常は3％NaCl溶液）の負荷が行われるが，CSWにおいては脱水があるため水分もNaClも負荷する必要があり，自由水排泄は正常なため，通常，生理食塩水にて補充される．高張食塩水による補充もよいが，Na高値になる可能性がない生理食塩水を用いたほうが安全である．経口摂取可能なら飲水励行し，同時に塩分の経口摂取を増加させる．Fludrocortisone（フロリネフ®）の投与も有効である．SIADHでは生理食塩水の投与により低Na血症が増悪することが多いため，SIADHとの鑑別としてもCSWにおいては生理食塩水を用いたほうがよいであろう．なお原因はよくわかっていないがCSWは発症後3〜4週で自然に治癒するといわれている．

## 問題の解説と解答

### 問題　1

SAH後の合併症として，最も頻度の高いものは，発症直後（発症後24時間以内）に認められることが多い再出血（SAH再発）と，数日後に多いvasospasmによる脳虚血（脳梗塞やTIA）と，数週後に多いNPHがあげられる．そのほかに，低Na血症や不整脈などは比較的よく認められ，重症例では神経原性肺水

腫も認められる．

## 問題 2

すべて可能性はあるが，本症例では心不全症状がなく，また補液や利尿剤投与しても，採血結果をみないで漫然と投与し続けない限り s-Na 110mEq/l という重症低Na血症になることはまずない．提示されたデータからのみではCSWとSIADHの鑑別はできない．

## 問題 3

上述のように尿中Na濃度はCSWでもSIADHでも原則として20mEq/l以上となっている．また血清尿酸値も血清BUN/Cre比も一般的に脱水状態では上昇するといわれているが，CSWにおいてはあてはまらないことが多い．

## 問題 4

水制限と3％高張食塩水投与はSIADHの治療である．CSWでは脱水が基礎にあり，水制限を続けると脳梗塞発症のリスクとなるため，補液が必要である．上述のように高張食塩水投与でもよいが，生理食塩水のほうがよりふさわしいと考えられる．

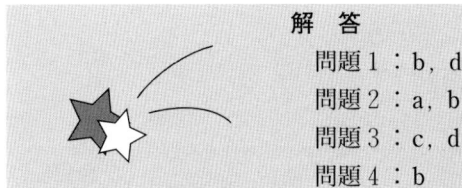

### 解 答
問題1：b, d
問題2：a, b
問題3：c, d
問題4：b

## レベルアップをめざす方へ

### なぜ脱水があるにもかかわらず，s-UAが低値になるのか？

尿酸の再吸収に関してまだ解明されていないことが多いため，その謎は完全には解くことができないが，以下に興味深い事実を示す．近位尿細管における尿酸の再吸収は organic anion transporter (OAT) に属するURAT1などが主に行っていると考えられているが，遠位尿細管や集合管でも微量ではあるが尿酸の再吸収は行われている（尿酸再吸収の総量の15％以下と想定されている）．以前は，この再吸収はdDAVPによる刺激や尿酸濃度による刺激では増加しないため受動的な再吸収であり，生理的意義が乏しいと考えられてきた．しかしV1受容体の刺激によりNa利尿がもたらされ，同時に尿酸クリアランスが上昇する．すなわちdDAVPによるV2受容体選択的刺激では水吸収のみ行われるが，triglycyl-lysine-vasopressinによるV1受容体選択的刺激では水再吸収のみならず尿酸排泄が増加することから，ネフロン遠位部でNaと尿酸の共役した輸送系が存在することが想定されている．この輸送体に関する詳細は不明であるが，この特性はCSWにおいてs-UA低値傾向を示すことに寄与している可能性が高い．なお，V1受容体の発現部位はラットの腎を用いた実験にてこれまで研究されてきたが，正確な局在部位に関するconsensusはない．すなわち糸球体，弓状動脈，集合管に発現しているという報告，皮質遠位尿細管の一部，髄質の血管系に発現しているという報告，糸球体と間質の細胞，血管系に発現しているが，尿細管には発現していないという報告など，報告によりばらつきがある．

### ●文 献●

1) Maesaka JK, Gupta S, Fishbane S：Cerebral salt-wasting syndrome: does it exist?：Nephron 82：100-109, 1999.
2) Palmer BF：Hyponatraemia in a neurosurgical patient：syndrome of inappropriate antidiuretic hormone secretion versus cerebral salt wasting：Nephrol Dial Transplant 15：262-268, 2000.
3) Berendes E, Walter M, Scherer R, et al：Secretion of brain natriuretic peptide in patients with aneurysmal subarachnoid haemorrhage：Lancet 349：245-249, 1997.
4) Sheikh-Hamad D, Ayus CJ：Antidiuretic hormone and renal clearance of uric acid：Am J Kidney Dis 32：692-697, 1998.

［池田 洋一郎／竹本 文美］

## 疾患 15 意識障害のある高齢者が搬送されてきたが？

### 問題編

#### 症例と設問

症　例：82歳　女性
主　訴：意識障害
家族歴：とくになし
既往歴：変形性膝関節症のため屋内での生活．
生活歴：2年前から老人ホームで生活
現病歴：3日前から微熱，咳があり食欲がおちていた．今朝からボーッとしているために救急車で来院．頭痛・嘔吐・下痢・明らかな麻痺などは認めない．救急車内で2回排尿あり．
身体所見：体温37.8℃，血圧120/68 mmHg，脈拍80/分，意識レベル Japan Coma Scale：I-2，口腔内乾燥あり．異常な口臭はない．羽ばたき振戦なし．外頸静脈はやや虚脱．皮膚ツルゴール低下なし．毛細血管再充満時間延長なし．眼瞼結膜貧血なし，心音，呼吸音異常なし，腹部　平坦軟，肝脾腎　触知せず，圧痛なし．神経学的異常反射なし．

＜入院時検査所見＞
血液検査：WBC 8400/μl, RBC 420万, Hb 13.0 g/dl, Ht 45％, 血小板25万/μl,
生化学検査：TP 6.9 g/dl,
Alb 4.0 g/dl, BUN 35.2 mg/dl,
Cre 1.3 mg/dl,
Na 153 mEq/l, K 3.2 mEq/l, Cl 116 mEq/l, Ca 9.5 mg/dl, 血糖 180 mg/dl,
CRP 2.5 mg/dl, 血漿浸透圧 324 mOsm/kg, ADH 3.7 pg/ml
尿検査：尿浸透圧 280 mOsm/kg, 尿中Na排泄量 31 mEq/l, 尿中クレアチニン排泄量 67.9 mg/dl

**問題1** 本症例の意識障害の原因を検索するために最初に行うべき検査を2つ選べ
1．アンモニア測定
2．脳波検査
3．血糖検査
4．血清電解質検査
5．髄液検査
　a 1, 2　　b 1, 5　　c 2, 3
　d 3, 4　　e 4, 5

**問題2** 最も可能性の高い病態は何か
a．原発性アルドステロン症
b．腎不全による浸透圧利尿
c．糖尿病による浸透圧利尿
d．下垂体性尿崩症
e．副甲状腺機能亢進症

**問題3** 最初に行う治療として妥当なものを2つ選べ
1．生理食塩水投与
2．ハルトマン液投与
3．利尿薬（フロセミド）投与
4．4号維持液（ソリタT4）投与
5．5％ブドウ糖投与
　a 1, 2　　b 1, 5　　c 2, 3
　d 3, 4　　e 4, 5

# 解 説 編

## ● 血漿浸透圧

血漿浸透圧は，$\{2 \times Na + 血糖/18 + BUN/2.8\}$ で推測される．簡単には，血清Na値の2倍＋10前後である．生体内では浸透圧を一定にするためにいくつかのメカニズムが作動している．生体内に浸透圧の高い物質（高張浸透圧物質）を注入すると，最初に細胞内から水が移動し，浸透圧を低下させる．さらに糸球体を通過した尿から水を再吸収するために抗利尿ホルモン（ADH）が分泌され，腎臓の集合管で作動する．それでも間にあわないと口渇中枢が刺激され飲水行動となって直接水を体内に取り込むことによって浸透圧は低下することになる．

## ● 高Na血症

### 1．Naの基準値の意味

血漿浸透圧が約290mOsm/kg 以上になると口渇中枢が作動して飲水行動がおこる．すなわち血清Na値でみれば，145mEq/l以上になると飲水によって血清Na値は低下することになる．これが血清Na値の基準値の上限になる．

一方，飲水を続けると血清Na値は低下し，血清Na値が135mEq/lより低下すると抗利尿ホルモンの分泌が停止し，水が再吸収されないために水分が喪失し血清Na値は上昇に転ずる．このレベルが血清Na値の基準値の下限となる．このようにして血清Na値は，135〜145mEq/lの間を変動することになる（図1）．

### 2．ADHの意味

ADHは，2つのシグナルによって下垂体後葉から分泌される．1つは前述したように血漿浸透圧が上昇したシグナルであり，ほかの1つは体液量の大幅な減少である．前者は，0.38×（現在の血漿浸透圧−280）で推測される．後者は強い脱水症の際に生じ数式は示されていないが，分泌量は桁違いである．

## ● 尿崩症

血漿浸透圧から推測されるADH分泌量と比較し実測のADH値が極端に低下している場合を下垂体性尿崩症とよんでいる．完全型と不全型があるが，完全型では，頻尿と口渇，多飲が前面に出る．不全型では，患者が飲水量を自分で調節していることで日常生活を送っている場合がある．今回のように発熱などをきっかけにして顕症化することもある．一方，ADHの分泌量はほぼ正常であるが，希釈尿の場合は，ADHが集合管で作用していない可能性が高く，この場合を腎性尿崩症としている．多くは先天性であり幼少児に多いが，ときに薬剤（炭酸リチウムなど）で生じることもある．

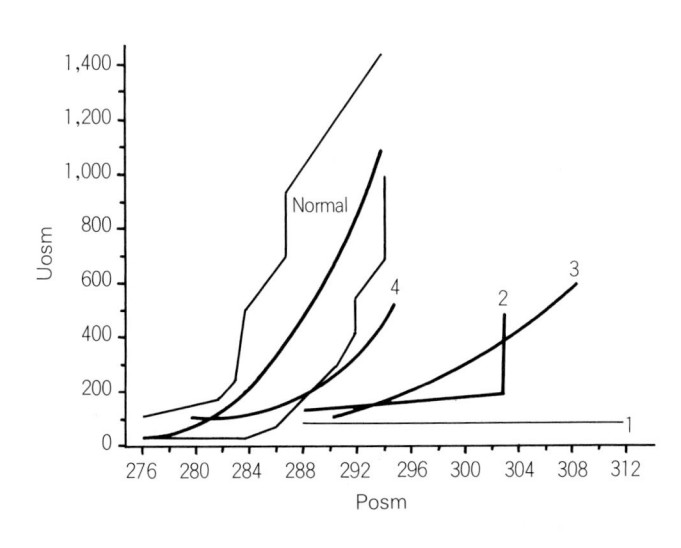

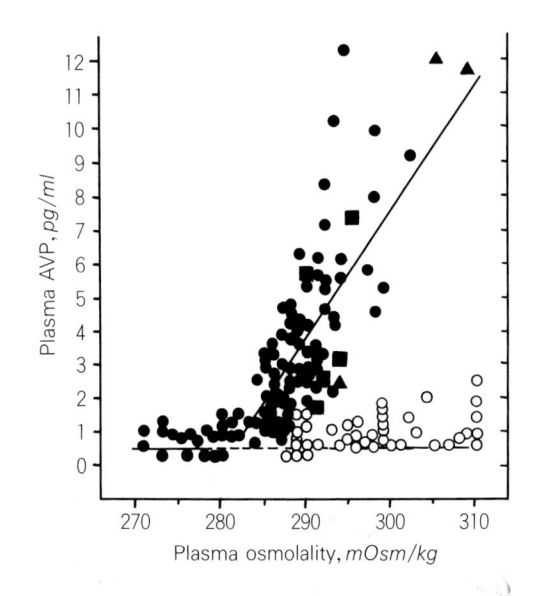

図 1

### 原因と治療

下垂体性尿崩症の原因として，下垂体腫瘍，下垂体炎，悪性リンパ腫，サルコイドーシス，結核，empty sella，lymphocytic infundibloneurohypophysitis（井村病），その他原因不明などがある．下垂体性尿崩症の治療法としてADH（バゾプレッシン：AVP）の補充がある．ピトレッシンRの点鼻で軽快する．臨床症状に合わせて点鼻薬を使用することで日常生活に支障はなくなる．一方，先天性腎性尿崩症では，食事の塩分制限とサイアザイド利尿薬が基本である．

## ● 問題の解説と解答

### 問題 1

**意識障害のAIUEOTIPS（表1）**

意識障害の患者を診察した際には原因を検索しないといけないが，AIUEOTIPSで順番に確認するとよい．本症例では，片麻痺，病的反射はないので脳血管障害の可能性は低い．意識障害を生じる感染症としては，ヘルペス脳炎があるがこの情報からでは否定はできないが，最初に行う検査としては，血糖値と電解質をチェックすることがもっとも妥当である．

**表1　意識障害のAIUEOTIPS**

| | | |
|---|---|---|
| A | ：アルコール | (alcohol) |
| I | ：糖尿病性昏睡　低血糖 | (insulin) |
| U | ：尿毒症 | (uremia) |
| E | ：脳症，てんかん | (encephalopathy) |
| O | ：鎮静薬中毒 | (opiate) |
| T | ：外傷性の意識障害 | (trauma) |
| I | ：感染症，髄膜炎，脳炎など | (infection) |
| P | ：精神疾患によるもの | (psychosis) |
| S | ：湿疹発作 | (syncope) |

**高齢者での高Na血症**

高齢者では，口渇中枢の閾値が高いほうにシフトしているので，血漿浸透圧が上昇しても飲水行動が遅れがちになる．さらにADHに対する集合管の反応も低下していることから全体として水分が不足する傾向にある．一方，レニン・アンジオテンシン・アルドステロン系も低下しているのでNaの再吸収量も低下している．さらに心房性ナトリウム利尿ペプチドは上昇しており，Naは全体的に喪失傾向にある．すなわち高齢者では水とNaの両者が不足したバランスの上でようやく基準値を保っている．

このような状況で，発熱，発汗多量，飲水量の低下があると容易に高Na血症になる．

通常の尿崩症では，口渇中枢は正常に作動していることから飲水量が増加するので多飲多尿の方が主訴となりやすい．高齢者で潜在的にADH分泌低下があっても飲水量を増加させ対応しているが，発熱などによってバランスが取れなくなると高Na血症が前面に出やすい．とくに高Na血症は老人保健施設での発症率が高い．

**高齢者での高Na血症の原因（表2）**

**表2　高齢者での高Na血症の原因**

1. 肺炎・尿路感染症による発熱・発汗
2. 高血糖（あるいはマンニトール投与）による利尿
3. 高カルシウム血症
4. 造影剤投与
5. 下剤の乱用・下痢
6. 夏季の多量の発汗
7. 尿失禁のため飲水摂食制限

**高Na血症の予後**

入院中の高齢患者の約7％で高Na血症となりやすい．老人保健施設での発熱患者の約60％，さらに飲水行動に障害のある患者の約80％で高Na血症がみられる．血清Na値が149 mEq/l以上になると死亡率が40〜50％，160 mEq/l以上では，死亡率が60％以上となる．適切な治療が重要である．

### 問題 2

**血清Na値と血漿浸透圧**

血清Na値は154 mEq/lであり，これから予想される血漿浸透圧は，308＋10＝318となる．実測値は324でありほぼ近い値である．次に，ADH値を予測してみる．0.38×（324−280）＝16.7となる．しかし実測値は3.7であり約5分の1のレベルである．すなわち不全型の尿崩症と診断できる．

原発性アルドステロン症では，Naの再吸収量の増加によって体液量が増加し高血圧は生じるが，高Na血症をきたすことはほとんどない．これをNaのエスケープ現象とよんでいる．

### 問題 3

高Na血症，血漿浸透圧上昇が存在する場合には，水を主体とした輸液が必要である．生理食塩水は，Na濃度が154mEq/lであり，Naの負荷になるので不適切な治療になる．また，この状態で利尿薬を投与するとさらに脱水を増悪させるので不適切である．すなわち，5％ブドウ糖を主体とした輸液，あるいはカリ

ウム含有の低張液（ソリタT4）を選択するべきである．

**解 答**
問題1：d
問題2：d
問題3：e

## レベルアップをめざす方へ

### 下垂体MRI：後葉のシグナル

下垂体病変に関しては，MRIが必須であり十分であるとされている．ただし，axis像（軸方向）だけでは十分描出できないので，冠状断，矢状断で撮影することが重要である．また単純MRIと造影MRIを行いT1W imagingとT2W imagingを比較することも大切である．通常，下垂体後葉は，T1W imagingで高信号として描出されるが，中枢性尿崩症では，高信号が消失している．最近，下垂体柄に活性化リンパ球が浸潤し高信号となるlymphocytic infundibuloneurohypophysitisという疾患概念が提唱されている（図2）．

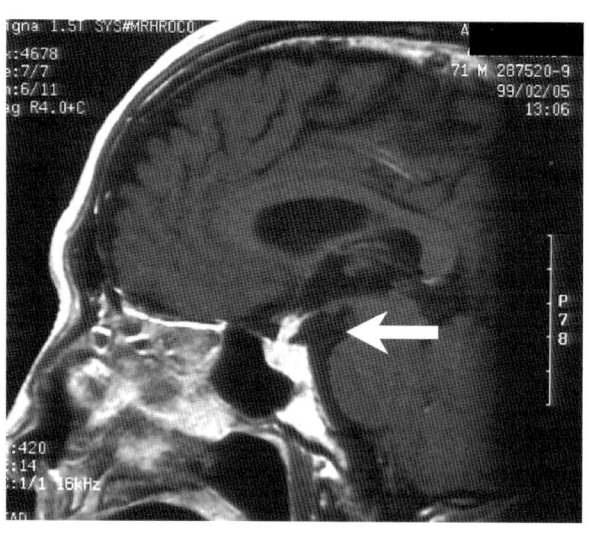

図 2

### 集合管細胞における水の輸送

これまでは，水は単純に細胞内外に浸透して移動すると考えられていた．しかし最近の遺伝子研究によってアクアポリンによってコントロールされていることが明らかになった．集合管細胞の血管側には，アクアポリン3と4が存在して，細胞内の水を血管側に移動させている．一方，尿細管側にはアクアポリン2が膜表面上に存在して，水分子を尿から再吸収している．アクアポリン2は，血管側にあるADHのレセプター蛋白である受容体（V₂R）が刺激を受けると細胞内に増加して膜表面に移動し，結果として水再吸収量を増やすことになる．先天性腎性尿崩症では，V₂R遺伝子あるいはアクアポリン2遺伝子に変異があることが判明している．前者が約90％を占めている．

[今井 裕一]

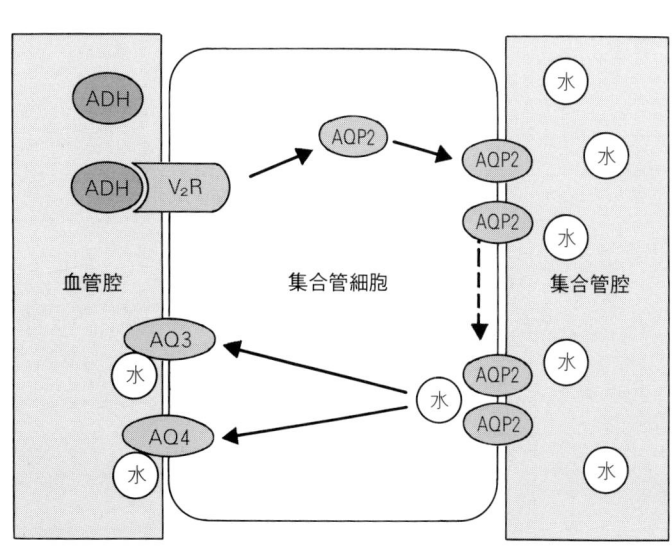

図 3

## 疾患 16 高カロリー輸液中に代謝性アシドーシスを呈した幽門狭窄症

## 問題編

### 症例と設問

症例：56歳　女性
主訴：嘔吐
家族歴：特になし
既往歴：特になし
現病歴：6ヵ月間で体重が約5 kg減少し，1ヵ月前から食欲不振・嘔気を訴え，10日前から嘔吐するようになったため緊急入院となった．
身体所見：血圧 96/66mmHg，脈拍 88/分．口腔内は乾燥．胸腹部異常なし．下腿に浮腫なし．
検査成績：入院時を含めた血液ガス・電解質濃度の経時的変化を表1に示す．(A)は入院時，(B)は入院後から末梢輸液施行後5日目である．全身状態が安定したところで上部消化管内視鏡検査を施行し幽門狭窄症と診断された．外科的治療まで高カロリー輸液が施行され，術前の検査(C)を経て手術となった．(D)は，手術時，全身麻酔のため人工呼吸器による管理となった10分後である．

**問題1** 高カロリー輸液施行中，酸塩基平衡障害に起因すると考えられるのを3つ選べ．
a. 意識障害
b. 多尿
c. 皮疹・口内炎
d. 呼吸促迫
e. 血圧低下

**問題2** データ(A)(C)(D)の解釈について誤っているのはどれか．
a. (A)では，代謝性アルカローシスが存在する．
b. (C)では，($[Na^+] - [Cl^-]$)値は正常範囲である．
c. (C)では，代謝性アシドーシスが存在したと推察される．
d. (D)では，代謝性アシドーシスが存在する．
e. (D)では，アニオンギャップは正常範囲である．

表1　血液ガス，電解質の経時的変化

| 検査 | 入院時(A) | 5日後(B) | 高カロリー輸液後(C) | 手術開始時(D) |
|---|---|---|---|---|
| **動脈血** | | | | |
| pH | 7.52 | 7.41 | | 7.16 |
| PCO₂ (mmHg) | 51.0 | 39.3 | | 40.7 |
| [HCO₃⁻] (mmol/l) | 40.4 | 24.1 | | 14.4 |
| **静脈血** | | | | |
| [Na⁺] (mEq/l) | 129 | 137 | 134 | 136 |
| [K⁺] (mEq/l) | 2.8 | 4.9 | 4.8 | 4.5 |
| [Cl⁻] (mEq/l) | 78 | 101 | 112 | 112 |

**問題3** この高カロリー輸液について適切な治療法を2つ選べ．
a．速効型インスリンの投与
b．微量元素の添加
c．ビタミンB1の投与
d．重曹の投与
e．高カロリー輸液製剤の変更

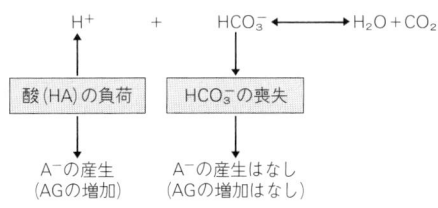

# 解説編

## 代謝性アシドーシス

代謝性アシドーシスとは，代謝性因子である血漿重炭酸イオン濃度（[$HCO_3^-$]）が一次的に減少し，血漿pHを低下させる動的過程のことである．実際には代償性変化が加わりpHの低下は緩和される．アニオンギャップ（Anion Gap：AG）は，

AG
$= [Na^+] - ([Cl^-] + [HCO_3^-])$
$= ([Na^+] - [Cl^-]) - [HCO_3^-]$

によって算出され，正常値は10±2 mmol/lである．

AGが増加しないタイプにおいて，（[$Na^+$] − [$Cl^-$]）値は [$HCO_3^-$] の増減を反映する．

酸（HAとあらわす）負荷では$A^-$の陰イオンが産生されるのでAGが増加する．AGの増加は代謝性アシドーシスの存在を意味する．$HCO_3^-$喪失または$H^+$排泄障害では$A^-$の増加はなく$Cl^-$が相補的に増加しAGは増加しない（図1）．

AGによる代謝性アシドーシスの分類を表2に示す．

### 1．AGが増加する代謝性アシドーシス

慢性腎不全の初期では [$Cl^-$] が上昇しAGの増加はみられないが，おおむね糸球体濾過量が20ml/min以下に腎機能が低下すると，腎からの$HCO_3^-$再吸収の低下・$NH_4^+$排泄の低下によって不揮発性酸が蓄積しAGが増加する．乳酸性アシドーシスは，1）末梢循環不全や呼吸不全など組織の酸素不足による嫌気性代謝，2）高カロリー輸液施行中のビタミン$B_1$欠乏，を原因とする乳酸の蓄積によっておこる．糖尿病性ケトアシドーシスは，インスリンの絶対的不足によるケトン体の増加が原因である．また，アルコールなどの

**図1 代謝性アシドーシスの成因**
(Halperin ML, Goldstein MB：Metaboic acidosis：Fluid, Electrolyte and Acid-Base Physiology. pp73-155, Philadelphia, Saunders, 1999. より引用改変)

**表2 アニオンギャップからみた代謝性アシドーシスの分類**

| アニオンギャップ（AG）増加 | アニオンギャップ（AG）正常 | アニオンギャップ（AG）減少 |
|---|---|---|
| A．腎不全<br>B．乳酸性アシドーシス<br>　1．重篤な低酸素血症<br>　2．ショック<br>　3．全身性痙れん<br>　4．激しい運動<br>　5．全身性の悪性腫瘍<br>　6．薬剤（フェンフォルミン，エタノール）<br>C．糖尿病性ケトアシドーシス<br>　1．糖尿病<br>　2．飢餓<br>D．投与，摂取あるいは中毒<br>　1．エチルアルコール<br>　2．メチルアルコール<br>　3．エチレングリコール<br>　4．サリチル酸 | A．消化管からの$HCO_3^-$の喪失<br>　1．下痢<br>B．腎からの$HCO_3^-$の喪失<br>　1．尿細管性アシドーシス<br>　II型（近位型）<br>C．腎からの酸排泄障害<br>　1．腎尿細管性アシドーシス<br>　I型，IV型<br>　2．尿管結腸吻合術<br>D．投与，摂取あるいは中毒<br>　1．高カロリー輸液<br>　2．塩化アンモニウム<br>　3．炭酸脱水素酵素阻害薬 | A．$Na^+$以外の陽イオンの増加<br>　1．$Ca^{2+}$↑，$Mg^{2+}$↑<br>　2．$Li^+$↑<br>　3．IgG↑<br>B．$Cl^-$，$HCO_3^-$以外の陰イオンの減少<br>　1．アルブミン濃度↓<br>C．ブロム中毒<br>D．過粘稠度症候群 |

(DuBose TD：Acid-Base Disorders（Brenner BM, 6th ed）．pp925-997, The Kidney, Philadelphia, Saunders, 2000. より改変引用)

中毒によりAGが増加する代謝性アシドーシスがおこる．

### 2．AGが増加しない代謝性アシドーシス

AGが増加しない代謝性アシドーシスは，下痢，尿細管性アシドーシスなど，$HCO_3^-$の再吸収または$H^+$の排泄障害によっておこる．ビタミン$B_1$を添加した高カロリー輸液中にAGの増加しない代謝性アシドーシスを引き起こすことがある．

## 高カロリー輸液による代謝性障害

主な高カロリー輸液による代謝性障害を表3に示す．本稿では代謝性アシドーシスについて記述する．

### 1．AGの増加を伴う乳酸性（ビタミン$B_1$欠乏による）アシドーシス

ビタミン$B_1$は，ピルビン酸をアセチルCoAに変換するピルビン酸脱水素酵素の補酵素であり，クエン酸回路ではα-ケトグルタール酸脱水素酵素の補酵素である（図2）．ビタミン$B_1$欠乏は，意識障害，血圧低下，呼吸促迫で発症してくる乳酸性アシドーシスを引き起こす．ビタミン$B_1$は成人の場合，体内貯蔵量約30 mg，1日所要量2～5 mgである．高カロリー輸液では，経口摂取が困難なうえブドウ糖負荷によってビタミン

**表3 高カロリー輸液における主な代謝性障害**

| 代謝性障害 | 症状・身体所見・検査 | 対処（治療）法 |
|---|---|---|
| 高血糖 | 口渇感<br>浸透圧利尿<br>尿糖 | 輸液速度の調整<br>インスリンの使用<br>感染症の治療<br>脱水の是正 |
| 低血糖 | 意識障害<br>冷汗<br>四肢冷感<br>痙れん | 輸液を急に中止しない<br>インスリンの調節 |
| 酸塩基平衡障害 | 高Cl血症<br>代謝性アシドーシス | 輸液剤の変更<br>重曹の投与 |
| 電解質異常 | しびれ<br>意識障害 | 電解質の補正 |
| ビタミン$B_1$欠乏 | 意識障害<br>血圧低下<br>乳酸性アシドーシス | ビタミン$B_1$の投与 |
| ビタミンK欠乏 | 凝固異常 | ビタミンKの投与 |
| 微量元素欠乏 | 皮疹・口内炎<br>脱毛<br>貧 | 微量元素の投与 |

（後藤　健，井藤英喜：高カロリー輸液の配合禁忌，合併症，副作用とその予防，対策．輸液実践ガイド－臨時増刊号 17, pp163-167, 東京, 文光堂, 2000. より引用改変）

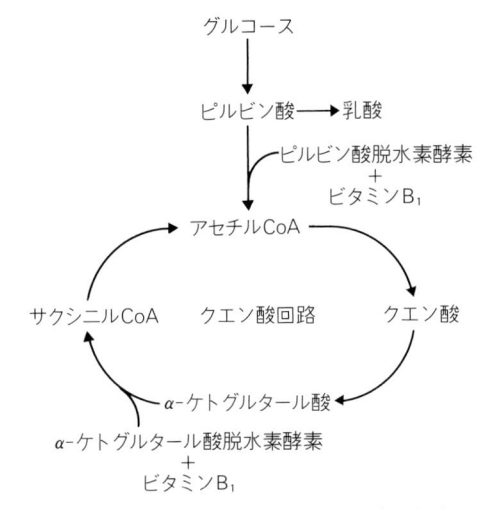

**図2 解糖系におけるビタミン$B_1$の作用部位**
（花岡直子：ビタミン$B_1$欠乏の原因と病系．Annual Review 神経．pp220-227, 東京, 中外医学社, 1998. より引用改変）

$B_1$の需要が増加するためビタミン$B_1$欠乏をきたしやすい．ビタミン$B_1$の経静脈的投与が必須である．

高カロリー輸液中に乳酸性アシドーシスがみられた場合には，ただちに経静脈的にビタミン$B_1$製剤100～400mg，続けて，100mg程度の経静脈的投与を行う．重炭酸水素ナトリウムなどのアルカリ化剤の投与は無効である．

### 2．AGが増加しない高Cl性アシドーシス

高カロリー輸液製剤は，アミノ酸の使用，加熱滅菌によるブドウ糖のカラメル化の防止，リン酸塩などの含有，からpHは酸性に傾いており酸負荷になりやすい．ビタミン$B_1$を添加してもAGの増加しない高Cl性代謝性アシドーシスをおこすことがある．

対処（治療）法としては，酸負荷を軽減できる高カロリー輸液製剤への変更およびアルカリ化剤の投与を行う．

## 問題の解説と解答

### 問題　1

解説に述べたように，代謝性アシドーシスの症状・身体所見は意識障害，血圧低下，代謝性アシドーシスの代償性反応による呼吸促迫である．多尿は高血糖による浸透圧利尿，皮疹・口内炎は微量元素の亜鉛欠乏でみられる．

### 問題　2

(a) pH 7.52（＞7.40）よりアルカリ血症である．$PCO_2$（51.0＞40），$[HCO_3^-]$ 40.4（＞24）より，代謝性アルカローシスと診断される．代償性反応による

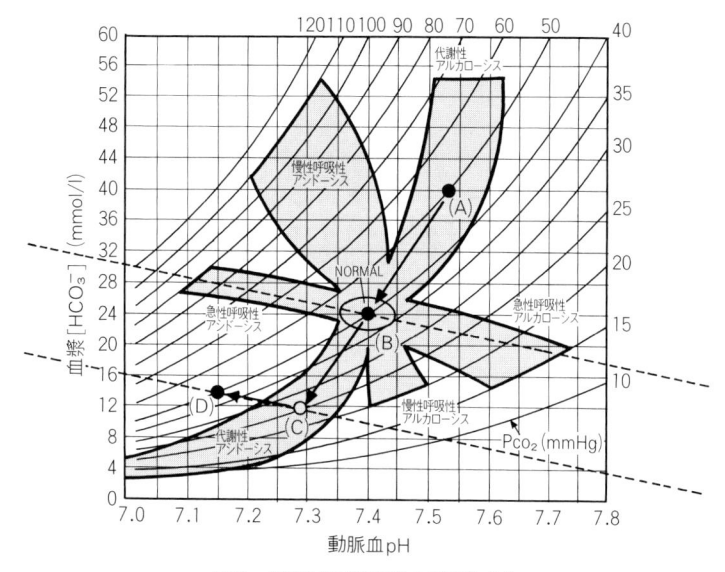

図3 酸塩基平衡障害の経時的変化

予想されるPCO₂は，

40＋（51.0－24）×0.7＝51.5（≒51.0）

実測値のPCO₂にほぼ等しくPCO₂の上昇は代償性反応である．

AG＝129－（78＋40.4）＝10.6（≒10±2）

AGの増加する代謝性アシドーシスは存在しない．入院前より嘔吐がみられ，Cl欠乏性代謝性アルカローシスと考えられる．

（d）（e）手術開始時（D）では，pH 7.16（＜7.40）より酸血症である．[HCO₃⁻]は14.4に低下し，PCO₂は40.7の正常範囲にとどまっていることから，代謝性アシドーシスが存在し，PCO₂の代償性反応がおこっていない（人工呼吸器によって換気の条件が設定されている）病態と考えられる．AGは9.6で正常範囲である．すなわち，代謝性アシドーシスと人工的な換気によってもたらされた呼吸性アシドーシスが合併し，pH 7.16まで低下したと考えられる．

（b）（c）ここで，入院時（A）から手術開始時（D）までをDavenportの図上に示す（図3）．1）（[Na⁺]－[Cl⁻]）値を算出すると，B，C，D点では36，22，24で高カロリー輸液施行後に低下しており，すでにC点においてD点と同様のAGの増加しない代謝性アシドーシスをきたしていたと推測される．また，2）C点から人工呼吸器装着による急激な換気の変化によってD点に移動したと考えられる．この2つのことからC点はD点を通過する急性呼吸性アシドーシスの変化に平行な線上で，かつ代謝性アシドーシスの領域内に存在していたと推測される．

## 問題 3

問題2の解答と解説より高カロリー輸液によるAGの増加しない代謝性アシドーシスと考えられる．したがって，酸負荷の少ない高カロリー輸液製剤への変更および重炭酸ナトリウムの投与を行う．高カロリー輸液施行中は，症状，身体所見，および電解質異常・酸塩基平衡障害を把握し代謝性障害を未然に防止すべきである．

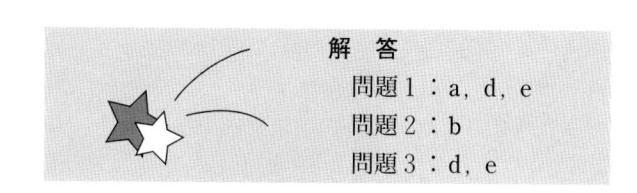

**解 答**
問題1：a, d, e
問題2：b
問題3：d, e

●文 献●

1) Rose B D, Post T W：Metabolic acidosis. In Clinical Physiology of Acid-Base and Electrolyte disorders（by Rose B D, Post T W, 5th ed）. pp578-646, New York, McGraw-Hill, 2001.
2) 花岡直子：ビタミンB₁欠乏の原因と病系. Annual Review 神経. pp220-227, 東京, 中外医学社, 1998.
3) Thomas D, DuBose Jr：Acid-Base Disorders. In The Kidney（by Brenner B M, 7th ed）. pp578-646, Philadelphia, Saunders, 2004.
4) 後藤 健, 井藤英喜：高カロリー輸液の配合禁忌, 合併症, 副作用とその予防, 対策. 輸液実践ガイド-臨時増刊号 17, pp163-167, 東京, 文光堂, 2000.

[宮田 幸雄／草野 英二]

## 疾患 17 上気道炎後に全身の浮腫と体重増加がみられて受診したが？

### 問題編

#### 症例と設問

症　例：54歳，男性
主　訴：全身浮腫，倦怠感
家族歴：父親　高血圧あり
既往歴：特記すべきことなし
現病歴：それまで検尿異常は指摘されたことがなかった．3月25日頃から咽頭痛，咳嗽が出現し，市販薬を服用していた．4月5日頃から下肢の浮腫が出現し，尿量の減少および体重増加にも気がついた．上気道炎症状は改善したが全身の浮腫と体重増加が増悪したため，4月17日入院となった．

身体所見：体温36.5℃．血圧144/94．体重70kg（3週前は58kg）．脈拍60/分，整．胸・腹部に異常なし．顔面・両下肢に浮腫あり．

＜入院時検査所見＞
検　尿：尿蛋白(2+)，潜血(4+)，沈渣：赤血球51～99/HPF．尿蛋白2.1g/日
血液検査：WBC 6,300/$\mu$l，RBC 353万/$\mu$l，Hb 11.4g/dl，Ht 34.1％，Plat 33.1万/$\mu$l
生化学検査：TP 6.5g/dl，Alb 3.2g/dl，BUN 19mg/dl，Cr 0.7mg/dl，尿酸 7.6mg/dl，Na 142mEq/l，K 3.8mEq/l，Cl 104mEq/l，Ca 7.6mg/dl，P 2.4mg/dl，CRP 0.3mg/dl

**問題1**　本症例の臨床診断はどれか．
　a．急性腎炎症候群
　b．持続性血尿・蛋白尿
　c．慢性腎炎症候群
　d．急速進行性糸球体腎炎症候群
　e．ネフローゼ症候群

**問題2**　異常となる可能性の高いものを2つ選べ．
　a．血清補体価
　b．エンドトキシン
　c．IgE
　d．血清免疫電気泳動
　e．Anti-Streptolysin O（ASO）

腎生検を施行したところ図1の所見であった．

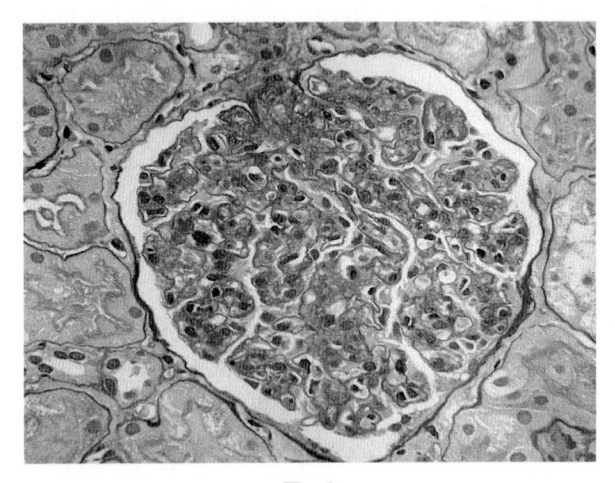

図　1

**問題3**　病理組織診断はどれか．
　a．管内増殖性糸球体腎炎
　b．管外増殖性糸球体腎炎
　c．膜性増殖性糸球体腎炎
　d．メサンギウム増殖性糸球体腎炎
　e．巣状分節性糸球体硬化症

**問題4　妥当な治療法を2つ選べ.**
a. 経口プレドニゾロン
b. ステロイドパルス療法
c. 利尿剤
d. 減塩食
e. 血漿交換療法

# 解説編

## 急性糸球体腎炎

### 1. 概念
　急性糸球体腎炎は，急性に発症する血尿，蛋白尿，高血圧，糸球体濾過値およびNa・水貯溜をきたす急性腎炎症候群のなかで，最も多く認める疾患である．代表的なものは溶連菌感染後急性糸球体腎炎（PSAGN）で，全体の約80％を占める．溶連菌以外の感染によるものは非溶連菌感染後急性糸球体腎炎に分類[1]される．本邦やほかの先進国では，衛生環境の改善や抗生物質の普及により発生頻度が減少している．

### 2. 病因
　PSAGNはA群β溶連菌の上気道または皮膚感染後に発症する．4～12歳に小児に多く，男女比は1～2：1と男児に多い．成人にもしばしばみられる．溶連菌の菌体成分を抗原とする抗原抗体反応によって発症する．菌体成分のM蛋白との関連が指摘されているが，同じM蛋白型株の感染でも発症しないことや，M蛋白は80種類以上存在するが腎炎の発症がまれであることなどから，最近はほかの腎炎惹起性抗原が報告されてきている[2]．
　菌体外抗原としてstreptokinase（SK）とstreptococcal pyrogen exotoxin B（SPEB）が報告されている．SKはplasminogenに作用しplasminを産生し，補体の活性化と関連する．腎炎の発症にはSKの糸球体内沈着が必須で，腎炎を惹起しない菌株では沈着を認めない．一方，SPEBはM蛋白型にかかわらず腎炎惹起性菌株のみに存在する46kDaの蛋白質である．腎炎発症の機序として，SPEBがSKにより活性化されたplasminに結合することでα2-antitrypsinによる不活化が阻害され，plasminの活性が持続することがあげられる．SPEBは，患者糸球体の67％に沈着が証明され，患者血清中には抗体の増加も確認されている．
　菌体内抗原として，nephritis-associated plasmin receptor（NAPlr）が報告されている．この抗原は，発症早期の患者糸球体に100％認められ，またこれに対する抗体は，回復期患者血清中に92％存在することが報告された．NAPlrはSPEBと同様に，直接補体を活性化し，plasmin binding activityを有し，さらにA群β溶連菌のGAPDHとほぼ100％の相同性があり，メサンギウム基質やGBMと結合しやすい．

### 3. 症状
　典型例では，感染から約1～3週間後に急激に血尿，浮腫，高血圧を発症するが，3主徴すべてを呈しない非定型症例も約40％認められる．顕微鏡的血尿は必発で，上気道炎後数週間の潜伏期を経て出現する．肉眼的にはコーラ色を呈する．多くは1～3カ月で消失する．浮腫は，顔面，とくに眼瞼周囲に出現し，早朝起床時に顕著である．浮腫は一般に軽い．乏尿は浮腫の発現の2～3日前に出現するが，無尿はまれである．高血圧は半数以上で認められ，重症例は少ない．心不全症状は20～50％にみられ，高齢者では心疾患との鑑別が必要である．

### 4. 検査所見
#### 1）細菌培養，血清学的検査
　先行感染病巣からの溶連菌検出率は40％以下である．臨床的には，溶連菌関連抗体値をペア血清で測定することが先行感染の判定に有効である．ASOの陽性率が最も高く，感染後数日で上昇し3～5週で最高値となる．ASKの陽性率は50％に満たない．

#### 2）尿検査
　血尿，蛋白尿はほぼ全例で認められる．尿蛋白は一般に軽度で，ネフローゼ症候群を呈するのは10％以下である．持続蛋白尿は，予後不良である．

#### 3）腎機能
　病初期にはGFRが低下する．BUNおよび血清Crが上昇するが一過性である．持続する進行性の血清Crの上昇は，半月体形成性糸球体腎炎やほかの腎炎の急性増悪を考慮する．

#### 4）血清補体価
　血清中の補体価（とくにC3）がほぼ全例で低下する．補体活性化機序は主に副経路である．補体価は6週以内に正常化するが，持続性の低下は活動性の持続が疑われる．また，SLE，MPGN，本態性クリオグロ

プリン血症, 感染性心内膜炎など低補体血症をきたす疾患を鑑別する必要がある.

### 5) 血中免疫複合体

血中免疫複合体は急性期で60〜80％陽性である. 半年で陰性化する. 腎炎合併以外の溶連菌感染でも陽性となるため, 測定された免疫複合体は直接腎炎と関連しない.

### 6) 病理所見

光学顕微鏡所見は, 糸球体内皮細胞とメサンギウム細胞の増殖がさかんで, 管腔内に好中球を主体とした浸潤細胞が多く, 糸球体腫大, 富核, 乏血と表現される管内増殖性糸球体腎炎の像を呈する. 数％の症例は著明な半月体形成を伴う. 蛍光抗体法では, 糸球体基底膜の上皮細胞側に顆粒状の免疫複合体 (IgG主体) と補体C3の沈着を認める. 電顕所見では基底膜の上皮細胞側に沈着物humpをみる. この構造体は免疫複合体であると考えられている.

## 5. 治 療

対症療法が主体である. 入院, 自宅安静は1〜2カ月である. 組織学的改善には時間を要し, 1年間は急激な運動や妊娠は避ける. 食事は, 急性期には水分・塩分ならびに蛋白質摂取制限と十分なカロリー摂取を行う. 利尿があるまではKの制限も行う. 水分は前日尿量に不感蒸泄量を加えた量を目安とする. 塩分は3g/日程度にする. 浮腫・高血圧が消失すれば7g/日とする. 蛋白質はBUNの上昇に応じて0.5〜1.0g/kg/日の摂取制限とする. 薬物療法として, 病初期, 感染巣の持続や再燃の防止を目的に, ペニシリン系やセファロスポリン系抗生剤を1〜2週投与する. 乏尿・浮腫が強く心不全がある場合はループ利尿剤が有効である. 食事療法や利尿薬の投与でも高血圧が持続する場合, Ca拮抗剤, α遮断剤などを, 高K血症がなければACE阻害剤, アンギオテンシンII受容体拮抗薬を用いる. 著明な半月体形成を伴いRPGNの経過を示す症例では副腎皮質ホルモンや免疫抑制剤が使用されるが, 一般に病初期の使用は, 浮腫や高血圧の増悪をまねき禁忌である.

## 6. 予 後

急性期死亡率は1％と減少した. その多くは急性腎不全の症例であり, 60％は半月体形成性糸球体腎炎である. 小児の予後は良好であるが, 成人では完全寛解率が53〜76％であり, その他の症例は検尿異常, 高血圧, 腎機能障害などが遷延する. 最終的に末期腎不全に至るものは1％前後である. 予後不良の因子としては, 持続する高度の蛋白尿, 高血圧や乏尿・無尿の持続, 腎機能低下, 半月体形成, 尿細管・間質障害などがあげられる. 組織学的治癒には年単位かかり, 十分な経過観察が必要である.

## ● 問題の解説と解答

### 問題 1

腎疾患における臨床診断名を問う基本的な問題である. 病歴より上気道の先行感染があり, その後約1〜3週間後に急激に血尿, 浮腫, 高血圧を発症しているため, 急性腎炎症候群と診断される.

### 問題 2

臨床診断が急性糸球体腎炎であり, そのなかで最も頻度の高いのは溶連菌感染後急性糸球体腎炎である. その血清学的診断にはASOの測定が必要で, ペア血清で測定することが先行感染の判定に有効である. また, 血清補体価の測定がほかの腎疾患, とくにIgA腎症との鑑別に有効である.

### 問題 3

病理像は, 糸球体管腔内に好中球やリンパ球などの細胞が浸潤・充満し, 糸球体の腫大, 富核, 乏血と表現される管内増殖性糸球体腎炎の像を呈している.

### 問題 4

本疾患の治療の基本は, 対症療法である. 急性期には水分・塩分ならびに蛋白質の摂取制限と十分なカロリー摂取を行う. 塩分は3g/日程度にする. 浮腫・高血圧がなくなれば7g/日とする. 乏尿・浮腫が強く心不全がある場合はループ利尿剤が有効である.

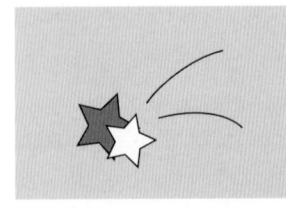

---

解 答
問題1：a
問題2：a, e
問題3：a
問題4：c, d

## レベルアップをめざす方へ

### ヒトパルボウイルスB19感染症（HPV）による急性糸球体腎炎（AGN）

　非溶連菌感染後急性糸球体腎炎は，肺炎球菌や肺炎桿菌などの細菌，水痘や麻疹などのウイルス，マラリアやトキソプラズマなど多くの病原体により引き起こされる．そのなかで，最近HPVによるAGN症例が10例以上報告されてきている[3) 4)]．HPVは，胎児水腫，伝染性紅斑，赤芽球癆など多くの病態に関与し[5)]，それらの機序として，ウイルスによる直接的な細胞障害とHPVに対する抗体産生後の免疫複合体による組織障害がある．HPVによるAGNは，後者の免疫複合体により引き起こされる．実際，検索された症例では，糸球体内に補体やIgGの沈着を認めることが多い．また，一部の症例で，糸球体内にHPVのウイルス抗原が同定されている．報告された症例の特徴は20〜30歳代の女性に多いことである．多関節炎や発熱など，SLEに似た病状を示すこともあり，鑑別が必要である．診断には，伝染性紅斑患者との接触などを考慮し，HPVに対するIgM抗体やIgG抗体の出現パターンやHPV-DNAの検出が根拠となる．治療は対症療法が主体で，予後も良好である．

●文　献●
1) Glassock RJ, Adler SG, Ward HJ, et al：Primary glomerular disaes, in Brenner BM, Rector FC（eds）：The Kidney（ed 5），chap 30．pp1392-1497，Philadelphia, PA, Saunders, 1996.
2) Yoshizawa N：Acute glomerulonephritis．Intern Med 39：687-694.
3) Komatsuda A, Ohtani H, Nimura T, et al：Endocapillary proliferative glomerulonephritis in a patient with parvovirus B19 infection．Am J Kidney Dis 36：851-854, 2000.
4) Mori Y, Yamashita H, Umeda Y, et al：Association of parvovirus B19 infection with acute glomerulonephritis in healthy adults：case report and review of the literature．Clin Nephrol 57：69-73, 2002.
5) Young NS, Brown KE：Parvovirus B19．N Engl J Med 350：586-597, 2004.

[小松田　敦]

## 疾患 18 腎機能が週の単位で低下した症例に血痰が突然出現したが!?

### 問題編

#### 症例と設問

症例：56歳，男性
主訴：発熱，全身倦怠感
家族歴：特記事項なし
既往歴：10年前，大動脈弁置換術，僧帽弁交連切開術施行
現病歴：4週間前から37℃台の発熱と全身倦怠感があり，某病院に入院した．細菌性心内膜炎が疑われ，抗生剤を投与されたが改善せず，週の単位で腎機能低下を認めたため当科に転入院した．
身体所見：体温37.2℃，血圧150/90mmHg．眼瞼結膜は貧血様であった．心尖部にLevine II/VIの収縮期雑音を聴取した．肺ラ音は聴取せず．腹部に異常所見なし．両足背に浮腫を認めた．
検査所見：尿蛋白（2+），尿潜血（4+），尿沈渣RBC 100以上/HPF，WBC 6,500/μl，Hb 6.6g/dl，TP 6.5g/dl，Alb 3.5g/dl，BUN 48mg/dl，Cr 5.2mg/dl，Na 138mEq/l，K 4.8mEq/l，Cl 95mEq/l，CRP 8.5mg/dl．腹部エコーで両腎の大きさは正常であった．

**問題1** 入院翌日に腎生検を行った．組織像を図1に示す．組織診断はどれか．
a. 巣状分節状糸球体硬化症
b. メサンギウム増殖性糸球体腎炎
c. 管内性増殖性糸球体腎炎
d. 半月体形成性糸球体腎炎
e. 膜性増殖性糸球体腎炎

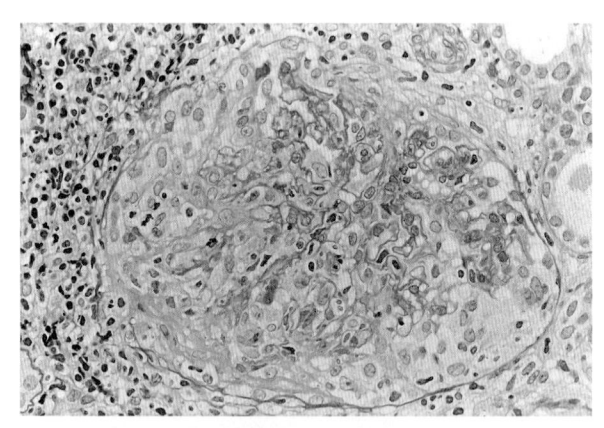

図1 腎生検組織像（PAS染色，400倍）

**問題2** 腎の蛍光抗体法IgG染色を図2に示す．この所見から血中に存在が示唆される自己抗体はどれか．
a. 抗ミトコンドリア抗体
b. 抗糸球体基底膜抗体
c. 抗好中球細胞質抗体
d. 抗リン脂質抗体
e. 抗平滑筋抗体

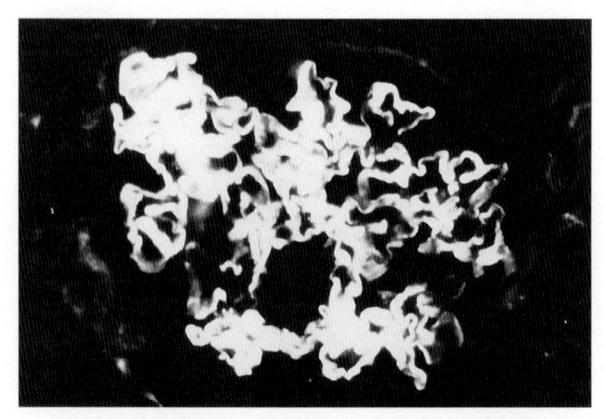

図2 腎生検組織像（蛍光抗体法IgG染色，400倍）

## 問題3　入院5病日に血痰が突然出現した．胸部X線写真を図3に示す．腎生検所見と併せ，最も可能性の高いものはどれか．

a. 顕微鏡的多発動脈炎
b. Wegener肉芽腫症
c. Goodpasture症候群
d. クリオグロブリン血症
e. 全身性エリテマトーデス

## 問題4　この症例で可及的早期に開始すべき治療を2つ選べ．

a. シクロスポリンAの経口投与
b. シクロフォスファミドの経口投与
c. ステロイドパルス療法
d. 血漿交換
e. 抗凝固療法

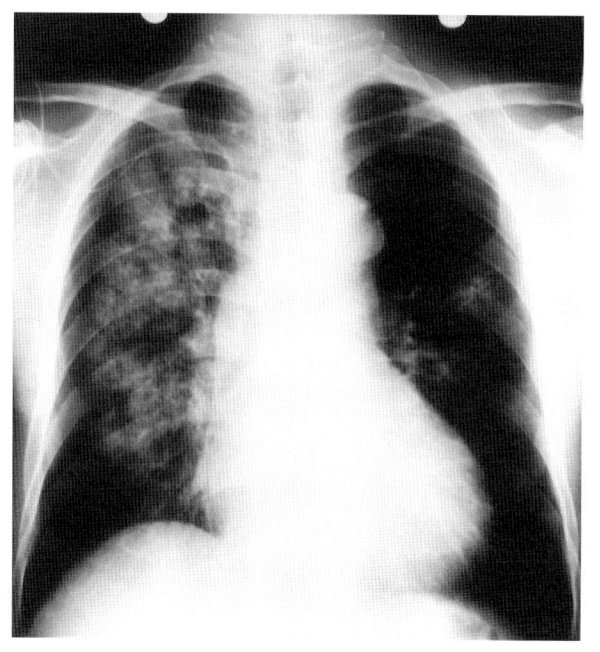

図3　胸部X線像

# 解説編

## Goodpasture症候群

### 1. 定義と病因

Goodpasture症候群は，抗糸球体基底膜抗体（抗GBM抗体）により糸球体腎炎と肺出血が惹起される自己免疫疾患である．以下の三主徴により確定診断される[1]．（1）抗GBM抗体型腎炎（多くは急速進行性腎炎症候群の臨床経過をとり，組織学的には半月体形成性糸球体腎炎を呈し，蛍光抗体法で糸球体係蹄壁に沿ったIgGの線状沈着を特徴とする），（2）肺出血の合併，（3）血中抗GBM抗体の存在である．

本邦ではまれな疾患であり，初期の報告例では血中の抗GBM抗体が検索されなかった例も多く[2]，1999年までに49例が集計されている[3]．欧米に比して中高齢者に多い点が本邦症例の特徴である[1)〜3)]．

近年，本症の発症機序が明らかにされつつある．抗GBM抗体の主要な対応抗原（Goodpasture抗原）はIV型コラーゲンα3鎖のNC1ドメインに存在し[4]，ウイルス感染や化学物質への暴露により抗原として露出され，自己抗体の産生が開始されると推定されている．このコラーゲン鎖は肺胞と糸球体の基底膜に共通する成分である．抗GBM抗体が肺胞基底膜と糸球体基底膜に直接結合し，II型アレルギーの機序で肺と腎に障害を惹起すると考えられている．

### 2. 抗GBM抗体：蛍光抗体法とenzyme-linked immunosorbent assay（ELISA）法との違い

Goodpasture症候群では抗GBM抗体型腎炎の所見として，糸球体係蹄壁に沿ったIgGの線状沈着を認めるが，この所見は糖尿病性腎症などでも非特異的に認められる．そのため，血中の抗GBM抗体の検出が確定診断の必須項目となっている．

約10年前までは本邦症例での血中抗GBM抗体の検索は間接蛍光抗体法によっていた．すなわち，正常腎組織切片に一次反応として患者血清とコントロール血清を，二次反応として蛍光色素標識抗ヒトIgG抗体を添加し，この切片で糸球体係蹄壁にIgGの線状沈着が認められるかを観察する方法である．

近年，ELISA法による血中抗GBM抗体の検査が保険適応となり，定量的な測定が外注で可能になった．ウシGBM抗原を固相化したEuro-Diagnostica社のマイクロプレート測定キットが主に使用され，一次反応として患者血清とコントロール血清を，二次反応とし

て酵素標識抗ヒトIgG抗体を添加する．酵素反応による発色後に吸光度を測定し，陽性コントロール症例の標準曲線を用いて抗GBM抗体価（ELISA unit：EU）を求める．20EU以上が陽性と判定され，典型例では100～300EU以上の高力価を示す．

臨床像および腎生検蛍光抗体法の所見から血中抗GBM抗体の存在が強く示唆されても，ELISA法では陰性ないし弱陽性の症例も経験される．このような症例はGoodpasture症候群の亜型の可能性があり，上記の固相化抗原とは反応しない抗GBM抗体の存在が考えられ，その対応抗原については今後の検討課題である．また，IgA型の抗GBM抗体も報告されている．

## 3．治　療

本症における腎機能障害の進行と肺出血による呼吸不全は重篤で予後不良である．Merkelら[5]により推奨されている急性期の寛解導入療法はステロイドパルス療法（メチルプレドニゾロン250～500mg/日，3日間）（後療法としてプレドニゾロン1～1.5mg/kg/日），シクロフォスファミド（1～2mg/kg），血漿交換（4～6コース）である．このうち可及的早期に開始すべき治療は血漿交換とステロイドパルス療法であり，血中の抗GBM抗体価を低下させ，肺出血の改善が期待できる．しかし，診断確定時に血清クレアチニン値がすでに5～6mg/dl以上で，腎機能の回復が得られずに維持透析へ移行する例が多い．

## ◎ 問題の解説と解答

### 問題　1

蛋白尿と血尿を認め，腎機能障害が週の単位で進行し，貧血を伴い，腎の大きさが正常であることから，急速進行性腎炎症候群の症例である．最も多い腎病理所見は半月体形成性腎炎で，50％以上の糸球体に半月体を認める．半月体は激しい炎症過程で糸球体基底膜が断裂した結果，ボーマン腔内に反応性に増殖した細胞や線維成分により形成される．細胞成分が主体であれば病初期であり，治療に対する反応が期待される．時間を経ると線維成分が主体となり，治療効果は望みにくくなる．

図1に示す本症例の腎生検光顕所見では，ボーマン腔内に主に細胞成分から成る半月体を認め（3～6時方向と9～12方向），糸球体係蹄は本来の基本構造を失って虚脱している（中央部）．さらに，ボーマン嚢に接する間質に強い細胞浸潤を認める（左方）．

### 問題　2
### 問題　3

図2に示す本症例の腎生検蛍光抗体法IgG染色では，糸球体係蹄壁にIgGの線状沈着を認める．この所見から血中抗GBM抗体の存在が強く示唆され，実際にELISA法で高力価の抗GBM抗体が検出された．また病勢を把握する指標として，抗体価の経時的測定が有用であった．

臨床像から急速進行性腎炎症候群を疑った場合，腎専門医への紹介と並行して血清学的検査をすみやかに進めておくことが大切である．これにより確定診断の糸口が得られ，早期に適切な治療が開始され，予後の改善が期待できる．血清学的には抗GBM抗体型，抗好中球細胞質抗体型，免疫複合体型の3型に大別される（一部の症例では抗GBM抗体と抗好中球細胞質抗体を同時に有することがある）．いずれも外注での検索が可能であり，検査結果は数日で判明する．

抗GBM抗体が陽性であれば，肺出血の可能性をつねに念頭におかなければならない．本症例で血痰が出現した際の胸部X線写真を図3に示すが，右上中肺野に雲状影を認める．腎組織所見も併せ，典型的なGoodpasture症候群の症例である．糸球体腎炎と肺出血の発症時期は症例により異なり，ほぼ同時の場合もあれば，どちらかが先行する場合もある．

抗好中球細胞質抗体が陽性であれば，別項のような顕微鏡的多発動脈炎やWegener肉芽腫症を鑑別する[6]．免疫複合体型は全身性エリテマトーデス，クリオグロブリン血症，紫斑病性腎炎などによる．

### 問題　4

可及的早期に開始すべき治療として推奨されているのは，血漿交換とステロイドパルス療法である．本症例はこれらの治療で救命されたが，腎機能の改善は得られず，維持透析に移行した．

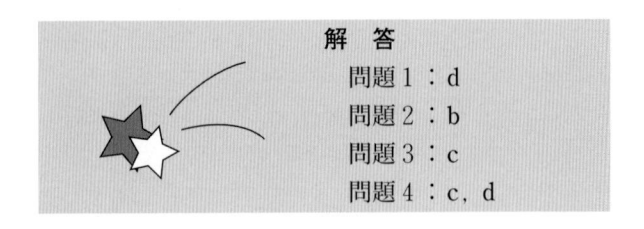

解　答
問題1：d
問題2：b
問題3：c
問題4：c, d

●文　　献●
1) Wilson CB, Dixon FJ：Anti-glomerular basement membrane antibody-induced glomerulonephritis. Kidney Int 3：74-89, 1973.
2) Wakui H, Chubachi A, Asakura K, et al：Goodpasture's syndrome：a report of an autopsy case and a review of Japanese cases. Intern Med 31：102-107, 1992.
3) Nagashima T, Ubara Y, Tagami T, et al：Anti-glomerular basement membrane antibody disease: a case report and a review of Japanese patients with and without alveolar hemorrhage. Clin Exp Nephrol 6：49-57, 2002.
4) Kalluri R, Wilson CB, Weber M, et al：Identification of the alpha 3 chain of type IV collagen as the common auto antigen in antibasement membrane disease and Goodpasture syndrome. J Am Soc Nephrol 6：1178-1185, 1995.
5) Merkel F, Netzer K-O, Gross O, et al：Therapeutic options for critically ill patients suffering from progressive lupus nephritis or Goodpasture's syndrome. Kidney Int 53（Supple 64）：S31-S38, 1998.
6) 今井裕一：Goodpasture症候群，内科学（第八版），杉本恒明，小俣政男，水野美邦編，pp1426-1427, 朝倉書店，東京，2003.

[涌井　秀樹]

# 疾患 19 微熱　全身倦怠感が愁訴の高齢女性に認めた腎機能異常

## 問題編

### 症例と設問

症例：72歳，男性
主訴：微熱，全身倦怠感
家族歴：とくになし
既往歴：10年前より高血圧で加療中
現病歴：これまで毎年の検診で腎機能の異常を指摘されたことはなかった．1カ月前より全身倦怠感を自覚．2週間前より，感冒症状，微熱を認め，その後眼瞼浮腫も認めるようになり，近医受診．尿蛋白（3＋），血尿（3＋），血液検査でBUN 42.7mg/dl，血清クレアチニン3.1mg/dlと腎機能障害を指摘され，当院紹介受診．精査目的で当院入院となった．

身体所見：身長160cm，体重52.7kg．体温37.6℃．血圧140/80mmHg，脈拍80/分，整．意識清明，眼瞼結膜は貧血様．胸部聴診上両下肺野に湿性ラ音を聴取．心音異常なし，心雑音なし．腹部は軟，平坦で肝脾触知せず，圧痛なし．下腿浮腫軽度あり．神経学的異常所見なし．

＜入院時検査所見＞
尿検査：蛋白（3＋），糖（−），潜血（3＋），尿沈渣赤血球100以上/HPF，白血球5～10/HPF，硝子円柱10～19/全視野，顆粒円柱5～9/全視野，赤血球円柱1～5/全視野

血算：WBC 9,300/$\mu$l，RBC 352万/$\mu$l，Hb 9.4g/dl，Ht 29.6％，plt 33.7万/$\mu$l

血液生化学：TP 7.2g/dl，Alb 3.3g/dl，AST 18 IU/L，ALT 15 IU/L，LDH 460 IU/L，BUN 68mg/dl，Cr 5.3mg/dl，尿酸 7.3mg/dl，Na 141mEq/L，K 5.6mEq/L，Cl 97mEq/L，Ca 9.0mg/dl，P 4.8mg/dl，CRP 11.7mg/dl，CH$_{50}$ 38U/L，RF 18U，IgG 1,755mg/dl，IgA 261mg/dl，IgM 158mg/dl．

胸部レントゲン写真（図1）

入院後の腎生検結果では，光顕上，20個の糸球体中，3個が完全硬化，13個に細胞性～線維細胞性半月体を認め，蛍光抗体法では糸球体への免疫グロブリンの沈着を認めなかった．

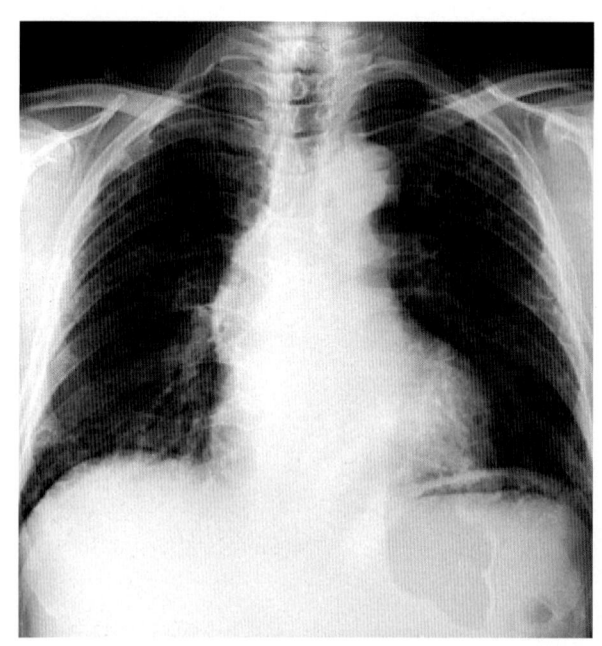

図1　胸部レントゲン所見

**問題1**　本症例で陽性となる可能性の最も高い検査はどれか．
a. 血中免疫複合体
b. 抗Sm抗体
c. MPO-ANCA
d. 抗GBM抗体
e. クリオグロブリン

**問題2　最も可能性の高い疾患はどれか．**
a．Wegener肉芽腫症
b．Goodpasture症候群
c．顕微鏡的多発血管炎
d．紫斑病性腎症
e．ループス腎炎

**問題3　本疾患でしばしば認められる肺の症候，胸部レントゲン異常として正しいものを2つ選べ．**
a．肺胞出血
b．気管支喘息
c．空洞形成
d．胸膜炎
e．間質性肺炎

**問題4　本例の初期治療法として適切なものはどれか．2つ選べ．**
a．メチルプレドニゾロン500〜1,000mg/日　3日連続
b．ACEI/ARB
c．経口プレドニゾロン30〜40mg/日
d．経口シクロフォスファミド200mg/日
e．血漿交換療法

# 解説編

## 顕微鏡的多発血管炎（microscopic polyangitis：MPA）

### 1．疾患概念
MPAは細動静脈，毛細血管に壊死性血管炎を認める全身性の疾患で，皮膚，神経，消化管，循環器など全身の諸臓器の合併症をきたすことが知られている．なかでも肺と腎臓における毛細血管炎をきたす頻度が高く，腎症候としては，糸球体障害に由来する血尿，蛋白尿，円柱尿と同時にしばしば急速進行性糸球体腎炎（RPGN）をきたす．また，肺胞の毛細血管炎の結果，肺胞出血や間質性肺炎を合併する．

### 2．病因
MPAの約90％の症例で血清中にMPO-ANCAが陽性となる[1]．先行感染や何らかの刺激により，MPOやPR-3が好中球や単球の表面に発現され，血清中のANCAと反応して，好中球・単球の脱顆粒や活性酸素の放出をきたし，血管内皮細胞を傷害し，血管壁の破綻から壊死性血管炎を惹起すると考えられている[2,3]．

### 3．症候
MPAは60歳代から70歳代の高齢者に好発し，女性の頻度が若干高い．
原因不明の発熱，体重減少，関節痛などの非特異的全身症状で初発し，RPGNと間質性肺炎，肺出血の肺腎症候に加え，紫斑，皮下出血，多発単神経炎などの血管炎症候を認める．

### 4．診断
MPAの診断基準を表1に示す．

### 5．治療と予後
MPAの治療開始後の6カ月生存率は65.1％で，きわめて予後不良である．予後不良因子としては，高齢，高度腎機能障害，肺病変合併などがあげられる．MPAの治療法については，主として欧米の検討では副腎皮質ステロイド製剤とシクロフォスファミドの併用が基本と考えられてきた．しかしながら，わが国の症例では諸外国と比べ，患者の年齢が高く，MPO-ANCA陽性のMPA/RPGNが極端に多いこと，また症例の死因の約半数が原疾患との関連のあるあるいは治療にともなう日和見感染をもとにした感染症であることが明らかとなった．そこでわが国独自の治療指針が提案されている[1]（図2）．すなわち初期治療としては，腎機能が保たれ，肺病変がなく，炎症所見の軽度ではステロイド単独で治療を開始，症例に応じメチルプレドニゾロンパルス（MP）療法を行い，肺病変や高度の炎症所見を示す症例ではステロイド薬とシクロフォスファミドなどの免疫抑制薬の併用を行い，65歳以上の比較的高齢者ではシクロフォスファミドの併用を行わないなどの工夫が必要と考えられている．本療法で疾患の活動性をコントロールできた場合には，経口ステロイド薬の投与量を4〜8週以内に20mg/day未満に減量する．いずれにしろ，治療経過中の日

## 154 Ⅱ．疾患編

**表1　顕微鏡的多発血管炎の診断基準（厚生労働省難治性血管炎分科会 1998年）**

1. 主要症状
   - （1）急速進行性糸球体腎炎
   - （2）肺出血，もしくは間質性肺炎
   - （3）腎，肺以外の臓器症状：紫斑，皮下出血，消化管出血，多発性単神経炎など
2. 主要組織所見
   細動脈・毛細血管・後毛細血管細静脈の壊死，血管周囲の炎症性細胞浸潤
3. 主要検査所見
   - （1）MPO-ANCA陽性
   - （2）CRP陽性
   - （3）蛋白尿・血尿，BUN，血清クレアチニンの上昇
   - （4）胸部X線所見：浸潤陰影（肺胞出血），間質性肺炎
4. 判定
   - （1）確実（difinite）
     - （a）主要症候の2項目以上を満たし，組織所見が陽性の例
     - （b）主要症候の（1）および（2）を含め2項目以上を満たし，MPO-ANCAが陽性の例
   - （2）疑い（probable）
     - （a）主要症候の3項目を満たす例
     - （b）主要症候の1項目とMPO-ANCA陽性の例
5. 鑑別診断
   - （1）結節性多発動脈炎
   - （2）Wegener肉芽腫症
   - （3）アレルギー性肉芽腫性血管炎
   - （4）Goodpasture症候群
6. 参考事項
   - （1）主要症候の出現する1～2週間前に先行感染（多くは上気道感染）を認める例が多い．
   - （2）主要症候（1），（2）は約半数例で同時に，その他の例ではいずれか一方が先行する．
   - （3）多くの症例でMPO-ANCAの力価は疾患活動性と並行して変動する．
   - （4）治療を早く中止すると，再発する例がある．

| スコア | 治療開始時Cr | 年齢 | 肺病変の有無 | CRP値 |
| --- | --- | --- | --- | --- |
| 0 | Cr<3 | Age<59 | 無 | <2.6mg/dl |
| 1 | 3=<Cr<6 | 60=<Age<69 |  | 2.6～10 mg/dl |
| 2 | 6=<Cr | Age=>70 | 有 | 10 mg/dl< |
| 3 | 透析 |  |  |  |

| 臨床所見重症度 | トータルスコア |
| --- | --- |
| Ⅰ | 0～2 |
| Ⅱ | 3～5 |
| Ⅲ | 6～7 |
| Ⅳ | 8～9 |

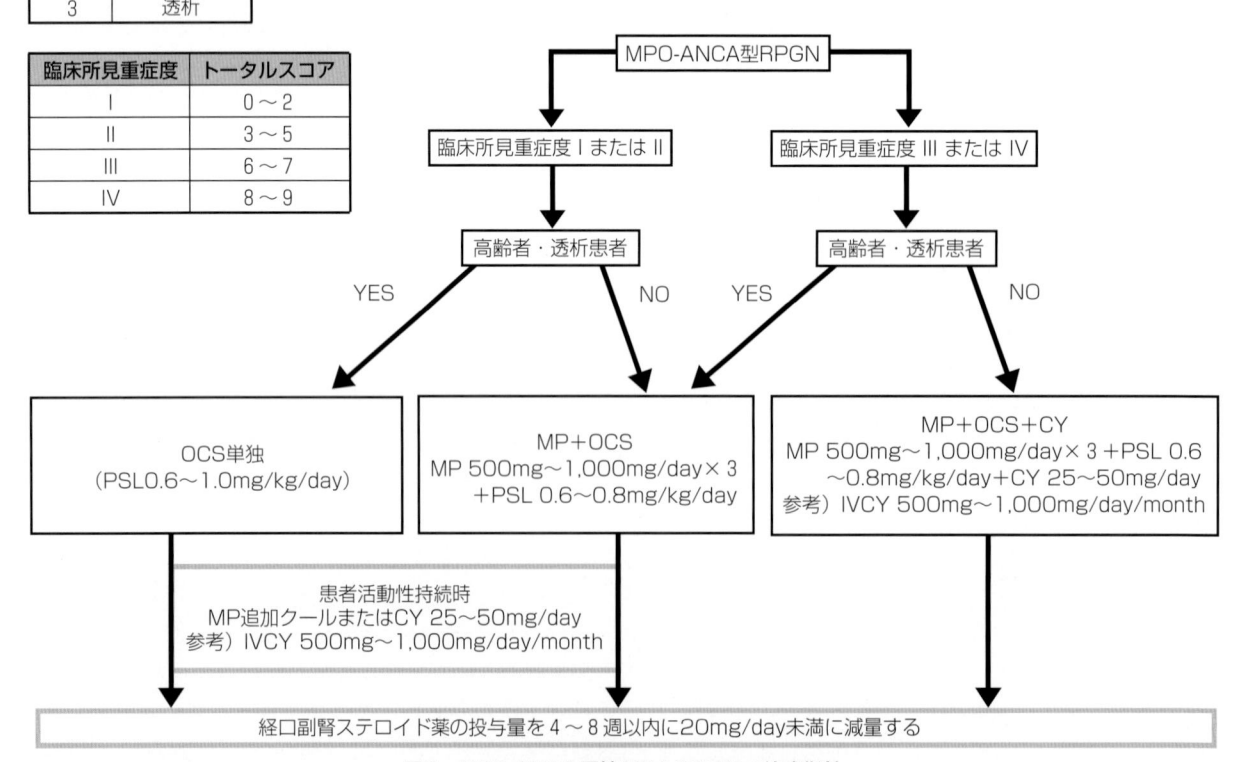

```
                    MPO-ANCA型RPGN
                   ┌──────┴──────┐
          臨床所見重症度ⅠまたはⅡ    臨床所見重症度ⅢまたはⅣ
                   │                  │
             高齢者・透析患者         高齢者・透析患者
            YES ↙    ↘ NO         YES ↙    ↘ NO
```

- OCS単独（PSL0.6～1.0mg/kg/day）
- MP+OCS　MP 500mg～1,000mg/day×3＋PSL 0.6～0.8mg/kg/day
- MP+OCS+CY　MP 500mg～1,000mg/day×3＋PSL 0.6～0.8mg/kg/day＋CY 25～50mg/day
  参考）IVCY 500mg～1,000mg/day/month

患者活動性持続時
MP追加クールまたはCY 25～50mg/day
参考）IVCY 500mg～1,000mg/day/month

経口副腎ステロイド薬の投与量を4～8週以内に20mg/day未満に減量する

**図2　MPO-ANCA陽性MPA/RPGNの治療指針**
MP：メチルプレドニゾロンパルス療法　　CYC：シクロフォスファミド

和見感染の防止のため，十分な感染症対策を施行することが重要である．

### 問題の解説と解答

#### 問題 1

過去に検診などで腎機能異常を指摘されたことのなかった高齢男性に発症した腎炎性尿所見をともなう腎不全であり，臨床的には急速進行性糸球体腎炎が考えられる．胸部レントゲン写真所見では間質性肺炎像を認め，肺胞においても毛細血管炎を反映した病変の存在が疑われ，顕微鏡的多発血管炎が最も考えられる．したがってANCA検査が陽性となる可能性が最も高い．抗糸球体基底膜抗体を伴うGoodpasture症候群でも同様の肺腎症候を示すが，肺症候は血痰や肺胞出血であり，腎機能悪化もさらに急速なことが多く，本例とは異なる．

#### 問題 2

腎生検所見はpauci-immune型の半月体形成性腎炎である．腎以外にも肺病変を合併していること，全身症候から，MPAによるRPGNと診断可能である．またWegener肉芽腫症は，同様の腎病変を認めるが，同時に肺，上気道に肉芽腫性血管炎を合併する疾患で，一般にMPO-ANCAでなくPR3-ANCAが陽性となる．紫斑病性腎炎は下肢の紫斑と同時に関節痛，腹痛を合併する疾患で，血蛋白尿を同時に認め，腎生検上はIgA腎症に類似した組織変化を呈する．本例にはSLEを疑わせる症状，所見はない．

#### 問題 3

MPAにともなう肺病変としては，間質性肺炎と肺胞出血が知られている．典型例のCT所見を図3に示す．

#### 問題 4

本例の臨床重症度はIII群に属し，年齢は70歳を超えることから，図2の治療指針によれば，治療法とし

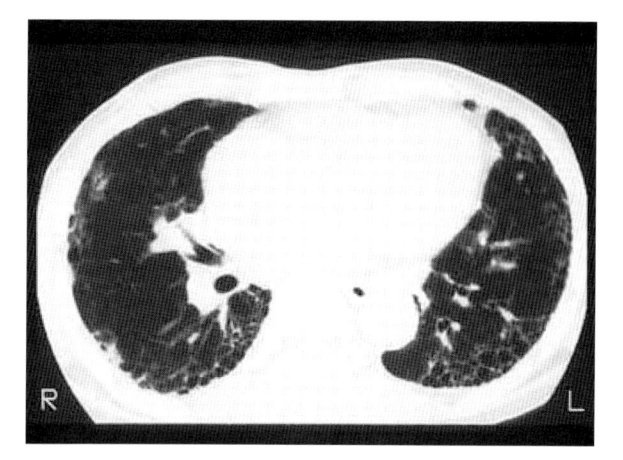

間質性肺炎像

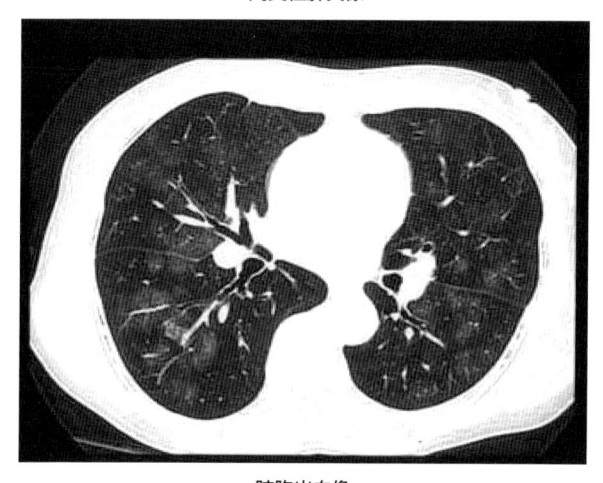

肺胞出血像
図3 MPAの典型的胸部CT像

てはMP＋経口プレドニゾロン療法として，経口プレドニゾロン0.6〜0.8mg/kg/日で開始する．MP療法については，患者の全身状況や感染症併発の危険などを考慮し施行しない場合もありうる．

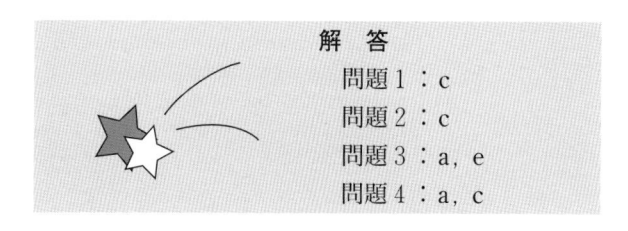

**解 答**
問題1：c
問題2：c
問題3：a, e
問題4：a, c

### レベルアップをめざす方へ

#### MPA, PN, 特発性半月体形成性腎炎の関係

MPAはこれまで結節性多発動脈炎（polyarteritis nodosa：PN）の亜型として分類されてきた．しかし近年，冒される血管の太さ，血清中の抗好中球細胞質抗体（ANCA）の有無をもとにPNから分離独立した血管炎症候群として認識されるようになった[4]．すなわち，PNは中小型の筋型動脈に壊死性血管炎をきたし，腎臓では弓状，葉間動脈が主病変部位である．一方，MPAは，細動静脈，毛細血管に

壊死性血管炎を認め，腎臓ではしばしば糸球体に免疫グロブリンなどの沈着を認めず，pauci-immune型の半月体形成性腎炎をきたす．またMPAの症例の90％以上がANCA陽性であるのに対し，PNではANCAを一般に認めない．MPAのANCAのサブクラスについては，わが国の症例では90％以上がMPO-ANCAが陽性である[1]．このようにPNという疾患の概念が明確になるに従い，これまで組織学的診断のないままPNの疑いと診断されてきた患者の大半がMPAであることが明らかとなり，近年ではPN症例の減少が著しいことが指摘されている．

さらに，特発性半月体形成性腎炎といわれてきたpauci-immune型の半月体形成性腎炎も大半の症例がMPO-ANCA陽性であり，経過中に肺病変や皮膚その他の血管炎症候を呈する症例や剖検により他臓器の血管炎病変を証明される症例が少なからず存在することが明らかとなった．したがってこの特発性半月体形成性腎炎も病因からはMPAと同一の疾患と考えられ，腎限局性血管炎（Renal limited vasculitis：RLV）と分類されるようになってきた．図4に腎臓に病変を伴うことの多い血管炎症候群を示す．

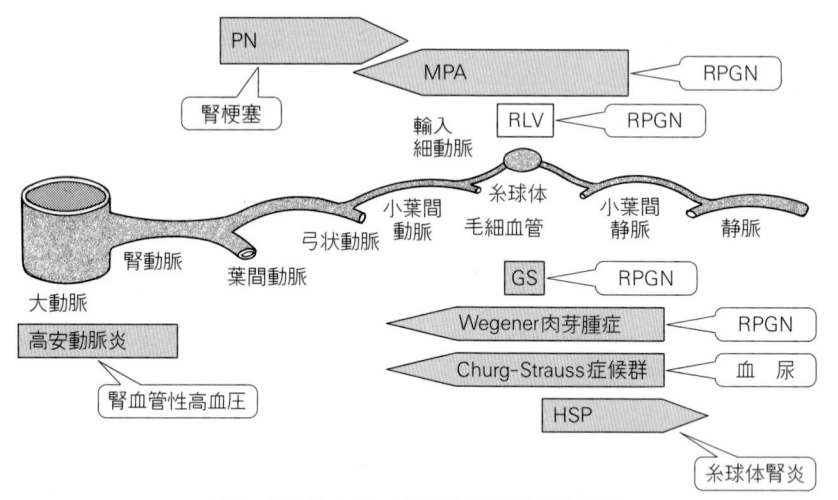

**図1　腎を冒す主な血管炎症候群と主要腎症候**
PN：結節性多発動脈炎　　MPA：顕微鏡的多発血管炎
RLV：腎限局型血管炎（特発性半月体形成性腎炎）
GS：Goodpasture症候群　　HSP：シェンラインヘノッホ紫斑病

● 文　献 ●
1) 堺　秀人，ほか：急速進行性腎炎症候群の診療指針．日本腎臓学会誌 44：55-82, 2002.
2) Muller Kobold AC, van der Geld YM, Limburg PC, et al：Pathophysiology of ANCA-associated glomerulonephritis. Nephrol Dial Transplant 14：1366-1375, 1999.
3) Tipping PG, Kitching AR, Cunningham MA, et al：Immunopathogenesis of crescentic glomerulonephritis. Curr Opin Nephrol Hypertens 8：281-286, 1999.
4) Jennette JC, Falk RJ, Andrassy K, et al：Nomenclature of systemic vasculitides. Proposal of an international consensus conference. Arthritis Rheum 37：187-192, 1994.

[山縣　邦弘／小山　哲夫]

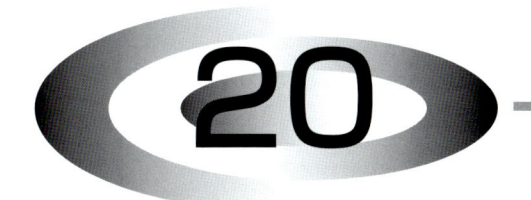

# 疾患 20 慢性副鼻腔炎のある若い男性が尿異常を指摘され受診したが？

## 問題編

### 症例と設問

症　例：22歳　男性
主　訴：蛋白尿, 血尿
家族歴：母親：原田氏病で眼科通院中
既往歴：とくになし
現病歴：17歳頃から副鼻腔炎があり，年数回，耳鼻科に通院していた．昨年の職場検診で血尿1＋を指摘されたが放置していた．本年4月の検診でも蛋白尿2＋，血尿2＋を指摘された．2週間前から微熱，咳があり食欲が落ちている．体重が1カ月で2Kg減少している．時々頭痛があり，左の聴力が低下してきており，7月1日当院を受診した．

身体所見：体温37.3℃，血圧120/68 mmHg, 脈拍70/分，意識清明，皮膚ツルゴール低下なし．眼瞼結膜貧血なし，球結膜黄疸なし．心音，呼吸音　異常なし，腹部　平坦軟，肝脾腎　触知せず，圧痛なし，神経学的異常反射なし．

**問題1　本症例で必要となる検査を2つ選べ**
1. 腎盂造影検査
2. 副鼻腔・中耳CT検査
3. 胸部X線検査
4. 腹部MRI検査
5. 髄液検査

　a 1, 2　　b 1, 5　　c 2, 3
　d 3, 4　　e 4, 5

＜入院時検査所見＞
尿検査：尿蛋白3＋，尿糖（－），尿潜血2＋，RBC 51-99/HPF, WBC 31-50/HPF, 硝子円柱125/全視野，上皮細胞13/全視野

血液検査：WBC 12800/μl, RBC 535万/μl, Hb 16.4 g/dl, Ht 50.4%, Plt 23.2万/μl

生化学検査：
TP 6.7 g/dl, Alb 4.0 g/dl, T.Bili 1.3 mg/dl, 血糖 130 mg/dl, AST 37 IU/L, ALT 146 IU/L, LDH 676 IU/L, ミオグロビン 154 IU/L,

BUN 28.6 mg/dl, Cr 1.5 mg/dl, 尿酸 6.7 mg/dl, Na 134 mEq/l, K 4.7 mEq/l, Cl 97 mEq/l, Ca 8.7 mg/dl, CRP 3.1 mg/dl,

**問題2　追加する血液検査として妥当なものを1つ選べ**
a. 抗DNA抗体
b. PR3-ANCA
c. 免疫複合体
d. 血清補体
e. 抗GBM抗体

腎生検を行ったところ図1のような所見であり，蛍光抗体法ではすべて陰性あった．

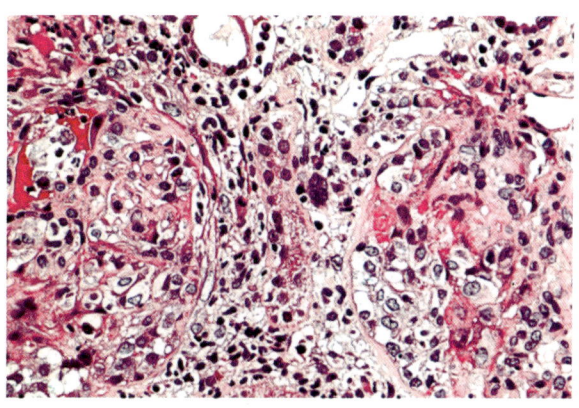

図　1

問題3　もっとも可能性の高い疾患はどれか
　a．アレルギー性肉芽腫性血管炎
　b．Alport症候群
　c．紫斑病性腎炎
　d．ループス腎炎
　e．Wegener肉芽腫症

問題4　妥当な治療法を3つ選べ
　1．経口シクロホスファミド（エンドキサン）
　2．経口プレドニゾロン
　3．血漿交換
　4．シクロスポリンA
　5．ST合剤
　　a 1, 2, 3　　b 1, 2, 5　　c 1, 4, 5
　　d 2, 3, 4　　e 3, 4, 5

# 解説編

## Wegener肉芽腫症[1]

### 1．歴史と病因：c-ANCA, PR3-ANCA

1931年にKlingerが壊死性副鼻腔炎を合併した全身性血管炎の症例を報告した．その後，1936年にWegenerが臨床病理像を明確に記載したことからWegener肉芽腫症とよばれている．自己抗体に関してWegener肉芽腫症ではc-ANCAが優位でありc-ANCAの対応する抗原がproteinase 3（PR3）であることが明らかになった．活動性のあるWegener肉芽腫症の80〜85％で陽性になることがわかった．しかし最近の成績では，感度30〜50％，特異度96％とされている．PR3-ANCAが陽性になればWegener肉芽腫症の可能性は高くなるが，陰性であっても否定することにはならない．また，感染性心内膜炎でもPR3-ANCAは陽性になる．

### 2．臨床症状とELK臨床分類基準

1990年にAmerican College of RheumatologyからELK臨床分類基準（E：ear, eye, nose, throat, L：lung, K：kidney）が提案されている．臨床的には，Eのみ，EKあるいはLの時期にやや遅れELK, EK, LKがおこることが多い．症状が1つの場合には診断が困難なことが多い．また必ずしもE-L-Kの順に症状が出現するわけではないので，診断に際して臨床症状に十分注意する必要がある．

　1）E症状　鼻腔，副鼻腔の炎症による鼻閉塞・膿性鼻汁・鼻出血が一般的であるが，重篤な症例では壊疽性鼻炎・鞍鼻を呈する．眼の症状としては，結膜炎のほか眼球突出も起こりうる．耳の症状として，中耳炎・内耳障害・めまい・難聴がある．その他，舌・咽頭・喉頭・気管内に肉芽腫形成も起こりうる．

　2）L症状　咳嗽・呼吸困難・喀血・胸痛が生じX線では結節状陰影が数日から数週の間に多発性に出現する．初期には小結節であるが次第に大きくなり，最終的には中心部が壊死して壁の厚い空洞を伴う．肺病変は80％以上の患者で起こりうる．

　3）K症状　血尿・腎炎性尿所見，ときにネフローゼ症候群を呈する．半月体形成性腎炎，肉芽腫形成により急速に腎機能が低下することもある．

その他，約20％で中枢神経系，肥厚性硬膜炎などが生じる．

### 3．病理学的所見

大きく以下の3つに分けられる．

　1）好中球浸潤を伴う毛細血管，小動静脈に血管炎が存在する．腎臓ではこの病変が主体となる．肺で病変が起こるとびまん性肺胞出血を起こす．

　2）小〜中動脈の肉芽腫性血管炎，肺では肉芽腫性の炎症像である．

　3）多核巨細胞が血管壁内に存在し，壊死巣周囲の類上皮組織球の柵状配列がみられる．以上の基本型が混在することもある．

### 4．治療と予後

無治療の場合の診断後の生存期間は平均5カ月，また約90％以上の患者は診断後2年以内に死亡していた．経口ステロイド薬単独投与によって炎症を軽減させ全身症状を改善することができるようになったが，肺，腎病変を完全にコントロールすることはできなかった．1973年にFauciとWolffは経口ステロイド薬と経口シクロフォファミド（エンドキサン）併用療法によって患者の75％が完全寛解に至ることを報告した．しかし経口CPM投与の長期投与によって悪性腫瘍の発生などの副作用が問題となったことから，投与法を経口から点滴静注（エンドキサン・パルス）に変更する治験が行われた．残念ながら有効性は低く，さらに

再発率が高かった．そのため現在では，経口ステロイド薬（プレドニゾロン）＋経口エンドキサン投与が一般的となっている．その他，アザチオプリンとメソトレキサートがあるが，いずれもエンドキサンが使用できない場合の代替療法として使用されている．ST合剤は寛解導入療法としては無効であるが，寛解維持療法としては有用であることが示されている．患者のELK分類の病状にあわせてプレドニゾロン量，エンドキサン量を決定することが重要である．

## 問題の解説と解答

### 問題 1
**ELK分類とWegener肉芽腫症**

副鼻腔炎を伴った糸球体腎炎であり，Wegener肉芽腫症の可能性がある．胸部X線検査で異常所見の有無をチェックする必要がある．また経過中に聴力障害を示唆する症状も出現してきているので副鼻腔と中耳・内耳を含めたCT検査が必要である．典型的な画像を提示する（図2，3）．

### 問題 2
**PR3-ANCAの感度と特異度**

Wegener肉芽腫症のある患者でPR3-ANCAが陽性になる頻度が感度であり，Wegener肉芽腫症のない人でのPR3-ANCAが陰性になる頻度が特異度である．感度の高い検査で陰性になるとその疾患を否定できることからSensitivity Negative out（SN out）とよんでいる．活動性のあるWegener肉芽腫症のPR3-ANCAの感度は80～85％である．しかし最近の成績では，Wegener肉芽腫症全体で感度30～50％とされている．欧米人と日本人でも感度が異なる可能性もある．特異度は96％と高い．このように特異度が高い検査は，陽性になるとその疾患を肯定しやすくなることからSpecificity Positive in（SP in）とよんでいる．感度を上げれば特異度は低下する．一方，特異度を上げると感度が低下する．両者のバランスのとれた点をカットオフ値としている．

### 問題 3
**腎生検所見**

図1では糸球体が両側にみられるが，ボーマン嚢内に上皮細胞が多数存在し，基本構造が消失している．一部の糸球体血管壁が壊死状になっている．さらに間質には単核球の浸潤とともに巨細胞がみられる．病変の主体は，細胞性半月体形成性腎炎＋間質性腎炎と判断される．糸球体に免疫グロブリンの沈着がないことからpauci-immune型に相当する．ANCAが血中に存在すればANCA関連腎炎ということになる．臨床症状（ELK症状）を考慮するとWegener肉芽腫症に合致する（矛盾しない）所見である．

アレルギー性肉芽腫性血管炎は，気管支喘息が存在し，好酸球増加があり多発性血管炎を有する疾患であり，MPO-ANCAが陽性になる頻度が高い．腎炎の発生頻度は比較的低い．Alport症候群は，尿異常をきたすコラーゲン分子異常を主体とする遺伝性疾患である．感音難聴を合併することが多い．紫斑病性腎炎は，紫斑，関節炎，腹痛を3主徴とするSchönlein-

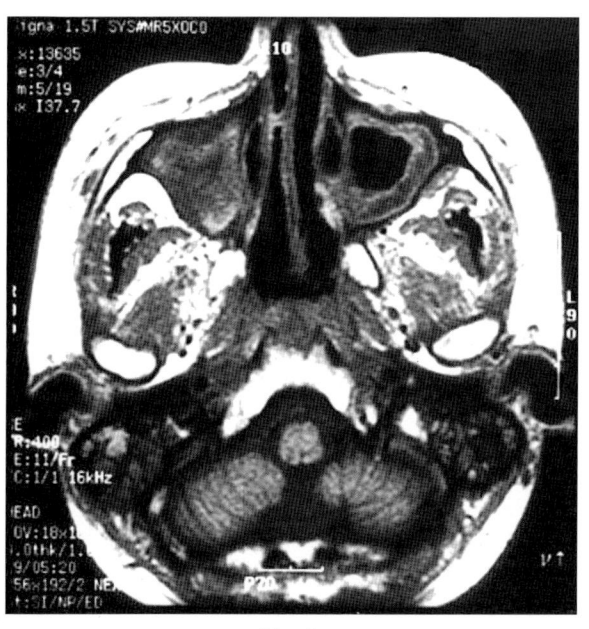

図 2

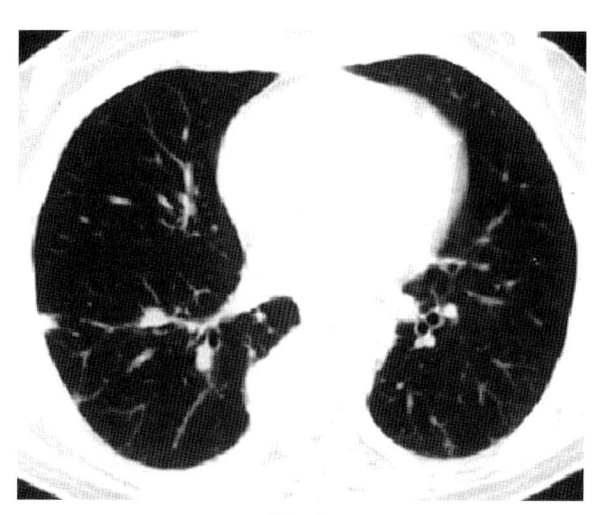

図 3

Henoch紫斑病の患者で尿異常をきたした場合をさしている．糸球体にはIgAが優位に沈着することから，IgA腎症の近縁疾患と考えられている．ループス腎炎は，全身性エリテマトーデスの患者の約半数で尿異常を呈し，その場合，糸球体に免疫グロブリンの沈着がみられる．血中免疫複合体が増加し，血清補体は消費され低下していることが多い（免疫複合体型腎炎の典型）．

### 問題 4

治療の基本は，経口副腎皮質ステロイド薬＋経口エンドキサンである．また，寛解導入としては効果はないが，維持療法としてのST合剤の有用性が認められている．血漿交換療法に関しては，免疫複合体型ではないので効果はない．また，シクロスポリンAも一般的ではない．治療抵抗性のWegener肉芽腫症に対してデオキシスパーガリンの治験がヨーロッパで行われており有効であることが報告されている．

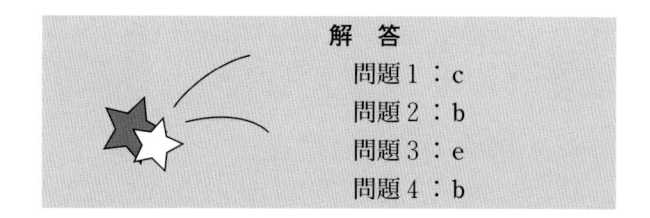

### 解 答

問題1：c
問題2：b
問題3：e
問題4：b

## レベルアップをめざす方へ

### Proteinase 3（PR3）とは

多核白血球のアズール顆粒内に存在する中性セリンプロテアーゼである．分子量は29kDaであり，フィブロネクチン，4型コラーゲン，ラミニンを含む細胞外マトリックスを分解する働きがある．同様に細菌や真菌に対しても作用するので抗菌作用も有している．さらに，PR3蛋白は，ヒト内皮細胞にapoptosisを引き起こす．通常は白血球の細胞内に存在するが，膜表面にも出現する．この現象には個体差がある．一方，白血球以外にWegener肉芽腫症患者の肺細胞表面に強く発現していることも明らかにされつつある．すなわちPR3-ANCAと細胞膜表面に出現したPR3が反応を起こして炎症が激しくなる機序も想定されている．

### ELK症状を呈する疾患（Wegener肉芽腫症との鑑別）

Cogan症候群：角膜実質炎と感音難聴の症状のある患者の原因として，結節性多発動脈炎がある．逆に，多発性血管炎で，眼と耳から発症するものと理解するとよい．

再発性多発軟骨炎：軟骨が病変となる炎症性疾患であるが，眼，鼻，耳が病変となりやすい．

［今井 裕一］

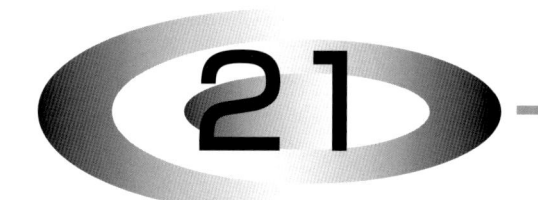

# 疾患 21 発熱後に「尿がコーラ色になった」と受診!?

## 問題編

### 症例と設問

症例：25歳，女性
主訴：肉眼的血尿
家族歴：家族に腎疾患なし
既往歴：特記事項なし
現病歴：大学4年生までは学校検尿で尿所見の異常を指摘されたことはない．卒業後は家事手伝いで，健診は受けていない．今回，感冒様症状（38.5℃の発熱，鼻水，咽頭痛，咳）が出現したために市販の風邪薬を服用した．翌朝解熱傾向となったが，尿の色がコーラのようであったために，驚いて来院した．排尿時痛，頻尿，残尿感はない．
身体所見：体温37.5℃，血圧126/74mmHg，脈拍80/min，呼吸数16/min，皮疹なし，眼瞼浮腫なし，眼瞼結膜貧血なし，眼球結膜黄疸なし，咽頭発赤あり，口蓋扁桃の腫脹や膿の付着なし，リンパ節腫脹なし，心音純，呼吸音清，腹部平坦軟，肝脾腎触知せず，CVA tendernessなし，下腿浮腫なし．

**問題1** 本症例で必要な検査を2つ選べ．
 a. 腹部CT検査
 b. 尿沈渣顕微鏡観察
 c. 腎膀胱超音波検査
 d. 尿細胞診
 e. 腎動脈造影検査

＜来院時検査所見＞
尿検査：蛋白（3＋）（1.2g/day），糖（－），潜血（3＋），RBC＞100/HPF，変形赤血球（＋），WBC 5～10/HPF，顆粒円柱（＋），赤血球円柱（＋）

血液検査：WBC 7,000/μl，RBC 440万/μl，Hb 12.7g/dl，Ht 37.4％，Plt 26万/μl
生化学検査：TP 6.9g/dl，Alb 3.8g/dl，AST 26 IU/L，ALT 20 IU/L，LDH 270 IU/L，BUN 26mg/dl，Cr 0.9mg/dl，UA 5.8mg/dl，TC 200mg/dl，TG 120mg/dl，Na 138mEq/l，K 4.2mEq/l，Cl 102mEq/l，Ca 8.8mg/dl，P 3.8mg/dl
免疫血清検査：IgG 1,200mg/dl，IgA 380mg/dl，IgM 170mg/dl
VDRL（－），HBsAg（－），HCVAb（－），ASO 1：160，ANA（－）

**問題2** 急性の発症であるが鑑別診断に最も有用な検査はどれか．
 a. MPO-ANCA
 b. 抗dsDNA抗体
 c. 血清補体価
 d. クリオグロブリン
 e. 血清免疫電気泳動

**問題3** 腎生検PAS染色像を示す（図1）．正しい所見はどれか．
 a. 係蹄壁の肥厚
 b. メサンギウム基質の増加
 c. 分葉化
 d. 半月体形成
 e. 結節性病変

全節性糸球体硬化は認められず，尿細管間質障害も認められない．
蛍光抗体染色と電子顕微鏡所見を示す（図2，3）．

**問題4** 蛋白尿のある疾患一般の治療について正しいのはどれか．
a．降圧目標125/75mmHg以下
b．LDL-アフェレーシス
c．血漿交換
d．シクロホスファミドパルス治療
e．利尿薬

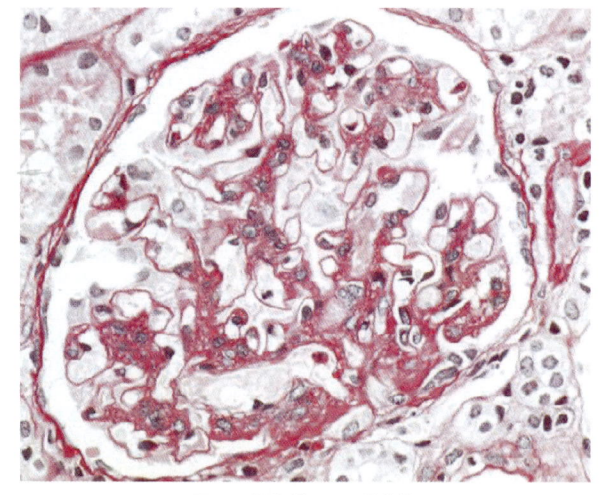

図1　腎生検PAS染色像

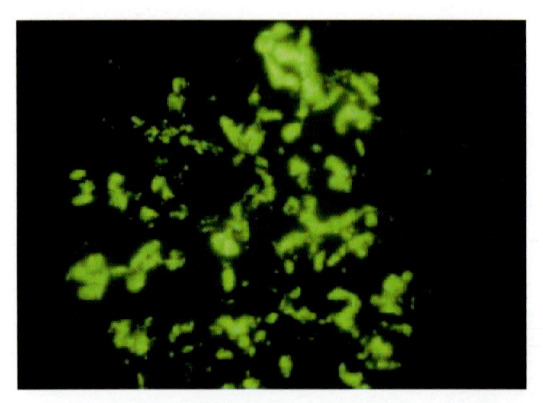

図2　蛍光抗体法（IgA染色像）

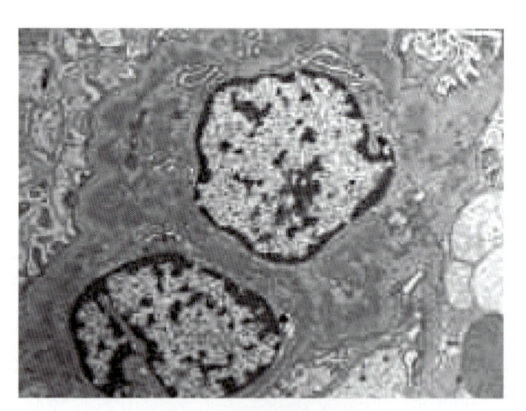

図3　電子顕微鏡観察像

# 解説編

## IgA腎症（IgA nephropathy）

### 1．概念

1968年にフランスのBegerが糸球体メサンギウム領域にIgAが沈着している慢性糸球体腎炎をIgA腎症とよんだのが最初の報告である[1]．その後世界各国からIgA腎症の頻度が報告され，世界で最も多い慢性糸球体腎炎の一型であることが判明した．わが国では一次性慢性糸球体腎炎の約30～40％を占めている．

### 2．症状と身体所見

IgA腎症患者の多くは学校検尿，職域検尿や近くの医療機関を受診した際に蛋白尿あるいは血尿で発見されることが多い．このことをChance proteinuria and/or hematuriaとよんでいる．その他，上気道感染の際に肉眼的血尿（褐色尿，コーラ様，赤紫色などがある）に気づいて医療機関を受診することもある．IgA腎症患者の多くは無症状であり，身体所見上も異常が認められないことが多い．進行例ではしばしば高血圧（腎実質性高血圧）を合併してくる．まれに高度蛋白尿を呈してネフローゼ症候群となることがあり，このような患者では浮腫が認められる．

### 3．尿所見

IgA腎症患者の尿所見は，血尿のみで蛋白尿が陰性の患者から高度蛋白尿を呈する患者まで多彩である．一般的に初期の軽症例では尿蛋白量が少なく，疾患が

進行し重症化してくると蛋白尿が高度となる．しかしIgA腎症患者では血尿は必ず認められると考えてよい．軽度の顕微鏡的血尿から上述のように，肉眼的血尿（とくに感冒などの発熱時に発現する）を呈するものまである．糸球体性血尿として尿沈渣に変形赤血球や赤血球円柱が観察される．

### 4．確定診断と鑑別診断

小児期の肉眼的血尿では，Nutcracker現象（左腎静脈が上腸管膜動脈と大動脈に挟まれて怒張する）があり，超音波検査で鑑別できる．家族性に血尿を示す基底膜菲薄病（thin basment membrane disease）の鑑別（腎生検電子顕微鏡所見による）も必要である．急性糸球体腎炎との鑑別は潜伏期の長さの違い（急性糸球体腎炎では上気道感染から腎炎の発症まで1週間から10日あるがIgA腎症では潜伏期はない）や，血清学的検査でASO，ASKの上昇がないこと，補体CH50，C3の低下が認められないことで，鑑別診断は比較的容易である．血尿を呈する患者のなかでも，とくに中年以降の患者で肉眼的血尿を示す患者では尿路系の悪性腫瘍を必ず否定しなければならない．超音波検査，静脈性腎盂造影（IVP）で腎臓および膀胱の検査を行うとともに，尿の細胞診検査は必須である．場合によってはCT検査，腎血管造影まで必要になることもある．

IgA腎症は最終的には，腎生検で病理組織診断にて確定診断される疾患である．糸球体病変の典型例はメサンギウム細胞の増殖とメサンギウム基質の増加であり，ときに半月体形成や，糸球体係蹄のボーマン嚢との癒着病変が観察され，やがて糸球体廃絶（全節性硬化，global sclerosis）に陥る．糸球体の廃絶に伴って，尿細管の萎縮，間質への単核球浸潤と線維化が進み，萎縮腎となって末期腎不全状態へと進行していく．

### 5．治療と予後

IgA腎症の発見当初は比較的予後の良い慢性糸球体腎炎と考えられていたが，最近の調査では発症20年で約40％の患者が末期腎不全に進行することが判明している．腎生検時に腎機能低下（血清クレアチニン値の上昇）が認められる例，高度の蛋白尿（1日1g以上の尿蛋白）を呈する例，高血圧（140/90以上）を呈している例の腎機能予後が悪いことが示されている[2]．

本症に特異的な治療法はまだ開発されていないが，いくつかの治療法が提唱されている．IgA腎症の治療で現在わが国で保険適応のある薬剤は塩酸ジラゼプ（dilazep dihydrochrolide，コメリアン）とジピリダモール（dipyridamole，ペルサンチン）であり，わが国では最も広く使用されている．高度の蛋白尿（1日1グラム以上）がある患者では経口ステロイド投与あるいはステロイドパルス療法が有効である[3]．小児のIgA腎症では，抗血小板薬にプレドニゾロンおよびアザチオプリンを加えたカクテル治療の有用性が証明されている．近年アンジオテンシン変換酵素阻害薬（ACEI）やアンジオテンシン受容体拮抗薬（ARB）が腎疾患の尿蛋白減少，腎機能保護に働くことが見いだされている[4]．最近わが国から扁桃腺摘出術にステロイドパルス療法を加えることによりIgA腎症の治癒が可能であるとの報告が注目されているが無作為比較試験（randomized controlled trial：RCT）は行われていない[5]．

## 問題の解説と解答

### 問題 1

若い女性が発熱後にコーラ様の尿を呈した症例である．病歴からは尿路結石や出血性膀胱炎は考えにくい．まず尿が血尿であるかどうか試験紙で潜血反応を調べる（同時に蛋白尿もチェックする）．さらに沈渣を顕微鏡観察して，赤血球が多数であれば肉眼的血尿であり，変形赤血球や赤血球円柱の有無を調べる．これらがあれば糸球体腎炎と考えてよい．画像検査では最も侵襲性の小さい検査として超音波検査が推奨される．年齢から考えて尿路の悪性腫瘍は考えにくいので尿細胞診はいらない．

### 問題 2

感冒症状と同時に肉眼的血尿を示しているので溶連菌感染後急性糸球体腎炎よりはIgA腎症が考えられる．より確実にするには補体の測定が有用である．補体価が低下する糸球体腎炎は急性糸球体腎炎，膜性増殖性糸球体腎炎，ループス腎炎，クリオグロブリン腎炎がある．年齢と腎機能の急速な悪化がないことからMPO-ANCAの尤度比は低い．ANA陰性であるのでSLEは否定的で，抗dsDNA抗体検査はいらない．クリオグロブリンはC型肝炎に伴うことが多く，下肢に点状出血斑をみる．免疫電気泳動が有用な腎疾患は骨髄腫腎，免疫グロブリン性アミロイドーシスである．

### 問題 3

この糸球体ではメサンギウム細胞の増殖とメサンギウム基質の増加が観察される．係蹄壁の肥厚は膜性腎症，分葉化は膜性増殖性糸球体腎炎，半月体形成は急速進行性糸球体腎炎，結節性病変は糖尿病性腎症で観察される．

**問題 4**

蛍光抗体法ではIgAがメサンギウムパターンに強陽性であり，電顕観察ではメサンギウム領域にelectron dense depositが観察される．以上の所見から本症例はIgA腎症と診断された．慢性腎疾患（Chronic Kidny Disease, CKD）では尿蛋白が1日1g以上のときの降圧目標は125/75mmHg以下で，降圧薬の第1選択はACE阻害薬あるいはAII受容体拮抗薬である（米国NKF 2002）．IgA腎症に対すする口蓋扁桃摘出術効果について前向き研究はないが，30年の経過を後ろ向きに検討してNNT5の腎機能保持効果が報告されている．血漿交換，シクロホスファミドパルスの有用性は知られていない．高血圧と腎機能低下がある慢性腎疾患（CKD）では高容量のループ利尿薬の併用が推奨されている（米国NKF 2002）．

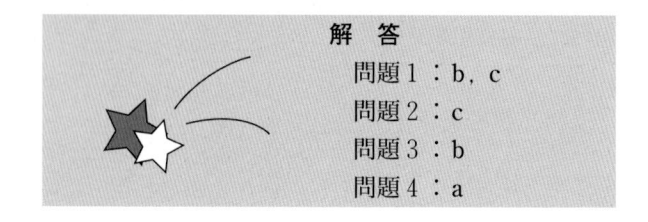

**解 答**
問題1：b, c
問題2：c
問題3：b
問題4：a

## レベルアップをめざす方へ

　IgA腎症の発症，進展機序はいまだ解明されておらず特異的治療もまだ存在しないが，多くの研究が進んでいる．IgA腎症はメサンギウム領域にIgA1と補体副経路（C3以下の補体成分は染色されるが，C1qやC4の古典経路の成分はない）が染色され，IgA型の免疫複合体により腎炎が生じていると考えられる．IgAに対応する抗原としてこれまで食物抗原，細菌抗原，ウイルスなどが候補として報告されているが，最近ではHaemophilus parainfluenzaeとStaphylococcus aureusが注目されている（細菌抗原説）．一方ではIgAに対する一定の抗原がなくても，IgA1が凝集して糸球体に沈着する機序が考えられている．IgA1抗体のヒンジ部にはO結合型糖鎖があり，IgA腎症患者ではこの部位のガラクトースが減少しているために凝集IgA1が生じやすいと考えられている（糖鎖不全説）．

　IgA腎症の進展機序として，糸球体ではPDGF，TGF-β，CTGFなどのサイトカインがメサンギウム細胞の増殖と基質の増加に関与していると考えられている．上皮細胞の障害によるボーマン嚢との癒着あるいは小半月体形成が糸球体の分節状硬化を生み，さらに全節性硬化へと進展する機序も提唱されている．IgA腎症患者の腎機能と相関し，さらに腎機能予後も規定するのは糸球体病変よりも尿細管間質病変であると考えられており，これらの間質病変の発生機序も主要な研究テーマとなっている．近い将来，IgA腎症に特異的な治療が開発されることが期待されている．

### ●文　献●

1) Berger J, Hinglais N：Les depots intercapillaires d'IgA-IgG. J Urol Nephrol 74：694-695, 1968.
2) 遠藤正之：進行性腎障害調査研究班が行った調査結果の解析．腎と透析 46：29-32, 1999.
3) Pozzi C, Bolasco PG, Fogazzi GB, et al：Corticosteroids in IgA nephropathy：a randomised controlled trial. Lancet 353：883-887, 1999.
4) Ruggenenti P, Perna A, Gherardi G, et al：Renoprotective properties of ACE-inhibition in non-diabetic nephropathies with non-nephrotic proteinuria. Lancet 354：359-364, 1999.
5) Hotta O, Miyazaki M, Furuta T, et al：Tonsillectomy and steroid pulse therapy significantly impact on clinical remission in patients with IgA nephropathy. Am J Kidney Dis 38：736-743, 2001.

［遠藤　正之］

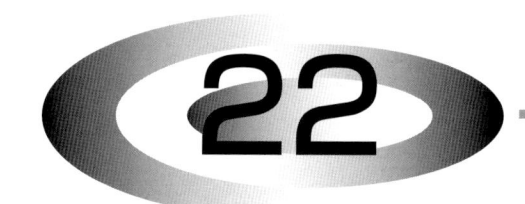

# 疾患 22 高齢者の徐々に進行する浮腫と高血圧を合併するネフローゼ症候群

## 問題編

### 症例と設問

症　例：69歳，男性
主　訴：浮腫
既往歴：34歳，胃部分切除（胃潰瘍）
家族歴：父，母：脳卒中
現病歴：63歳のとき，健診にて軽症高血圧を指摘されていた．本年初めより尿の泡立ちの増加と下肢の浮腫を自覚するようになり，検尿において尿蛋白が陽性となった．12月初めより，全身の浮腫がみられるようになり，普段に比べて約8kgの体重増加を認めたため，12月29日当院を受診した．
身体所見：体温正常，血圧160/95mmHg，脈拍78/分・整，意識清明，眼瞼浮腫ならびに下腿に圧痕を伴う浮腫をみる．眼瞼結膜軽度貧血，眼球結膜黄疸なし，心音，呼吸音，異常なし．腹部軽度膨瘤，肝脾腎触知せず，圧痛なし，神経学的反射正常，病的反射なし．
尿検査：蛋白（4+），潜血（1+），糖（−），赤血球5～9/HVF，硝子円柱10～20/LVF，卵円形脂肪体（+），尿蛋白定量5～10g/日，尿Selectivity index 0.26（低選択性）
血液生化学検査：WBC 7,200/μL, RBC 360×10⁴/μl, Hb 10.6g/dL, Ht 34%, Plts 15.3×10⁴/μL, BUN 29.0mg/dL, Cr 0.9mg/dL, TP 4.0g/dL, Alb 1.6g/dL, T-bil 0.46mg/dL, AST 20 IU/L, ALT 16 IU/L, ALP 165 IU/L, γGTP 17 IU/L, LDH 162 IU/L, ChE 219 IU/L, T-chol 314mg/dL, TG 200mg/dL, HDL 50mg/dL, CRP 0.1mg/dL, IgG 545mg/dL, IgA 334mg/dL, IgM 102mg/dL, CH50 31 U/mL（正常値30～45）．

問題1　最も優先すべき検査を2つ選べ．
a. 免疫複合体
b. 抗核抗体
c. B型およびC型肝炎ウイルス
d. 抗好中球細胞質抗体（ANCA）
e. IgE

腎生検を行ったところ図1の所見を認めた．蛍光抗体法では，IgGと補体C3の糸球体係蹄に沿った細顆粒沈着を認め，電子顕微鏡所見では，上皮下の高電子密度沈着物が観察された．

問題2　組織診断として正しいものを選べ．
a. 半月体形成性腎炎
b. メサンギウム増殖性腎炎
c. 膜性腎症（腎炎）
d. 膜性増殖性腎炎
e. 微小変化型ネフローゼ症候群

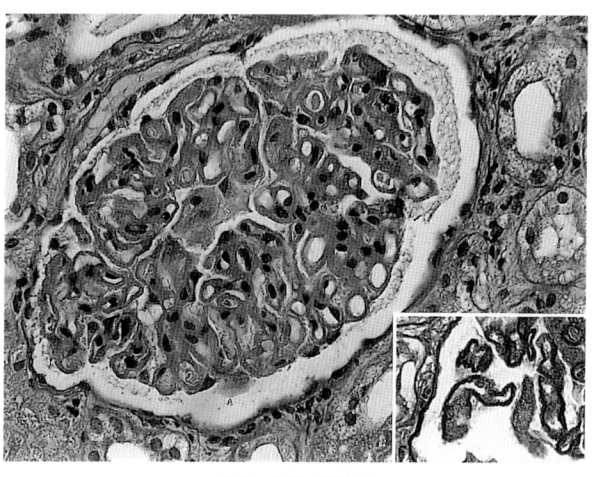

図1　腎生検所見

問題3　本症の合併症としての悪性新生物を検討するうえで，その頻度から最も必要と考えられる検査を2つ選べ．
a．胸部X-P，CT
b．上部および下部消化管内視鏡検査
c．腹部CT
d．頭頸部CT
e．マンモグラフィー

問題4　本症の治療に関して妥当なものを2つ選べ．
a．経口副腎皮質ステロイド薬
b．シクロホスファミド（エンドキサン）パルス
c．血漿交換
d．LDL-アフェレーシス
e．ACE阻害薬

# 解説編

## 膜性腎症

### 1．疾患概念

膜性腎症（membranous nephropathy：MN）は，腎糸球体係蹄基底膜上皮下の免疫複合体沈着により惹起される疾患である．臨床的にみると，本症の70〜91.6％がネフローゼ症候群を呈し，特発性ネフローゼ症候群の約1/3を占める重要な疾患である．その成因として，原因不明の特発性（一次性）と悪性腫瘍，薬物，膠原病，感染症などに伴って生じる二次性のものが知られている（表）．一次性MNの予後については，多様性がみられる．自然寛解例が20〜30％に認められる．一方，欧米の報告では約40〜50％の症例が腎不全へ進行すると考えられてきた．本邦例では10年生存率は88.7％と良好であるが，ネフローゼ症候群の持続例では20年生存率が約30％と寛解例の約90％に比べ長期予後が不良であることが明らかとなった．さらに予後不良因子として，年齢（60歳以上の高齢者），性別（男性），発症時の腎機能低下，高度蛋白尿，20％以上の糸球体における分節状の糸球体硬化性病変および標本の20％以上に及ぶ間質病変が報告された[1]．

### 2．診断と検査

各年代で発症するが，高齢者のネフローゼ症候群でその頻度が高い．発症が比較的緩徐であり，臨床症状として眼瞼あるいは両側下腿の浮腫で気づかれることがある．進行した場合は，胸水・腹水を伴う全身浮腫を示すことがある．血圧は正常あるいは中等度までの高血圧を伴うことがある．検査所見では，一般にはアルブミン選択性の低い蛋白尿（selectivity index 0.25以上）を示し，10〜20％に軽度の血尿を伴うことがある．低アルブミン血症，高コレステロール血症に加えて血清IgG低下と軽度の正球性正色素性貧血をみる．補体は正常範囲を示す．

### 3．腎生検所見

腎組織検査において光学顕微鏡観察では糸球体係蹄基底膜の肥厚とくに新生基底膜によるスパイク形成や基底膜内免疫複合体による泡沫像が認められる．免疫蛍光抗体法ではIgG（特発性ではIgG4サブクラスが主体）と補体（C3からの代替路が主体）が係蹄に沿った細顆粒状沈着を示し，電顕では免疫複合体が高電子密度沈着物として観察される．

### 4．治療の一般方針

二次性の場合は，基礎にある疾患の治療が重要である．また，抗リウマチ薬（金製剤，D-ペニシラミン，ブシラミン）などの薬物が疑われた場合は，ただちに中止する．非ネフローゼ例では，予後は良好であり経過観察あるいは対症療法となる．一方，ネフローゼ例に対する治療は，（1）食事療法，（2）薬物療法（免疫抑制療法，アンジオテンシン変換酵素（ACE）阻害

表　膜性腎症の基礎疾患

- 一次性（特発性）
  - 病型分類：均一型，深層型，混合型
- 二次性
  - 全身性免疫複合体病
    - 全身性エリテマトーデス，混合性結合組織病，その他
  - 感染症
    - 細菌・スピロヘータ感染症：溶連菌，梅毒
    - 寄生虫感染：マラリア，フィラリア，シストゾミア
    - ウイルス感染症：B型肝炎，C型肝炎
  - 悪性新生物
    - 固形癌（肺，大腸，腎，胃，その他），非ホジキンリンパ腫
  - 薬剤
    - 金製剤，SH基をもつ薬剤：ブシラミン，D-ペニシラミン，カプトプリルなど
  - その他
    - 移植腎，腎静脈血栓症，鎌状赤血球症

薬など非免疫学的機序に対する治療）と，（3）浮腫軽減・血栓などの合併症予防の対症療法にわかれる．

### 1）ステロイド・免疫抑制薬

ネフローゼ症候群を伴う場合，一般に基礎にある免疫異常に対して副腎皮質ステロイドを中心とした免疫抑制療法を行う[1]．副腎皮質ステロイド治療は，内服を中心とし初期治療として成人ではプレドニゾロン40～60mg/日を4～8週投与する．効果が不十分と判断された場合は，免疫抑制薬（シクロスポリン，ミゾリビン，シクロフォスファミドなど）を併用するが，感染症などの合併症に注意を要する．なお，本邦で未承認であるクロランブチルを用いたPonticelliプロトコールによる10年腎生存が対照の62％に比して92％と良好であることが報告されている．

### 2）抗血小板療法

血小板凝集あるいは血小板由来の炎症性因子の抑制と透過性亢進の是正ならびに血栓症予防の意味も含めてジピリダモールなどの使用を原則とする．

### 3）ACE阻害薬あるいはアンジオテンシン受容体阻害薬

ステロイド抵抗性ネフローゼ症候群を中心に試みられる．蛋白尿減少効果は28日後にピークに達し，降圧の程度とは相関しない．塩分制限，利尿薬あるいは低蛋白食の併用で蛋白尿の減少効果が増強される．

### 4）抗高脂血症薬

長期にわたる高コレステロール血症は粥状硬化のみならず，糸球体硬化ならびに間質の炎症・線維化を促進することが動物モデルから推測される．低コレステロール食に加えて抗高脂血症薬（スタチン，エイコサペイントイン酸など）が併用される．

## 5．生活指導・食事療法

ネフローゼ症候群の治療導入期は入院安静を原則とし，臨床状態と腎機能に対応した生活指導を行う[2]．食事療法に関して総エネルギーは35kcal/kg/日，蛋白摂取量（0.8g/kg/日）ならびに塩分（0～7g/日）を制限する．カリウムは血清値により増減し，水制限に関しては浮腫の程度により決定する[3]．

## 問題の解説と解答

### 問題 1

高齢，男性に潜行発症したネフローゼ症候群であり，検査成績からは腎炎性の所見に乏しく，蛋白尿の選択性の低い状態が確認される．臨床的検査からは，病理組織型として膜性腎症が最も考えられる．この場合，一次性と二次性の鑑別として肝炎ウイルスの確認と膠原病のスクリーニングとして抗核抗体は必要と考えられる．C3dあるいはC1q法で測定される免疫複合体は増加しない．血清IgEは，膜性腎症で増加する場合があるが，非特異的であり診断の参考とはならない．最近，高齢者にANCA陽性の血管炎症候群が増加しているが，本例の場合，臨床経過，検尿ならびに身体所見からは，積極的に疑う所見はなく，腎生検前の検査としては必須ではない．しかし，組織型によっては，ANCAの測定が必要なこともある．

### 問題 2

間質浮腫と尿細管上皮細胞の空胞変性があり，ネフローゼ状態に一致する．糸球体は，増殖性変化に乏しく，糸球体係蹄基底膜の肥厚とスパイク形成や泡沫像が認められる．さらに，IgGと補体C3の細顆粒沈着と糸球体係蹄上皮下の高電子密度沈着物が観察されたことより，膜性腎症と診断される．

### 問題 3

二次性の鑑別として悪性新生物の合併は，本症の診断と治療を考えるうえで重要である．主に40歳以上の症例の5～11％に合併する．その主なものとして，肺癌，大腸癌，直腸癌，胃癌，腎癌，乳癌が知られており，その他，ホジキンリンパ腫あるいは非ホジキンリンパ腫の報告がある．日本人では，呼吸器系と消化管の精査が必要である．

### 問題 4

ネフローゼ症候群を伴った膜性腎症では，一般には副腎皮質ステロイド治療が行われ，抵抗性の場合，免疫抑制薬の併用を行う．さらに非ネフローゼ症候群例ならびに高齢者では，積極的な免疫抑制療法よりも対症療法が主体となり，高血圧を伴う本例に対してACE阻害薬を用いることは，降圧のみならず尿蛋白減少効果も期待される．なお，膜性腎症に対する血漿交換療法の適応は，十分に確立されていない．

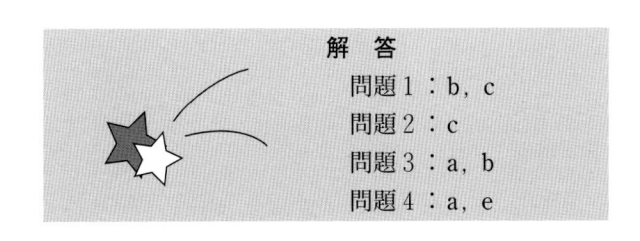

**解 答**
問題1：b, c
問題2：c
問題3：a, b
問題4：a, e

## レベルアップをめざす方へ

### 膜性腎症とIgG4

　一次性ヒト膜性腎症では，IgG4サブクラスを主体とする免疫複合体沈着が認められる．一方，二次性膜性腎症では，IgG4のみならずIgG1，IgG3サブクラスの関与が報告されている．このように沈着している免疫複合体のサブクラスを検討することにより病理組織学的に一次性と二次性膜性腎症の鑑別が可能となる．さらに病因を考えるうえで，このIgG4産生には，ヘルパーTリンパ球（Th）のTh2リンパ球が主に関与していると考えられている．実験腎炎のラット塩化水銀誘導免疫複合体型腎炎ならびにgraft versus host（GVHD）病では多クローン性Bリンパ球活性化が惹起され，ヒト膜性腎症に類似した病変を形成する．このモデルでは，Th2サブセットにより誘導されるIgE・IgG1（ヒトIgG4相当）が高値を示すことが示されており，ヒトにおいて観察された現象と類似している．

### 炎症性サイトカイン・ケモカイン

　膜性腎症の進行過程で，尿細管間質病変が注目されている．この機序として近位尿細管における大量の蛋白再吸収により非特異的なライソゾーム酵素の活性化を生じて尿細管上皮細胞の障害が惹起される．アルブミン，IgG，トランスフェリン，リポ蛋白，糖化蛋白などは培養尿細管上皮細胞においてmonocyte chemoattractant protein-1（MCP-1）やplatelet-derived growth factor（PDGF）などの炎症性サイトカイン・ケモカイン産生を誘導する．さらに，糸球体障害により漏出した尿中補体が近位尿細管刷子縁に到達すると，アンモニアなどの刺激で補体代替路が活性化されmembrane-attack complexを形成し尿細管上皮細胞障害を引き起こす．実際，腎不全に至る膜性腎症では，尿中ならびに間質病変におけるMCP-1発現亢進が認められる．

●文　　献●
1）堺　秀人，ほか：難治性ネフローゼ症候群（成人例）の診療指針．日腎会誌44：751-761, 2002.
2）腎疾患患者の生活指導に関する小委員会：生活指導．日腎会誌39：8-17, 1997.
3）腎疾患患者の食事療法に関する小委員会：食事療法．日腎会誌39：18-28, 1997.

［横　山　　仁］

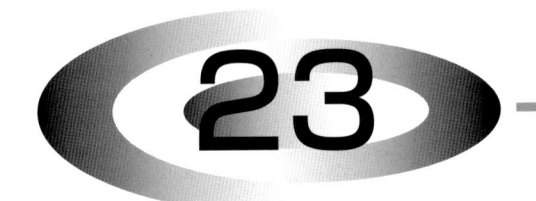

# 疾患 23 C型肝炎の治療歴ある女性が浮腫を訴えて受診したが？

## 問題編

### 症例と設問

症例：54歳，女性
主訴：下肢の浮腫
家族歴：とくになし
既往歴：43歳，子宮筋腫にて手術
現病歴：6年前にC型肝炎にてインターフェロン治療を受けたがC型肝炎ウイルスは陰性化しなかった．2年前に健康診断にて蛋白尿を指摘され，その頃より顔面，下肢に浮腫が出現するようになった．2カ月前から下肢の浮腫が増強し外来を受診した．
身体所見：身長152.0cm，体重48.5kg，体温37.4℃，血圧154/97mmHg，脈拍60/分，結膜は貧血あり，黄疸なし．表在リンパ節は腫脹なし．心拡大なし．心音，呼吸音は異常なし．腹部は平坦で腫瘤なく臍下部に手術痕がみられる．肝，脾，腎は触知しない．四肢では下肢の浮腫が著明である．

**問題1** 本症例の浮腫の原因を検索するために最初に行うべき検査を2つ選べ．
a. 血清蛋白濃度の測定
b. 尿検査
c. 肝機能検査
d. 胸部写真
e. 心電図検査

＜入院時検査所見＞
血液検査：WBC 5,200/μl，RBC 251万/μl，Hb 8.4g/dl，Ht 23.1％，血小板 29.8万/μl
生化学検査：TP 4.3g/dl，Alb 1.7g/dl，BUN 40mg/dl，Cr 1.5mg/dl，Na 151mEq/l，K 5.0mEq/l，Cl 118mEq/l，Chol 265mg/dl，ALT 42 IU/l，AST 25 IU/l，Bil 0.2mg/dl
尿検査：尿量 800ml/日，尿蛋白量 13g/日，糖（－），尿沈査 赤血球 多数/hpf
免疫学的検査：リウマチ因子 9,913 U/ml，C3 45mg/dl，C4 9mg/dl，CH50 12.2U/ml，HBs-Ag（－），HCV-Ab（＋），HCV-RNA（＋），クリオグロブリン（＋）
その他の検査：ヘパプラスチンテスト 80％，クレアチニンクリアランス 41.7ml/min．

**問題2** 最も可能性の高い病態は何か．
a. 慢性腎不全
b. 肝硬変による低アルブミン血症
c. ネフローゼ症候群
d. 肝腎症候群
e. 心不全

**問題3** 腎生検を行ったところ図1のような所見であり，蛍光抗体法では糸球体毛細管壁にIgGとC3

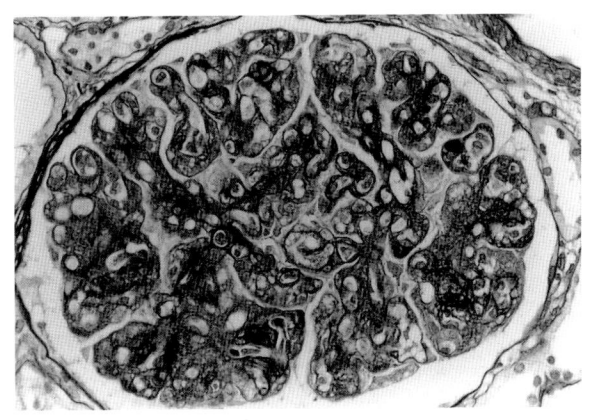

図1 光顕像．PAS染色

170　II. 疾患編

の沈着が認められた．最も可能性の高い疾患はどれか．
a. 肝性糸球体硬化症
b. C型肝炎に伴う膜性増殖性糸球体腎炎
c. 膜性腎症
d. 急性腎炎
e. 急速進行性腎炎

問題4　妥当な治療法を2つ選べ．
a. 経口副腎皮質ステロイド薬
b. クリオフィルトレーション
c. インターフェロン
d. シクロスポリンA
e. リバビリン

# 解説編

## C型肝炎ウイルス（HCV）関連腎症

### 1．概念と病因

C型肝炎患者に膜性増殖性糸球体腎炎が起こることが知られており，C型肝炎ウイルス（HCV）関連腎症といわれる．通常，ネフローゼ症候群を呈し，クリオグロブリン血症，低補体血症，リウマチ因子を伴うなど特徴的な臨床像を呈する[1]．成人の膜性増殖性糸球体腎炎の20〜60％はHCVが原因になっているものと思われる[2]．病因はHCVとその抗体からなる免疫複合体による腎炎と考えられている．また，免疫複合体の形成にIgM型リウマチ因子からなるクリオグロブリンの関与が指摘されている．C型肝炎においてクリオグロブリン血症が起こる理由としてHCVに感染したBリンパ球がポリクローナルやモノクローナルのIgMリウマチ因子を産生し，このIgMリウマチ因子がメサンギウム細胞のフィブロネクチンと親和性を有しているため腎炎を起こすとされ，IgM$\kappa$のクリオグロブリンのみが腎炎を起こすとの考えも示されている．

### 2．臨床症状

HCV関連腎症では通常，ネフローゼ症候群，70％の例でクリオグロブリン血症，低補体血症，リウマチ因子を伴う．しかしクリオグロブリン血症を示唆する紫斑や関節炎などの症状を認めるのは半数以下である．血液中にHCV抗体やHCVRNAは全例で検出される．ほとんどの例で肝機能異常を認めるほか，慢性活動性肝炎や肝硬変の例も多い．

#### 1）病理組織像

HCV関連腎症の腎組織像は通常の膜性増殖性糸球体腎炎I型と同様であり区別できない．蛍光抗体法ではIgG（図2）やC3，IgMの沈着をみる．電顕ではしばしば特徴的な繊維状沈着物で対になった幅が

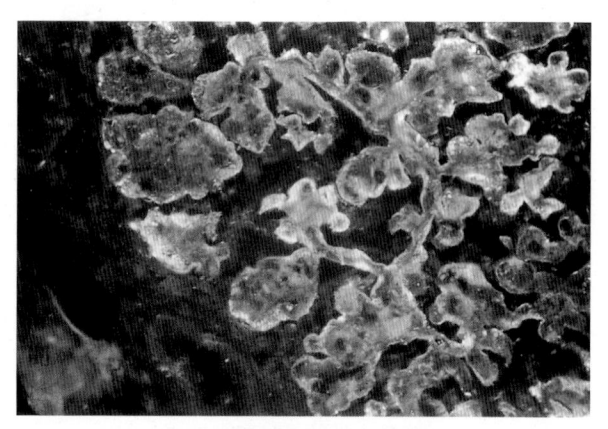

図2　糸球体へのIgGの沈着

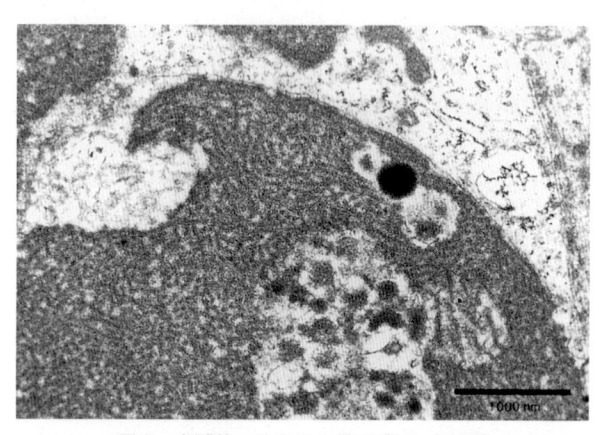

図3　糸球体へのクリオグロブリンの沈着

25nmの湾曲した管状構造を呈するクリオグロブリンの沈着を認める（図3）．膜性腎症を呈したとの報告もみられるが，HCVによる特異的な病変か否かについては明らかではない．

#### 2）治療と予後

インターフェロンによる原因療法やステロイド剤や免疫抑制剤による免疫抑制療法，クリオフィルトレーションなど血漿交換療法が行われる．インターフェロンによりHCVの消失とともに病状が軽快したとの報告も多い[3]．また，最近ではインターフェロンとリバ

ビリンの併用療法が有効であったとの報告も散見される．HCV関連腎症に対してはステロイド剤など免疫抑制療法は血中のウイルス量を増やすので好ましくないとも考えられるが，サイクロフォスファミドの使用により血中のウイルス量は増大したが，クリオグロブリンの消失と尿蛋白の減少，腎機能の改善を認めた例の報告や，ステロイド剤の使用により腎症状の改善を認めたとの報告も多い．血漿交換療法もしばしばクリオグロブリン血症の治療に用いられる．これまでの血漿交換療法の成績はいずれも小規模な研究で，前向き対照試験ではないが，それぞれ55％から87％の患者に有効であったとされている．一般にネフローゼ症候群の持続するものや発見時に腎機能低下の認められる例は予後不良である．

## 問題の解説と解答

### 問題 1
肝疾患の既往のある患者に浮腫がみられた例であり浮腫の原因を明らかにする必要がある．呼吸困難などの症状，心拡大や肺音に異常はなく心不全は考えにくい．肝腫大や腹水の貯留はなく蛋白尿を指摘されていることから腎疾患による浮腫が考えられる．血清蛋白量を定量し尿検査で蛋白尿を証明することが必要である．

### 問題 2
血清クレアチニン値は1.5mg/dlであり慢性腎不全ではない．ALT，AST，ヘパプラスチンテスト，血小板も正常値でありHCVは陽性だが肝硬変による低アルブミン血症は考えにくい．尿量は正常であり肝腎症候群は否定できる．臨床症状や，心拡大がないこと，肺音が正常であることから心不全は考えにくい．一日尿蛋白量が13g，血清蛋白が4.3g/dlであることからこの症例はネフローゼ症候群を呈しているといえる．

### 問題 3
腎生検所見：図1のように著明なメサンギウム細胞の増殖と糸球体毛細血管壁の肥厚，mesangial interpositionが認められ膜性増殖性糸球体腎炎と診断できる．蛍光抗体法では糸球体毛細血管壁にIgGとC3の沈着が認められ，電子顕微鏡ではクリオグロブリンの糸球体への沈着が観察された．このことからこの症例はC型肝炎に伴う膜性増殖性糸球体腎炎，いわゆるC型肝炎ウイルス関連腎症と考えられる．肝性糸球体硬化症はメサンギウム細胞増殖性腎炎を呈し，免疫染色でメサンギウムへのIgAの沈着をみるのが特徴である．C型肝炎に伴う膜性腎症も報告はされているがこの症例は膜性腎症ではない．低補体血症などは急性腎炎に特徴的な所見であるが病理組織像は急性腎炎とはまったく異なる．光顕で半月体は観察されず急速進行性腎炎は考えられない．

### 問題 4
この症例は以前にインターフェロンの投与を行っており再投与による効果は期待できない．シクロスポリン，リバビリンの単独投与も一般的ではない．この症例に対してはステロイド剤を用いるのが最も合理的と思われる．クリオグロブリンの量が多い場合にはクリオフィルトレーションも必要であろう．

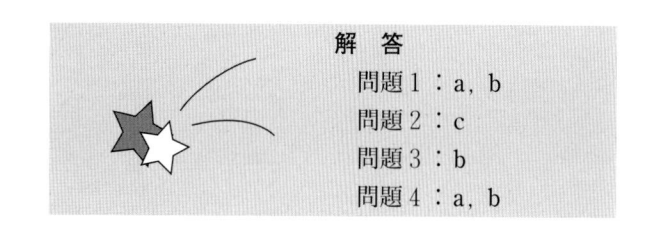

```
解　答
問題1：a, b
問題2：c
問題3：b
問題4：a, b
```

## レベルアップをめざす方へ

### クリオグロブリンとは

クリオグロブリンは体温（37℃）より低い温度で沈殿し，加温により再溶解する免疫グロブリンと定義される．クリオグロブリンを伴う病態をクリオグロブリン血症といい，原因不明の本態性クリオグロブリン血症のほか，感染症（とくにウイルス性肝炎），膠原病，腫瘍性疾患などが原因となる．クリオグロブリン血症ではしばしば糸球体腎炎を伴う．

クリオグロブリンを構成する免疫グロブリンの組成によりクリオグロブリン血症は3型に分類される．多発性骨髄腫やマクログロブリン血症などにおける単クローン性のIgGまたはIgMで構成されるI型，リウマトイド因子活性をもつ単クローン性のIgMのほか，多クローン性の免疫グロブリン（通常はIgG）よりなるII型，リウマトイド因子活性をもつIgMやほかの免疫グロブリンもすべて多クローン性であるIII型である．II型，III型を混合クリオグロブリン血症ともいう．本態性とされていたクリオグロブリン血

症の80％にＣ型肝炎ウイルスが検出されることからＣ型肝炎ウイルスが病因として重要と考えられている．

●文　献●

1) Johnson RJ, et al：Membranoproliferative glomerulonephritisassociated with hepatitis C virus infection. N Engl J Med 328：465-470, 1993.
2) Yamabe H, et al：Hepatitis C virus infection and membranoproliferative glomerulonephritis in Japan. J Am Soc Nephrol 6：220-223, 1995.
3) Yamabe H, et al：Membrano proliferative glomerulonephritis associated with hepatitis C virus infection responsive to interferon-$\alpha$. Am J Kidney Dis 25：67-69, 1995.

[山辺　英彰]

# 疾患 24 腹部膨満　腹痛を主訴に16歳男性が受診したが？

## 問題編

### 症例と設問

症　例：16歳，男性
主　訴：腹部膨満，腹痛
家族歴：特記すべき事項なし
既往歴：特記すべき事項なし
現病歴：1週間前より目が腫れぼったいことに気づいてはいたがそのまま放置していた．しかし，3日前より両側下腿のむくみがみられるようになり，その後腹部膨満，さらに本日昼すぎより腹痛が出現したため，受診した．
身体所見：体温36.8℃，血圧106/72mmHg，脈拍74/分，体重64kg（普段の体重より6kg増加），心音・呼吸音に異常なし，腹部は膨満し腸雑音は低下していたものの圧痛はなし，肝脾腫なし，顔面・下肢に浮腫著明．
＜入院時検査所見＞
尿検査：尿蛋白（4＋），尿糖（−），潜血（−），沈渣赤血球1〜4/HPF，白血球3〜4/HPF，脂肪円柱あり，尿蛋白定量5.6g/日，selectivity index（SI）0.06
末梢血：WBC 9,700/μl, RBC 528万/μl, Hb 16.2g/dl, Ht 51.2％, Plt 33.2万/μl
生化学：TP 4.5g/dl, Alb 2.3g/dl, T-Chol 478mg/dl, AST 14 IU/l, ALT 12 IU/l, LDH 268 IU/l, Cr 1.0mg/dl, BUN 27mg/dl, Na 132mEq/l, K 3.7mEq/l, Cl 101mEq/l, Ca 7.5mg/dl, P 4.7mg/dl
免疫・血清：C3 108mg/dl, C4 25mg/dl, IgG 657mg/dl, IgA 96mg/dl, IgM 138mg/dl, 抗核抗体陰性，HBs抗原・抗体陰性，HCV抗体陰性，CRP陰性
胸部X線写真：左肺にごく少量の胸水貯留あり，心胸郭比39％
腹部X線写真：腸管ガス像は目立つものの，ニボー像は認められず．
腹部超音波検査：大量の腹水と腸管壁の肥厚を認めた．
心臓超音波検査：ごく少量の心嚢液貯留は認めたが，心収縮力は良好であった．
便潜血検査：陰性
便培養：陰性

**問題1　本症例で考えられる病態はどれか．**
a. うっ血性心不全
b. 肝硬変
c. 蛋白漏出性胃腸症
d. 急性糸球体腎炎
e. ネフローゼ症候群

**問題2　腎生検にて可能性の高い組織像を2つ選べ．**
a. 微小変化
b. 巣状分節性糸球体硬化症
c. 膜性増殖性糸球体腎炎
d. メサンギウム増殖性腎炎（IgA腎症）
e. ループス腎炎

**問題3　注意すべき合併症を3つ選べ．**
a. 急性腎不全
b. 血栓症
c. 感染症
d. 出血性膀胱炎
e. 白内障

**問題4　第一選択の治療薬はどれか．**
a. ステロイド
b. シクロホスファミド
c. シクロスポリン

d. ミゾリビン　　　　　　　　　　　　e. アザチオプリン

# 解説編

## ネフローゼ症候群

### 1．疾患概念
ネフローゼ症候群は，糸球体濾過障壁の蛋白透過性亢進により，大量の蛋白尿と低蛋白血症をきたす臨床的症候群であり，多彩な糸球体疾患により発症する．

### 2．診断基準
ネフローゼ症候群の診断は，厚生労働省特定疾患ネフローゼ症候群調査研究班が設定した基準をもとに行う（表1）．

### 3．ネフローゼ症候群をきたす主な原因疾患
本症候群の原因疾患は，表2に示すように，原発性糸球体疾患に由来する原発性（一次性）ネフローゼ症候群と，種々の原因疾患に由来する続発性（二次性）ネフローゼ症候群に大別される．

原発性の主な病型は，微小変化型ネフローゼ症候群（minimal change nephrotic syndrome：MCNS），巣状分節性糸球体硬化症（focal segmental glomerulosclerosis：FSGS），増殖性糸球体腎炎（proliferative glomerulonephritis：PGN），膜性腎症（membranous nephropathy：MN），そして膜性増殖性糸球体腎炎（membranoproliferative glomerulonephritis：MPGN）である．

### 4．発症年齢からみた原発性ネフローゼ症候群の組織病型
原発性ネフローゼ症候群の組織病型は，図1に示したように，発症年齢によって大きな差がみられるのが特徴である．そのため腎炎を示唆する所見がなければ，

**表1　ネフローゼ症候群の診断基準**

| |
|---|
| A．蛋白尿：1日の尿蛋白量は3.5g以上ないし0.1g/kg/日，または早朝起床時第1尿で300mg/dl以上の蛋白尿が持続する．|
| B．低蛋白血症<br>　血清総蛋白量：成人，学童，幼児6.0g/dl以下，乳児5.5g/dl以下<br>　血清アルブミン量：成人，学童，幼児3.0g/dl以下，乳児2.5g/dl以下 |
| C．高脂血症<br>　血清総コレステロール量：成人，学童250mg/dl以上，<br>　　　　　　　　　　　　幼児220mg/dl以上，<br>　　　　　　　　　　　　乳児200mg/dl以上 |
| D．浮腫 |
| 注）1．蛋白尿・低蛋白血症（低アルブミン血症）は，本症候群診断のための必須条件である．<br>　　2．高脂血症・浮腫は本症候群診断のための必須条件ではないが，これを認めれば，その診断はより確実となる．<br>　　3．尿蛋白持続とは3～5日以上をいう． |

（厚生労働省特定疾患ネフローゼ症候群調査研究班）

**表2　ネフローゼ症候群をきたす主な原因疾患**

| 1．原発性ネフローゼ症候群 | 2．続発性ネフローゼ症候群 |
|---|---|
| （1）微小変化型（MCNS）<br>（2）巣状分節性糸球体硬化症（FSGS）<br>（3）増殖性糸球体腎炎（PGN）<br>（4）膜性腎症（MN）<br>（5）膜性増殖性糸球体腎炎（MPGN） | （1）代謝性疾患：糖尿病，アミロイドーシス<br>（2）全身性疾患：膠原病（SLE，MCTD），紫斑病性腎炎<br>（3）循環器疾患：拘縮性心包炎，うっ血性心不全<br>（4）薬物，腎毒性物質：ペニシラミン，金，NSAIDs<br>（5）過敏症：花粉，ハチ毒，ヘビ毒<br>（6）感染症：肝炎ウイルス，梅毒，マラリア<br>（7）腫瘍：多発性骨髄腫，固形癌，悪性リンパ腫<br>（8）その他：妊娠中毒症，腎移植 |

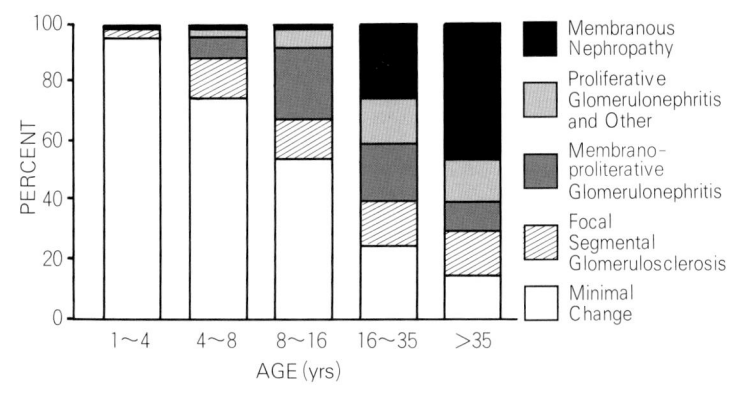

図1 発症年齢からみた原発性ネフローゼ症候群の組織病型

小児ではまずステロイドを投与して反応をみるのが小児ネフローゼ症候群での基本的な方針である．一方，青年期以降の成人では組織病型がさまざまであり，組織病型によって予後や治療方針も異なるため，最初から腎生検を実施する場合が多く，腎臓病専門医へコンサルトする．

### 5．Selectivity index

Selectivity index（SI）は，糸球体性蛋白尿の選択性をあらわす指標で，小分子量物質としてトランスフェリンを，中分子量物質としてIgGを測定し，両者のクリアランスの比から，下記のごとく算出される．一般的に，SIが0.2未満が高選択性，0.2以上が低選択性とされる．

SI＝CIgG/Ctrans＝Ptrans×UIgG/PIgG×Utrans
Ptrans：血中トランスフェリン，PIgG：血中IgG
Utrans：尿中トランスフェリン，UIgG：尿中IgG

原発性ネフローゼ症候群のなかでMCNSは，ほかの組織病型と比べて高選択性で，しかもSIが低い症例（とくに0.1未満）は，ステロイド反応性が良い（寛解導入率が高い）ことが示されている．

### 6．病態生理からみたネフローゼ症候群の主な臨床像と合併症（図2）

#### 1）浮　　腫

ネフローゼ症候群に伴う浮腫の出現には，血漿膠質滲透圧の低下による機序（underfilling説）と，増加した循環血液の間質への滲出による機序（overflow説）の両者が関与していると考えられている．従来からのunderfilling説によれば，尿中への蛋白漏出による血漿膠質滲透圧の低下は循環血漿量の低下をきたし，そしてレニン—アルドステロン系（RAA系），交感神経系および抗利尿ホルモン（ADH）の分泌刺激，一方では心房性ナトリウム利尿ホルモン（ANP）の分泌抑制を介して，腎尿細管での水とナトリウムの再吸収が亢進して浮腫は増強する．

浮腫の重症度の把握には，体重測定（病前時との比較，病後の体重の推移）が有用である．浮腫は眼瞼などの柔らかい組織や下肢脛骨前面のpitting edemaとして出現しやすい．腸管の浮腫がある場合には下痢，食欲低下，腹痛などの消化器症状を示す．さらに進行すると，腹水による腹部膨満や，胸水貯留による呼吸困難を生ずる．

#### 2）ネフローゼ急症（nephrotic crisis），急性腎不全

急激な低アルブミン血症の発症は，循環血漿量の大幅な減少を介して末梢循環不全症状を惹起する．腹痛，嘔吐で発症する場合が多く，顔面蒼白，頻脈，冷汗，四肢冷感，血圧低下，さらに尿量減少などの末梢循環不全症状を呈する．

#### 3）血　栓　症

凝固・線溶因子の尿中への漏出［アンチトロンビンIII（ATIII）やプラスミノーゲンなど］と肝での生合成の亢進（フィブリノーゲンなど），血小板凝集の亢進，さらに循環血漿量の低下に伴う血液濃縮や粘稠度の増加などによって血栓症を合併しやすい．

大腿静脈，腸骨静脈，腎静脈，下大静脈などの静脈血栓症が多い．腎静脈血栓症が急激に発症した場合には，側腹部痛，肉眼的血尿，急速な腎機能低下を生じる．また高度な浮腫が持続している時に突然の痙れん発作や意識消失がみられた場合には，脳静脈洞血栓症の可能性を考える．

#### 4）感　染　症

免疫グロブリンや補体成分の尿中への漏出，さらに治療上投与されるステロイドや免疫抑制薬の影響のため，ネフローゼ症候群患者は易感染状態にある．起炎菌は肺炎球菌の頻度が高く，腹膜炎や敗血症など，重篤化する場合が多い．早期発見と早期治療がきわめて

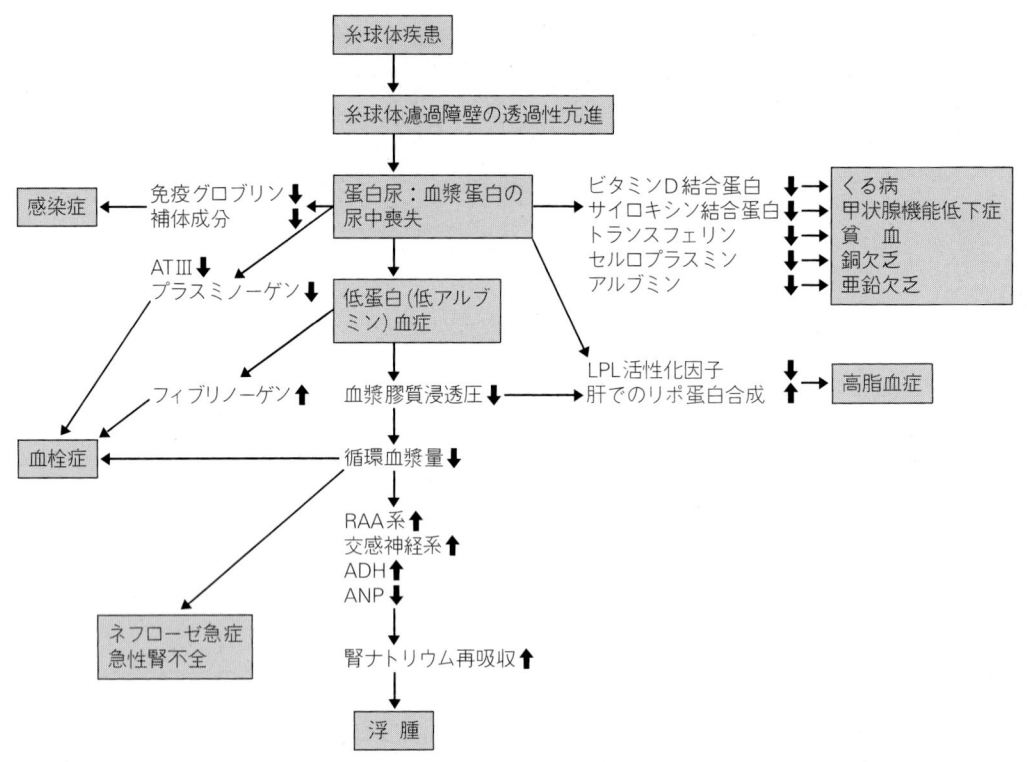

図2 ネフローゼ症候群の病態生理と臨床像

### 5）高脂血症

高脂血症の発現には多数の因子が関与しているが，なかでも1）血漿膠質滲透圧低下に伴う肝でのリポ蛋白の合成亢進や，2）リポ蛋白代謝を調節する蛋白［リポプロテインリパーゼ（LPL）活性化因子など］の尿中への漏出に伴うリポ蛋白代謝障害が主な原因と考えられている．

## 7．MCNSに対する治療

### 1）基本的な治療方針

ステロイド反応性は良好なものの再発率が高いため，再発をいかに防止するかが治療上のポイントである．また頻回再発例ではステロイドの長期大量投与に伴う副作用が問題となる．

### 2）ステロイド

治療の第一選択はステロイドであり，通常プレドニゾロンが使用される．ステロイドには多彩な副作用がみられることに留意するが，詳細は本誌他章を参照されたい．

### 3）免疫抑制薬

頻回再発例でステロイドの副作用が高度な症例やステロイド抵抗例が免疫抑制薬の適応となる．MCNS治療で使用される代表的な免疫抑制薬は，シクロスポリン，シクロホスファミド，ミゾリビンであるが，それらの用法・用量，そして副作用と使用上の注意点については，本誌他章を参照されたい．

### 4）周辺治療

う歯，慢性扁桃腺炎，副鼻腔炎，ステロイドによる巻き爪などの慢性感染症はMCNSの発症に関係している場合があるため，これら潜在性慢性感染巣の早期発見と治療が大切である．

## ◎ 問題の解説と解答

### 問題 1

浮腫は全身性浮腫と局所浮腫に分けられ，全身性浮腫をきたす病態として，1）腎性浮腫，2）心性浮腫，3）肝性浮腫，4）内分泌性浮腫，5）栄養障害性浮腫，6）薬剤性浮腫，そして7）特発性浮腫があげられる．腎性浮腫の原因として，急性糸球体腎炎，ネフローゼ症候群，急性腎不全，慢性腎不全があるが，本症例の場合，臨床経過や身体・検査所見よりネフローゼ症候群と診断される（先述の診断基準を参照）．なお，血清Ca濃度は7.5mg/dlであるが，低アルブミン血症の影響を補正するPayneの式：補正Ca（mg/dl）＝Ca＋4－アルブミン（g/dl）より，補正Ca濃度は9.2mg/dlと計算される．

## 問題 2

本症例の場合，血尿や赤血球円柱といった腎炎を示唆する尿所見に乏しいこと，また低補体血症はなく抗核抗体も陰性であったことから，膜性増殖性糸球体腎炎，IgA腎症，ループス腎炎の可能性は低い．表2に示した続発性ネフローゼ症候群をきたす種々の疾患に対する十分な精査は必要であるが，本症例の既往歴や現病歴，そして身体所見や検査所見より，それらの可能性は低いものと思われる．いずれにしても，一次性糸球体疾患の確定診断や続発性ネフローゼ症候群の腎病変の確認には腎生検が必要であり，腎臓病専門医へのコンサルトが必須である．

## 問題 3

先述したように，ネフローゼ症候群の注意すべき合併症として，ネフローゼ急症，急性腎不全，血栓症，感染症があげられる．低アルブミン血症に起因する末梢循環不全症状が強い場合には，適宜，アルブミン製剤の補充を行う．また，循環血漿量が低下した状態では，利尿薬，アンギオテンシン変換酵素阻害薬，非ステロイド系抗炎症薬，造影剤，腎毒性抗生物質などの不用意な投与によって急性腎不全が惹起される危険性が高いため注意が必要である．なお，出血性膀胱炎と白内障は治療上投与されるシクロホスファミドとステロイドの副作用である．

## 問題 4

先述したように，MCNS治療の第一選択薬はステロイドである．初発例に対する小児科領域でのステロイド治療法は，国際小児腎臓病研究（ISKDC）方式として，プレドニゾン60mg/m$^2$/日（最高80mg/日）を連日4週間，引き続き40mg/m$^2$/日（最高60mg/日）を3投4休（または隔日投与）にて4週間の計8週間が一般的である．一方成人では，プレドニゾン40mg/日（1mg/kg体重/日）を連日4週間，効果がみられない場合にはさらに4週間投与するのが一般的である．ステロイド抵抗例には免疫抑制薬を投与するが，その治療には高い専門性を要する．なお，難治性ネフローゼ症候群の定義として，厚生労働省特定疾患進行性腎障害調査研究班（班長：堺 秀人）より，「種々の治療（副腎皮質ステロイドと免疫抑制薬の併用は必須）を施行しても，6カ月の治療期間に完全寛解ないし不完全寛解I型に至らないものである」と報告されている．

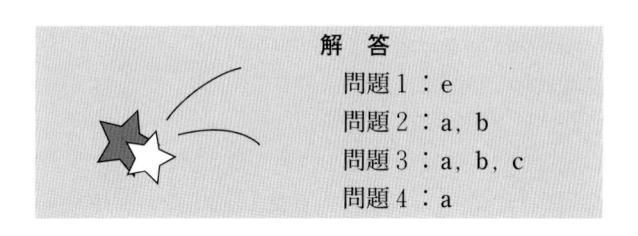

---

**解 答**

問題1：e
問題2：a, b
問題3：a, b, c
問題4：a

---

### レベルアップをめざす方へ

#### MCNSとT細胞異常

MCNSとT細胞に関する研究は，1974年にShalhoubが，MCNSでは全身的なT細胞機能異常の結果，T細胞から産生される何らかの蛋白尿惹起液性因子がその病態に関与しているという仮説を提唱したことに始まる．以来，蛋白尿惹起液性因子の同定やT細胞機能異常の詳細について精力的に研究が進められてきた．最近の研究方法の進歩（とくに分子生物学的手法）や糸球体濾過障壁の理解に関する進展（とくにポドサイトの重要性）によって，MCNSの病態研究は新しい局面を向かえつつある．しかしながら，MCNSの病因や病態は依然として不明な点が多いのが現状である．

●文 献●

1）伊藤克己，服部元史，渡辺誠司：ネフローゼ症候群の病態整理．小児看護 24：1472-1478, 2001.
2）Durkan AM, et al：Immunosuppressive agents in childhood nephrotic syndrome：A meta-analysis of randomized controlled trials. Kidney Int 59：1919-1927, 2001.
3）Bargman JM：Management of minimal lesion glomerulonephritis：Evidence-based recommendations. Kidney Int 55（Suppl.70）：S3-S16, 1999.
4）ネフローゼ症候群（酒井 紀編）．医薬ジャーナル社，1996.
5）服部元史，近本裕子，伊藤克己：微小変化型ネフローゼ症候群とT細胞異常．Annual Review腎臓2004（伊藤克己ほか編），pp187-189, 中外医学社，2004.

[服部 元史]

# 疾患 25 ネフローゼ症候群と診断されステロイド治療を受けていたが高度蛋白尿が持続!?

## 問題編

### 症例と設問

症例：47歳，男性
主訴：全身浮腫，蛋白尿
家族歴：特記事項はない
既往歴：特記事項はない
現病歴：生来健康であり，学校や会社の検診で異常を指摘されたことはなかった．46歳の冬に咽頭痛と湿性咳嗽が出現した．その数日後から下腿浮腫が出現，徐々に増悪したため近医を受診した．蛋白尿（4＋），血尿（2＋），および低蛋白血症を指摘され，ネフローゼ症候群と診断され，ステロイド内服（40mg/日）が開始された．数カ月間経過したが，症状が軽快しなかったため当科を紹介された．
身体所見：身長163cm，体重70.5kg（普段は65kg），血圧130/80mmHg，脈拍64回/分，眼瞼結膜貧血なし，心音・呼吸音 異常なし，腹部は軟で，やや膨満，肝脾腎は触知せず，顔面と四肢の浮腫を認める．

＜入院時検査＞
検尿：尿蛋白14.6g/日，潜血（2＋），沈渣 RBC 10～15/hpf，WBC 1～5/hpf，硝子円柱 3/hpf，上皮円柱 1/hpf
血液検査：RBC 525万/μl，Hb 15.3g/dl，Ht 45.8％，WBC 9800/μl，Plt 33.8万/μl
生化学検査：TP 4.9 g/dl，Alb 2.8 g/dl，T.Bil 0.5 mb/dl，AST 17 IU/L，ALT 14 IU/L，LDH 406 IU/L，TCHO 328 mg/dl，TG 219 mg/dl，BUN 45 mg/dl，Cr 1.3 mg/dl，UA 6.8 mg/dl，Na 141mEq/l，K 4.0 mEq/l，Cl 108 mEq/l，Ca 8.4 mg/dl
腎機能検査：Ccr 74.8 ml/分，β2microgloblin（血清）3.0 μg/l，β2microgloblin（尿中）11 μg/l

腎生検を行ったところ図1のような所見であり，蛍光抗体法では一部の係蹄壁にIgMの沈着を認めた．

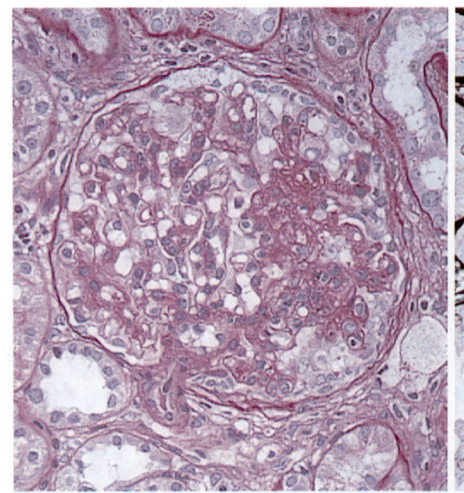

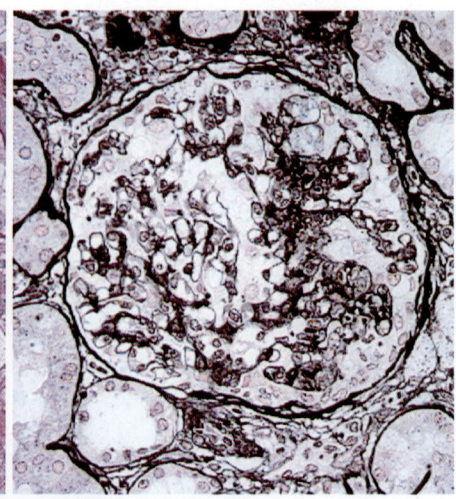

**図1 腎糸球体組織像**
（左：PAS染色，右：PAM染色）

## 設問

**問題1** 本例の原因疾患はなにか．
a. 微小変化型ネフローゼ症候群
b. 膜性腎症
c. 膜性増殖性糸球体腎炎
d. 巣状糸球体硬化症
e. IgA腎症

**問題2** 本例の原因疾患に関する記載で正しいものはどれか．
a. ステロイド反応性．
b. ネフローゼ症候群持続で予後不良．
c. 腎生存率は10年で30％である．
d. 幼少時と高齢者に多い．
e. 近年減少傾向である．

**問題3** 図1の糸球体病変をを起こしうる病態を3つ選べ．
a. HIV感染
b. 肥満
c. 全身性エリテマトーデス
d. C型慢性肝炎
e. 逆流性腎症

**問題4** 今後さらに追加すべき治療方針として不適切なものを1つ選べ．
a. メチルプレドニゾロン・パルス療法
b. シクロスポリンA投与
c. アンジオテンシン変換酵素阻害薬投与
d. シクロホスファミド長期投与
e. LDL吸着療法

# 解 説 編

## 巣状糸球体硬化症（FSGS）

FSGSは，糸球体に巣状かつ分節状の硬化病変を示すが，残る糸球体での変化が軽微に留まり，微小変化型ネフローゼ症候群との鑑別を要する一次性糸球体疾患である．FSGS例は大半がネフローゼ症状を呈するが，軽度～中等度の蛋白尿を示す例も少なくない．1957年にRichが同疾患を初めて記載して以来[1]，幾多の臨床研究が実施されただけでなく，FSGSの発症機序について基礎的研究も多数報告されている．

### 1．FSGSの病因

FSGSは，腎移植後15～50％が再発することやFSGS発症初期には選択的蛋白尿が出現することなどが知られており，FSGS症例では流血中に透過性亢進因子の存在が推察されてきた．Savinらは患者血清や血漿中に糸球体係蹄でのアルブミンの透過性を亢進させる因子（30～50kDaの低分子領域物質）が存在すると報告しているが，その分子の具体的な解明には未だ至っていない[2]．しかし，このような液性因子が原因となり，糸球体係蹄壁の透過性が亢進し，上皮細胞障害が惹起され，糸球体硬化へと続いていくと考えられている．

### 2．糸球体病理所見

FSGSの病理組織像の特徴として，一部の糸球体にのみに病変が認められることであり，その病変は分節状の硬化および硝子化，泡沫細胞浸潤，ならびにBowman嚢との癒着があげられる．病変が認められる糸球体は一部に限られ，ほかの糸球体はほぼ正常であるため微小変化型ネフローゼ症候群との鑑別が重要である．FSGSを臨床的に強く疑えば，連続切片を作成し，病変を見つけだすことが重要である．蛍光抗体法では，陰性または硬化病変に一致してIgMやC3の沈着が認められる．電顕では，硬化性係蹄における糸球体係蹄上皮細胞の変性と非硬化性係蹄における上皮細胞の足突起融合が観察される．硬化性病変分布により，末梢係蹄型（peripheral type）と血管極型（hilar type）に分類され，小児例では後者が予後不良と報告されたが，成人例では差が認められていない．また最近Schwartzらにより記載されたが，分節状の上皮細胞増殖と初期硬化，ならびに管内性増殖病変を特徴とするFSGSの亜型が報告され，cellular variantとよばれている．一方，FSGSのなかに，糸球体係蹄内腔の閉塞（虚脱）を伴った係蹄の萎縮と上皮細胞の肥大や過形成が分節状あるいはび慢性に認められ，pseudo-crescentを形成するものがWeissらにより報告され，collapsing variantとよばれ，急速に進行する腎障害と治療抵抗性で予後不良であることから注目されてい

## 3. 巣状分節状糸球体硬化をきたす疾患

```
一次性：(1) 巣状分節状糸球体硬化症
        (2) 慢性腎炎（IgA腎症など）
二次性：(1) 逆流性腎症
        (2) ネフロン数の減少（片腎無形成，部
            分腎摘出後など）
        (3) sick cell disease
        (4) 悪性腫瘍（lymphoma, leukemia）
        (5) サルコイドーシス
        (6) 加齢
        (7) 肥満
        (8) 糖原病（type 1）
        (9) ヘロイン中毒
        (10) HIV腎症
```

## 4. FSGSの治療方針・予後

　FSGSは難治性ネフローゼ症候群の代表疾患で予後は不良である．しかし，寛解例（完全寛解＋不完全寛解I型）の予後は非寛解例（不完全寛解II型＋無効）に比して有意に良好であり，治療反応性が予後を左右することが明らかにされた（図2）[3]．予後改善には寛解導入がきわめて重要になっている．当科で実施している治療法を図3に示す[3]．巣状糸球体硬化症は1/3の症例しかステロイドに反応しないので，免疫抑制薬の追加が必要になる．免疫抑制薬にも反応しない場合は，15～20mg/日の中等量プレドニゾロンを6カ月以上継続することで寛解に至る症例も経験するので，長期ステロイド療法を推奨する．

## ● 問題の解説と解答

### 問題 1

　3時方向に分節性硬化病変を認め，微小変化型ネフローゼ症候群は否定的である．また蛍光抗体法でIgMの沈着が一部分にのみ認められるのみであり，b，c，eも否定的である．

### 問題 2

**FSGSの疫学，臨床**

　原発性ネフローゼ症候群のうち10～20％はステロイド抵抗性の難治性ネフローゼ症候群であり，その疾患頻度が最も高かったのは巣状糸球体硬化症（FSGS）（30～40％）であった．FSGSは小児例の約90％，成人例の約70％がネフローゼ症候群で，一般的には進行性に末期腎不全に至る予後不良の疾患群である．厚生労働省特定疾患進行性腎傷害調査研究班の全国調査では，FSGSの腎生存率は10年が70.9％，20年が43.5％であった．またCameronらの報告によるとネフローゼ症候群の有無での検討では合併例のほうが予後不良であった．ステロイド治療には一般に抵抗性で，寛解率は30％前後にすぎず，免疫抑制薬を併用しても50～60％である．発症年齢は，小児では5歳以下に多く，また成人では20～30歳台にピークを有する，

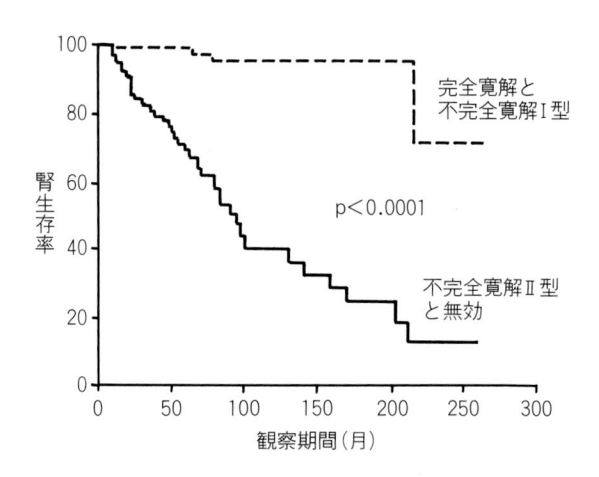

図2　成人巣状糸球体硬化症221例の転帰からみた腎機能の予後

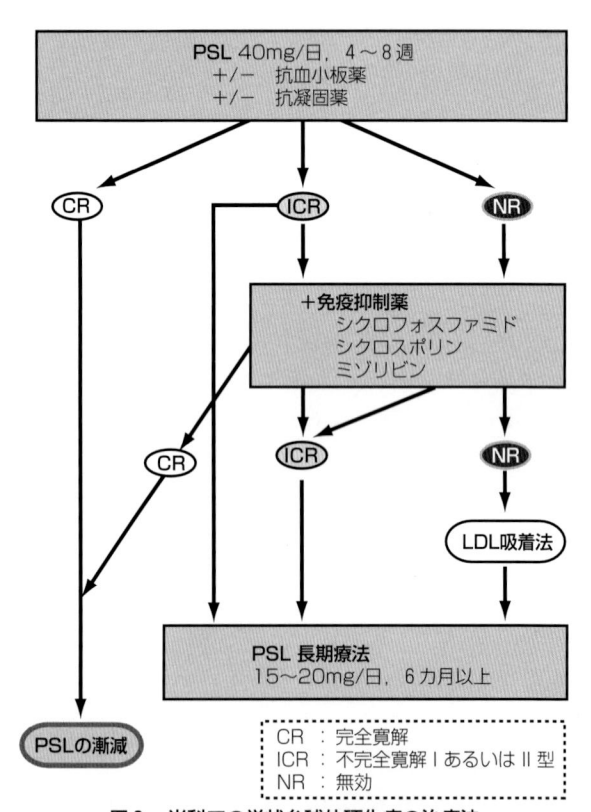

図3　当科での巣状糸球体硬化症の治療法

二峰性のパターンをとる．また欧米では1970～1980年代の腎生検組織中FSGSの占める割合は約2.5％であったものが，1990年代には8.8～18.7％と増加傾向を示していると報告されている．

## 問題 3

FSGSは原因不明の特発性，家族性（遺伝性），ヒト免疫不全ウイルス感染，薬物（ヘロイン），糸球体過剰濾過，各種糸球体疾患でおこるとされている．

## 問題 4

成人FSGS例では初期治療としてプレドニゾロン40～60mg/日を4～8週間投与し，以後漸減する方法がとられることが多く，これで無効な場合は免疫抑制薬を併用する．また，近年，ステロイド・パルス療法の有効性が報告されている．Mendozaらはメチルプレドニゾロン・パルス療法とプレドニゾロン内服および免疫抑制薬の併用で約75％が寛解に至ったと報告している．免疫抑制薬ではシクロスポリンが第1選択になる．Cattranらは，成人領域でのステロイド抵抗性FSGSでのRCTの成績を報告した[4]．シクロスポリン投与群（CyA＋低用量PSL）対プラセボ群（プラセボ＋低用量PSL）での検討で，シクロスポリンA投与終了の26週目での寛解率は，シクロスポリン投与群は70％，プラセボ群4％と有意にシクロスポリン投与群で寛解率が高かった．しかし，寛解例で再発症例がシクロスポリン投与群では40～60％と高頻度に認められ，寛解後の再燃がシクロスポリン使用時の問題点である．また後向き研究で，BanfiやGearyらにより，シクロホスファミドの併用でも40～60％の症例が寛解に至ったとされており，その有用性も報告されている．しかし，副作用としては骨髄抑制，催腫瘍性，出血性膀胱炎，性腺障害などがある．催腫瘍性のなかでもとくに膀胱癌の発生が知られており，1クール10g以内の投与に抑え，長期間の投与は控えるべきである．

その他の治療では，アンジオテンシン変換酵素阻害薬やアンジオテンシンⅡ受容体拮抗薬の投与も試みられているが，現時点では蛋白尿を減少させる効果があることが報告されているが，腎保護効果をもつことは不明である．また一部の症例ではLDL吸着療法が奏功することが報告されている．

また，FSGSは治療に反応し，寛解導入されても再発することはしばしば経験される．

本例は，ステロイド内服加療とシクロフォスファミド内服加療により完全寛解を達成した．しかし，その後シクロフォスファミドの中止，ステロイド内服薬の減量を行った（2.5mg/日）が，その3カ月後に再び高度蛋白尿が出現し，再発した．その後ステロイドの増量とシクロスポリン内服加療で再度寛解した．初回治療で寛解になったものは，再発しても寛解になる例は多く経験されるので，寛解を達成すべく積極的に加療を行うべきであると考える．

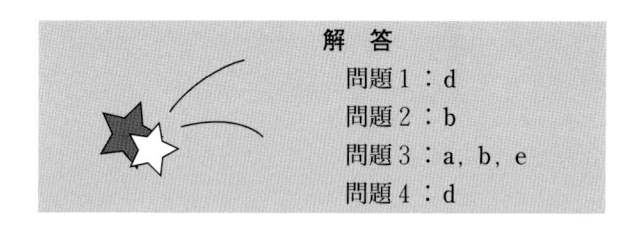

---

**解 答**

問題 1 ： d
問題 2 ： b
問題 3 ： a, b, e
問題 4 ： d

---

## レベルアップをめざす方へ

### FSGSとpodocyte

近年，蛋白尿ならびに糸球体硬化の原因としていくつかの分子が明らかとなっている．フィンランド型先天性ネフローゼ症候群や遺伝性FSGSでの原因遺伝子が同定され，その遺伝子産物が糸球体上皮細胞足突起間のスリット膜に局在する蛋白（ネフリン）や糸球体上皮細胞足突起の細胞骨格に関連した蛋白（ポドシンやαアクチン4）であることが判明した．つまり，糸球体における蛋白バリア機能の中心がpodocyteであることを示唆した発見であった．FSGSでは初期病変としてpodocyteの糸球体基底膜（GBM）からの剥離が観察されることは知られた事実である．Podocyteは増殖能を持たない終末分化細胞と考えられ，その性質保持にcyclin-dependent kinase Inhibitor（p27やp57）が関与していると考えられている．何らかの原因でpodocyteが剥離すると，増殖能がないpodocyteに代わりBowman囊上皮細胞が増殖し，剥離したGBMを覆い，癒着病変が形成されると考えられており，この増殖能のないpodocyteが問題である．最近，HIV腎症では，HIV-1に感染したpodocyteが増殖能を持つとされ，さらに，これらのpodocyteではp27やp57の発現が低下していることが報告されている．つまり，podocyteが終末分化細胞としての性格を消失し，形質転換をおこした可能性があるとさ

れている[5]．このように，障害をうけたpodocyteに細胞増殖能を付与させることで，糸球体を修復に向かわせる可能性はないだろうか．このpodocyteに焦点を当てFSGSの病因の解明，および治療法の開発が待たれる．

●文　　献●

1）Rich AR : A hitherto undescribed vulnerability of the juxtamedullary glomeruli in lipoid nephrosis. Bull Johns Hopkins Hosp. 100:173-186, 1957.
2）Sharma M, Sharma R, McCarthy ET, et al : The FSGS factor : Enrichment and in vivo effect of activity from focal segmental glomerulosclerosis plasma. J Am Soc Nephrol 10:552-561, 1999.
3）Shiiki H, Dohi K : Primary Focal Segmental Glomerulosclerosis:Clinical Course, Predictors of Renal Outcome and Treatment. Internal Medicine 39：606-611，2000.
4）Cattran DC, Appel GB, Hebert LA, et al : A randomized trial of cyclosporine in patients with steroid-resistant focal segmental glomerulosclerosis. Kidney Int 56 : 2220-2226, 1999.
5）Nagata M, Horita S, Shu Y, et al : Phenotypic characteristics and cyclin-dependent kinase inhibitors repression in hyperplastic epithelial pathology in idiopathic focal segmental glomerulosclerosis. Lab Invest 80: 869-880, 2000.

［中谷　公彦／椎木　英夫］

## 疾患 26 低血圧とネフローゼを呈する60歳男性が入院したが!?

### 問題編

#### 症例と設問

症　例：60歳，男性
主　訴：両下腿浮腫
家族歴：とくになし
既往歴：10年前から高血圧にて近医通院
現病歴：2年前の検診では尿異常なし．1年くらい前より近医での血圧が下がってきていた．今年1月頃から両下腿のむくみを自覚．血圧はむしろ低血圧となり近医での降圧剤は中止となる．尿蛋白（3＋），低蛋白血症，を呈しており3月に当院紹介となった．
身体所見：体温36.5℃，血圧86/46mmHg，脈拍75/分・整，眼瞼結膜に貧血なし，眼球結膜に黄疸なし，胸腹部に異常なし，皮膚色素沈着なし，両下腿に浮腫（2＋），神経学的異常反射なし．

**問題1** 本症例でより必要性の高い検査を2つ選べ．
 a．胸部CT検査
 b．心エコー検査
 c．血清および尿免疫電気泳動検査
 d．血清補体価測定
 e．血中コルチゾール，ACTH測定

＜入院時検査所見＞
尿検査：尿蛋白 5 g/日，尿糖（－），尿中RBC 0〜1/HPF，尿中WBC 0〜1/HPF，顆粒円柱（＋），蠟様円柱（＋），脂肪円柱（＋）
血液検査：WBC 7,640/μl，RBC 419万/μl，Hb 14.3g/dl，Ht 41.9％，Plt 28.1万/μl
生化学検査：TP 4.2g/dl，Alb 2.2g/dl，BUN 11.3mg/dl，Cr 0.8mg/dl，UA 6.4mg/dl，Na 144mEq/l，K 4.1mEq/l，Cl 108mEq/l，Ca 7.9mg/dl，P 3.4mg/dl，AST 16 IU/l，ALT 11 IU/l，LDH 205 IU/l，空血糖98mg/dl，CRP 0.1mg/dl

腎生検を行ったところ図1（a：PAS染色，b：PAM染色）のような所見であり，ルーチーンの蛍光抗体法はすべて陰性であった．

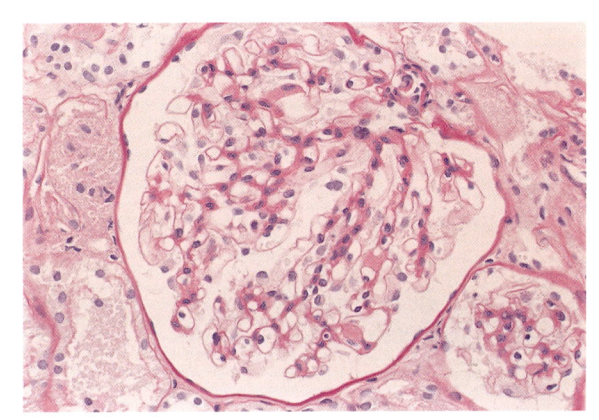

図1 a

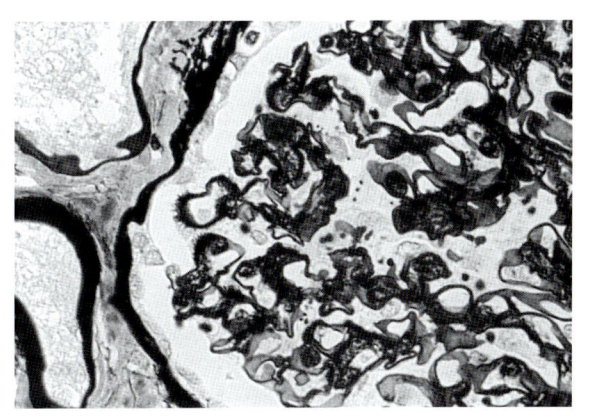

図1 b

**問題2** もっとも可能性の高い疾患はどれか.
a. 膜性腎症
b. 微小変化型ネフローゼ
c. 巣状分節状糸球体硬化症
d. アミロイド腎症
e. 膜性増殖性糸球体腎炎

**問題3** この疾患に起因する病態にあてはまらないものを1つ選べ.
a. 不整脈
b. 肝腫大
c. 多発ニューロパチー
d. Alzheimer型痴呆
e. 慢性下痢

**問題4** 本疾患で選択され得る治療法を2つ選べ.
a. シクロスポリンA
b. LDLアフェレーシス
c. メルファラン＋プレドニゾロン（MP）
d. 末梢血幹細胞移植
e. γグロブリン製剤

---

# 解 説 編

## ● アミロイドーシス

### 1．定　義

アミロイドーシスとは，細線維蛋白を主体とするアミロイド物質が臓器および組織に沈着し，種々の機能障害を引き起こす疾患群である．アミロイドは，染色薬コンゴレッドで赤色され，その部分が偏光顕微鏡下，緑色蛍光を発する．ダイロン染色も用いられ，併せてアミロイド染色という．電顕では，幅約10nmの枝分かれのない細線維であり，X線回析では逆平行β波型構造を呈する．この細線維の立体的逆平行β波型構造が，偏光顕微鏡での緑色蛍光を生むといわれている．

### 2．分　類

1993年の厚生省原発性アミロイドーシス調査研究班の分類では，全身性アミロイドーシスと限局性アミロイドーシスに二分されている．腎にアミロイドが沈着するアミロイド腎症は全身性アミロイドーシスと考えてよく，逆に，腎に限局する限局性アミロイドーシスは存在しない．以下，全身性アミロイドーシスの分類およびアミロイド腎症について解説する．

#### 1）免疫グロブリン性アミロイドーシス

前駆体蛋白が免疫グロブリンに由来するもので，light chain（L鎖）である場合がほとんどである．L鎖のLから，ALアミロイドーシス（以下AL型）とよばれ，従来の分類の原発性アミロイドーシスと多発性骨髄腫に合併するアミロイドーシスを含む．Heavy chain（H鎖）に由来するAHアミロイドーシスもあるがまれである．AL型のうち，原発性ではλ鎖，多発性骨髄腫に合併する例ではκ鎖由来が多い．

#### 2）反応性AAアミロイドーシス（以下AA型）

従来の続発性アミロイドーシスと同義と考えてよい．前駆体蛋白は血清アミロイドA蛋白（SAA）であり，長期にわたる慢性炎症性疾患（RAなど膠原病およびその類縁疾患が多い）が基礎疾患としてみられる．

全身性アミロイドーシスには，その他，

#### 3）家族性アミロイドーシス
#### 4）透析アミロイドーシス
#### 5）老人性TTRアミロイドーシス

があるが詳細は成書に譲りたい．

### 3．臨床所見

全身性アミロイドーシスのアミロイドは脳以外の全身諸臓器に沈着するため，きわめて多彩な臨床症状を示す．（1）全身衰弱，体重減少，全身倦怠感，食欲不振，呼吸困難，貧血，胃腸障害，（2）不整脈，ECG低電位，心肥大，心不全，低血圧，起立性低血圧，（3）蛋白尿，浮腫，腎機能低下，（4）肝脾腫，リンパ節腫大，（5）巨舌，（6）多発ニューロパチー，（7）皮膚色素沈着，結節形成，などがあげられる．続発性では，原疾患の諸症状が加わる．

腎臓はアミロイド沈着の好発部位のひとつであり，尿蛋白，しかもネフローゼを呈することが多い．血尿は陰性か，あったとしても軽度である．成人のネフローゼ症候群は高血圧を呈することが多いがアミロイド腎症は低血圧を呈することが多い．

### 4．診　断

まず，本症が念頭にあり，しかも疑うことができるかどうかである．確定診断には，関連臓器の生検にてアミロイドの存在を証明する必要がある．

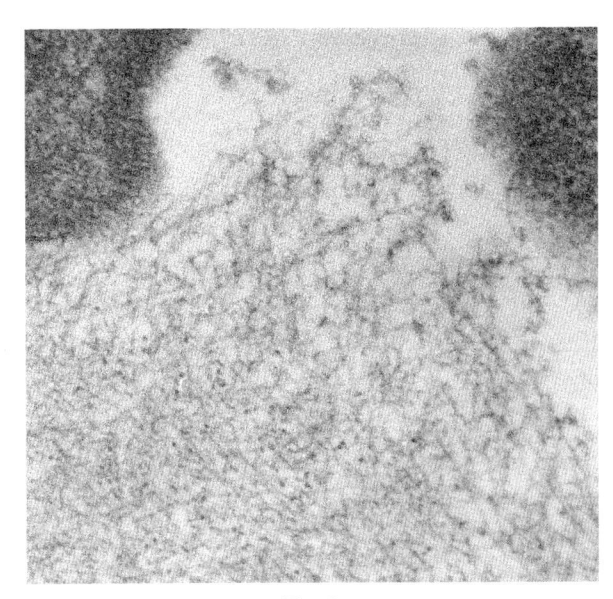

図 2

腎糸球体へのアミロイドの沈着は，メサンギウム，係蹄壁，細動脈壁，尿細管基底膜周辺にHE陽性，PAS弱陽性の硝子様物質として観察される．主にメサンギウム領域に結節状に沈着するものはAA型に，係蹄壁にも沈着するものはAL型に多くみられる．前者では，血管極から細動脈中心に沈着がみられ，尿蛋白は軽度ながら腎機能障害が高度な例もある．後者の係蹄壁に沈着するものでは，PAM染色にて係蹄壁の上皮側にブラシ様の突起，いわゆるspiculeがみられる．その場合，ほとんどはネフローゼを呈する．

AL型とAA型の鑑別診断では，$KMnO_4$処理をした切片に対してコンゴレッド染色を行う．前者ではコンゴレッドの染色性は失われず，後者では失われる．最近では，抗SAA抗体を用いた免疫染色にて陽性所見が得られればAA型と診断できる．電顕所見は，定義の項および図2を参照されたい．

### 5．治療と予後

現在のところ確立されたものはないが，AL型ではメルファランとプレドニゾロンによる化学療法（MP療法）が選択されることが多い．ただし，生命予後の改善が一部でみられるものの，腎障害に対する効果は認められていない[1]．AA型では，基礎にある慢性炎症性疾患の治療を強化し，SAAの減少をめざす．家族性地中海熱によるAA型に対しコルヒチンが有効とされているが，ほかの基礎疾患によるAA型でのエビデンスはない．

最近，自己末梢血幹細胞移植を併用した大量化学療法の有効性がAL型において報告されている[2]．ただし，治療死があり，心臓障害が高度な例では行うべきではない，など解決すべき点は多い．

予後は不良である．とくに，AL型は診断後の平均生存期間は1年ないし1年半であり，多発性骨髄腫に伴う例はさらに不良である．

## 問題の解説と解答

### 問題 1

もともと高血圧だったのが低血圧を呈している．ネフローゼを考える所見だが低血圧である（成人のネフローゼの多くは高血圧）という点に注目．また，60歳という年齢などからアミロイド腎症を疑う必要がある．心血管系や自律神経系へのアミロイド沈着のため低血圧（起立性を含む）を呈する．生命予後を左右する心アミロイドーシスの検索は必須である．AL型では，単クローン性免疫グロブリン血症や尿中ベンスジョーンズ蛋白がしばしば認められる．

### 問題 2

PAS染色上，一見微小糸球体病変ともとれるが，所々にあるPAS弱陽性の沈着を見逃してはならない（5時方向）．PAM染色では，AL型でしばしば観察される，いわゆるspicule（9時方向）がみられ，アミロイド腎症の所見である．ごくわずかなアミロイド糸球体沈着でもしばしば多量の尿蛋白を呈する．実際，微小糸球体病変型ステロイド抵抗性ネフローゼという診断で紹介となり，実はアミロイド腎症であった例を数例経験している．解説編でも述べたが，本疾患をまず"疑う"ことができるかどうかが鍵となる．

### 問題 3

アミロイド腎症は全身性アミロイドーシスと考えてよい．全身諸臓器に病変は及ぶが脳は例外である．Alz-heimer型痴呆は限局性アミロイドーシスのひとつであり，β前駆体蛋白をアミロイドの前駆体とする．

### 問題 4

解説編の治療と予後の項参照．

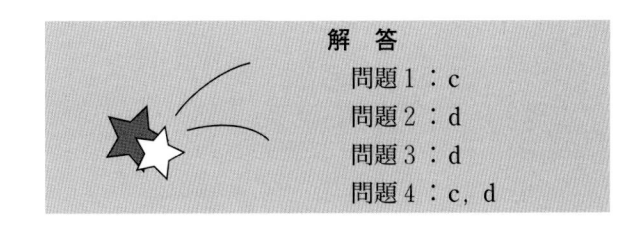

| 解 答 |
|---|
| 問題1：c |
| 問題2：d |
| 問題3：d |
| 問題4：c, d |

186　Ⅱ. 疾　患　編

### レベルアップをめざす方へ

**重鎖沈着症（CH1欠損症）**

　　ALアミロイドーシスは単クローン性の異常蛋白が腎臓を中心として諸臓器に沈着する疾患群，つまり単クローン性免疫グロブリン沈着症（monoclonal immunoglobulin deposition disease：MIDD）という疾患概念にはいる．MIDDにはその他，軽鎖のみ，軽鎖と重鎖が両方，そして重鎖のみが沈着する，軽鎖沈着症（light chain deposition disease：LCDD），軽鎖重鎖沈着症（light and heavy chain deposition disease：LHCDD），重鎖沈着症（heavy chain deposition disease：HCDD）がある．これらの沈着物はコンゴレッド陰性で，電顕上，糸球体内，尿細管基底膜に細顆粒状の高電子密度の沈着物として観察される．ALアミロイドーシスの軽鎖だけが細線維構造をとるが，その理由はまだ明確にはされていない．いずれも，Bリンパ球系細胞の腫瘍性（多発性骨髄腫），または非腫瘍性リンパ増殖性疾患（plasma cell dyscrasia）に伴う．光顕上，糖尿病性糸球体硬化症類似の結節性硬化病変を呈する例が大部分である．

　　このうち，HCDDは1993年に提唱された最も新しい疾患概念である[3]．これまで，世界で約20例，日本では2例の報告がある[4][5]．重鎖は，数例を除きすべてIgGクラスであり，IgG1からIgG4の全サブクラスの報告がある．これらに共通しているのは重鎖の定常領域CH1の欠損という構造異常である（図3）．ただし，この構造異常は細胞からのfreeな重鎖の放出にのみ関連しており，組織沈着性には可変領域VHの特異的異常が関与しているといわれている．

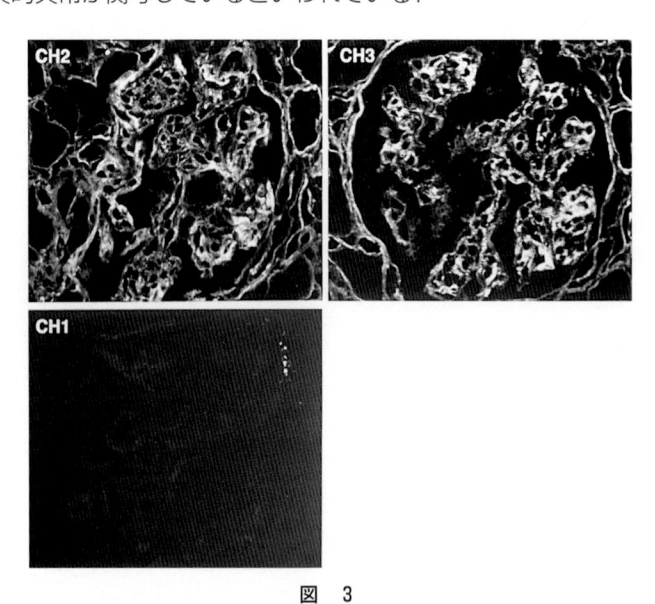

図　3

●文　献●

1) Kyle RA, Gertz MA, Greipp PR, et al：A trial of three regimens for primary amyloidosis：colchicine alone, melphalan and prednisone, and melphalan, prednisone, and colchicine. N Engl J Med 336：1202-1207, 1997.
2) Skinner M, Sanchorawala V, Seldin DC, et al：High-dose melphalan and autologous stem-cell transplantation in patients with AL amyloidosis：An 8-year study. Ann Intern Med 140：85-93, 2004.
3) Aucouturier P, Khamlichi AA, Touchard G, et al：Brief report: Heavy-chain deposition disease. N Engl J Med 329：1389-1393, 1993.
4) Yasuda T, Fujita K, Imai H, et al：Gamma-heavy chain deposirion disease showing nodular glomerulosclerosis. Clin Nephrol 44：394-399, 1996.
5) Soma J, Sato K, Sakuma T, et al：Immunoglobulin gamma 3-heavy-chain deposition disease：Report of a case and relationship with hypocomplementemia. Am J Kid Dis 43：E2, 2004.

［相　馬　　淳］

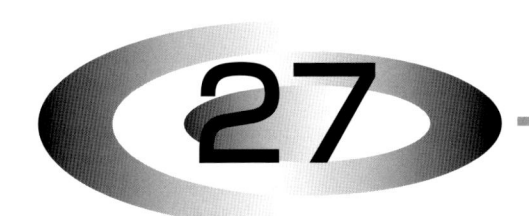

# 疾患 27 冠動脈内ステント植え込み術施行4週間後に点状出血出現！貧血と血小板減少？

## 問題編

### 症例と設問

症　例：68歳，男性
主　訴：点状出血
家族歴：とくになし
既往歴：10数年前から高血圧で加療
輸血歴：なし
現病歴：4週間前，急性前壁中隔心筋梗塞を発症し入院．冠動脈造影にて＃6に90％狭窄あり．冠動脈内ステント植え込み術施行．2週間前に退院．一昨日から倦怠感，食欲低下を訴え，家族の話ではときにボーとしていることがあったという．昨日から下肢に点状出血が出現し受診．退院後，とくに下痢・嘔吐などはなく，呼吸困難，胸痛，発熱，関節痛，鼻出血，歯肉出血，血尿，タール便などはなかった．ステント植え込み術施行後，バルサルタン80mg，チクロピジン200mgを内服していた．
身体所見：身長160cm，体重52kg，血圧128/72（左右差なし），脈拍80/分（整），呼吸数16/分，体温36.2℃，見当識障害あり，眼瞼結膜は貧血様，頸部のリンパ節腫脹なし，心音・呼吸音異常なし，腹部は平坦，軟，臍上部に収縮期性血管雑音を聴取．下肢に多数の点状出血を認めるが網状皮疹，浮腫はなく，青色指趾は認めない．四肢の運動麻痺はない．

＜受診時検査所見＞
尿検査：蛋白（++），糖（−），潜血（+++），沈渣：赤血球40〜50/視野，白血球 5〜10/視野，顆粒円柱1/5〜10視野
血液検査：WBC 5,800/μl，RBC 280×10⁴/μl，Hb 9.0g/dl，Ht 26％，血小板 0.9×10⁴/μl
血液生化学：TP 7.2，Alb 3.8g/dl，BUN 30，Cr 1.1mg/dl，Na 139，K 3.7，Cl 105，HCO₃ 23 mEq/l，AST 20，ALT 16，総Bil 1.8mg/dl，CRP 0.5mg/dl

なお，2週間前の退院時には貧血はなく，血小板数は正常範囲内であり，検尿，肝・腎機能，電解質に異常はなかった．

### 問題1　本患者に対し有用性の最も少ない検査はどれか．

a. 網状赤血球数
b. 末梢血塗抹像
c. 血小板関連IgG
d. LDH
e. 直接クームス試験

経　過：入院時の胸部，腹部X線，心電図，心エコー検査では前回退院時と著変なし．入院後，急速に意識レベルが低下し（JCS100），痙れん発作がみられた．頭部CTでは明らかな異常を認めなかった．

入院後，以下の検査結果が得られた．
血液学検査：末梢血血液像：好塩基球1％，好酸球4％，桿状核球6％，分葉核球55％，リンパ球32％，単球2％，赤血球破砕像 陽性，網状赤血球110‰
PT 98％，APTT 35sec，フィブリノーゲン 350mg/dl，FDP 8μg/ml
血液生化学：ALP 190（115〜350），LDH 850（110〜210）IU/l，尿酸 6.5，血糖 95，直接Bil 0.4，間接Bil 1.4，Ca 8.4，P 3.0，Mg 1.8，総Chol 180mg/dl
血清免疫検査：抗核抗体 40倍，C₃ 102　C₄ 35mg/dl 直接クームス試験（−），ハプトグロビン＜15mg/dl，梅毒検査ガラス板法（−）

問題2　強く疑われる疾患はどれか.
a. 播種性血管内凝固症候群（DIC）
b. コレステロール塞栓症
c. 血栓性血小板減少性紫斑病/溶血性尿毒症症候群（TTP/HUS）
d. ヘパリン誘発性血小板減少症
e. 抗リン脂質抗体症候群

問題3　不適当な治療を1つ選べ.
a. 血小板輸血
b. 赤血球輸血
c. 凍結血漿輸血
d. 血漿交換療法
e. 副腎皮質ステロイド薬

# 解説編

## 血栓性血小板減少性紫斑病（thrombotic thrombocytepenic purpur：TTP）

TTPは1925年Moschowitzによって初めて報告され，病理学的には血管内皮障害による多臓器にわたるヒアリン血栓を特徴とし，劇症でしばしば致命的となる．臨床的には血小板減少，微小血管症性溶血性貧血（microangiopathic hemolytic anemia），動揺する神経症状，腎障害，発熱を5徴候とし，これらの臨床症状は溶血性尿毒症症候群（hemolytic uremic syndrome：HUS）ときわめて類似している．HUSは病原性大腸菌による出血性腸炎などの細菌感染に続発し，腎機能障害が優位であるのに対し，TTPは神経症状が前面にみられることが多い．しかし，両者の基本的病態は内皮細胞障害による血栓形成とそれに続発する血小板消費による血小板減少症ならびに微小血管症性溶血性貧血であり，臨床的にはTTP/HUSとよんでいる．

### 1. 病態
#### 1）von Willebrand因子（vWF）と超高分子量von Willebrand因子マルチマー（Unusually Large vWF Multimer：ULvWFM）

vWFは血管内皮細胞や巨核球で産生される止血因子として働く血漿糖蛋白であり，（1）障害血管における，高いずれ応力下での血小板粘着，（2）重要な血液凝固因子である第VIII因子のキャリアー蛋白，以上2つの機能をもつ．産生されたvWFは多量体を形成し巨大な分子量をもつが，von Willebrand因子特異的切断酵素（von Willebrand Factor Cleaving Protease：vWF-CP，別名ADAMTS 13：A Disintegrin-like And Metalloprotease with ThromboSpondin type 1 repeats）によって分解され，血漿中には500～20,000kDaの高分子蛋白が存在する．vWFの遺伝的機能不全は遺伝性出血異常であるvon Willebrand病をきたし，その切断酵素であるvWF-CPの遺伝的または後天的活性低下はTTPをきたす．TTPでは切断酵素の活性低下のため，von Willebrand因子の巨大な重合体，超高分子量von Willebrand因子マルチマー（Unusually Large vWF Multimer：ULvWFM）が形成される．ULvWFMはvWFよりも高い血小板粘着能をもち，血栓性病態をきたす．

#### 2）溶血性尿毒症症候群

HUSは病原性大腸菌O157：H7を代表とする細菌の産生する外毒素であるベロトキシンが引き金となって，その受容体が多く存在する腎臓や大脳における微小血管の内皮細胞障害が原因とされている．ベロトキシンによる糸球体毛細血管におけるULvWFM分泌刺激の関与も想定されている．

#### 3）血栓性血小板減少性紫斑病

TTPの発症機序については，慢性再発性TTP患者において，vWFを切断する特異酵素（vWF-CP）が欠損していることが1997年Furlanらによってはじめて報告された．vWF-CPの先天的機能不全あるいは後天的な抑制因子によるvWF-CP活性低下によって，ULvWFMが血管内皮細胞上や流血中に残存し，微小血管での血小板血栓形成，血小板消費が招来され，微小血管症性溶血性貧血をきたすと考えられている．

家族性，先天性のものはvWF-CPの遺伝子異常，後天性のものはvWF-CPまたはその受容体に対する自己抗体産生がその原因として想定されている．チクロピジンによるTTPはvWF-CPに対する自己抗体が原因と考えられている．マイトマイシンC，サイクロスポリン，タクロリムス，避妊薬投与時や骨髄移植後にみられる微小血管症性溶血性貧血については，vWF-CPとの関連は明らかにされていない．

## 2. 臨床症状

TTP/HUSは倦怠感や食思不振などの全身症状をもって急性に発症することが多い．臨床的には血小板減少，溶血性貧血，神経症状，腎障害，発熱を特徴とする．

1) 血小板減少：血小板減少の程度はさまざまであるが，TTPにおいてHUSより強い傾向にある．点状出血や紫斑をはじめ，全身諸臓器に出血傾向による症状・所見がみられる．

2) 溶血性貧血：直接クームス陰性の非免疫学的溶血性貧血であり，末梢血塗抹標本での破砕赤血球像が特徴的である（図1）．また，溶血性貧血を反映して，網状赤血球の増加，LDH，間接ビリルビンの上昇を示す．

3) 神経症状：頭痛や軽い意識障害から痙れん，昏睡に至るまでのさまざまな神経症状を呈し，症状が動揺性であることが特徴である．TTPにおいてHUSよりも頻度は高く，腎不全を伴った際には尿毒症性脳症との鑑別が困難である．

4) 腎障害：軽い検尿異常を示すものから尿毒症に至るまでさまざまであるが，TTPよりもHUSにおいて強い腎障害を示す（図2）．

5) 発熱：発熱の頻度は高くなく，高熱の場合は感染症の合併を考える．

## 3. 診　　断

TTP，HUSともに治療に緊急性を要することから，特徴的な臨床症状や検査所見の観察に基づく迅速な診断が大切である．特に原因不明の血小板減少とクームス陰性で破砕赤血球を伴った溶血性貧血の2徴候は重要であり，これらが揃えばTTP/HUSと診断してもよい．vWF-CP活性については測定キットが発売され，保険適応はないが外注にて測定できる．

鑑別診断として，播種性血管内凝固症候群，劇症型抗リン脂質抗体症候群，悪性高血圧などがあげられる．

## 4. 治　　療

TTPは血漿交換療法が導入される前の致死率は90％との報告もあり，診断が確定する前に治療を開始しなければならない．後天性TTPはvWF-CPに対する自己抗体の除去と同酵素の補充を目的に血漿交換療法が有効である．難治性あるいは再発性の場合は血漿交換療法に加えて副腎皮質ステロイド剤を併用する．家族性の際には新鮮凍結血漿投与によるvWF-CP補充のみで効果が期待できる．

なお，血漿交換療法前の血小板輸血は新たな血小板血栓形成の危険が指摘されている．

### 問題の解説と解答

**問題　1**

本患者は倦怠感と食欲不振の全身症状を有し，血小板減少以外に貧血，意識障害が急速にあらわれている．膠原病，全身性血管炎，ウイルス性感染症，さらにTTP/HUSを考えたい．特発性血小板減少性紫斑病は特徴的検査所見に乏しく，除外診断が基本であり，血小板関連IgGは特異性に乏しく診断の助けにならない．

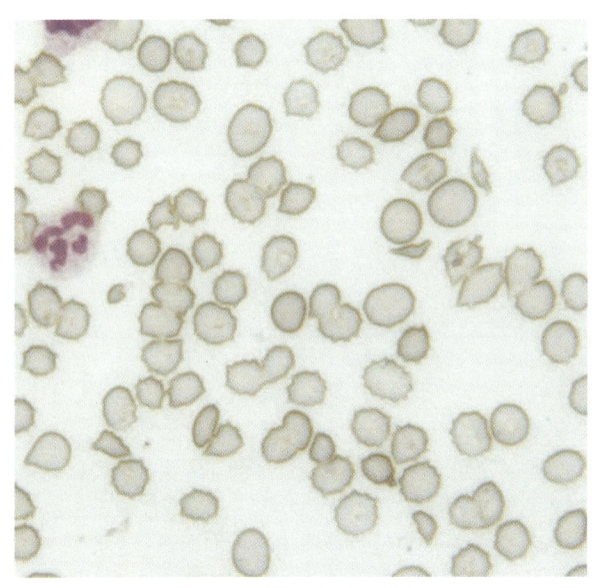

図1　末梢血血液塗抹標本
破砕赤血球や球状赤血球がみられる．

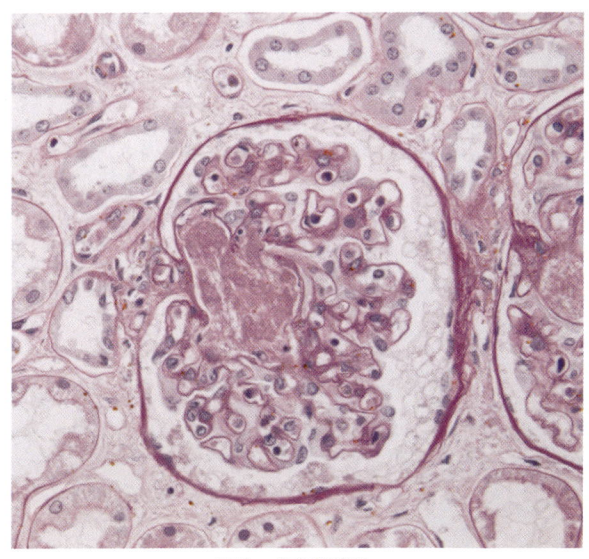

図2　腎組織標本
輸入細動脈に血栓形成がみられる（PAS×200）．

## 問題 2

　本例はクームス陰性の微小血管症性溶血性貧血を伴った血小板減少症でありTTP/HUSを強く疑う．しかし，抗リン脂質抗体症候群，とくに劇症型ではTTPと同様に，微小血管症性溶血性貧血をきたし，鑑別が困難なことがある．本例ではSLEを疑う症状に乏しく，APTTが正常，梅毒反応が陰性であり，抗リン脂質抗体症候群の可能性は少ない．DICでは敗血症やショックなど基礎疾患が存在することが一般的であり，凝固検査で凝固能異常，フィブリノーゲン減少，FDP上昇がみられる．ステント植込み術後であり，全身症状があることから，コレステロール塞栓症を疑うが合致する皮膚所見に乏しく，炎症を考えさせる検査所見がない．ステント植込み術の際ヘパリンが使用されていたものと考えられ，ヘパリン誘発性血小板減少症の可能性はある．とくにヘパリン誘発性血小板減少症TypeIIではヘパリン療法開始後，数日から血小板減少が始まり，血栓症を合併することがある．しかし，血小板数は著減することはなく，20,000/μl以下になることはまれである．

## 問題 3

　解説でもふれたが，血小板輸血は血漿交換後に行わなければならない．本例ではTTPが疑われるが，劇症型抗リン脂質抗体症候群も否定できず，カルジオリピン抗体の結果がでる前に本症にも有効な血漿交換療法を行うべきである．本例ではループスアンチコアグラント，抗カルジオリピン抗体，抗β2GPI抗体はいずれも陰性であった．また，vWF-CP活性は5％以下であり，チクロピジン投与によるTTPと診断した．

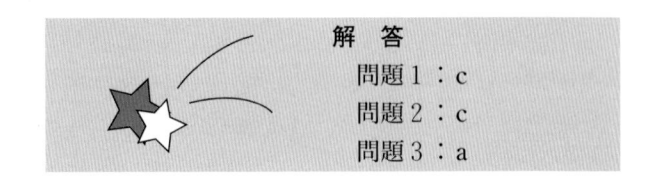

解 答
問題1：c
問題2：c
問題3：a

### レベルアップをめざす方へ

　冠動脈へのステント植え込み術後のチクロピジン投与によるTTP発症頻度は4,800名に1例（0.02％）と報告されている．投与から発症までの期間については2週間以内は数％であるが，2～3週間では約20％，3～4週間では約40％と約60％は4週間以内に発症し，全例12週間以内に発症している．よって，チクロピジン投与後3カ月間は頻回の血液検査が必要である．チクロピジンによるTTPではvWF-CPの活性を阻害するIgG抗体の関与が考えられ，血漿交換療法のよい適応である．

　SLEや全身性強皮症を始めとする自己免疫疾患にTTP様病態が合併することが知られている．vWF-CPに対する抗体産生の関与が考えられるが，vWF-CP活性低下の著明でない症例においても，血漿交換療法が有効であったとの報告もみられる．自己免疫疾患にみられるTTP様病態におけるvWF-CPの役割，血漿交換療法の適応については今度さらに検討されるべき問題である．

●文　献●
1) Moake JL : Thrombotic Microangiopathy. N Engl J Med 347 : 589-600, 2002.
2) 松本雅則，藤村吉博：血栓性血小板減少性紫斑病とvon Willebrad因子特異的切断酵素．日内会誌89：1137-1142, 2000.
3) Bennett CL : Thrombotic thrombocytopenic purpura associated with ticlopidine in the setting of coronary artery stents and stroke prevention. Arch Intern Med 159:2524-8,1999.
4) Steinhubl SR : Incidence and clinical course of thrombotic thrombocytopenic purpura due to ticlopidine following coronary stenting. EPISTENT Investigators. Evaluation of Platelet IIb/IIIa Inhibitor for Stenting. JAMA 281 : 806-10, 1999
5) 松本雅則：本邦のTTP, HUSの現状．血液腫瘍科49：122-7, 2004

［杉　山　　敏］

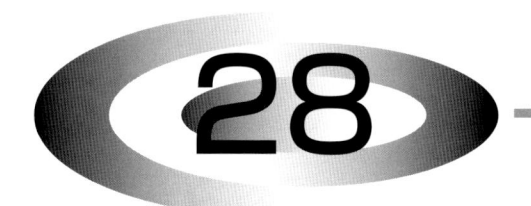

# 疾患 28 高血圧患者で低K血症をみたら

## 問題編

### 症例と設問

症　例：42歳，女性，156cm，42kg
既往歴：特記事項なし
家族歴：特記事項なし
現病歴：数年前よりレイノー現象が出現，昨年より手指の先に潰瘍が出現．近医で手指の皮膚硬化（＋），舌小帯の短縮（＋）の指摘を受け，皮膚生検で全身性強皮症（systemic sclerosis）の診断を受け，その後，近医で皮膚の軟膏処置，プロスタグランディン製剤の内服などで治療中であった．昨年から軽度の呼吸困難あり，胸部写真で下肺野の間質性肺炎の指摘を受けていた．この2年ほど血液検査は行われていなかった．今回，急激な血圧上昇，体重減少，呼吸困難などの指摘を受けて当科紹介．
身体所見：意識 軽度低下，血圧 194/134mmHg，瞼結膜 貧血様，心臓 収縮期心雑音（II/VI），脈拍 104/min 整，呼吸音 湿性ラ音を聴取

＜入院時検査所見＞
検　尿：尿蛋白（++），潜血（+++），糖（－），RBC 1～2/HPF
血液検査：WBC 10,900/μl, RBC 250万/μl, Ht 22.1%, Hb 6.2g/dl, Plt 3.5万/μl, 網状赤血球 58/1,000赤血球
血液生化学：Na 136mEq/l, K 3.3mEq/l, Cl 99 mEq/l, Ca 9.2mg/dl, Pi 5.6mg/dl, BUN 36mg/dl, s-Cr 2.6mg/dl, UA 7.8mg/dl, GOT 21 IU/l, GPT 28 IU/l, LDH 516 IU/l, Al-p 189 IU/l, TP 6.8 g/dl, Alb 3.4 g/dl

問1　まず行うべき検査を2つ選べ．
　a．血清ハプトグロビン測定
　b．血漿レニン・アルドステロン測定
　c．眼底検査
　d．腎臓超音波検査
　e．24時間蓄尿による一日尿蛋白量排泄量，クレアチニンクリアランス（Ccr）測定

即日，急性腎不全，悪性高血圧の診断で入院管理となった．

問2　まず行うべき治療を2つ選べ．
　a．ACE阻害薬/アンギオテンシン受容体ブロッカー（ARB）投与
　b．Ca拮抗薬の点滴静注
　c．ステロイドパルス療法
　d．血漿交換療法
　e．血液透析療法

問3　貧血の原因として最も可能性の高いものはどれか．
　a．腎性貧血
　b．自己免疫性溶血性貧血
　c．溶血性尿毒症性症候群
　d．赤芽球癆
　e．再生不良性貧血

問4　悪性高血圧について正しくないものを1つ選べ．
　a．眼底所見では乳頭浮腫を認める
　b．全身状態が急激な増悪をきたす
　c．治療の進歩により，予後は著しく改善した
　d．拡張期血圧より収縮期血圧が問題になる
　e．死因の多くは腎不全，心不全，脳血管障害である

# 解説編

## 経　過

悪性高血圧に伴うHUS（溶血性尿毒症性症候群）と判断して，Ca拮抗薬の点滴，ACE阻害薬経口投与を開始．翌日には血圧は120/70mmHg血小板 12.0万，LDHも改善．腎機能も数日をかけてゆっくりと低下した．

後日施行した腎生検では，糸球体病変は軽微であり，得られた細動脈レベルの血管には，内膜の浮腫性肥厚とそれによる内腔の狭細化が認められた（図1）．

## 全身性強皮症（Systemic Sclerosis）

皮膚とその下部組織（筋肉を含めて）に膠原線維の増加が起き，弾力を失う状態．皮膚と筋肉のみを侵す場合は限局性強皮症，内臓も侵す型を全身性強皮症というが，後者は，肺，食道，腎臓などにも病変が起き，レイノー現象を伴いやすい．原因は不明であるが，最近マイクロキメリズム説が注目されている．

本邦での強皮症患者は5,000〜6,000人と推定され，男女比は1：9で，30〜50歳代の更年期前後の女性に好発する．

近年，予後が改善し，5年／10年生存率　93.7％／82.0％といわれている．

強皮症に伴う腎障害はscleroderma kidneyといわれる独特の病態で，糸球体病変は軽微で，血管病変が主体である．典型例では，急激な進行性腎機能障害と高血圧をおこし，強皮症腎クリーゼを起こす．腎病変の特徴では，小葉間レベルを中心に内膜の肥厚による内腔狭細化が目立つ．これにより糸球体血流が減少，レニン・アンギオテンシン系の刺激が高まり，さらに血圧を上昇させ，血管のダメージを高めるという悪循環に陥る．血管のフィブリノイド壊死を伴うこともある．

## 悪性高血圧

治療前の拡張期血圧が常に130mmHg以上，急速に進行する腎機能障害，KW分類Ⅳ度の乳頭浮腫，体重減少，脳症状や心不全症状を伴う…などで診断がつく．

機序としてはレニン・アンギオテンシン・アルドステロン（RAA系）の過剰反応があり，腎血管の収縮

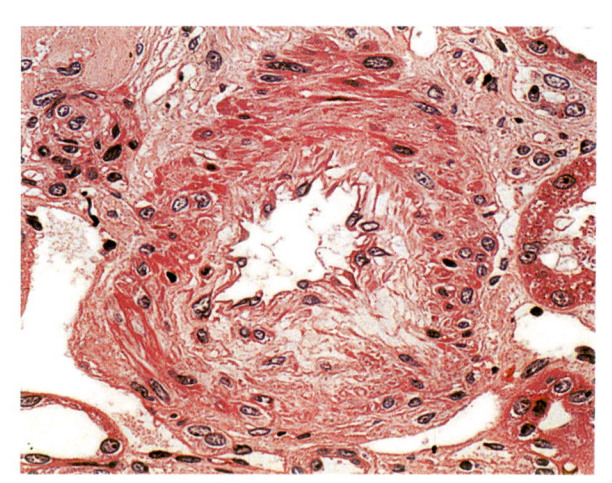

図1　腎生検組織像（HE染色，強拡大）
細動脈の内膜の著しい浮腫とそれによる内腔の狭細化を認める．

が生じて腎血流が減少，それを補うためにさらにRAA系が亢進するという悪循環に陥ったものと考えられ，RAA系遮断薬が著効を示す．

以前は適切な治療がなく，1年生存率は20％ときわめて悪かったが，最近は，RAA系遮断薬の開発など治療の進歩により，著しく改善している．

治療としてはCa拮抗薬などの点滴静注による急速な血圧管理と，ACE阻害薬/ARBの経口投与によるRAA系の遮断がきわめて有効である．

死因の多くは，進行性の腎不全，脳血管障害，心不全，心筋梗塞で，予後規定の最大因子は腎不全といわれ，腎不全合併例の5年生存率は25％であるが，尿毒症のない症例では5年生存率は60％といわれる．

## HUS（溶血性尿毒症性症候群 hemolytic uremic syndrome）

非免疫的・機械的溶血による貧血，血小板血栓形成による血小板減少，腎障害を主症状とする．以前からTTPとの異同については諸説あるが，最近TTPはADAMTS-13を視点に異なった疾患であることが再認識された．原因としては，大腸菌（ベロ毒素）が最も多いが，薬剤（シクロスポリン，タクロリムス，マイトマイシンC…）や，妊娠・産褥期（PPHUS：post-partum HUS），悪性高血圧があげられる．

本例では，悪性高血圧による小動脈の内腔狭窄による機械的な刺激で生じたものと思われた．

## 問題の解説と解答

### 問題 1

この症例の場合，今回の入院前の検査が十分されていたとは思えず，腎機能の推移が不明である．患者への負担が少なく，即座に結果の出る腎エコーで，腎萎縮・水腎症の有無を確認して，急性腎不全か慢性腎不全かの鑑別が必要である．また，高血圧の血管への影響をみるには眼底検査が簡便である．眼底は唯一，目で見える脳血管であり，悪性高血圧では乳頭浮腫が診断の根拠となっているので，評価が大切である．

次のステップで治療による修飾を受ける前にレニン・アンギオテンシン，ハプトグロビンの採血をすべきではあるが，この結果を得るには数日必要である．また，血清Kの低値からレニン・アルドステロン系の抑制はある程度予想が可能である．

24時間尿によるクレアチニンクリアランス（Ccr）は，Cockcroftの予想式である程度予想されるので，急ぐ必要はない．

### 問題 2

強皮症の既往，低K血症の存在からレニン・アルドステロン系の亢進が予想されるので，レニン・アンギオテンシン系の採血が終了すればすみやかにACE阻害薬／ARBの投与を始めるべきである．また，血圧のすみやかな管理を行うためにはCa拮抗薬の点滴がよい．SSc症例に半月体形成性腎炎の合併もあるが，この状態では考えづらく，ステロイドパルス療法，血漿交換療法は効果が期待できない．高K血症，高度の高窒素血症がないので，血液透析療法の必要性はこの時点ではない．

### 問題 3

RBC 250万/μl，Ht 22.1%，Hb 6.2g/dlからMCV 88 fl，MCH 24.8pgであり，正球性正色素性貧血であることがわかる．また，網状赤血球の増加があり，骨髄での赤血球合成は保たれている．腎性貧血，赤芽球癆，再生不良性貧血は考えられない．血小板減少の合併，悪性高血圧の存在から，HUSが考えやすい．自己免疫性溶血性貧血（AIHA）との鑑別はクームズテストが必要であるが，AIHAでは血小板減少を伴わない（自己免疫性血小板減少症を伴えばEvans症候群）．

### 問題 4

悪性高血圧では，眼底所見では乳頭浮腫を認め，全身状態の急激な増悪をきたすのが特徴である．以前は予後不良で腎不全，心不全，脳血管障害で死亡したが，ACE阻害薬による治療の進歩により，予後は著しく改善した．

### 鑑別診断

MPO-ANCA 関連腎炎

MPO-ANCA測定は，SScに伴う半月体形成性腎炎の否定のため，必要となる．

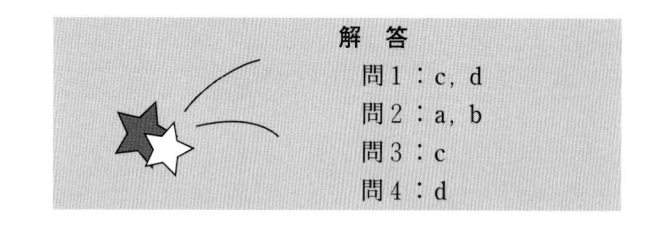

---

**解 答**
問1：c, d
問2：a, b
問3：c
問4：d

---

## レベルアップをめざす方へ

### ADAMTS（a disintegrin and metalloproteinase with thrombospondin motifs）-13：（1）

ディスインテグリン・ドメイン，メタロプロテアーゼ・ドメイン，I型トロンボスポンジンモチーフをもつ蛋白分解酵素で，von Willebrand factor cleaving protease：vWF-CPともよばれる．

フォン・ウィルブランド因子（vWF）は血管内皮細胞や巨核球で産生され，血漿／血管内皮下組織および血小板に存在する高分子糖蛋白で，血小板側レセプターである血小板膜糖蛋白（GPIb）と結合して，血小板が血管内皮下組織に粘着することを助長する機能を有する．またvWFの欠如あるいは低下，質的異常が認められる状態がフォン・ウィルブランド病である．

血管内でつくられるvWFはUltra-large vWF multimer（UL-vWFM）といわれる巨大分子で，vWF-CPの働きで適当な大きさのvWFになる．TTPでは，活性は3%以下（ほぼ0）になり，また，同時にinhibitorを認める（抗ADAMTS-13抗体）

TTPでは，（1）Inhibitor（自己抗体）の除去，（2）ADAMTS-13の補充，（3）UL-vWFMの除去，（4）正常vWFの補充，の観点から，血漿交換療法が勧められる．

HUSにおいては，ベロ毒素はGB-3に結合，糸球体に働き，UL-vWFMをつくるが，ADAMTS-13の活性は少し低下するのみで血漿交換療法に期待しづらい

### マイクロキメリズム[2]

胎児由来の幹細胞が母体内に残っていることがあり，通常は無害であるが，ときに何らかの原因でGVHDを起こす．

SSc症例で胎児性幹細胞の頻度が正常に比べると高いこと，SSc症例の多くは女性で出産後のヒトが多いことから，胎児由来幹細胞がSScに関係するのではと考えられている．

### SScでのMPO-ANCAの意義

SSc症例でまれに半月体形成性腎炎を起こすことがある．このような症例では血圧が正常で，ANCAが陽性であることが多い[3]．

### 悪性高血圧に対するACE阻害薬/ARBの作用機序

悪性高血圧では前述のごとく，RAA系の過剰な賦活化の悪循環が起きている．また，アンギオテンシンⅡ（A-Ⅱ）の過剰分泌により，圧負荷以上に組織障害が強い．

ACE阻害薬/ARBによるRAA系の遮断により，輸出・輸入動脈の弛緩がおき，十分な血流が保たれれば，血圧は低下し，圧負荷が解除されるとともにA-Ⅱ低下で臓器障害も軽減される．

同じように，低K血症と高血圧と認める病変として，アルドステロン症があるが，これではレニンの抑制がかかるため，A-Ⅱが上昇しておらず，組織の障害は圧負荷のみであるため，悪性高血圧よりは軽度である．

●文　献●

1) Fujimura Y, Matsumoto M, Yagi H, et al：Von Willebrand factor-cleaving protease and Upshaw-Schulman syndrome. Int J Hematol 75：25-34, 2002.
2) Nelson JL, Furst DE, Maloney S, et al：Microchimerism and HLA- compatible relationships of pregnancy in scleroderma. Lancet 351：559-562, 1998.
3) Endo H, Hosono T, Kondo H：Antineutrophil cytoplasmic autoantibodies in 6 patients with renal failure and systemic sclerosis. J Rheumatol 21：864, 1994.

［吉田　篤博］

# 疾患 29 尿異常を指摘され 血液一般・生化学検査で膠原病が疑われた！

## 問題編

### 症例と設問

症　例：40歳，女性
主　訴：軽度の浮腫と尿異常の精査
家族歴：特記すべきことなし
既往歴：生来健康
生活歴：職業：会社員，流産はなく，子供2人満期出産
現病歴：2002年11月会社の検診で血尿の指摘を受けた．翌年の検診でも尿蛋白，血尿を指摘され，本人も浮腫を自覚したため，近医受診．一般血液・生化学検査で膠原病による腎炎が疑われ，紹介入院となる．
身体所見：体温37℃，血圧112/71mmHgで左右差なし．脈拍88/分，整．心音，呼吸音に異常ない．眼瞼に浮腫なく眼瞼結膜貧血もない．脱毛や顔面紅斑認めなかった．腹部に血管雑音や圧痛なく，肝脾腎は触知しなかった．腹部に異常所見なし．神経学的異常所見なし．両側下腿浮腫を軽度認めたが，紫斑はなかった．

**問題1**　本症例の尿異常の原疾患を検索するため，行うべき検査項目を2つ選べ．
 a．リウマチ因子
 b．抗核抗体
 c．血清補体価
 d．Bence-Jones蛋白
 e．CRP

＜入院時検査所見＞
血液検査：WBC 2,620/μl, RBC 410万/μl, Hb 12.2g/dL, Ht 35％, 血小板11万/μl
生化学検査：TP 6.1g/dL, Alb 3.4g/dL, BUN 14.2mg/dL, Cre 0.54mg/dL, 尿酸3.9mg/dL, AST 28 U/L, ALT 24 U/L, CK 106 U/L, 血糖96mg/L, Na 139mEq/L, K 3.8mEq/L, Cl 107mEq/L, CRP 0.07mg/dL
尿検査：尿蛋白（3＋），沈渣：RBC 50/1, WBC 10/1, 細菌陰性．1日尿蛋白定量1.43g
特殊検査：抗核抗体160倍陽性，血清補体値：14U/ml, 梅毒反応陰性

**問題2**　最も可能性の高い病態は何か．
 a．混合性結合織病
 b．全身性エリテマトーデス
 c．関節リウマチ
 d．全身性強皮症
 e．シェーグレン症候群

**問題3**　入院後行うべき検査を2つ選べ．
 a．腎・膀胱超音波
 b．レノグラム
 c．静脈性腎盂造影（IVP）
 d．CTスキャン
 e．腎生検

## II. 疾患編

**問題4** この患者で写真（図1）に示すような腎組織所見を得た．分類としてはどれに相当するか．
 a. 微小変化群
 b. びまん性増殖性腎炎
 c. 進行性した腎炎
 d. 巣状増殖性腎炎
 e. 膜性腎炎

**問題5** 治療薬の選択でまず選ぶのはどれか．
 a. ACE阻害薬
 b. ループ利尿薬
 c. シクロホスファミド・パルス療法
 d. 経口副腎皮質ステロイド薬
 e. 非ステロイド性抗炎症薬

**問題6** 起こしにくい合併症を1つ選べ．
 a. 無菌性大腿骨頭壊死
 b. ドライアイ
 c. 血栓症
 d. 悪性高血圧
 e. 間質性肺炎

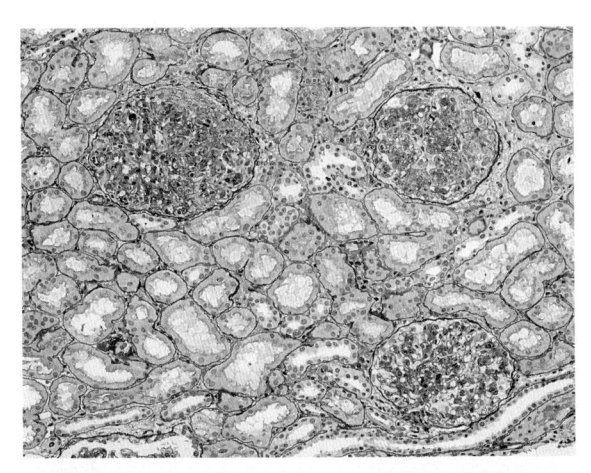

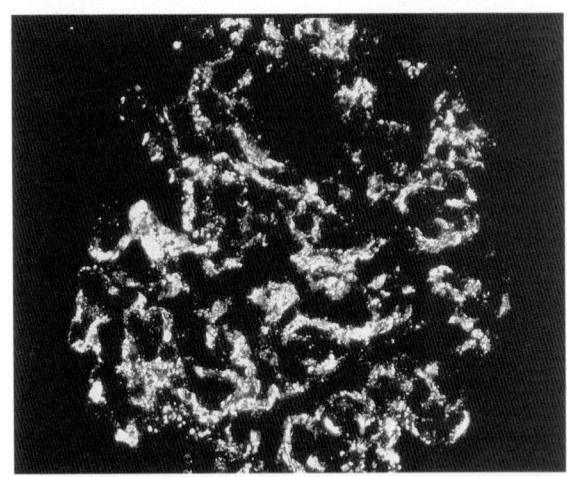

図1
光顕×200（左），蛍光抗体法×400，$C_{1q}$沈着（右）

# 解 説 編

## 全身性エリテマトーデスの腎障害

　SLEの腎障害をループス腎炎とよぶ．まず，全身性エリテマトーデスの診断が確定していることが前提である．表1のARAのSLEの分類基準で4項目以上満たすこと診断できる．この時点で腎症を伴っていないこともある．本邦では約2万人のSLE患者がいるといわれているが，そのうち腎障害の合併の率は，図2に示すようにループス腎炎の発症形式が症例により異なることとも関係し明確ではないが，軽微な患者も含めるSLEの70〜50%には合併すると考えられている．ループス腎炎の発症時は，SLEとしての皮膚症状や関節痛など欠如することも多い．本症例のように単に尿異常で発見されることも多い．一方，腎症のないSLEとして発症しても経過中にしばしばループス腎炎は起こってくるので，つねに尿異常には注意を払うべきである[1]．

　ループス腎炎には，種々の組織型がある．表2に新

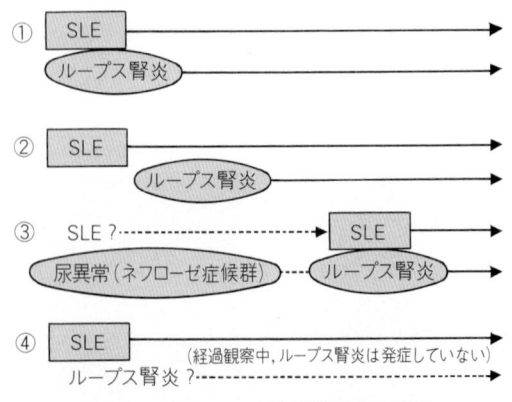

図2　SLEとループス腎炎発症の関係

しい組織分類[2]を示す．この組織型で最も重要な代表的な組織像は，増殖性ループス腎炎にあたるclass IIIとclass IVであり，新しい分類では，病変の広がりが50％以下あるいは以上を判断し，前者はclass IIIであり，後者は多彩な病変を伴うclass IVである．またglobarであるかsegementalでGまたはSを記載し，さ

表1　SLEの分類基準

| | | |
|---|---|---|
| 1. | 顔面紅斑 | 頬骨隆起部の,扁平あるいは隆起性の持続性紅斑 |
| 2. | 円板状皮疹 | 角化性鱗屑,毛嚢角栓を伴う隆起性紅斑 |
| 3. | 光線過敏症 | 日光光線に対する異常反応 |
| 4. | 口腔内潰瘍 | 無痛性の口腔,鼻腔潰瘍 |
| 5. | 関節炎 | 2カ所以上の非破壊性末梢関節炎 |
| 6. | 漿膜炎 | |
| – a. | 胸膜炎 | |
| – b. | 心膜炎 | |
| 7. | 腎障害 | |
| – a. | 持続タンパク尿 | 0.5g/日または定性3（＋）以上の持続性タンパク尿 |
| – b. | 細胞性円柱 | 赤血球,ヘモグロビン,顆粒,尿細管円柱 |
| 8. | 神経障害 | |
| – a. | 痙れん | |
| – b. | 精神障害 | |
| 9. | 血液学的異常 | |
| – a. | 溶血性貧血 | 網赤血球増加を伴う |
| – b. | 白血球減少 | 2回以上にわたり4,000/mm³未満 |
| – c. | リンパ球減少 | 2回以上にわたり1,500/mm³未満 |
| – d. | 血小板減少 | 薬剤性を除く10万/mm³未満 |
| 10. | 免疫学的異常 | |
| – a. | 抗DNA抗体高値 | 2本鎖DNAに対する |
| – b. | 抗Sm抗体陽性 | |
| – c. | 抗リン脂質抗体陽性 | 抗カルジオリピン抗体（IgGまたはIgM）,ループスアンチコアグラント,血清梅毒反応偽陽性　少なくとも6カ月以上の持続 |
| 11. | 抗核抗体陽性 | 蛍光抗体法による,経過中のどの時点でもよい. |

臨床経過中,経時的あるいは同時に上記11項目中,4項目以上陽性であれば診断可能.
各項目のa〜dいずれか陽性所見でよい.

（1982改訂,1997年免疫異常の項目改変）

表2　新しいループス腎炎の組織分類

| | | |
|---|---|---|
| I型 | 微小メサンギウムループス腎炎 | |
| | 光顕において糸球体は正常．蛍光抗体法ではメサンギウムに免疫沈着物（＋） | |
| II型 | メサンギウム増殖性ループス腎炎 | |
| | 光顕でメサンギウム細胞増殖（程度は問わない）もしくはメサンギウムに限局した基質拡大が認められ，メサンギウムに免疫沈着物（＋）電顕において孤立性の上皮下ないし内皮下沈着物（±） | |
| III型 | 巣状ループス腎炎 | |
| | 分節性ないし全節性,管内性ないし管外性の巣状糸球体腎炎．活動性（A）もしくは慢性非活動性（C）．病変が全糸球体の＜50％．典型例では巣状の内皮下免疫沈着物,メサンギウム変化（±） | |
| IV型 | びまん性ループス腎炎 | |
| | 分節性ないし全節性,管内性ないし管外性のびまん性糸球体腎炎で，活動性（A）もしくは慢性非活動性（C）．病変が全糸球体の≧50％．内皮下免疫沈着物（＋），メサンギウム変化（±）．活動性病変：びまん性分節性増殖性ループス腎炎 | |
| V型 | 膜性ループス腎炎 | |
| | 全節性または分節性の上皮下免疫沈着物（＋）．V型ループス腎炎はIII型もしくはIV型と複合する場合がある（±） | |
| VI型 | 進行した硬化性ループス腎炎 | |
| | 糸球体の≧90％が全節性硬化. | |

（International Society of Nephrology/Renal Pathology Society（ISN/RPS），2003.）

らに病変がactivity（A）が高いかchronisity（C）なのかも記載する．経過が長い場合や治療後の腎生検では，activityが減少しchronisityが高くなる[5]．

## 1．治療と予後

治療薬の詳細に関しては，免疫抑制薬の章を参照．第1選択薬は，経口大量ステロイド薬（0.8～1.2mg/kg/day分1朝）である．多量の蛋白尿を認める場合は，抗凝固療法を併用しつつ，ステロイドパルス療法を行うことが多い．免疫複合体除去には血漿交換や吸着療法を併用することがある．ときに，急性腎不全を呈する場合は血液透析療法を行う[3]．ステロイド薬単独では再燃を起こしやすく，ほかの免疫抑制薬の併用がよいとの報告が多い．ほかの免疫抑制薬の選択であるが，従来シクロフォスファミドパルス療法の推奨されてきたが，批判する論文も多くなってきている．量的，回数とも一定の見解を得られていない[6]．シクロスポリンはネフローゼ症候群の適応がある．ミゾリビンはループス腎炎，ネフローゼ症候群の適応とも認可されている[4]．最近，使用法に関して検討されつつあるが，いずれも腎機能が低下している場合は，注意して使用しなければならない．維持療法では，ステロイド薬は5～10mg/dayの投与を行っていることが多く，長期にわたりburn-outしない．年間に約300人の患者が新規透析に導入となっている．このことからも，早期初期にループス腎炎の寛解導入をし，再燃しない治療が重要である．治療薬の使い方，選択の改良に伴い，生命予後，腎予後とも飛躍的に改善し，さらに末期腎不全に至る患者の減少をもたらしている[7]．

## 2．患者の生活指導

女性に多く男女比は9：1で，比較的若い女性に多い疾患である．妊娠出産が問題になることが多い．服薬を自己中止しないこと，胎児に影響の少ない薬を選択することが重要である．一方，長期にわたる服薬が大切であり，できるだけステロイド薬などの副作用を軽減することを心がけなければならない．

## ● 問題の解説と解答

### 問題 1

尿異常がある場合，まずは1次性か2次性かを診断しなければならない．2次性腎疾患の診断に重要な決め手となる検査をしなければならない．表1に示すARAのSLE分類基準に基づき，本患者は（1）白血球，リンパ球減少（2）抗ds-DNA抗体（3）抗核抗体陽性（4）尿蛋白の項目を満たしSLEと診断した．一般の血液や尿検査所見からARAのSLE分類基準にある項目の異常にあてはまるかどうかを疑うことがSLEの診断の第1歩である．さらに，内科医として最も基本である日光過敏，顔面紅斑の有無や関節痛などの問診や視診も重要である．低補体血症は，分類基準にはないがSLEの活動性の基準には入っている．

### 問題 2

本患者が，膠原病を疑われていることで，膠原病と腎障害の関係を熟知しておくことが重要である．図3に示すが，代表的な膠原病の腎障害を示す[8]．まずは，それぞれの膠原病の診断基準を熟知しておかなくてはいけない．最も腎障害が密接な膠原病は全身性エリテマトーデスである．この患者はネフローゼ症候群は示していなかったが，腎臓の項目では尿蛋白は0.5g/day以上認めているのでループス腎炎と診断してよい．その他，貧血もしばしば認められるが，血栓性病態を疑わせる溶血性貧血もときに認める．高γグロブリン血症もしばしば膠原病を疑う手がかりとなる．自己免疫性肝炎を伴っている場合は，肝障害を認める．

### 問題 3

尿異常の患者では，まずは血清クレアチニンで腎不全状態の有無を判断する．腎機能に関しては内因性クレアチニンクリアランスでの評価も重要であるので，引き続いては行う検査である．腎生検実施が必要である疾患かどうかも含め，両側とも腎臓のサイズに左右差なく，皮質・髄質が保たれているかどうか，のう胞などないかなどの状態を腎・膀胱超音波検査で判断することが第一である．

### 問題 4

尿異常があり腎疾患として腎炎が考えられる場合は，その腎炎がどのようなタイプであるかどうかを病理診断する必要がある．ループス腎炎の場合は，表2に新しいループス腎炎の組織分類に沿って診断をする．新しいループス腎炎の組織分類では，本症例は瀰漫性増殖性ループス腎炎class ⅣでS（A/C）であった．この組織所見から，発症が数年前から尿異常を認めたことより，activityとともにchronishityをともない，比較的緩やかに進行していた可能性が考えられた．いずれにしても尿蛋白を消失させ，その後の再燃を防止することが，ループス腎炎の最良の治療であり，病理所見を得ることで治療方針決定に有用である．

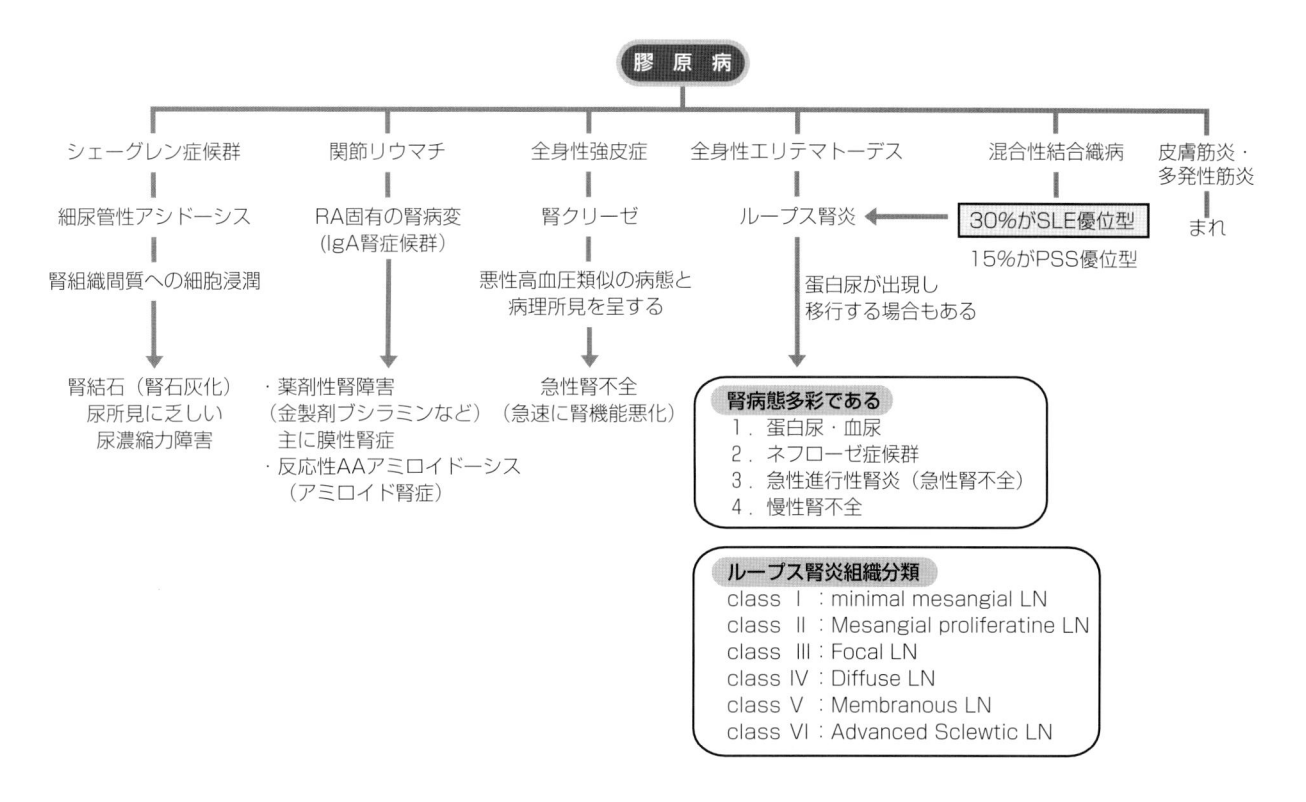

## 図3 膠原病と腎障害

```
                              膠原病
   ┌──────┬──────┬──────┬──────┬──────┬──────┐
シェーグレン  関節リウマチ  全身性強皮症  全身性エリテマトーデス  混合性結合織病  皮膚筋炎・
症候群                                                                  多発性筋炎
   │        │            │            │              ┌────────────┐
細尿管性    RA固有の腎病変  腎クリーゼ    ループス腎炎 ← │30%がSLE優位型│   まれ
アシドーシス (IgA腎症候群)                               └────────────┘
   │        │            │            │              15%がPSS優位型
腎組織間質  ・薬剤性腎障害  悪性高血圧類似の  蛋白尿が出現し
への細胞浸潤 (金製剤ブシラミンなど)  病態と  移行する場合もある
   │        主に膜性腎症    病理所見を呈する
腎結石（腎石灰化） ・反応性AAアミロイドーシス  急性腎不全
尿所見に乏しい    （アミロイド腎症）     （急速に腎機能悪化）
尿濃縮力障害
```

**腎病態多彩である**
1．蛋白尿・血尿
2．ネフローゼ症候群
3．急性進行性腎炎（急性腎不全）
4．慢性腎不全

**ループス腎炎組織分類**
class I : minimal mesangial LN
class II : Mesangial proliferatine LN
class III : Focal LN
class IV : Diffuse LN
class V : Membranous LN
class VI : Advanced Sclewtic LN

## 問題 5

第1選択薬はステロイド薬である．経口投与の場合は，体重あたり0.8～1.2mg/dayの大量で開始，ときにメチルプレドニゾロンパルス（500mgを3回）も併用する．ほかに免疫抑制薬の併用が，ステロイド薬の減量をもたらし，再燃も予防する治療が可能である．治療の反応性の評価は抗ds-DNA抗体高値であれば，これを目安し，一方，臨床の現場においては迅速に検査結果の出る血清補体値の動きも重要である．抗核抗体は長期にわたり陰性化することは少ないので，SLEであることの証明と考え，治療の反応性をみるのには適さない．

## 問題 6

SLEの合併症にはつねに注意を払わなくてはいけない．以前，無菌性大腿骨頭壊死は，ステロイド薬の副作用とも考えられていたが，ステロイド薬を使用するほかの疾患ではあまり起こらないことから，SLE本来の血管障害によると考えられつつある．血栓形成もSLE患者での抗カルジオリピン抗体陽性の患者の頻度は，約半数といわれ，抗リン脂質抗体症候群が合併すると考えてよい．1997年に改変された新しい分類基準の免疫の項目に取り入れられ，今後血栓形成の問題をSLEの重要な病態として考えていかなければならないことを示している．習慣性流産や脳梗塞，心筋梗塞などの合併頻度が高く，ループス腎炎の腎組織内にも種々の血管レベルに血栓形成を認められる．SLEにはシェーグレン症候群の合併も高いので，ドライアイの患者も多い．間質性肺炎も関節リウマチほど頻度は高くないが合併する．

ループス腎炎の本来の純粋な合併症ではないが，ステロイド薬を中心とした免疫抑制薬によっても増強される易感染性や骨粗鬆症，白内障などが問題となることが多いので，十分に注意することが大切である．

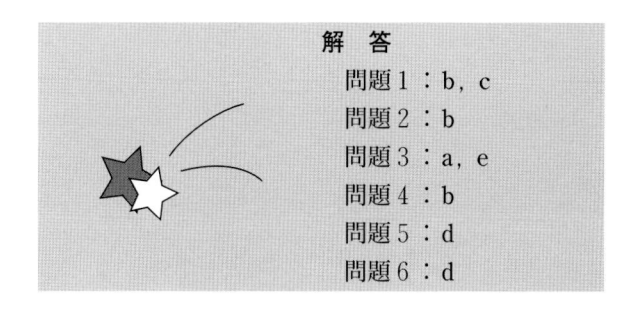

### 解 答

問題1：b，c
問題2：b
問題3：a，e
問題4：b
問題5：d
問題6：d

## レベルアップをめざす方へ

### SLEでの自己抗体の種類と意義（とくに腎臓との関係）

SLEでは各種自己抗体が出現し，腎との関係は抗ds-DNA抗体の上昇が古くからいわれている．また，抗β₂GPI抗体のような血栓症と関係する自己抗体も注目しなければならない．

抗核抗体：SLEとしての出現頻度は98％辺縁型（peripheralor shaggy pattern）が対応抗原として二本鎖DNAといわれている．SLEとしては均質型（homogenous or diffuse pattern）が多い．

抗DNA抗体：測定法に難点がある．臨床の病態を反映してない．

抗dsDNA抗体：SLEとしての出現頻度は40～70％である．さらに，87％に陽性であるという成績もある．とくに増殖型のループス腎炎で上昇．抗ssDNA抗体も同時に上昇．

抗ssDNA抗体：一般的には，薬剤性ループスで上昇といわれている．とくに膜型ループス腎炎において上昇するとの知見を得ている．抗ssDNA抗体＞抗dsDNA抗体（軽度上昇か陰性のことが多い）．

抗β₂GPI抗体：SLEで約20％といわれている．腎臓にも血栓症を認める．

抗Sm抗体：SLE全体で15～30％というデータあり．遅発性腎症に関係あると記載されたものもある．

### 補体活性化の経路[9]とSLE

SLEの病態に低補体血症はしばしば認められる．この補体活性化の経路を図示しておく（図4）．

SLEの活動性を評価するのに，SLEDAIが使われる（表3）．この基準は中枢神経系障害ループスに活動性に重きをおいているので，ループス腎炎の評価に適しているかどうかは不明であるが，記載しておく．

表3　SLEDAI

| 基準項目 score | | 定　義 |
|---|---|---|
| 痙れん | （8） | |
| 精神症状 | （8） | |
| 器質的脳症候群 | （8） | |
| 視力障害（網膜病変） | （8） | |
| 脳神経障害 | （8） | |
| ループス頭痛 | （8） | |
| 脳血管障害 | （8） | |
| 血管炎 | （8） | |
| 関節炎 | （4） | |
| 円柱 | （4） | 尿ヘム－顆粒円柱または赤血球円柱 |
| 血尿 | （4） | 赤血球＞5個／毎視野 |
| タンパク尿 | （4） | ＞0.5g／日 |
| 膿尿 | （4） | 白血球＞5個／毎視野 |
| 筋炎 | （4） | 近位筋の筋痛と筋力低下，CK／アルドラーゼ上昇など |
| 新たな皮疹 | （2） | |
| 脱毛 | （2） | |
| 粘膜潰瘍 | （2） | |
| 胸膜炎 | （2） | |
| 低補体血症 | （2） | |
| 抗DNA抗体上昇 | （2） | |
| 発熱 | （1） | 38℃以上 |
| 血小板減少 | （1） | 血小板数10万未満 |
| 白血球減少 | （1） | 白血球数3,000未満 |

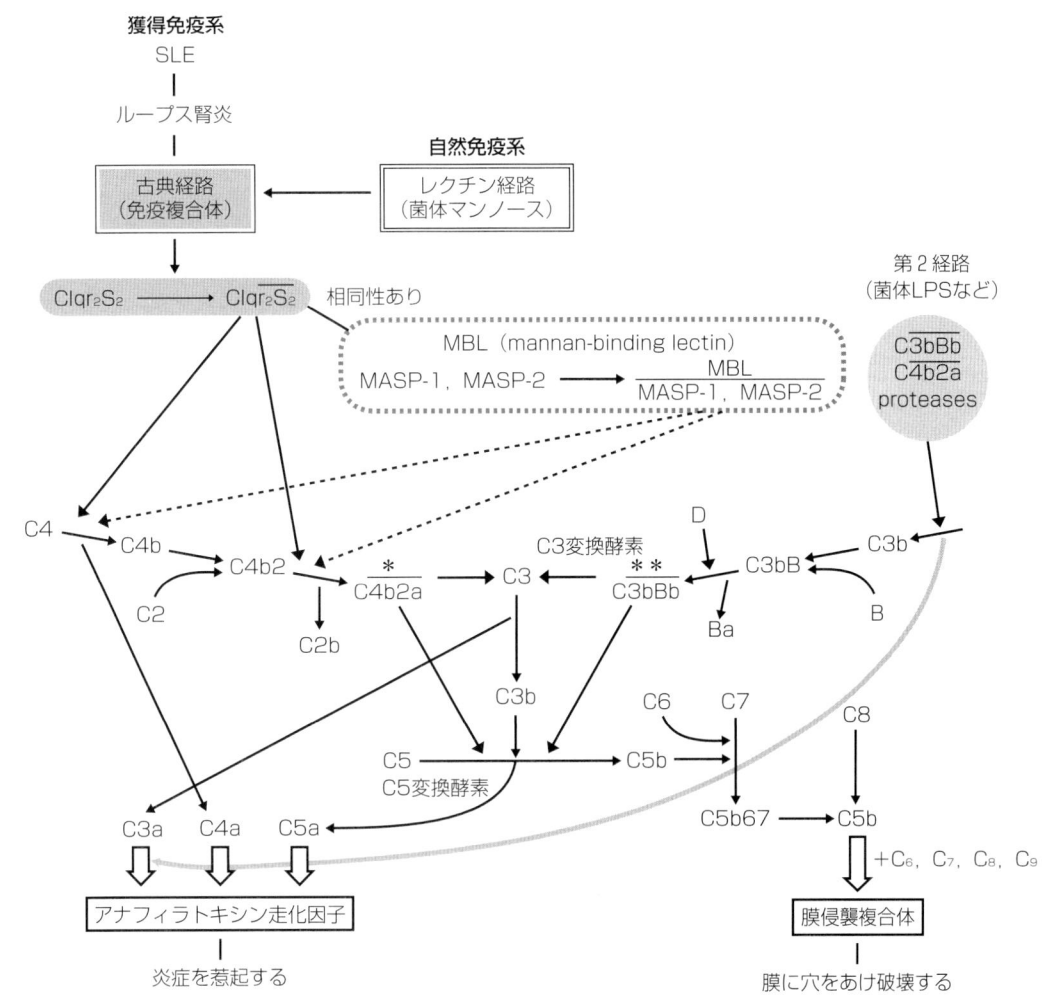

## 疾患29. 尿異常を指摘され 血液一般・生化学検査で膠原病が疑われた！

**図4 補体活性化の経路**

補体変換の流れは細い小矢印で，活性化・分解の作用は太い大矢印で示した．上線(バー)は活性化産物を示し，＊と＊＊は最も重要なC3/C5の変換酵素で第2経路の出発点ともなる．

SLEにおいては古典経路の活性化（$C_{1q}$, $C_2$, $C_4$が低下しやすく，さらなる活動性亢進により$C_3$も低下）と腎などの病変局所への免疫複合体・補体の沈着の病態が考えられる．血清補体価は産生と消費の緩和のみをあらわす．SLEでも補体価が必ずしも低下を示さない場合は，その時点でも産生と消費のバランスが補体成分に対する自己抗体（抗$C_{1q}$抗体など[10]）が測定値に影響する．補体は急性期反応物質であり，感染があると産生が亢進し高値を示す．一方，補体欠損症があるとSLEを惹起しやすいこともわかっている．

● 文　　献 ●

1) 湯村和子，内田啓子，小池美菜子ほか：ループス腎炎の尿異常．診断と治療 88：1144-1152，2000．
2) Weening JJ, D'Agati VD, Schwarz MM, et al：The classification of glomerulonephritis in systemic lupus erythematosus revisited. Kidney Int 65：521-530, 2004.
3) 湯村和子：ループス腎炎．腎と透析 56：616-620，2004．
4) 湯村和子：全身性エリテマトーデスによる障害．今日の治療指針2003．pp407-409，東京，医学書院，2003
5) 湯村和子：III. 症例の実際-病理診断クルー-症例6：新しいループス腎炎組織分類に基づく腎生検診断のアプローチ．病理と診断（臨時増刊別冊）pp.234-240，東京，文光堂，2005．
6) 湯村和子：シクロホスファミドパルス療法．腎臓ナビゲーター（浦信行，柏原直樹，熊谷裕生，竹内和久編），pp234-235，東京，メディカルビュー社，2004．
7) 湯村和子：ループス腎炎からの腎不全阻止のために．腎疾患：state of arts-2003-2005（浅野 泰，小山哲夫編）．医学のあゆみ別冊，pp328-331，東京，医歯薬出版，2003．
8) 湯村和子：ループス腎炎．腎疾患・透析 最新の治療 2005-2007(飯野靖彦，槇野博史編) pp115-120，東京，南江堂，2005．
9) 亀田秀人：補体．日内会誌 92：1957-1962，2003．
10) 湯村和子：ループス腎炎と関連分子．腎と透析 57：799-804，2004．

[湯村　和子]

## 疾患 30 10年来の糖尿病 4年前から通院を中断 最近下肢のむくみと全身倦怠感を自覚!?

## 問題編

### 症例と設問

症　例：65歳, 男性
主　訴：両下肢浮腫
家族歴：父　大腸癌
既往歴：58歳時　潰瘍

現病歴：20年前に健診で尿糖を指摘された. 10年前に糖尿病と診断され, 経口血糖降下薬で治療されていたが, 4年前に通院を中断していた. 1カ月前に下肢のむくみを自覚し, 徐々に増悪するため来院した. 最近全身倦怠感と目のかすみを自覚している.

身体所見：身長166cm, 体重72Kg, 血圧152/84mmHg, 脈拍80/分, 意識清明, 眼瞼結膜貧血なし, 球結膜黄疸なし. 心音・呼吸音　異常なし, 腹部　平坦軟, 肝腎脾　触知せず, 圧痛なし, 病的反射なし, 膝蓋腱反射　低下, アキレス腱反射　消失.

**問題1** 最初に行う検査はどれか.
 a. 一般検尿および尿沈渣
 b. レノグラム
 c. 腎盂造影
 d. 腹部超音波検査
 e. 尿中β2ミクログロブリン

＜入院時検査所見＞
尿検査：尿蛋白（2＋）, 尿糖（2＋）, 尿潜血（－）, 尿沈渣　異常なし
血液検査：WBC 6,500/μl, RBC 452万/μl, Hb 13.8g/dl, Ht 44.8％, Plt 24.5万/μl
生化学検査：TP 6.0g/dl, Alb 3.2g/dl, 空腹時血糖 142mg/dl, BUN 23.4mg/dl, Cre 1.2mg/dl, Na 142mEq/l, K 4.2mEq/l, Cl 102mEq/l,

**問題2** 持続性蛋白尿を認める糖尿病患者において, 腎生検の適応となるのはどの場合か. 3つ選べ.
 a. 高血圧の合併
 b. 糖尿病網膜症を認めない
 c. 持続的血尿を認める
 d. 蛋白尿の進行が急速である
 e. HbA1c 6.5％以下

**問題3** 糖尿病性腎症について正しいものはどれか. 3つ選べ.
 a. 合併する高血圧に対して, アンギオテンシン変換酵素阻害薬またはアンギオテンシンII受容体拮抗薬を投与する.
 b. 高血圧治療は140/90mmHg以下を目標とする.
 c. 糖尿病性腎症に伴う腎性貧血には原則としてエリスロポエチンを投与しない.
 d. 微量アルブミン尿は心血管障害の予知因子となる.
 e. 顕性腎症例では, 心筋梗塞や脳梗塞を合併しやすい.

**問題4** 糖尿病性腎症の治療について正しいものはどれか. 2つ選べ.
 a. 蛋白制限食は血清クレアチニン値が上昇してから開始する.
 b. 血糖コントロールはHbA1c 7.0％未満を目標とする.
 c. 顕性腎症に至った場合でも長期間血糖や血圧を良好にコントロールすることで, 腎症の改善が期待できる.
 d. 糖尿病性腎症は新規透析導入患者原疾患の第1位である.
 e. 2型糖尿病は腎移植の適応とならない.

# 解 説 編

## ● 糖尿病性腎症

### 1．自然経過

糖尿病性腎症の臨床診断は検尿によって行われるが，早期腎症の診断のためには尿中微量アルブミンの測定を行う必要がある（表1）．腎機能の評価のために糸球体濾過率（GFR）またはクレアチニンクリアランスを測定する．

糖尿病性腎症の病期分類としては，わが国では厚生省糖尿病調査研究班により作成された2型糖尿病における腎症の病期分類が用いられている（表2）．

#### 1）第1期（腎症前期）

微量アルブミン尿が陰性の時期であり，臨床的には腎症は認められない．この時期にはGFR，クレアチニンクリアランスは正常または増加している．

#### 2）第2期（早期腎症）

微量アルブミン尿が陽性となる時期である．通常の試験紙法による検尿では蛋白尿は陰性であり，GFR，クレアチニンクリアランスは正常または高値を示す．

#### 3）第3期（顕性腎症期）

顕性蛋白尿を示す時期，すなわち試験紙法による検尿で蛋白尿が持続陽性となる時期である．腎機能が正常である時期を第3期A，腎機能低下を認める時期を第3期Bに分類し，第3期Bの診断には尿蛋白が1g/日以上またはクレアチニンクリアランス60ml/min以下を目安とする．この時期には血清クレアチニン値は正常である．

#### 4）第4期（腎不全期）

腎機能が低下して血清クレアチニン値の上昇を認める時期である．

#### 5）第5期（透析療法期）

慢性腎不全の進行により慢性透析に導入される時期である．

### 2．治　療

主な治療法は，血糖コントロール，血圧コントロール，アンジオテンシン変換酵素（ACE）阻害薬・アンジオテンシンII受容体拮抗薬（ARB），蛋白制限食である．

#### 1）血糖コントロール

糖尿病性腎症の原因は高血糖であり，血糖の厳格なコントロールは腎症の治療の基本となる．腎症の発症予防および進展抑制についてはDCCT，Kumamoto

**表1　糖尿病性腎症早期診断基準**

試験紙法などで尿蛋白陰性の糖尿病症例を対象とする．

**1.腎症早期診断に必須である微量アルブミン尿の基準を下記の通りとする．**

1）スクリーニング
　来院時尿（随時尿）を用い，市販のスクリーニング用キットで測定する．

2）診　断
　上記スクリーニングで陽性の場合，あるいは初めから時間尿を採取し，以下の基準に従う．
　　　夜　間　尿　　　10μg/min以上
　　　24時間尿　　　　15μg/min以上
　　　昼間（安静時尿）　20μg/min以上

3）注意事項
　① 1）2）の両者とも，日差変動が大きいため，複数回の採尿を行い判定すること．
　② 試験紙法で尿蛋白軽度陽性の場合でも，尿中アルブミン測定が望ましい．
　　なお，微量アルブミン尿の上限は，約200μg/minとされている．
　③ 以下の場合は判定が紛らわしい場合がある．
　　　i. 高度の希釈尿
　　　ii. 妊娠中・生理中の女性
　　　iii. 過激な運動後，過労，感冒など

**2.除外診断**

1）非糖尿病性腎疾患　　3）うっ血性心不全
2）尿路系異常と感染症　4）良性腎硬化症

**表2 糖尿病性腎症の病期分類**

| 病　期 | 臨床的特徴 蛋白尿(アルブミン) | 臨床的特徴 GFR(Ccr) | 病理学的特徴(参考所見) | 備　考(提唱されている治療法) |
|---|---|---|---|---|
| 第1期(腎症前期) | 正常 | 正常 ときに高値 | びまん性病変:なし～軽度 | 血糖コントロール |
| 第2期(早期腎症) | 微量アルブミン尿 | 正常 ときに高値 | びまん性病変:軽度～中等度 結節性病変:ときに存在 | 厳格な血糖コントロール・降圧療法 |
| 第3期A(顕性腎症前期) | 持続性蛋白尿 | ほぼ正常 | びまん性病変:中等度 結節性病変:多くは存在 | 厳格な血糖コントロール・高圧療法・蛋白制限食 |
| 第3期B(顕性腎症後期) | 持続性蛋白尿 | 低下 | びまん性病変:高度 結節性病変:多くは存在 | 降圧療法・低蛋白食 |
| 第4期(腎不全期) | 持続性蛋白尿 | 著明低下(血清クレアチニン上昇) | 末期腎症 | 降圧療法・低蛋白食・透析療法導入 |
| 第5期(透析療法期) | 透析療法中 | | | 透析療法・腎移植 |

注1):診断に当たっては,糖尿病性腎症早期診断基準(厚生省平成2年度糖尿病調査研究報告書,251頁)を参照.
注2):第2期では正常血圧者でも血圧上昇を認めることがあり,また微量アルブミン尿に対し一部の降圧薬の有効性が報告されている.
注3):持続性蛋白尿約1g/日以上,GFR(Ccr)約60ml/分以下を目安とする.
注4):透析療法導入に関しては,長期透析療法の適応基準(厚生省平成2年度糖尿病調査研究報告書,253～256頁)を参照.

study,UKPDSなどの大規模臨床試験で実証されている.Kumamoto studyの解析結果から細小血管障害の発症,進展を予防するためにはHbA1c 6.5％以下にコントロールする必要があると考えられ,糖尿病学会で作成されている糖尿病治療ガイドにおいても血糖のコントロールの目標値をHbA1c＜6.5％とすることが推奨されている.

### 2)血圧コントロール

多くの臨床研究で実証されたように,高血圧は糖尿病血管合併症の重要な増悪因子であり,血圧のコントロールはすべての病期を通じて有効な治療である.

日本高血圧学会の高血圧治療ガイドライン2004では糖尿病合併高血圧患者の高圧目標は130/80mmHgとされている.また,高血圧治療の第一選択薬としてACE阻害薬,ARB,長時間作用型Ca拮抗薬があげられている.

さらに,腎症を含む種々の進行性糸球体疾患の進展機序として,糸球体高血圧(glomerular hypertension)仮説が提唱され,実験動物および臨床でも確認されるに至り,血圧コントロールの重要性がより強調されている.糸球体高血圧はメサンギウム細胞に圧負荷をかけ,細胞外基質蛋白の産生を増加させて腎症に特徴的なメサンギウム領域の拡大を惹起する一因となることが示されている.糖尿病では,腎臓内血管の拡張,とくに輸入細動脈系の拡張が生じており,このため糸球体血流量の増加(glomerular hyperperfusion)と糸球体高血圧が惹起されることが実験動物で示されている.そこで,腎症の治療としての血圧コントロールに関しては,この糸球体高血圧の是正を目指した治療法が重要と考えられている.糸球体高血圧の是正については,レニン-アンギオテンシン系を抑制する薬剤(現時点ではACE阻害薬およびARB)が,種々の病期の腎症に有効であることが臨床試験で示されており,これらの薬剤が少なくとも高血圧を有する腎症例において現時点で第一選択薬であると考えられる.

### 3.食事療法

糖尿病性腎症に対する食事療法の基本は,糸球体腎炎の場合と同様に蛋白質の制限である.低蛋白食の根拠は,蛋白負荷による糸球体血行動態への影響である.動物実験において,蛋白負荷によりGFRとRPF(腎血漿流量)が増加して糸球体過剰濾過が起こることが明らかにされている.

食事の蛋白質制限をどの時期からどの程度行うかについては議論の多いところである.早期糖尿病腎症においても蛋白制限食の有効性が期待されるが,現在のところ十分なエビデンスが得られておらず,今後検討が必要である.厚生省糖尿病調査研究班による食事療法指導基準では,第2期では1.0～1.2g/Kg/日,第3期では0.8～1.0g/Kg/日を推奨している.実際の臨床の場において厳しい蛋白制限を行うことは困難を伴うが,その目的と有効性について患者に十分な説明を行

い，くり返し指導することが重要である．

　腎症の治療方針は血糖・血圧管理と蛋白質制限食であるが，最近のSteno Groupの早期糖尿病性腎症に対する集学的治療（intensive treatment）の成績に示されるように，発症早期より脂質のコントロール，抗酸化薬（ビタミンC，ビタミンE）および抗血小板薬の投与，運動，禁煙を含めた生活指導などを行うことにより，より強い治療効果が期待される．

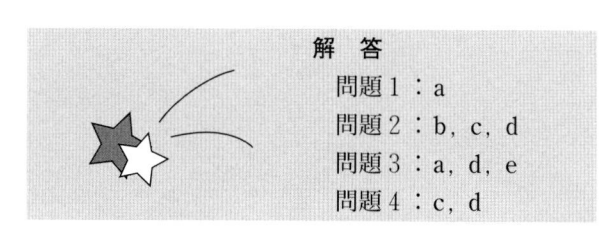

```
解　答
問題1：a
問題2：b, c, d
問題3：a, d, e
問題4：c, d
```

## レベルアップをめざす方へ

### 糖尿病性腎症のremission, regression

　最近，長期間血糖や血圧を良好にコントロールすることで顕性腎症のremission（顕性蛋白尿から微量アルブミン尿への改善）やregression（腎機能低下の顕著な抑制）が生ずる例が少なからず存在することが報告されている．

　膵移植を行った糖尿病患者の腎組織を経時的に観察した成績が発表され，血糖値を膵移植により10年間正常化すると，すでに生じていた腎病変（基底膜の肥厚やメサンギウム領域の拡大）も是正され尿アルブミン排泄量も著減することが示された．したがって，現時点での腎症の発症・進展阻止を目指した治療としては，HbA1c 6.5％未満を目標とする血糖制御が重要であるが，すでに生じている糸球体病変のregressionという目的では，長期間にわたる血糖値の正常化を目指す糖尿病治療が必要と考えられる．血圧についても平均血圧を約93mmHg（ほぼ125/85mmHgに相当）までコントロールできた症例では，remission, regressionの率がきわめて高いことが示されており，長期間にわたる良好な血圧コントロールの重要性が改めて示唆されている．

［網頭　慶太／羽田　勝計］

## 疾患 31 腹部膨満患者が来院したが？

### 問題編

#### 症例と設問

症　例：58歳，男性
主　訴：腹部膨満
家族歴：母親，姉と弟に同疾患
既往歴：42歳時にクモ膜下出血をきたしクリッピング術を受けた
現病歴：20歳時より高血圧を指摘されたが放置．40歳時よりたびたび肉眼的血尿が出現し同時に発熱を伴った．50歳時に検診にて腎機能障害（Cre 1.3mg/Dl）を指摘されたが放置．55歳時頃より腹部膨満感を自覚し始めていたが，58歳時に症状が強くなったため近医受診した所腎不全を指摘され当院紹介入院．
身体所見：身長156cm，体重63kg，血圧188/112mmHg，意識は清明．上下肢，胸部の痩せが目立ち，腹部は全体的に膨隆している．肝臓は季肋部下12横手触知し，粗大凹凸が顕著で全体に硬い．さらにその部位より骨盤部にかけて側腹部中心に左右対称に凹凸を伴った腫瘤を触知する．下腿浮腫は目立たない（図1）．

**問題1　本症例に対して最初に行う検査を2つ選べ．**
　a．造影CT
　b．超音波エコー
　c．血液生化学検査
　d．脳MRA
　e．造影腹部MRI

＜入院時検査所見＞
血液検査：WBC 7,600/μl，RBC 304万/μl，Hb 9.6g/Dl，Ht 29.0％，Plt 22万/μl
生化学検査：TP 7.2g/dl，Alb 3.8g/dl，UN 103mg/dl，Cre 12.3mg/dL，UA 12.0mg/dl，Na 141mEq/l，K 5.8mEq/l，Cl 112mEq/L，CRP 2.3mg/dl
尿検査：沈渣赤血球11～30/HPF，蛋白 0.5g/日
腹部超音波：両側の腎臓ともに多数の囊胞からなり腫大している．囊胞は最大2cmでエコー輝度の高いものも散在している．肝臓も多数の囊胞よりなり腫大しているが，囊胞の最大径は約2cm程度である（図2）．

**問題2　本症例によくみられる合併症を2つ選べ．**
　a．肝囊胞
　b．脳動脈瘤
　c．胃潰瘍
　d．胸腹部解離性大動脈瘤
　e．高度の貧血

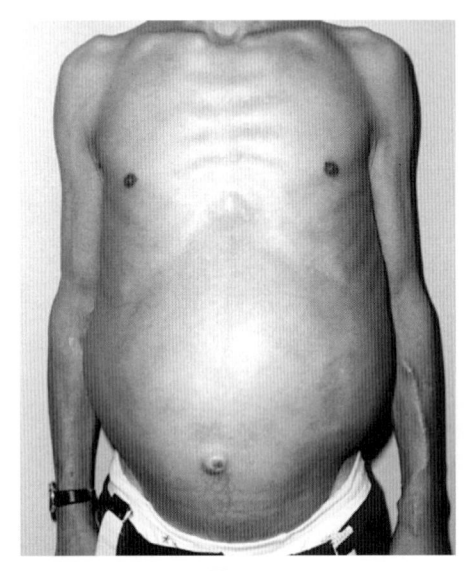

図1
囊胞腎患者では著明な腹部膨満と上下肢や胸部のやせが目立つ．

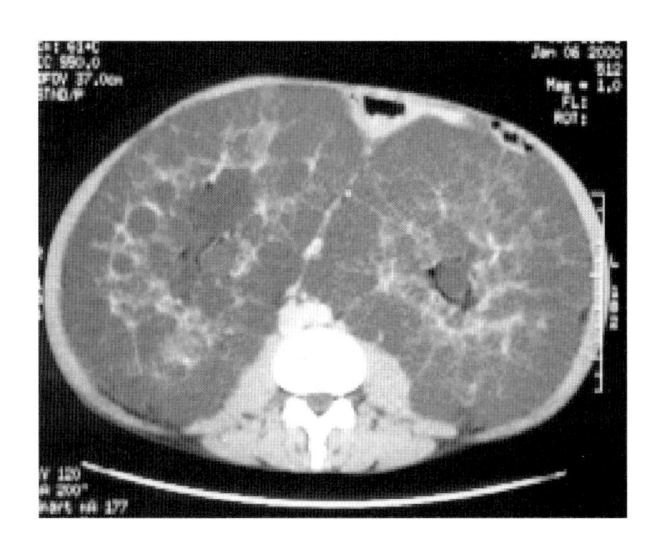

問題3 本症の治療について妥当なものを2つ選べ．
  a．血液透析
  b．腹膜透析
  c．腎動脈塞栓術
  d．腎囊胞穿刺とアルコールによる硬化療法
  e．血圧管理

◀図2
CTでは多数の囊胞により腎が著明に腫大している．

# 解説編

## 多発性囊胞腎

### 1．治療

囊胞形成の進展を押さえる根本的な治療法はなく，したがって腎および腎外合併症に対して対症的に行われる．

腫大腎に対してこれまでは超音波エコーガイド下に行う囊胞液穿刺と硬化剤注入療法，外科的あるいは腹腔鏡的開窓術，外科的あるいは腹腔鏡的腎摘除術が行われてきた．しかし最近では，コイルを用いた腎動脈塞栓療法が効果をあげている．囊胞出血に対しても動脈塞栓術が有効である．高血圧にはACE-IやA-II受容体拮抗剤が良いとされている．腎不全進展を遅らせる考え方は他疾患の場合と同様である．血液透析のほうが選択されることが多い．頭蓋内動脈瘤に対しては，治療の主体はその頸部で動脈瘤をclippingすることであるが，最近ではplatinum coilを使った血管内治療も選択されている．

腎移植は治療のひとつであるが，本症は家族内発症であることから生体腎移植の機会が少なく，死体腎移植に頼らざるを得ないため本邦では施行頻度は少ない．感染性囊胞，頻回の腎出血，著明な腎腫大があるとき移植前に片側腎摘除術が行われる．

腫大肝に関しても腎と同様であるが，囊胞開窓術を含めた部分的肝切除術，肝移植も試みられている．腎不全合併症例に対しては肝腎同時移植の可能性も報告されている．最近肝動脈塞栓術も効果的であることが報告されている．

### 2．遺伝子異常

本症は両側の腎臓に多数の囊胞がみられる遺伝性の疾患で，単に多発性囊胞腎と称される．成人型と幼児型がある．通常は成人型が臨床上問題になり，常染色体優性遺伝型多発性囊胞腎（autosomal dominant polycystic kidney disease）が正式な名称とされ，ADPKDと略される．一方幼児型は常染色体劣性遺伝型多発性囊胞腎（autosomal recessive polycystic kidney disease：ARPKD）として区別される．ADPKD遺伝形式は第16染色体短腕上に存在するPKD1遺伝子と，第4染色体長腕上に存在するPKD2遺伝子が同定されている．PKD1がADPKD患者の85～90％を占める．PKD1とPKD2によりコード化された蛋白はpolycystin 1とpolycystin 2と命名され，これが囊胞形成と関係しているとされている．

### 3．動脈塞栓術

本症において腫大腎が症候性となった場合にこれまでは外科的治療が主体であったが，乳原らは本症における囊胞形成が強い血管支配を受けていることに注目して（図3）当初は腫大腎を呈した症例に対し，腎動脈塞栓術（TAE）を施行し腎臓サイズの著明な縮小とそれに伴うADLやQOLの改善を認めたことを多数例の経験から報告した．本治療法を選択する第一の基準はまず透析に導入していて尿量がかなり減っている場合であり，次の条件は患者が強く本治療を希望した場合であり，囊胞出血をきたしている場合はよい適応としている．両側腎動脈を詰めることが大切であるとしている[1]．

208　Ⅱ. 疾　患　編

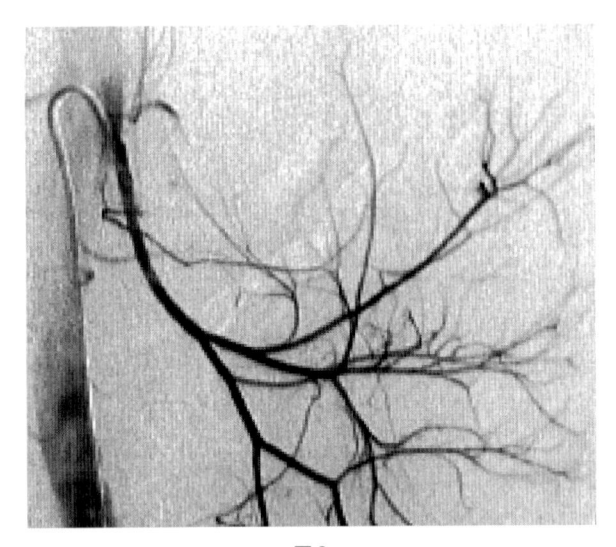

図3
血管造影では本症の腎動脈が著明に発達している.

さらにPolycystic liverとして知られ，外科的治療が主体であったが腫大肝に対しても腎臓と同様な機序があることに注目し，肝動脈塞栓術を施行して良好な治療成績を治めている．腎臓と異なり肝臓の場合は囊胞が集簇している区域の動脈のみを詰めることが大切であるとしている[2]．

## 問題の解説と解答

### 問題　1

本症は同疾患の家族歴があり，すでに脳に対してクリッピング術を受けられていることから，脳動脈瘤の存在が考えられ，常染色体優性遺伝性多発性囊胞腎（ADPKD）により慢性腎不全に至っている可能性がある．したがってまず血液生化学検査を行い，腎不全の状態を把握しておく必要がある．腹部膨満感が強いことから超音波検査にて他疾患との鑑別および本症の画像的診断確認を行うことは重要と考えられる．しかしCTは腹部の全体像を把握するにはよいが，腎不全状態での造影剤使用には問題が生じるため，安易に造影剤を用いないで単純撮影のみでも囊胞出血を含んだ全体像把握は可能である．ただし悪性腫瘍の合併が疑われる場合には十分に注意しながら造影剤使用も必要になる．造影腹部MRI検査においてもCTに比べると造影剤による腎毒性は軽いとされているが，CTと同様な配慮が必要と考えられる．脳MRAについては脳動脈瘤のスクリーニングには良好であるが，過去にクリッピング手術がなされている場合にその材質が不明瞭なこともあり，また画像解析においてもアーチファクトの問題もあり安易に行うべきではないと考えられる．

### 問題　2

本症における腎以外の臓器で囊胞を合併している頻度は肝臓が最も多い．肝囊胞の頻度は30歳代では20％にみられ，70歳代では75％にみられるとされているが，著者らが約400例で詳細に調べた成績では成人例でほぼ全例に程度はさまざまであるが肝囊胞の合併を確認している．本症に頭蓋内動脈瘤が合併しやすいことは知られている．その頻度については剖検例で22.5％あったという報告，著者らが122人の患者に対して行ったMRA検査にて11.5％に動脈瘤の合併が確認されている．これは一般人口での頻度よりは高いとされている．本症患者における消化管合併症としては大腸憩室が多いという報告が以前なされたが最近有意差がないという報告もみられている．一方巨大肝腎囊胞による圧迫のため，逆流性食道炎や食道静脈瘤の頻度が多いが，胃潰瘍については目立つ合併症ではないと思われる．胸腹部動脈瘤の頻度は多いように思われるがまだ一定の見解は得られていない．本症患者は他疾患に比べて貧血をきたしにくいと考えられている．

### 問題　3

本症患者が末期腎不全になり透析が施行される場合に，通常は血液透析が選択される場合が多い．腹膜透析については，腎肝臓腫大が顕著な場合には腹直筋や腹横筋を含めた腹筋が菲薄化しており腹壁でのCAPDカテーテルの留置が困難な場合がある．動脈塞栓術についてはまず腎臓においては治療後に無尿になることから透析導入後乏尿になった頃に行うのが望ましいと考えている．したがって本症のように透析導入前あるいは透析導入直後は本治療の適応時期ではないと考えられる．腎囊胞穿刺とアルコールによる硬化療法は1個あるいは数個の囊胞が巨大な場合に適応とされるが実際に本症患者で有効であったという報告は少ない．高血圧管理は本症において重要なポイントと考えられており，腎不全の進行過程，脳出血やクモ膜下出血の予防などの観点からも管理しなければならない問題である．

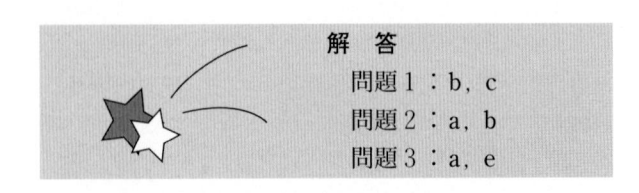

解　答
問題1：b, c
問題2：a, b
問題3：a, e

●文　献●
1）Ubara Y, et al：Renal contraction therapy for enlarged polycystic kidneys by transcatheter arterial embolization in hemodialysis patients．Am J KIdney Dis 39：571-579，2002．
2）Ubara Y, et al：Intravascular Embolization Therapy in a Patient with an Enlarged Polycystic Liver．Am J KIdney Dis 43：733-738，2004．

［乳原　善文］

## 疾患 32 肥満妊婦が尿異常を指摘され受診したが？

## 問題編

### 症例と設問

症　例：34歳，女性
主　訴：高血圧，蛋白尿，浮腫，尿糖
家族歴：とくになし
既往歴：肥満，高血圧症
生活歴：28歳時結婚，妊娠・出産歴なし
現病歴：2002年4月8日の会社検診でBMI 28.0とBP 140/90mmHgを指摘されていたが放置していた．2003年5月15日，妊娠20週と判明．このとき，顔面および下腿の浮腫，高血圧を指摘され，尿蛋白，尿糖が認められたため入院となった．
身体所見：体温36.8℃，血圧152/88mmHg，脈拍80/分，意識清明，皮膚異常なし，眼瞼結膜に貧血なし，球結膜に黄疸なし，心音，呼吸音　異常なし，腹部膨隆，肝脾腎　触知せず，圧痛なし，顔面の浮腫あり，神経学的異常反射なし．

**問題1** 疾患の重症度を判断するための検査として正しいものはどれか．2つ選べ．
a. ヘマトクリット値
b. カリウム値
c. 血糖値
d. 尿酸値
e. CRP値

＜入院時検査所見＞
尿検査：尿蛋白（3＋），尿糖（1＋），尿潜血（－）
血液検査：WBC 10,200/μl, RBC 580万/μl, Hb 18.5g/dl, Ht 51.0％, Plt 37.9万/μl
生化学：TP 5.8g/dl, Alb 3.2g/dl, FBS 98mg/dl, BUN 12mg/dl, Cr 0.9mg/dl, UA 6.0mg/dl, TC 270mg/dl, TG 300mg/dl, Na 140mEq/l, K 4.0mEq/l, Cl 106mEq/l, CRP 0.1mg/dl

**問題2** 妊娠高血圧症候群の合併症としてどのようなものがあるか．2つ選べ．
a. 脳梗塞
b. 肺炎
c. 急性腎不全
d. 胎児死亡
e. 糖尿病

**問題3** 降圧剤としてもっとも安全性の高いものはどれか．
a. 中枢性遮断薬
b. アンギオテンシンII受容体拮抗薬
c. Ca拮抗薬
d. 利尿剤
e. β遮断薬

# 解　説　編

## ● 妊娠高血圧症候群

### 1．疾患概念

諸外国においては妊娠中毒症の病態には高血圧が主徴と考えられ，高血圧を基本とした診断基準がつくられている．よってわが国でも国際的に普遍性のあるものとするため新しい定義，分類を平成17年4月から日本妊娠中毒症学会・日本産科婦人科学会の統一見解として出した．それによると妊娠20週以降，分娩後12週まで高血圧がみられる場合，または高血圧に蛋白尿を伴う場合のいずれかで，かつこれらの症状が単なる妊娠の偶発合併症によるものではないものをいう．発症率は全妊娠の5～12％といわれている．病型分類として妊娠高血圧腎症，妊娠高血圧，加重型妊娠高血圧腎症，子癇に分類され，高血圧，蛋白尿の程度により重症，軽症，また発症時期により早発型（妊娠32週未満に発症するもの），遅発型（妊娠32週目以降に発症するもの）に分かれる（表1）[1]．

### 2．病　因

血管内皮細胞傷害のために引き起こされた全身の血管攣縮と血管透過性亢進，血液凝固亢進，免疫異常による．

### 3．臨床症状と診断

妊娠20週以降，分娩後12週まで高血圧，または高血圧に尿蛋白を伴う場合診断される．ほかに子癇も病型分類にあげられている．なお妊娠高血圧症候群と深い因果関係のあるものとして，脳出血，肺水腫，ネフローゼ症候群，急性腎不全，常位胎盤早期剥離，子宮内胎児発育不全，胎盤血栓，胎児死亡，急性妊娠脂肪肝，浮腫性網膜剥離，HELLP（溶血；hemolysis，肝逸脱酵素上昇；elevated liver enzymes，血小板減少；low platelet）症候群を合併することがある．なお妊娠中毒症の早期発見マーカーとして血中インヒビンAやアクチビンA，血中β2ミクログロブリンが報告されている[2,3]．

### 4．治　療

軽症例では側臥位での安静や塩分制限のみだが，場合によっては安全性を考慮しながら降圧剤や鎮静あるいは鎮痙薬投与を行う．なお母児の危険性が考えられる場合は妊娠継続を中止する．

### 5．予　後

旧分類での純粋型，すなわち妊娠20週から分娩後42日間（現在では分娩後12週と改訂されている）までの期間にのみ高血圧，蛋白尿，浮腫などの症状を呈

---

**表1　妊娠高血圧症候群の定義・分類**

妊娠20週以降，分娩後12週まで高血圧が見られる場合，または高血圧に蛋白尿を伴う場合のいずれかで，かつこれらの症状が単なる妊娠の偶発合併症によるものではないものをいう．

**病型分類**

- 妊娠高血圧腎症（preeclampsia）
  妊娠20週以降に初めて高血圧が発症し，かつ蛋白尿を伴うもので，分娩12週までに正常に復する場合をいう．
- 妊娠高血圧（gestational hypertension）
  妊娠20週以降に初めて高血圧が発症し，分娩12週までに正常に復する場合をいう．
- 加重型妊娠高血圧腎症（superimposed preeclampsia）
  （1）高血圧症（chronic hypertension）が妊娠前あるいは妊娠20週までに存在し，妊娠20週以降蛋白尿をともなう場合，
  （2）高血圧と蛋白尿が妊娠前あるいは妊娠20週までに存在し，妊娠20週以降，いずれか，または両症状が増悪する場合，
  （3）蛋白尿のみを呈する腎疾患が妊娠前あるいは妊娠20週までに存在し，妊娠20週以降に高血圧が発症する場合をいう．
- 子癇（eclampsia）
  妊娠20週以降に始めて痙攣発作を起こし，てんかんや二次性痙攣が否定されるもの．痙攣発作の起こった時期により，妊娠子癇・分娩子癇・産褥子癇とする．

（日本産科婦人科学会雑誌，2004年4月号より引用）

する場合や遅発型では産後症状が治癒し，予後は良いが，純粋型に該当しない混合型や早発型では予後が悪いことがあり，慢性腎不全や臓器障害を起こすおそれもある．

## 6．患者の生活指導

肥満，高血圧症，糖尿病などの合併症は妊娠中毒症の危険因子となるため，予防について注意を要する．

## 7．その他

妊娠高血圧症候群による腎症として，全身の高血圧と糸球体肥大などが関与して二次性にFocal segmental glomerulosclerosis（FSGS）をきたすことがある．一方，本例のような肥満症でも，FSGSを合併することがある．この場合，高脂血症によることも考えられるが，肥満時の循環血漿増加による過剰濾過が関与するとの見解もある．また本症例では，尿糖が陽性であるが，肥満症では耐糖能が低下し，妊娠で腎性糖尿などその傾向が増強する可能性もあるので注意が必要である．

## ● 問題の解説と解答

### 問題 1

妊娠中循環血漿量は増加し，中期には腎血漿流量（RPF）は約50〜80％，糸球体濾過値（GFR）は約40〜50％，尿酸クリアランスは約60〜90％増加し，血清クレアチニン値，血清尿素窒素，血清尿酸値は低下する．クレアチニンクリアランスは妊娠初期より増加し，約50％増加する．そのため正常妊娠ではヘマトクリットと尿酸値は低下するが，循環血漿量の低下をきたす妊娠中毒症ではそれぞれ上昇し，重症度の指標となる．また正常妊娠でも妊娠高血圧症候群でも，白血球数及び血清脂質は上昇し，血清蛋白は低下するが，妊娠高血圧症候群ではその程度が高度となる．

### 問題 2

解説編の臨床症状と診断に示したように，重症になると種々の症状を呈する．選択肢内では急性腎不全や

表2　妊娠時の高血圧

| 軽症：次いずれかに該当する場合 |
|---|
| 収縮期血圧　140mmHg以上，160mmHg未満の場合 |
| 拡張期血圧　90mmHg以上，110mmHg未満の場合 |
| 妊娠により拡張期血圧に15mmHg以上の上昇があった場合 |
| 重症：次いずれかに該当する場合 |
| 収縮期血圧　160mmHg以上の場合 |
| 拡張期血圧　110mmHg以上の場合 |

（日本産科婦人科学会雑誌，2004年4月号より引用）

胎児死亡などのおそれを考える必要がある．

### 問題 3

妊娠中は血管内皮細胞によるNOやプロスタグランディンなどの血管拡張物質が増加するため血圧は低下する．通常妊娠20週までに非妊娠時と比べ，収縮期，拡張期とも10〜20mmHgは下降し，その後出産までには徐々に妊娠前の値に戻る．これに対して，妊娠時高血圧症は表2のようにあらわされる．その治療の基本は安静と食塩制限であるが，適切な血圧コントロールのために降圧薬の使用が必要となることがある．選択薬としては中枢性交感神経系遮断薬であるαメチルドーパや血管拡張薬のヒドララジンが最も安全性が高い．一方，アンギオテンシン変換酵素阻害薬やアンギオテンシンⅡ受容体拮抗薬は胎児奇形や死亡が報告されており禁忌である．Ca拮抗薬は降圧効果は高いものの安全性が確認されていない．利尿剤は胎盤の血流をさげるので原則的には用いない．β遮断薬は妊娠初期には胎児の発育不全を促すが，後期には安全で有効といわれている．

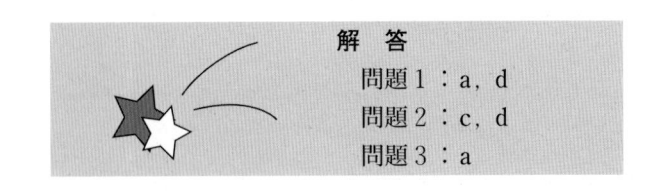

**解答**
問題1：a，d
問題2：c，d
問題3：a

## ● レベルアップをめざす方へ

### 妊娠期間中の免疫反応

妊娠中，白血球数（主として好中球）は増加し，NK活性は低下するが，その他のB細胞数，T細胞数（機能），IgG，IgM，IgA，antibody-dependent cell-mediated cytotoxity，補体などは変化しない[4]．一方妊娠中毒症では，白血球数がさらに増加し好中球エラスターゼが放出され血管内皮傷害の原

因となるし[5], NK活性は上昇する[6]. またヘルパーT細胞は細胞性免疫や炎症反応を誘導するTh1細胞と抗体産生を誘導するTh2細胞に分類されるが, 妊娠中はTh2優位である[7].

### 出産後に増悪する疾患

腎臓病としては, 糸球体の増殖・硬化, 細小動脈の動脈硬化および尿細管間質病変が高度にみられる膜性増殖性糸球体腎炎, 巣状糸球体硬化症, ループス腎炎について, とくに注意を要する. また顕性腎症期の糖尿病性腎症も同様である. その他, 腎機能低下（血清クレアチニンが1.4以上, クレアチニンクリアランス42±10ml/min以下）や高血圧症（拡張期血圧95mmHg以上）のある症例でも出産後増悪する可能性がある[8]〜[11].

なお全身性の疾患としては橋本病, バセドウ病, 出産後自己免疫症候群（関節リウマチ, 自己免疫性肝炎, 自己免疫性心筋炎）などがあげられる[12].

●文　献●

1) 佐藤和雄：国際的普遍性を目指した新しい"妊娠中毒症"（妊娠高血圧症候群）の定義・分類の提案. 産婦人科治療 88：1039-1053, 2004.
2) Abe S, Lindheimer MD：Glomerulo-nephritis in pregnancy. In：the Treatment of glomerulonephritis（ed by pusey CD）, pp201-218, Dordrecht, Kluwer Academic Publishers, 1999.
3) Jungers P, Houillier P, Forget D, et al：Influence of pregnancy on the course of primary chronic glomerulonephritis. Lancet 346：1122-1124, 1995.
4) Silber RM, Branch W：The immunology of pregnancy. In：Maternal-Fetal Medicine, 4th ed（Creasy RK, Resnik R ed）. pp74-89, WB saunders, 1999.
5) Kobayashi T, Tokunaga N, Sugimura M, et al：Predictive values of coagulation/fibrinolysis parameters for the termination of pregnancy com；licated by severe preeclampsia. Semin Thromb Hemost 27：137-141, 2001.
6) 早川　智, 山本樹生：免疫系-妊娠維持と生体防御. 妊娠・分娩・産褥の生理と異常. 新女性医学大系2（木下勝之 編）. pp97-85, 東京, 中山書店, 2001.
7) Saito s, Sakai M, sasaki Y, et al：Quantitative analysis of peripheral blood Th0, Th1, Th2 and the Th1：Th2 cell ratio during normal human pregnancy and preeclampsia. Clin Exp Immunol 117：550-555, 1999.
8) Jones DC, Hayslett JP：Outcome of pregnancy in women with moderate or severe renal insufficiency. N Engl J Med 335：226-232, 1996.
9) Abe S：Pregnancy in glomerulonephritic patients with decreased renal function. Hypertens Preg 15：305-312, 1996.
10) Davison JM, et al：Pregnancy in patients with underlying renal disase. Oxford Textbook of Clinical Nephrology, 2nd ed,（Davison AM, et al. eds）, pp2327-2348, Oxford, Oxford University Press, 1998.
11) 日本腎臓病学会（編）：生活指導・腎疾患の生活指導・食事療法ガイドライン. pp49-61, 東京医学社, 1998.
12) 網野信行：橋本病とバセドウ病:臨婦産 57：1082-1087, 2003.

［笹冨　佳江／斉藤　喬雄］

214 Ⅱ. 疾患編

# 疾患 33 小学入学以来の血尿　蛋白尿　母方の祖父は尿毒症で死亡　精査をすすめられる!?

## 問題編

### 症例と設問

症例：17歳，男性
主訴：蛋白尿，血尿
家族歴：母とその妹に血尿．母方の祖父が48歳で尿毒症にて死亡．詳細は，家系図（図1）を参照のこと．
既往歴：虫垂切除術（10歳）
生活歴：高校二年生　ブラスバンド部
現病歴：小学校入学の頃には，すでに蛋白尿と血尿があった．感冒時に，肉眼血尿を生じたこともある．学校検診で指摘を受け，小学校高学年時に腹部超音波検査や腎機能検査を受けたが，蛋白尿（一日0.5g）以外には異常がなかったので，腎生検は実施されず，経過観察となった．その後も，蛋白尿・血尿が続いている．母と母の妹にも血尿があるが，二人とも尿蛋白は痕跡程度であり腎機能は正常だという．母親の主治医に，「息子さんは蛋白尿が出ているから，ちゃんと検査を受けたほうが良い」と言われ，腎臓内科を受診した．

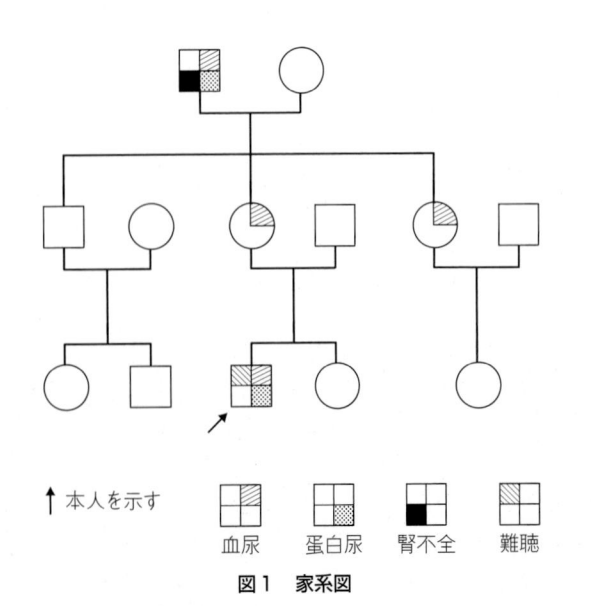

身体所見：身長170cm，体重63kg．血圧132/68mmHg，脈拍74整．発熱なし．貧血黄疸なし．一般身体所見に問題なし．浮腫を認めず．眼科的に近視を認めるのみ．聴力検査で両側感音性難聴が判明した．耳介や頸部に異常所見なし．

外来で実施した腹部超音波検査では，左右の腎臓を含め，腹部臓器に著変を認めなかった．

＜入院時検査所見＞
血液検査：WBC 6,600/μl，RBC 464万，Hb 14.9g/dl，Ht 44.4％，血小板33万/μl
生化学検査：TP 7.2g/dl，Alb 4.0g/dl，BUN 14.0mg/dl，Cre 0.9mg/dl，Uric acid 8.2mg/dl，Total cholesterol 215mg/dl，Na 139mEq/l，K 4.0mEq/l，Cl 99mEq/l，Ca 9.5mg/dl，Blood sugar 88mg/dl，CRP 0.2mg/dl以下．内因性クレアチニンクリアランス 92ml/min．
尿検査：尿蛋白（＋＋＋）（一日1.4g），尿潜血（＋＋＋），尿糖（－），尿沈渣　RBC 30～50/HPF（変形性赤血を認める），WBC 0～2/HPF，赤血球円柱　1個/全視野，ろう様円柱　2個/全視野，顆粒円柱1～3個/LPF．

**問題1**　家族性の腎障害が疑われるが，この家系における遺伝形式として誤った推測を1つ選べ．
　a.（3世代にわたって，男女がそれぞれ罹患しているので）常染色体優性遺伝がもっとも考えやすい．
　b.（祖父から二人の娘に疾病が遺伝していることは）ミトコンドリア異常症を否定する根拠となる．

図1　家系図
↑本人を示す　　血尿　蛋白尿　腎不全　難聴

疾患33. 小学入学以来の血尿　蛋白尿　母方の祖父は尿毒症で死亡　精査をすすめられる!?　215

　c.（男性のほうが女性より症状が重そうなので）X連鎖遺伝が考えやすい．
　d.（近親婚が家系内に認められないことや症状がさほど重篤でないことから）常染色体劣性遺伝は考えにくい．
　e.（母の兄に疾病が遺伝していないことは）X連鎖遺伝が考えやすい．

腎生検所見，光学顕微鏡所見（図2）と電子顕微鏡所見（図3）を示す．なお，蛍光抗体法では，とくに有意な所見はなく，免疫グロブリンや補体は陰性であった．また，IV型コラーゲンα5鎖の染色を示す（図4）．

**問題2**　診断や病態に対する下記の考察のうちで，正しいものはどれか．
　a. 母親や彼女の妹は，蛋白尿や腎機能低下をきたすことはない．
　b. 本人以外に，難聴を合併した人がいないので，腎疾患に合併したものとは考えない．
　c. 間質に認める泡沫細胞は，本疾患に特異的な病変である．
　d. 電子顕微鏡学的には，糸球体基底膜が一様に菲薄化している．
　e. 免疫組織学的には，IV型コラーゲンα5鎖が，糸球体基底膜やボウマン囊から欠損している．

**問題3**　アルポート症候群における病理学的診断法について，誤った記載はどれか．
　a. IV型コラーゲンα鎖の欠損は免疫組織学的に解析することが可能である．
　b. 糸球体やボウマン囊基底膜のα5鎖の解析は，遺伝形式の判断にも利用できる．
　c. IV型コラーゲンα鎖の分布異常が正常な場合は，アルポート症候群を否定してよい．
　d. パラフィン包埋組織でもIV型コラーゲンα鎖の免疫組織学的解析は可能である．
　e. 皮膚生検による，皮膚基底膜におけるIV型コラーゲンα5鎖の解析が，診断に役立つ．

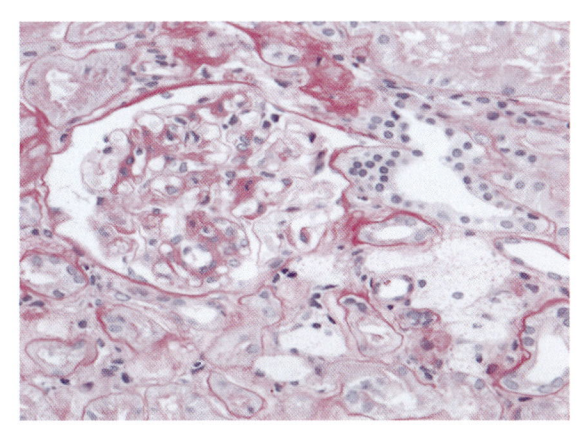

図2　腎生検光顕像

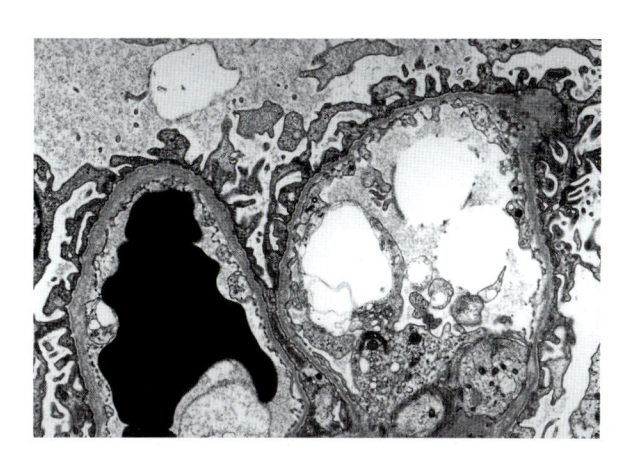

図3　腎生検電顕像

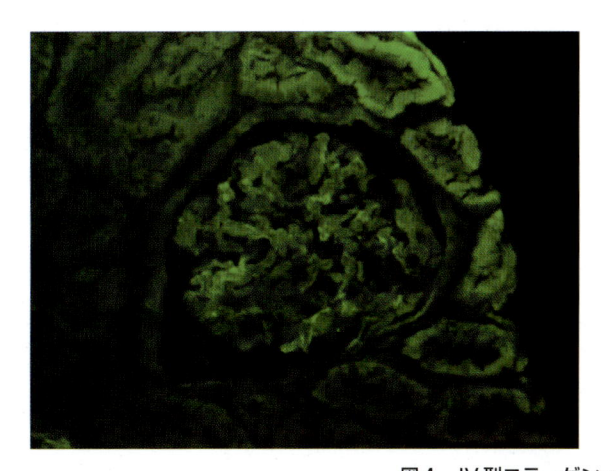

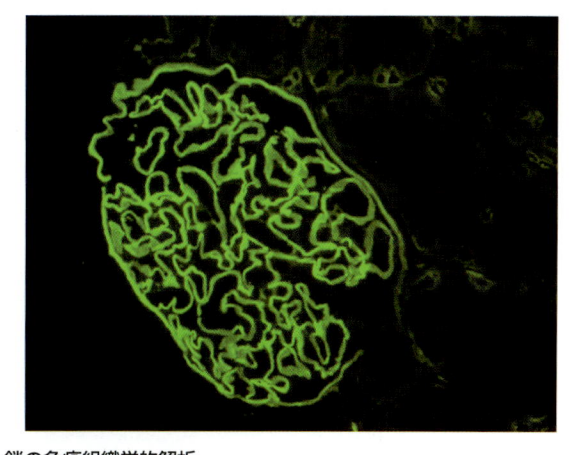

図4　IV型コラーゲンα5鎖の免疫組織学的解析
左：患者，右：対象（健常者）

# 解　説　編

　この患者は，典型的な電子顕微鏡学的所見やIV型コラーゲンα鎖の免疫組織学的解析から，アルポート症候群と診断される．

　アルポート症候群の病名は1920年代に腎障害と難聴の関係や男性患者の予後不良を報告したAlport AC（1880～1959）に由来する[1)2)]．1960年代に導入された電子顕微鏡検査によって，糸球体基底膜（GBM）の特徴的な病変が報告され，GBM成分の先天的異常が原因と考えられた．1990年以降の分子生物学・分子遺伝学の発展に伴い，IV型コラーゲンのα3鎖，α4鎖，α5鎖各遺伝子COL4A3, COL4A4, COL4A5のいずれかの突然変異が原因であることが明らかにされた．COL4A3, COL4A4によるアルポート症候群は，一般には常染色体劣性遺伝形式を呈する．一方，COL4A5によるものは，X連鎖優性遺伝を呈する（COL4A3, COL4A4は2q35-37, COL4A5はXq22に存在する）．後者が，症例の8割以上を占める．まれに，常染色体優性遺伝型の家族もあり，やはりCOL4A3, COL4A4に起因する．症例の1割近い患者には，家族歴が認められず，COL4A5遺伝子に新たな突然変異を生じた孤発例と考えられる．

　初期の臨床症状は，血尿である．先述のIV型コラーゲンα鎖の障害が，糸球体基底膜に異常をきたした結果と考えられる．IgA腎症と同様に，上気道感染に伴って肉眼血尿を生じる場合もある．成長に伴って，とくに，X連鎖優性遺伝型の男性患者や，常染色体劣性遺伝の患者では，蛋白尿を伴うようになり，次第に腎機能が低下する．しかし，X連鎖遺伝の女性患者の症状は，さまざまである．この患者の母親やその妹のように血尿だけに終始する場合もあるし，蛋白尿や腎機能障害にまで進行することもある．同じ家族であっても，症状が一定ではない[2)]．アルポート症候群の特徴は，腎外症状にもある．もともと難聴を伴うという報告が由来となっていることもあって，感音性難聴は非常に有名であるが，必ずしも合併するものではない．欧米の報告は，わが国の報告に比べ合併率が高いが，それでも70％前後である．腎障害と同様に，X連鎖遺伝家系では男性患者のほうが重症である．また，同じ家族であっても，聴力障害の程度はさまざまである．そのほかに比較的多いのは，円錐角膜や網膜障害などの眼障害の合併である．びまん性食道平滑筋腫症や巨大血小板血症なども知られるが，まれである．

　アルポート症候群の診断には，腎生検が必要である．光顕では，糸球体は初期は軽度のメサンギウム細胞と基質の増殖を示す程度であるが，進行するに伴い全節性硬化を呈する．糸球体障害に伴い，尿細管の萎縮や繊維化も生じる．尿細管細胞内と間質での脂質蓄積（泡沫細胞）（図2右下）が認められることが多いが，本症に特異的なものではない．蛍光顕微鏡では，通常のIgAやIgG，C3の沈着は陰性である．糸球体硬化領域ではIgMやIgG, C3の非特異的な沈着を認めることがある．よって，本症の診断には，電顕やIV型コラーゲンα5鎖の免疫組織学的解析が必須となる．電顕では，もっとも特異的な所見が認められる．GBMの肥厚と層状の断裂像（basket weaveパターンともいわれる）（図3）がよく知られている．GBMの厚さは3倍に達するが，厚さは均等ではなく，菲薄化した部分が混在することもしばしば観察される．小児やX連鎖優性型の若い女性ではGBMの変化は軽微で，GBMの不規則な菲薄化が認められる程度である．進行したものでは，直径50nmほどの電子密度の高い顆粒が基底膜内に認められる．さらに，IV型コラーゲンα鎖の免疫組織学的解析では，糸球体およびボウマン嚢基底膜に，IV型コラーゲンα5鎖がまったく存在しないことが，X連鎖優性遺伝型の男性の特徴である（図4）．女性の場合は，X染色体不活化（Lionization）によって，これらの基底膜においてα5鎖がモザイク状（不連続性）に認められる．

## ● 問題の解説と解答

### 問題　1

　その診断に至るまでに，家族内に多発する腎疾患の存在から，本症の遺伝形式を考えようというのが，第一問の主旨である．アルポート症候群のことを詳しく知らなくても，患者や家族の症状や病歴を詳しくとれば，遺伝形式の検討が可能である．このような遺伝形式の考察は，家族性・遺伝性疾患を診療するうえでもっとも基本的なことなので，身につけてほしい診療技術のひとつである．よく病歴を聞き，丁寧に家系図をつくることが重要である（図1）．

　常染色体優性遺伝疾患は，すべての世代に男女関係なく罹患者を認める．症状にも男女間で顕著な差がない．本家系では，男性が重篤と考えて良さそうなので，X連鎖を疑う根拠となる．X連鎖を示唆するもうひとつの大きな理由は，男性・男性間の疾病の遺伝が認め

られないことである．もし，両親が近親婚であれば常染色体劣性遺伝を強く示唆することになる．また，劣性遺伝型は，男女ともに症状が重篤なことが特徴である．アルポート症候群ならば，多くは20歳までに腎不全に陥る．ミトコンドリア異常症は腎障害も起こしうるので，腎臓専門医として忘れてはならない（アルポート症候群とは直接の関係はないが）．精子は受精時に自身のミトコンドリアを受精卵に運び込むことは不可能なので，一般には母系遺伝を呈する．

以上から，本家系はX連鎖優性遺伝型アルポート症候群がもっとも考えやすい．

## 問題 2

第二問は，アルポート症候群の臨床症状や病理学的診断についての質問である．後述するように病理学的診断が重要なので，呈示症例の典型的な所見を把握してほしい．上述したように，X連鎖優性遺伝型の女性患者でも蛋白尿や腎不全に進行することがある．難聴は，本人の自覚がなくても，聴力検査でない限り難聴の存在を確認できないことが多い．アルポート症候群患者の難聴も，極端に低下することはむしろまれである．一方難聴は加齢現象として誰にでも生じるので，それがあるからといって即断することに問題はある．このような問題があるものの，アルポート症候群では，難聴がある罹患者とない罹患者が同一家系内に混在することがあるので，この家系では難聴を独立した偶発症状と判断するのは早計である．上述のように泡沫細胞（図2）は特異的なものではない．GBMが一様に菲薄化するのは，菲薄化基底膜病である（図3左側の係蹄は典型的な層状断裂像を示す）．図4左は患者のIV型コラーゲンα5鎖であるが，まったく欠損している．

## 問題 3

この問は，かなり専門度が高い．遺伝子解析でCOL4A5遺伝子に突然変異を確認され，電顕ではGBMに典型的な変化が認められるX連鎖優性型の男性患者の場合でも，α5鎖の局在には異常がないことがある．また，まれではあるが，常染色体優性遺伝型アルポート症候群（これもCOL4A3，COL4A4遺伝子の障害）の多くは，α5鎖には異常を認めない．よって，α5鎖が免疫組織学的に正常パターンを呈したからといって，アルポート症候群を否定することはできない．同じ理由で，免疫組織学的解析は電顕に代るものではない．詳しい機序は成書[1]に譲るが，常染色体劣性遺伝型では，GBMのα5鎖は欠損するものの，ボウマン嚢では残存することが特徴である．パラフィン包埋された腎生検組織においても，IV型コラーゲンα鎖の抗原を復活させることは可能であり，適切な電顕や凍結組織を採取できなかった場合にも，解析することが可能である[3]．IV型コラーゲンα5鎖は，皮膚基底膜にも存在するため，X連鎖優性遺伝型の男性では完全に欠損し，女性ではモザイク状の局在を示す．ただし，常染色体劣性・常染色体優性遺伝型では，正常の局在を呈する．

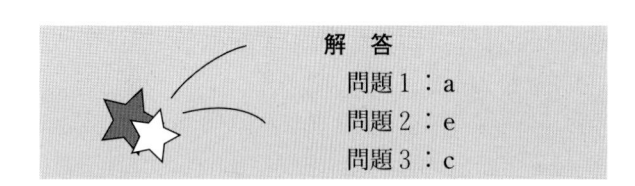

**解　答**
問題1：a
問題2：e
問題3：c

## レベルアップをめざす方へ

（問題3の解説参照）

### 文　献

1) の村信介，内藤一郎：Alport症候群．専門医のための腎臓病学（下条文武，内山　聖，富野康日己編集），pp244-251，東京，医学書院，2002．
2) Gregory MC, Terreros DA, Barker DF, et al：Alport syndrome-Clinical phenotypes, incidence, and pathology. Molecular Pathology and Genetics of Alport Syndrome（Tryggvason K, ed）．pp1-28, Karger, Basel, Cntrib Nephrol 117, 1996.
3) Naito I, Ninomiya Y, Nomura S：Immunohistochemical diagnosis of Alport's syndrome in paraffin-embedded renal sections：antigen retrieval with autoclave heating. Med Electron Microsc 36：1-7, 2003.

[堅村　信介]

# 疾患 34 発熱　腰痛および進行した腎不全で紹介されてきた44歳の女性

## 問題編

### 症例と設問

症　例：44歳，女性
主　訴：嘔気　食欲低下　腰痛
現病歴：2カ月前より腰痛．近医受診し検尿したが異常なし．1週前～発熱，悪寒，嘔気，食欲低下あり近医受診．血清Cr 10mg/dl, K 6mEq/lの腎不全判明，尿量も減少傾向であり，同日当科転院．
既往歴：27yo 動悸（詳細不明）　腎疾患（－）
家族歴：特記すべきことなし．嗜好：アルコール：ビール500mlを4～5本/日
薬剤歴：なし
身体所見：体温35.7℃，血圧98/67mmHg，脈拍87整，意識清明，貧血あり，黄疸なし，口腔内乾燥気味，心音　異常なし，呼吸音　右下肺に湿性ラ音あり，腹部　平坦軟，肝脾腎触知せず，圧痛なし，リンパ節触知せず，下腿浮腫あり，両側腰部鈍痛（＋）

**問題1　最初に行う検査として必要性の低い検査を2つ選べ．**
a．尿沈査
b．腎超音波検査
c．抗核抗体
d．腰部MRI検査
e．婦人科的診察

＜入院時検査所見＞
血液検査：WBC 30,000/μl, (seg 93, sta 1.0, mon 1.0, lym 5.0), RBC 232×10⁴/ul, Hb 8g/dl, Ht 23.3％, Plt 7.5/μl
生化学検査：TP 5.5g/dl, Alb 1.9g/dl, T.Bil 0.6mg/dl, Cr 12.8mg/dl, BUN 167.5mg/dl, UA 24.1mg/dl, Na 132mEq/l, K 7.4mEq/l, Cl 95mEq/l, Ca 7.2mg/dl, P 10.5mg/dl, GOT 28 IU/l, GPT 18 IU/l, LDH 466 IU/l, ALP 338 IU/l, Amy 70 IU/l, CK 38 IU/l, CRP 18.3mg/dl,
凝固検査：PT 14.2s, aPTT 38.6s, Fibrinogen 566mg/dl, FDP 17.9 μg/ml
尿検査：白血球 多数/hpf，赤血球 40/hpf，蛋白 1.65g/日，糖（－）
尿細胞診：class I，好酸球（－）
ECG：HR 67, SVPC（＋），房室ブロック（－），テント状T波（－）
胸部X-P：CTR44.1%，肺野：異常なし
腎臓超音波像：両側腎長径11cm，水腎症（－）

**問題2　追加すべき検査項目を3つ選べ．**
a．抗糸球体基底膜抗体
b．尿培養
c．可溶性IL2受容体
d．アンジオテンシン変換酵素
e．抗好中球細胞質抗体

腎生検をおこなったところ図1のような所見であり，免疫染色はすべて陰性だった．

**問題3　得られた情報から考えて可能性の高い疾患はどれか．**
a．Wegener肉芽腫症
b．ループス腎炎
c．薬剤性間質性腎炎
d．急性尿細管壊死
e．感染による間質性腎炎

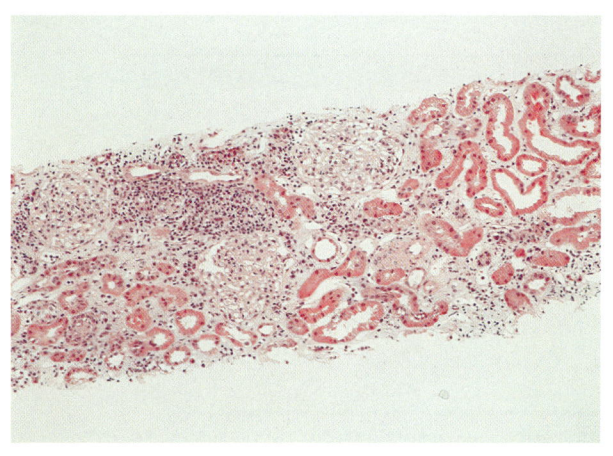

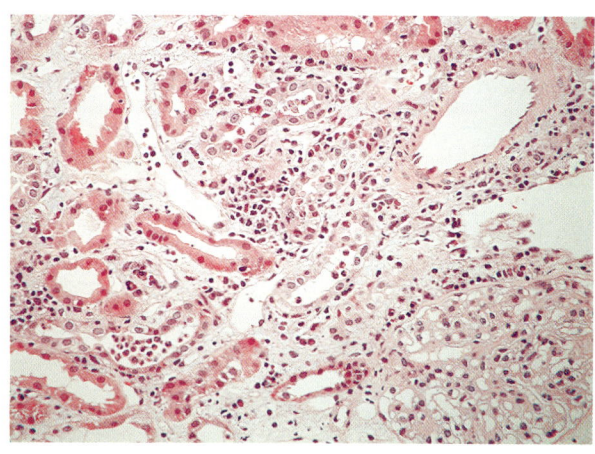

図1 腎生検所見

**問題4** 治療として妥当なものを2つ選べ．
a．シクロフォスファミド
b．副腎皮質ステロイド薬
c．シクロスポリンA
d．抗生物質
e．透析療法

# 解説編

## 急性腎盂腎炎

### 1．定　義
細菌感染による腎盂，腎杯の炎症

### 2．感染経路
大部分上行性，つまり膀胱炎が進展した結果起こる．全身感染からの血行性，リンパ行性の感染も一部あり．膀胱尿管逆流（vesico-ureteral reflux）がないケースでも感染が上行するのは，膀胱炎により膀胱と尿管で構成されている弁機構が障害されることや，細菌増殖が尿の流速による洗浄効果を上回ることなど関連していると想像されている．

### 3．病　理
好中球浸潤による小膿瘍形成．点状に存在．病変部以外は正常．

### 4．症　状
悪寒，戦慄を伴う38℃以上の急性の発熱，腰痛，側腹部痛を伴い，食欲不振，嘔気，嘔吐，頭痛など伴うことも多い．多くの症例は病歴上，先行する膀胱炎症状（排尿痛，頻尿など）が確認できる．他覚的には肋骨脊椎角の叩打痛が特徴．

### 5．検査所見
膿尿は95％の感度，70％の特異度．顕微鏡下に細菌がみえれば，特異度は85〜95％と高くなる．末梢血WBC，血清CRPの上昇がある．

### 6．治　療
1）膀胱カテーテル関連の感染でなければ，多くの場合単一の菌による感染症．施設，地域で多少の差はあるが，70％程度は大腸菌による．基本的にスペクトラムの狭い抗菌薬での治療を心がけるが，治療が遅れると危険な場合や，表1にあげるような複雑化因子

表1 尿路感染を複雑化させる因子

| 解剖学的，機能的問題 |
|---|
| 尿路閉塞 |
| 憩室 |
| 回腸導管などの尿路変更 |
| 神経因性膀胱 |
| カテーテル |
| **代謝上の問題** |
| 糖尿病 |
| 妊婦 |
| 腎不全 |
| 免疫抑制療法中 |
| **耐性菌による感染** |

表 2

| organellae | adhesin | receptor | 接着される細胞 | 関連病態など |
|---|---|---|---|---|
| typeI線毛 | FimH | マンノース結合糖タンパク, Tamm-Horsfall蛋白, typeI, IV コラーゲン, ラミニン, フィブロネクチン | 膀胱上皮, 尿細管上皮, 赤血球, 白血球, マクロファージ, ほかの細胞 | 瘢痕形成弱い 攻撃力に関連する |
| P線毛 | PAPG (I, II, III) | GbO3, GbO4, GbO5 | 尿細管上皮, 赤血球 | 瘢痕形成強い 腎盂腎炎 |
| 線毛上にないもの | AFA Dr | DAFなど IV型コラーゲン | 膀胱上皮, 尿細管上皮, 赤血球, 腎間質細胞 | 排除を免れる 慢性化に関与? |
| S/F1C線毛 | SFA | シアル酸 プラスミノーゲン IV型コラーゲン | 膀胱上皮, 尿細管上皮, 赤血球, 内皮細胞 | 腎盂腎炎 |

*DAF：decay accelerating factor　GbO：globoside

(Mulvey MA, 2002[4]) 改変)

表3　急性尿路感染症に使用される代表的薬剤と使用量

| 抗菌薬 | 量 | 妊娠時（*FDA 妊娠危険区分) |
|---|---|---|
| バクタ | 4T 分2 | C |
| シプロキサン | 600mg/日 分2〜3 | C |
| クラビッド | 300〜600mg/日 分2〜3 | C |
| ABPC/SBT | 3g q12hr | B |
| PIPC/TAZ | 2.5〜5g q12hr | B |
| CTX | 1〜2g q6〜8hr | B |
| CTRX | 1〜2g q12hr | B |
| MEPM | 0.5〜1g q12hr | B |
| GM | 5mg/kg(重症時, βラクタム剤と併用) | D |

*A：妊娠時による研究により危険性なし
B：動物実験では危険性ないが, ヒトでの安全性不十分, もしくは動物には毒性があるが, ヒトの試験で危険性なし
C：動物実験で毒性があり, ヒトの試験での安全性は不十分だが, 有用性が危険性を上回る可能性あり
D：ヒトの危険性が実証されているが, 有用性のほうが勝っている可能性あり.
**腸球菌の疑いがある場合は第3世代セフェムは使用しない.
***腎不全では腎機能にあわせた用量調節が必要である.

をもっている場合は広域スペクトラムを有する抗菌薬でいく.

2）腎臓は抗菌薬の排泄ルートであることが多く, また薬剤が尿中で濃縮されることもあり, 下部の尿路感染は少量の抗菌薬でも治療に困難を生じることは少ない. しかし急性腎盂腎炎は, 腎実質の感染症であり, ほかの臓器感染同様通常量の抗菌薬を10〜14日は使用する.

3）腎盂腎炎は30%程度菌血症を伴う. 全身症状があるときは強力に抗菌薬を使用する. 3日程度で反応がみられない場合, 培養検査の確認とともに, 腎周囲膿瘍, 腎皮質膿瘍の可能性についても検討する.

## 7. 細菌感染と臓器特異性（細菌の接着）

細菌の尿路上皮細胞への接着は, 尿路感染のファーストステップと考えられている. 尿路感染の病態生理, 治療, 予防など考えるうえで重要と考えられよく研究されている. 接着プロセスは細菌の表面にあるadhesinと上皮側のadhesinに対するリセプターの結合が必要である. よく研究されている大腸菌のadhesinについて一般的に知られていることを表2にまとめた. 臨床的応用としてはadhesinで免疫することによりワクチンをつくるという試みがなされている.

## 問題の解説と解答

### 問題 1

2カ月前に検尿で異常なく, 急速に悪化した腎不全. 最初に知りたいのは腎不全の原因である. 尿沈査は, 腎不全が尿細管壊死なのか, 糸球体腎炎なのか, 間質性腎炎なのかについて重要な情報になることも多い必須の検査である. また腎後性の腎不全の鑑別診断や, 形態異常を合併してくる腎不全, 疾患の重症度, 慢性度などの評価に画像的な評価も是非ほしい. 超音波は有用な情報源となりうる. 残り3つのなかでは腰痛を伴っているのでdもeも腎疾患の治療で改善しない場合には必要となってくるが, 本例はここまでの情報からは腎不全が最優先事項であるので順位は低い. 一方, 発熱, 腰痛を伴っていて女性の腎不全なので膠原病の鑑別は必要である. 抗核抗体は膠原病のスクリーニングに役立つ.

### 問題 2

腎不全は末期状態で, 強い炎症反応を伴っていて,

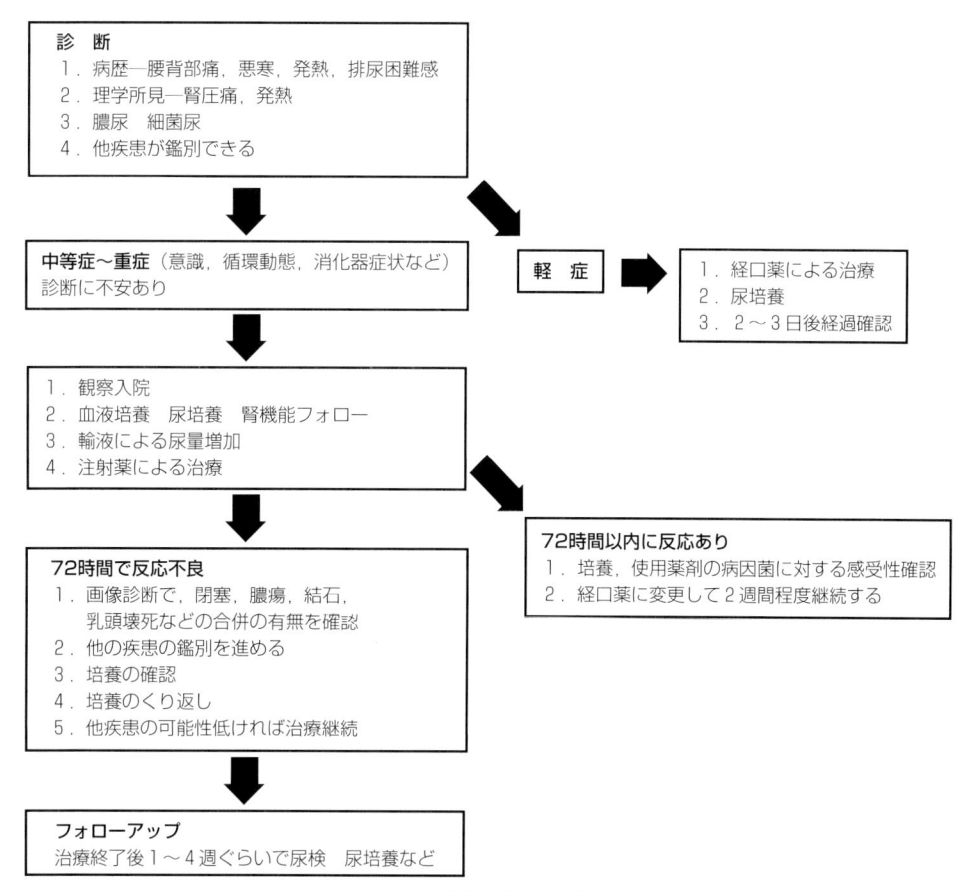

```
                    ┌─────────────────────────────────┐
                    │ 診 断                            │
                    │ 1. 病歴─腰背部痛，悪寒，発熱，排尿困難感 │
                    │ 2. 理学所見─腎圧痛，発熱          │
                    │ 3. 膿尿　細菌尿                   │
                    │ 4. 他疾患が鑑別できる              │
                    └─────────────────────────────────┘
                              │            ＼
                              ▼              ＼
        ┌──────────────────────────────┐     ┌──────┐    ┌─────────────────────┐
        │ 中等症〜重症（意識，循環動態，消化器症状など）│     │ 軽症 │ ─▶ │ 1. 経口薬による治療    │
        │ 診断に不安あり                  │     └──────┘    │ 2. 尿培養             │
        └──────────────────────────────┘                  │ 3. 2〜3日後経過確認     │
                              │                           └─────────────────────┘
                              ▼
        ┌──────────────────────────────┐
        │ 1. 観察入院                    │
        │ 2. 血液培養　尿培養　腎機能フォロー │
        │ 3. 輸液による尿量増加            │
        │ 4. 注射薬による治療              │
        └──────────────────────────────┘
                              │                           ┌─────────────────────────────────┐
                              │            ＼             │ 72時間以内に反応あり              │
                              │              ─────────▶ │ 1. 培養，使用薬剤の病因菌に対する感受性確認 │
                              ▼                           │ 2. 経口薬に変更して2週間程度継続する │
        ┌──────────────────────────────┐                  └─────────────────────────────────┘
        │ 72時間で反応不良                │
        │ 1. 画像診断で，閉塞，膿瘍，結石，  │
        │    乳頭壊死などの合併の有無を確認  │
        │ 2. 他の疾患の鑑別を進める         │
        │ 3. 培養の確認                   │
        │ 4. 培養のくり返し                │
        │ 5. 他疾患の可能性低ければ治療継続  │
        └──────────────────────────────┘
                              │
                              ▼
        ┌──────────────────────────────┐
        │ フォローアップ                   │
        │ 治療終了後1〜4週ぐらいで尿検　尿培養など│
        └──────────────────────────────┘
```

**図2　抗生剤使用の原則**

凝固，血液検査では消費性凝固障害も疑われる．尿所見は細胞として白血球が目立つが，血尿，蛋白尿は腎不全の重症度を考えるとそれほどひどくない．間質性腎炎と考えてみても，現在臨床で遭遇する頻度の高い薬剤性のものとしては，接触歴がなく（短期間NSAID使用したようだが），好酸球の上昇もない．

画像的には腫大気味の腎であり，急速進行性糸球体腎炎の鑑別は必要で，抗好中球細胞質抗体と抗GBM抗体は調べておきたい．一般に腎炎で腰痛を伴うことは，一部のIgA腎症を除いて多くない．女性であり，経過のなかに腰痛があり，腎盂腎炎による腎不全というのも否定はできない．細菌学的検査をしておくことは，原因が感染症であった場合にもちろん重要，また腎不全に合併した感染という観点からも欠くことのできない検査である．c, dはそれぞれリンパ腫・白血病，サルコイドーシスの鑑別などに有用な検査であるが，cは腎不全，感染で評価が困難になっていること，dは腎サルコイドーシスはかなりまれと考えられ，優先されるべき検査とはいえない．

## 問題　3

尿タンパクや血尿の所見から予測されたように糸球体にはほとんど変化がない．血管炎，肉芽腫のような所見もなく，虚血を疑わせる組織所見もない．一方尿細管炎を伴ったリンパ球，形質細胞の間質への強い浸潤がみられる．好酸球の浸潤は目立たない．下部ネフロンでは尿細管管腔に好中球が侵入している所見がある．重症化した腎盂腎炎による腎不全と診断した．血液検査上，抗好中球細胞質抗体と抗GBM抗体は陰性，補体は上昇していた．

## 問題　4

感染による腎不全であるので基本的には抗生剤の使用が治療の中心となる．本例は重症であったが起因菌はやはり大腸菌であった．Cr, Kの値やアシドーシスの重症度，乏尿であることから透析療法のサポートを得ながらでなければ安全に治療を進めることは困難と考えられる．

本例は腎生検上，間質性腎炎の所見だった．病因としてとくに疑われるような薬物との接触はなく，一方尿路感染は明らか（血液，尿よりE.coli陽性）であったので，急性腎盂腎炎による急性腎不全と診断した．腎機能は高度に障害されていたが組織所見はデータほ

ど重度ではなく，血液透析サポート下に抗生剤治療を行った．計10回血液透析を必要としたがその後Cr 2 mg/dl程度まで回復した．経過中何度か壊死した乳頭組織を排泄し，急性腎盂腎炎が重症であったことをうかがわせた．

一般的に急性腎盂腎炎から急性腎不全になることは現在の医療環境のなかでは少なくなっており，珍しい合併症と考えられている[1]．本例のように重症化する症例は，病因菌側の攻撃性，宿主側の因子が複雑に影響しあってのことであると考えられるが，有効な抗菌剤がなかった時代には，尿路感染症による間質性腎炎が末期腎不全の原因にもなりえた．適切なタイミングでの適切な治療が要求される病態といえる．

## まとめ

尿路感染に対する宿主の反応は興味深いことが多い．たとえば，E.coliの尿細管上皮への侵入経路として，C3を介した経路もマウスで確認された．C3でオプソニン化された細菌は近位尿細管に侵入しやすくなるという．尿路感染惹起実験では，C3欠損動物のほうが感染が軽症になるらしい[2]．オプソニン化という本来貪食あるいは破壊を受け生体が排除する方向に向かう生体にとって有利なはずの反応が，細菌の増殖度や宿主の反応によっては，腎盂腎炎のひとつの標的組織と考えられる近位尿細管への侵入に役立ってしまうという皮肉な結果を生むこともあり得るということが確認されている．DAFをリセプターとするDr adhesinは，強い炎症を惹起しないものの，組織への長期のコロニー化を起こし尿路感染の慢性化に関与することを示唆する実験もある[3]．この実験では糸球体にも硬化病変ができて，ヒトの逆流腎症の病態と類似しており，糸球体硬化のひとつのメカニズムとしても注目される．

一方，自然免疫で重要な役割を果たしているパターン認識レセプターであるTLR（Toll-like receptor）についても新知見があった．腎実質に細菌の侵入があれば，細菌の膜成分であるlipopolysaccharide（LPS）にTLR4が反応して炎症を誘導する．このTLR4は膀胱上皮は多量に発現しているが，とくに近位尿細管上皮にはほとんど発現されていない．これについては，感染による尿細管上皮の障害が下部の細菌侵入部位で炎症を強力に惹起する一方，近位尿細管では傷害が少なくなるような合目的的分布かもしれないという仮説がある[4]．またTLR11は，E.coli構成成分を認識するリセプターとして最近発見された[5]．主として膀胱上皮，尿細管上皮に発現している．TLR11欠損動物では，対照動物に比べ尿路感染惹起実験で明らかに細菌の増殖は強い．一方で炎症細胞の浸潤は対照動物のほうが強かった．尿路感染における炎症初期反応に重要な役割がありそうである．不思議なことはヒトでは，シグナル伝達機能が欠損したと思われるTLR11をもっている場合もまれならずありそうであるということである．ヒトがなぜそのような遺伝子の多型をもつにいたったのか，何か有利なことがあるのかは現時点では明らかではない．尿路感染は病態生理的には興味ある情報が集積されつつある．今後の治療，予防領域への応用が期待される．

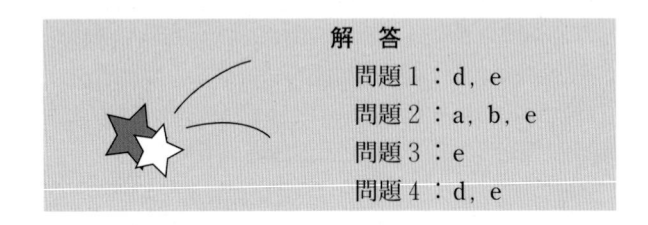

### 解答

問題1：d, e
問題2：a, b, e
問題3：e
問題4：d, e

●文献
1) Kooman JP, et al : Neth J Med 57 : 185-189, 2000.
2) Springall T, et al : Nat Med 7 : 801-806, 2001.
3) Goluszko P, et al : J Clin Invest 99 : 1662, 1997.
4) Mulvey MA : Cell Microbiol 4 : 257-271, 2002.
5) D Zhang, et al : Science 303 : 1522, 2004.

［宮川　博／内田　俊也］

# 疾患 35 CAPD患者の除水不全の原因は？

## 問題編

### 症例と設問

症　例：T.T., 53歳, 男性
主　訴：全身倦怠感
家族歴：特記すべきことなし
既往歴：特記すべきことなし
現病歴：生来健康であった．1993年に健康診断で蛋白尿を指摘され近医を受診し，慢性腎炎，高血圧と診断された．腎生検によりIgA腎症と診断され通院加療を行うが徐々に腎機能悪化し1998年10月の検査でクレアチニン（Cr）8.6mg/dl，尿素窒素（BUN）96.8mg/dlと上昇し，さらに食欲の低下を認めたために透析導入することとなった．この時点での自尿は1,200ml/日以上あり，体重は72Kg，胸部X線上の心胸比43.6％，浮腫は認めなかった．透析導入の目的で，同年10月26日入院となった．

**問題1** 透析療法の選択にあたって，持続携行式腹膜透析（CAPD）と血液透析（HD）について患者に説明を行った．CAPDの利点は次のうちどれか．正しいものを3つ選べ．
a. 腎機能が温存される
b. 血圧の変動が少ない
c. 食事の制限が少ない．
d. 小分子物質の除去効果に優れる
e. 体液量の調節がしやすい

**問題2** CAPDを導入するにあたって説明しておくべきことを2つ選べ．
a. 継続可能期間は20年程度
b. 自己管理が必要

c. 被嚢性腹膜硬化症がある
d. 不均衡症候群がある
e. Steal症候群がある

　T氏は自尿も十分にあること，またこれからの仕事の継続も考えてCAPDの導入を決意した．10月31日テンコフカテーテルの留置手術を行い，同日よりCAPD導入となった．導入1日目の洗浄の翌日より500mlの透析液貯留を行い順調に経過していた．11月3日には1,000mlの透析液の交換を一日4回施行していたが，夕方の排液時に突然排液が不良となり，30分間の排液で400mlの排液しか認めなかった．それ以前の排液はいずれも10分以内に1,000ml以上の排液が認められていた．なおCAPD排液の異常や腹瘤などの自覚症状は認められない．

**問題3** 本症例においてCAPDの排液不良の原因検索のためにただちに行うべき検査を3つ選べ．
a. 排液検査
b. 胸部X線検査
c. 腹部X線検査
d. 注排液検査
e. 腹部超音波検査

　排液不良の原因はフィブリンによるカテーテルの閉塞であり，フィブリン除去後の注排液は良好となった．その後順調に経過し，1.5％，1,500mlの透析液の一日4回交換の状態で11月10日退院となった．以後月に一回の外来通院により良好に経過していた．1999年5月の検査ではCr 7.4mg/dl，BUN 67.4mg/dl，K 4.0mEq/l，Na 138mEq/l，Hb 11.3g/dl，Ht 35.4％であった．腹膜平衡試験（PET）では，D/P Cr比の4

時間値で0.60（Low Average）であった．体重はCAPD液1,500ml注液状態で73Kg，一日尿量は約1,200ml，CAPDによる一日除水量は400mlであった．エリスロポイエチン（EPO）は12,000単位を月に一回使用していた．

　2000年1月発熱，咳嗽，咽頭痛が出現，感冒薬服用し症状改善するも，その後下痢，腹痛があり全身倦怠感持続していた（一日尿量800ml/日，CAPD除水量400ml/日）．その頃体重は一時68Kgまで減少した．同年2月頃より徐々に尿量ならびにCAPD除水量が減少（一日尿量400ml/日，CAPD除水量200ml/日）したため，CAPD液の濃度を一日2回の1.5％と一日2回の2.5％使用に変更し，一日除水量は600mlに増加した．8月に腹膜炎で2週間入院し抗生物質の投与をうけ腹膜炎は改善したが，その後一日尿量は200m以下に減少しCAPD排液量も300mlへと減少，食欲不振が出現した．4月頃よりCrは次第に上昇しており，8月の検査ではCr 16.6mg/dl，BUN 89.6mg/dlと上昇していた．さらに貧血の進行を認めたためEPOの6,000uを隔週で皮下注を行い，さらに鉄剤の経静脈内投与を行った．しかしHtは29.6％から17.8％に，Hbは9.6g/dlより5.8g/dlへと減少した．また総蛋白（TP）は6.7g/dlより5.6g/dl，血清アルブミンは3.8g/dlより3.1g/dlへと著明な低下を認めた．それに伴い全身倦怠感が著明となり，さらに下腿の浮腫も出現し体重は68Kgから73Kgまで増加した．

**問題4**　本症例におけるエリスロポイエチン低反応性の貧血の原因は何が考えられるか．最も考えられるものを以下から選べ．
a．鉄の不足
b．透析不足
c．ビタミンB12の不足
d．消化管出血
e．薬剤の副作用

　貧血の進行，Cr，BUNの上昇，血清アルブミンの低下，さらに体重の増加は，尿量の減少，さらにCAPD排液量の低下に伴う透析不足と判断し，8月より透析液貯留量を1,500mlより2,000mlへと増加，さらに透析液の濃度をすべて2.5％へと変更した．それによりCAPD排液量は一日600ml/日へと増加したが，その頃より尿はほとんど出なくなった．その結果浮腫は軽度改善したものの，検査データの改善はみられなかった．そのために9月より，CAPDに週1回の血液透析の併用療法（PD＋HD Complement Therapy）を行うことにした．

**問題5**　CAPD導入後5年目以後における慢性的な排液量減少の原因として考えられるものは以下のどれか．
a．カテーテル位置異常
b．フィブリンによるカテーテルの閉塞
c．横隔膜交通症

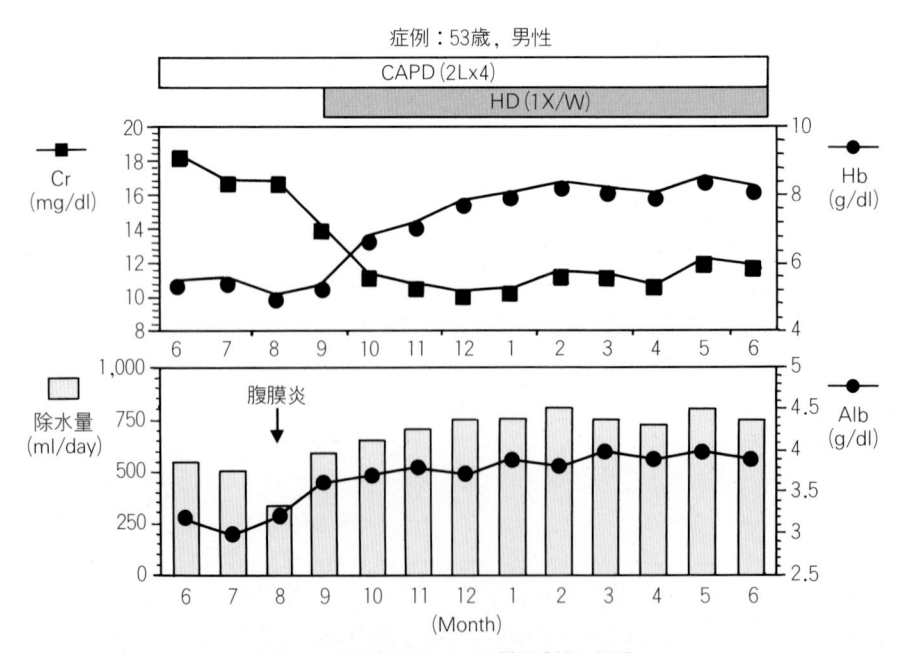

**図1　T.T.氏のPD＋HD併用療法と経過**
CAPDに週1回のHD併用後（2000年9月以後），Crの低下，貧血の改善，栄養状態の改善，さらにCAPDによる除水量の増加を認めている．

d. 被嚢性腹膜硬化症（EPS）
e. 腹膜機能劣化

T氏のPD＋HD併用療法開始後のCr，Hb，さらにTPの経時的変化を図1に示す．併用療法の開始に伴い全身倦怠感の改善，さらに食欲の増加を認めた．貧血も改善しEPOの使用量も減量でき，栄養状態も改善した．またCAPDによる除水量も順調に回復した．現在はCAPD開始後6年目，併用療法開始後2年目であるが順調にPD＋HD併用療法を行いながら，仕事を続けている．

# 解説編

## 透析療法の選択

慢性腎不全における透析療法開始の基準としてわが国では，1993年に発表された厚生省の慢性腎不全に対する長期透析適応基準が用いられている（表1）．末期腎不全療法としては腹膜透析（peritoneal dialysis：PD）と血液透析（hemodialysis：HD），さらに

**表1 慢性腎不全に対する長期透析適応基準**

保存的療法では，改善できない慢性腎機能障害，臨床症状，日常生活能の障害を呈し，以下のI〜III項目の合計数が原則として60点以上になったときに長期透析療法への導入適応とする．

**I. 臨床症状**

| 程度 | 点数 |
|---|---|
| 高度 | 30 |
| 中等度 | 20 |
| 軽度 | 10 |

**II. 腎機能**

| 血清クレアチニン（mg/dl）クレアチニンクリアランス（ml/分） | 点数 |
|---|---|
| 8以上（10未満） | 30 |
| 5〜8未満（10〜20未満） | 20 |
| 3〜5未満（20〜30未満） | 10 |

**III. 日常生活障害度**

| 程度 | 点数 |
|---|---|
| 高度 | 30 |
| 中等度 | 20 |
| 軽度 | 10 |

### ガイドライン

**I.臨床症状**
1. 体液貯留
   高度な全身性浮腫，肺水腫，胸水，腹水など
2. 体液異常
   電解質，塩酸基平衡異常など
3. 消化器症状
   悪心，嘔吐，食欲不振など
4. 循環器症状
   重症高血圧，心包炎，心不全など
5. 神経症状
   意識障害，麻痺など
6. 血液異常
   高度な貧血，出血傾向など
7. 糖尿病性網膜症
   増殖性網膜症

これら1〜7小項目のうち3個以上のものを高度（30点），2個を中等度（20点），1個を軽度（10点）とする．

**II.腎機能**
持続的に血清クレアチニンが8mg/dl以上（またはクレアチニンクリアランス10ml/分未満）の場合を30点，5〜8未満（または10〜20未満）を20点，3〜5未満（または20〜30未満）を10点とする．

**III.日常生活障害度**
尿毒症症状のため起床できないものを高度（30点），日常生活が著しく制限されるものを中等度（20点），通勤，通学あるいは家庭内労働が困難となった場合を軽度（10点）とする．

ただし，年少者（15歳以下），高年者（60歳以上）あるいは高度な全身性血管障害を合併する場合，全身状態が著しく障害された場合などはそれぞれ10点加算すること．
例：血清クレアチニン4mg/dlの糖尿病性腎不全例でも腎機能3〜5未満の場合の10点，また，臨床症状が7小項目中3個以上の高度であれば30点，日常生活障害度が中等度であれば20点，したがって合計60点となり適応基準を満たす．また，この症例が60歳以上であれば10点を加算できるので，臨床症状が中等度（20点）であっても適応となる．

（厚生省・厚生科学腎不全対策研究事業，1993）

腎臓移植（transplantation）が3本の柱として知られている．さらに腹膜透析には持続的に行う持続的携行腹膜透析（continuous ambulatory peritoneal dialysis：CAPD）と，入院患者が間欠的に行う間欠的腹膜透析（inter-mittent peritoneal dialysis：IPD）がある．透析の導入が決定した場合，次にその患者がHDを行うか，あるいはCAPDを行うかを決定する必要がある．その最終決定を行うのはあくまで患者自信であるが，それに対して助言をし，最終決定に導くのにわれわれ医療サイドは重要な役割を担ってくる．そのためにはHDと，CAPDの違いを十分に理解したうえで患者に説明をし，その透析方法を選択することが患者自信にとって十分な利益がもたらされるものとなる必要がある．

さらにわれわれ医療者サイドは患者の生活状態，家族状況，仕事，交通の便などについても十分に把握しておく必要がある．

## CAPDとHDの比較

CAPDはカテーテルを腹腔内に留置して，一日数回の透析液の交換を行う透析療法である．それに対して，HDは内シャントを用いて血液をダイアライザー内を通すことによって浄化を行う透析方法である．表2にCAPDとHDの特徴の比較を示した．根本的な違いは，CAPDが腹膜という生体膜を利用した持続透析療法であり，在宅療法を目的とした透析方法であることに対し，HDは人工膜を用いた間欠的な透析方法で，通院加療を基本とする点である．したがってCAPDはあくまで自己管理が中心となるが，逆に社会復帰しやすく，生活の質（quality of life：QOL）の改善に優れている．さらにCAPDは生体膜を用いた透析方法であるために非常に緩徐であり，心臓血管系への影響が少ない．そのために，残存腎機能（residual renal function：RRF）も長期に維持される．これらの特徴から，高齢者の透析導入を積極的にCAPDで行っている施設もみられる．一方HDは非常に強力な透析方法であり，尿毒素物質の除去効率に優れており，体液量などの調節もしやすい．逆に強力であるがゆえに心血管系への影響が大きく，また不均衡症候群などの合併症もおこりやすい．

## CAPDの利点

CAPDは緩徐な透析であり，24時間の持続透析療法である．そのためにいくつかの利点を有する．CAPDの利点を（A）身体的，（B）社会的，さらに（C）精神的な面から分けて，以下に示す．

### 1．身体的な利点
1）心血管系に対する負担が少ない．
2）残存腎機能を維持できる．

CAPDの最も特徴的なこととして，透析導入後の残存腎機能の低下がきわめて少ないことがあげられる．したがって，最初の透析導入はCAPDで行う（PD First）ことを基本としている施設もある．

表2　CAPDとHDの比較

|  | 腹膜透析（CAPD） | 血液透析（HD） |
|---|---|---|
| 透析膜 | 腹膜 | 合成膜 |
| 透析時間 | 24時間連続，交換は4回/日 | 3〜5時間/日 |
| 通院日 | 1〜2回/月 | 2〜3回/週 |
| 透析場所 | 自宅，会社 | 病院，透析クリニック |
| 手術 | カテーテル挿入手術 | シャント手術 |
| 介助者 | 不要（自己管理） | 必要（病院スタッフ） |
| 小分子除去効率 | 不良 | 良好 |
| 中-大分子除去効率 | 良好(*) | 不良 |
| 心循環器への影響 | 少ない | 大きい |
| 透析時疼痛 | なし | 穿刺時疼痛 |
| 血糖上昇 | あり | なし |
| 高脂血症 | あり | なし |
| 特有の合併症 | 腹膜炎，ヘルニア，横隔膜交通症，出口部感染，被囊性腹膜効果症 | 不均衡症候群，Steal症候群，Sore thumb症候群，シャント感染 |
| 社会復帰 | 良好 | 不良 |
| 入浴 | 制限あり | 透析日以外は制限なし |
| 食事制限 | 軽度 | 塩分，水分，K制限 |

注）＊：中分子物質．特に$\beta_2$-ミクログロブリンの除去については残胃機能に依存するとの報告もあり，議論のある点である．

3）中分子物質（β₂-ミクログロブリンなど）の除去に優れている．（表2注*参照）

透析アミロイドーシスや手根管症候群などの合併症の発症がHDと比較して少ない．

4）貧血の合併が少ない．
5）蛋白やKなどの食事制限がかるい．
6）シャントを必要としない．
7）透析に伴う抗凝固療法を必要としない．
8）生体膜を使用するために生体適合性がよく，アレルギーが少ない．
9）不均衡症候群や，血圧低下などの合併症が少ない．

### 2．社会的な利点
1）在宅透析療法であり，月に1～2回の病院通院ですむ．
2）時間的な束縛がかるく，社会復帰しやすい．
3）生活の質（QOL）に及ぼす影響が少ない．

### 3．精神的な利点
1）自己管理の意識が高まる．
2）高齢者において痴呆の進行予防になる．

## CAPDの欠点

CAPDの欠点としては，長期透析に伴う腹膜機能劣化により，長期間の透析継続が困難なことがある．CAPDは5～10年を目安に血液透析への移項を考える必要がある．また，無理に腹膜透析を継続した場合に腹膜の癒着に伴う被嚢性腹膜硬化症（EPS）の合併が知られている．そのほかにも，以下のような欠点が知られている．

1）長期CAPDに伴なう腹膜機能劣化
2）長期継続が困難
3）小分子物質の除去効率が悪い
4）衛生手技が必要
5）視力低下患者や肢体不自由な患者においては困難
6）腰痛や脊椎障害のある患者では，注意が必要
7）糖質の吸収に伴い，血糖の上昇や糖尿病の増悪がみられる
8）低蛋白血症を合併しやすい
9）高脂血症を合併しやすい

## CAPDの合併症とその対策
（CAPDに特有な合併症）

### 1．CAPD導入初期の合併症
1）排液不良：導入早期の排液不良ではカテーテル異常によるものを考える．カテーテルの位置異常によるもの，カテーテルの屈曲，カテーテルのフィブリンによる閉塞，腹膜のからみによる閉塞などである．そのほかに横隔膜交通症による腹水の胸腔内への移動，ヘルニアによるものなどがある．これらの鑑別にはまず腹部ならびに胸部のX線写真を確認することで鑑別する．さらにカテーテルの閉塞を確認するために，透析液の注排液テストを行う．これは1,000ml前後の透析液を腹腔内へ注液してただちに排液を行う検査である．これで注排液の異常があるようならば，カテーテルに直接注射器を接続して圧をかけることでフィブリンの除去が可能な場合もある．また，フィブリン塊の溶解目的で，ウロキナーゼを用いることもある．さらにフィブリン塊の予防にヘパリン（200～250 U/L）を混注することもある．カテーテルの位置異常は，なおすことは難しい場合が多い．注液した状態で体位を変化させることで，カテーテルに絡まった腹膜がはずれる場合もある．また，便秘の状態は腸管の運動を低下させるために，緩下剤などで便通を心がけることで，位置が自然に矯正される場合もある．

2）排液異常：導入初期の排液の異常としては，導入初日には必ずみられる血清排液がある．これは一両日中には改善するが，持続する場合にはカテーテル閉塞や腹膜癒着の原因になるために，洗浄を続ける必要がある．腹膜感染時にみられる混濁にも注意する必要がある．

3）カテーテル周囲からの液もれ
4）横隔膜交通症
5）ヘルニア（臍，腹壁，ソケイ）

### 2．CAPD慢性維持期の合併症
1）腹膜炎，2）出口部感染，3）糖尿病，4）高脂血症，5）腰痛，

6）被嚢性腹膜硬化症（EPS：Encapsulating peritoneal sclerosis）

これは腹膜癒着の結果腸閉塞症状を呈する症候群である．本邦での発症頻度はCAPD患者の0.9～2.8％と報告されている[1]．その原因は，CAPDの透析液による腹膜の慢性炎症に，腹膜炎や高濃度ブドウ糖液などの何らかの刺激が加わり発症するといわれているが確立したものではない[2]．現在その予防に腹膜洗浄[3]，

ステロイドなど[4]が使用されているがその効果は完全なものではなく，進行し完全に癒着を生じた場合には手術による腹膜剥離が行われている[5].

## ● CAPDの適応

### 1．CAPDに適した患者

☆積極的な適応（positive selection）
1）十分な自己管理能力がありCAPDを希望する患者，2）残存腎機能のある患者（PD First），3）社会復帰を希望する患者，4）小児，5）自己管理が可能な高齢者，6）腹水貯留患者

☆消極的な適応（negative selection）
1）シャント作成が困難な患者，2）心機能の低下した患者，3）血圧が低くHDが困難な患者，4）血液透析で十分な透析効率の得られない患者，5）その他の透析困難症

### 2．CAPDをさけたほうがよい患者

1）十分な腹腔内容積を保てない患者，2）精神障害患者，3）血糖のコントロールが不十分な糖尿病患者，4）著明な低タンパク血症患者，5）ヘルニアを有する患者（手術後は可能），6）人工肛門造設患者，7）視力障害患者，8）著しい換気障害のある患者，9）横隔膜欠損のある患者，10）著明な腰痛のある患者，11）易感染性（免疫能低下）の患者，12）良好な衛生環境を保てない患者，13）自己管理能力の不十分な患者

### 3．その他の疾患

腹部手術の患者では，癒着（イレウスなどの症状がなければ可能）がない限りCAPDは問題なく可能な場合が多い（とくに上腹部の手術では問題なくほとんど可能である）．また，多発性嚢胞腎の患者では，骨盤腔容積を保てれば可能な場合が多いが，かなり巨大な多発性嚢胞腎の場合もあり，十分な透析効率が得られない場合もあるために，導入にあたっては慎重な検討が必要である．

## ● CAPDの方法

腹膜透析療法（CAPD）の方法としては，基本的な手動による一日4〜5回交換（貯留時間各3〜8時間）の（1）CAPD療法，さらに夜間サイクラーを用いた（2）APD（automated peritoneal dialysis）療法の二つに大きく分けられる．APD療法は，さらに以下に示すいくつかのパターンに分類される．近年昼間の

CAPD交換に加えて，夜間に一回，自由落下による液交換システム（NED：night exchange device）を用いた方法が行われているが，これは分類上CAPDに入る．

CAPD療法のパターン分類を（図2）に示す．以下に，それぞれの療法の特徴を示す．医療スタッフは，患者の腹膜機能，残存腎機能，さらに生活状態から最適な透析方法と透析条件（透析液濃度，貯留液量，貯留時間）を決定する．それが，腹膜透析療法における至適透析療法であり，処方透析である．

### 1．CAPD療法

1）CAPD療法：24時間の液貯留，一日4〜5回透析液交換の標準の療法．

2）DAPD療法：夜間は注液をせず，昼間のみ手動で液交換を行う方法．腹膜透過性の亢進した患者

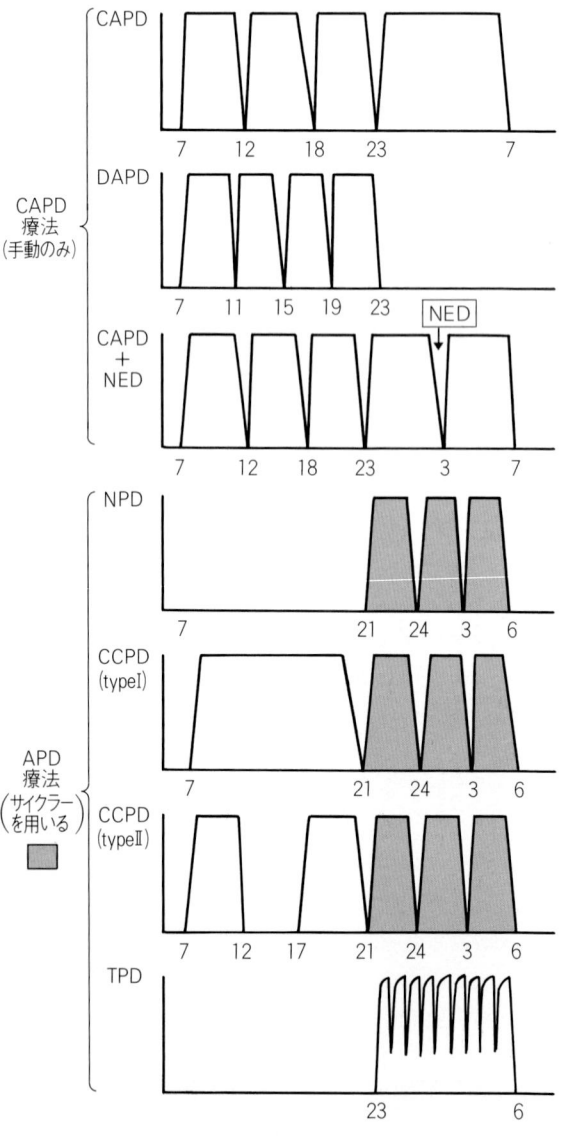

**図2　CAPD療法のパターン分類**

(PETでHighの患者)に適する．

3）CAPD＋NED療法：24時間の液貯留，昼間3～5回の液交換に夜間1回だけ液を交換する装置（NED：night exchange device：バクスター「カンタム」，ハヤシデラ「PDアナライザー」）を用いた交換を加える療法．

## 2．APD療法

### 1）NPD療法

APDサイクラーを用いて夜間のみ数回の液交換を行う．昼間の活動制限がなく，日常生活の制限が少ない．また，夜間は腹圧がかからないために，ヘルニア，腰痛，さらに横隔膜交通症の患者に良い適応となる．また液貯留時間が少なく溶質除去が不十分なために透析不足となる場合があるため，残存腎機能のある患者や，小柄な患者で適応となる．腹膜透過性の亢進した患者（PETでHighの患者）に適するが，透過性の低下した患者（PETでLowの患者）では，透析不足となりやすい．社会的適応として，介助者を必要とする高齢者患者にも液交換回数の少ないAPD療法は適応となる．

### 2）CCPD（continuous cycling peritoneal dialysis）療法（CCPD type I）

APDサイクラーを用いた夜間交換に，昼間の透析液貯留を加える方法．早朝の夜間最終排液後に，一回の液貯留を加える．NPD療法の溶質除去不足を補う方法．

### 3）CAPD＋NPD療法（CCPD type II）

APDサイクラーを用いた夜間交換に，昼間数回の透析液交換を加える方法．昼間に排液して，一時空にする方法もある．CCPD療法に比べて，さらに透析効率は良好になる．

### 4）TPD療法

APDサイクラーを用いて，貯留液の一部を瀕回に交換する透析方法．透析液の貯留時間を短く設定して，瀕回に交換することで透析効率を上昇させる．

## 透析液の進歩と中性透析液

CAPDは1976年に米国のMoncriefとPopovichによって考案され[6]，1980年に本邦で初めて導入され，1983年に保険適応が開始された．その当時に比較して，交換機器のデバイスなどは大きく進歩し，腹膜炎などの合併症は確実に減少してきた．それに対して，透析液に用いられている浸透圧物質はブドウ糖であり，透析液を加熱滅菌するときに生じるブドウ糖分解産物（glucose degradation products：GDPs）は大きな問題であった[7]．この加熱滅菌時のGDPsの産生を下げるために，透析液をpH5台の酸性に維持する必要があり，酸性透析液の生体侵襲性は古くから大きな問題であった．近年透析液を二層に分けることで，透析液のpH6.3～7.5の中性化が可能となった[8]．透析液を加熱時には二層とすることでGDPsの産生が減少し，さらに注液時には中性とすることで生体への適合性が良好となることが期待でき，その結果腹膜の劣化が防げる可能性が期待されている．そのほかにも，種々の新しい透析液が開発されており，CAPDはこの数年間で大きく進歩している．

## 末期腎不全患者のCAPD導入と導入後経過（図3）

CAPD導入初期の残存腎機能のある状態では，きわめて安定した状態で維持することができる．その状態では，一日4回のCAPDをフルに行う必要はなく，貯留液量や液交換回数を減らすことも可能となる．しかし導入後数年たち残存腎機能が低下するにつれて透析不足となってくる場合が多く（とくに体格の良好な男性や就業者），それに合わせてCAPD貯留液量を増加させ回数も増やしてゆく必要がある．すなわち残存腎機能の変化に合わせてCAPDの処方を変化させて行く方法であり，処方透析という．透析量を増やすためにAPDを使用するCCPDなどを行うことが多い．さらに透析不足となり，貧血や低栄養状態があらわれてくる場合，さらに除水不良となる場合などにはHDを併用するPD＋HD併用療法を行うことがある[9]．併用療法を行うことで，貧血や栄養状態の改善がみられる場合がある．しかし，それでも透析不足が改善しないときや，腹膜機能劣化が明らかとなった場合にはHDへの移行を考慮する．

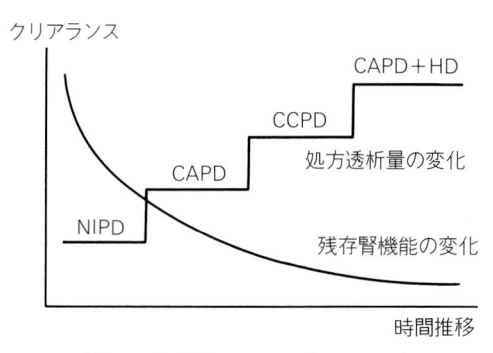

図3 末期腎不全患者のCAPD導入とその後の経過

## 問題の解説と解答

### 問題 1
この説明についてはすでに解説編に示した．CAPDの最も重要な利点は，残存腎機能の維持，心臓血管系に優しいことである．さらに食事の制限が少なくQOLの維持に優れる点は重要なポイントである．また，小分子物質の除去，体液量のコントロールについては一般的にはHDのほうが優れている．

### 問題 2
透析導入時の患者への説明は，患者の透析療法選択に関して与える重要なアドバイスである．その場合にも，危険性や合併症，さらに長期予後の可能性などもきちんと伝えておく必要がある．その説明においても，危険性や合併症を強調するのではなく，きちんとした統計に基づいた情報を提供する必要がある．EPSに関しても，恐怖心を与えるのではなく，どのようにすれば予防できるのか，そのためにはどのような状態となったらCAPDを中止すべきかをきちんと説明する必要がある．CAPDの合併症，とくにEPSの予防に関しては無理なCAPDの継続をさけることが最も重要である．したがってCAPDの維持期間については5～10年と説明することが一般的である．そのためには腹膜状態の把握が必要となってくるが，それに関しては次の「レベルアップをめざす方へ」で示す．

不均衡症候群はHDの導入時にみられる合併症で，透析導入時に頭痛や吐気を訴える．また，Steal症候群はHDのシャント合併症として知られており，シャントへ血流が取られることで，末梢への血流障害が生じる状態である．HDのシャント合併症として，静脈灌流異常によるうっ血で生じるSore thumb症候群とともに記憶しておく必要がある．

### 問題 3
CAPDの導入期にみられる排液不良の原因の多くはカテーテル異常によるものである．それをまず確認する必要があるので腹部X線検査をまず行う．さらに排液不良による体液過剰状態を判定し，横隔膜交通症などを鑑別するために胸部X線検査を行う．また，カテーテル閉塞の鑑別と原因推定のために，注排液検査を行う必要がある．排液検査を行っても排液不良の原因はわからないことが多いが，腹膜炎を疑う場合には行う必要があるが，本症例では腹膜炎を示唆する症状等は見られていない．また，超音波検査での原因検索は困難な場合が多い．

### 問題 4
本例の経過は，順調に経過していたCAPD患者が，感冒から下痢を起こし，その時期の脱水を契機にRRFの低下を認めたものである．その後，腹膜炎にも罹患しさらにRRFの急激な低下を認めている．腹膜炎の時期にはCAPD除水も減少し，それに伴い急激な透析効率の低下を認めたものである．とくに体格の良好な男性のCAPD患者では，RRFの低下に伴い透析不足となることはしばしば経験する．このような状態では，患者は体液量過剰となりやすい．また，透析不足からCrやBUNの上昇，さらにエリスロポイエチン（EPO）抵抗性の貧血の進行，栄養状態の低下をみる．

### 腎性貧血とEPO抵抗性
本邦ではEPO抵抗性の厳密な定義は規定されていないが，一般的にはHD患者で9,000 IU/週を，CAPD患者で6,000 IU/週を投与してもHtが25％を維持できない場合にいう．一方諸外国ではEPO抵抗性の定義としてNKF-K/DOQI（National kidney Foundation, Kidney Disease Outcomes Quality Initiative）[10]ではEPOを静注で450 IU/Kg/週，皮下注で300 IU/Kg/週を4～6月継続使用しても目標値のHtが達成できない場合，またEDTA（European Dialysis and Transplant Association）[11]では皮下注で300 IU/Kg/週を使用してもHtを達成できない場合としており，これらいずれと比較しても本邦の規定量は圧倒的に少ない[12]．EPO抵抗性の原因の多くは鉄欠乏によるものであるが，そのほかにも多くの原因が報告されている（表3）．重要なものとして，透析量の不足があげられる．腎不全患者では，さまざまな尿毒素が貯留し，これらが作用して骨髄における造血を妨げる．したがって透析条件をあげることでEPOの反応性が改善することも経験する．本症例では，鉄剤の投与も行っていたことか

表3 エリスロポイエチン抵抗性の原因

1. 鉄欠乏
2. 透析不足
3. 炎症：感染，膠原病等
4. 悪性腫瘍の合併
5. アルミニウムの蓄積
6. 二次性副甲状腺機能亢進症
7. 栄養不良：低蛋白，カルニチン不足など
8. ビタミン不足：B12，B6，葉酸など
9. 溶血，出血
10. 薬物の影響：インターフェロン，ステロイド，免疫抑制剤，ACE阻害薬，ARBなど
11. 妊娠
12. 脾機能亢進症

ら，貧血の原因は透析量の不足によるものと考え，CAPDにHDを併用した．その他注意する必要があるものに，薬剤によりEPO抵抗性をみる場合がある．EPO抵抗性をきたす薬剤でよく知られているものとしてインターフェロン[13]やステロイド，免疫抑制剤[14]などがある．そのほかにも日常透析患者によく使用されているものとして降圧剤であるアンジオテンシン変換酵素阻害薬（ACEI）やアンジオテンシン受容体拮抗薬（ARB）がある[15)16]．これらはアンジオテンシンが細胞増殖に作用し，EPOの骨髄での赤血球の産生，増殖にはアンジオテンシンIIが必要であるためといわれている[17]．

**問題 5**

長期CAPD患者における慢性の除水不良の原因の多くは腹膜機能劣化に伴うものである．また，EPSを予防するために除水不全が生じた時点においてCAPDを中止することが推奨されている[2]．

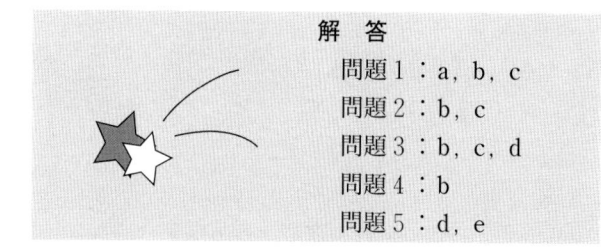

**解 答**
問題1：a, b, c
問題2：b, c
問題3：b, c, d
問題4：b
問題5：d, e

## レベルアップをめざす方へ

### PD＋HD併用療法（complement dialysis）

PDとHDを併用して行う透析療法．CAPD患者における残存腎機能や腹膜機能の低下に伴い透析不足となった患者に対してHDを週1～2回併用して行う透析方法[9)18]．一般にはCAPDをHDに併用する場合に用いるが，近年HD患者の体液量管理などを目的に，HDにPDを併用する場合もみられる．併用療法を行うことで，（1）透析不足が改善する，（2）体液量管理が容易となる，などの利点がみられる．そのほかに腹膜の休息が可能となり，（3）腹膜の機能維持に優れる，などの利点がいわれており，腹膜保護の目的で行う施設もある．ただし，腹膜劣化が進んだ状態で無理にCAPDを継続した場合にはEPSなどの発症リスクも高くなる可能性があり，PET試験を定期的に行うことで腹膜の状態を把握しておく必要がある．また保険上の問題点として，HDとPDの管理は同一施設で行う必要がある．

### 腹膜の状態をどのように把握するのか

現在のCAPD療法は，新しい透析液の使用やHDとの併用が可能となり，選択の幅が大きく広がっている．そのために，腹膜の機能が低下しても体液量のコントロールが可能となり，逆にCAPDを無理に継続してしまう場合がある．そのような状況下で，重要な点は，どのように腹膜の状態を把握してCAPDの中止を決定するかである．またこれは，長期CAPD患者のカテーテルをいつ抜去するかを決定するときにも重要な点である．その指標としていくつかのものが報告されているが，確立したものではない．とくに重要なことは，何らかの指標を基準として腹膜の変化を追跡することである．まず最も一般的に用いられているものに，腹膜平衡試験（peritoneal equilibration test：PET）がある[19]．PETを年に一回ないし二回行い，その変化を経時的に追跡することは重要である．とくにD/P Crが急激に上昇する症例は注意が必要である．また，D/P CrでHigh，とくに4時間値で0.9を超えた場合には中止を考慮する．その他の指標として，CA125が報告されている[20]．これも採取方法や時間によってかなり変化するので，変化を経時的に追跡することが重要である．CA125の低下は腹膜劣化の指標とされ，逆に洗浄することや酸性液から中性液への変更によって上昇することが報告されている．また，CAPD排液中の腹膜中皮細胞の形態で追跡することも有用であることが報告されている[21]．とくにEPSの症例では異型性の強い大形細胞が出現することが報告されており，350μm$^2$を中止の基準としている報告もある[22]．

もうひとつの重要なポイントは，除水の低下である．CAPDによる除水が低下した段階ではCAPDの中止を考慮する．では，何を指標に除水不全を定義すればよいのか．腹膜の除水能を見る基準として，1996年に野本ら[22]の報告したものは2.5％を一日4回（8L）使って500ml以下のものを除水不全と定義していた．近年PETがHighの状態でも除水が可能な多糖類による透析液が使用可能となり，除水不全の定義があいまいとなっている．そのために，最近ではModified PETにより4.5％の透析液

2Lを用いた場合に400ml以下の除水量しか得られない場合に除水不全と定義する．

● 文　　献 ●

1) Nakamoto H, Kawaguchi Y, Suzuki1 H：Encapsulating peritoneal sclerosis (EPS) in patients undergoing CAPD in Japan. Adv Perit Dial 18：119-123, 2002.
2) 野本保夫，川口良人，酒井信治，ほか：硬化性被嚢性腹膜炎症（sclerosing encapsulating peritonitis, SEP）診断・治療指針（案）-1997年における改訂-．透析会誌 31：303-311, 1998.
3) Nakamoto H, Takane H, Sugahara S, et al：Longitudinal changes of peritoneal function calculated by PDC test in patient after long-term CAPD. Adv Perit Dial 19：97-102, 2003.
4) Yamamoto H, Nakayama M, yamamoto R, et al：Fifteen cases of encapsulating peritoneal sclerosis related to peritoneal dialysis：a single-center experience in Japan. Adv Perit Dial 18：135-138, 2002.
5) Kawanishi H：Surgical treatment for encapsulating peritoneal sclerosis. Adv Perit Dial 18：139-143, 2002.
6) Nolph KD, Popovich RP, Moncrief JW：Theoretical and practical implications of continuous ambulatory peritoneal dialysis. Nephron 21：117-122, 1978.
7) Kim YL, Do J, Park SH, et al：Low glucose degradation products dialysis solution modulates the levels of surrogate markers of peritoneal inflammation, integrity, and angiogenesis：preliminary report. Nephron (Carlton) 8 (Suppl 2)：S28-S32, 2003.
8) Lage C, Pischetsrieder M, Aufricht C, et al：First in vitro and in vivo experiences with Stay-Safe Balance, a pH-neutral solution in a dual-chambered bag. Perit Dial Int 20 (Suppl 5)：S28-S32, 2000.
9) Fukui H, Hara S, Hashimoto Y, et al：Review of combination of peritoneal dialysis and hemodialysis as a modality of treatment for end-stage renal disease. Ther Apher Dial 8：56-61, 2004.
10) National Kidney Foundation. Kidney Disease Outcomes Quality Intiative, 2000 Update. Am J Kidney Dis 37 (Suppl 1)：S183-S238, 2001.
11) European Best Practice Guideline for The Management of Anemia in Patients with Chronic Renal Failure. Nephrol Dial Transplant 14 (suppl 5)：1-50, 1999.
12) 椎崎和弘，秋澤忠男：低反応例-対策の現状．腎と透析 51：173-177, 2001.
13) Pang Q, Fagerlie S, Christianson TA, et al：The Fanconi anemia protein FANCC binds to and facilitates the activation of STAT1 by gamma interferon and hematopoietic growth factors. Mol Cell Biol 20：4724-4735, 2000.
14) Feinstein S, Becker-Cohen R, Algur N, et al：Erythropoietin deficiency causes anemia in nephrotic children with normal kidney function. Am J Kidney Dis 37：736-742, 2001.
15) Hirakata H, Onoyama K, Iseki K, et al：Worsening of anemia induced by long-term use of captopril in hemodialysis patients. Am J Nephrol 4：355-360, 1984.
16) 宮川政昭：ロサルタンによる維持血液透析患者における赤血球減少．血圧 9：952-955, 1999.
17) Cole J, Ertoy D, Lin H, et al：Lack of angiotensin II-facilitated erythropoiesis causes anemia in angiotensin-converting enzyme-deficient mice. J Clin Invest 106：1391-1398, 2000.
18) Y Kanno, H Suzuki, H Nakamoto, et al：Once-weekly hemodialysis helps continuous ambulatory peritoneal dialysis patients who have insufficient solute removal. Adv Perit Dial 19：143-147, 2003.
19) Twardowski ZJ：Clinical value of standardized equilibration tests in CAPD patients. Blood Purif 7：95-108, 1989.
20) 森石みさき，川西秀樹，川合徹，ほか：中性腹膜透析液による腹膜への影響．腹膜透析2002（太田和夫監修），pp169-172，東京，東京医学社，2002.
21) Yamamoto T, Izumotani T, Otoshi T, et al：Morphological studies of mesothelial cells in CAPD effluent and their clinical significance. Am J Kidney Dis 32：946-952, 1998.
22) 山本忠司，大年辰幸，出雲谷剛，ほか：排液中皮細胞面積によるCAPD中止基準．腹膜透析2002（太田和夫監修），pp334-337，東京，東京医学社，2002.
23) 石崎允監／今井裕一編：CAPD実践マニュアル．医学書院，2000.

[中元　秀友]

疾患 36. 腎移植後の腎機能低下　生体肝移植8年目に血清クレアチニン上昇を認めた症例の鑑別診断は？

# 疾患 36

## 腎移植後の腎機能低下　生体肝移植8年目に血清クレアチニン上昇を認めた症例の鑑別診断は？

## 問題編

### 症例と設問

症　例：35歳，男性
主　訴：下肢浮腫
家族歴：特記になし
既往歴：22歳時に虫垂切除術
現病歴：17歳時，学校検診で蛋白尿と血尿を指摘された．精査のため近医を受診したところ，血清クレアチニン 1.4mg/dL，尿蛋白 1.3g/日，尿沈渣赤血球 15/hpfであり，腎生検を勧められ入院した．腎生検診断はIgA腎症（比較的予後不良群）であった．副腎皮質ステロイド薬による治療を受けたが，25歳時，血清クレアチニン 8.9mg/dLと上昇し，食欲不振などの尿毒症症状も出現したために血液透析に導入された．27歳時，母親をドナーとする生体腎移植術を受けた．免疫抑制薬は，シクロスポリン，メチルプレドニゾロン，ミゾリビンが使用された．移植後の血清クレアチニン値は1.6mg/dl，尿蛋白量は0.1g/日，尿沈渣赤血球0/hpfであり経過は良好であった．移植後8年目の35歳時，約10カ月の間にクレアチニン値が2.0mg/dlまで上昇し，尿蛋白量が1.5g/日，尿沈渣赤血球1/hpfと増加傾向を示した．再び入院して腎生検を受けることとなった．
身体所見：体温 36.5℃，血圧 142/88mmHg，脈拍82/分，胸部異常なし．腹部，右下腹部に移植手術痕あり．圧痛なし．下肢，脛骨前面に軽度の浮腫あり．

**問題1**　移植腎の腎機能障害の原因を鑑別するのに必要な検査を2つ選べ．
　a．HLAタイピング
　b．CRP
　c．血中シクロスポリントラフ値
　d．血清IgA値
　e．尿中β2ミクログロブリン

＜入院時検査所見＞
血液検査：WBC 7,200/μl，RBC 335万，Hb 11g/dL，Ht 34％，血小板 20万/μl
生化学検査：TP 6.2g/dl，Alb 3.8g/dl，BUN 32mg/dl，Cre 2.0mg/dl，Na 148mEq/l，K 4.5mEq/l，Cl 109mEq/l，Ca 8.8mg/dl，P 5.8mg/dl，空腹時血糖 108mg/dl，HbA1c 5.7％，
尿検査：尿蛋白（2＋），尿糖（−），尿沈渣赤血球 4/hpf，蛋白尿 1.5g/日，尿糖 0.2g/日，
腎機能検査：クレアチニンクリアランス 38ml/min
腎形態：エコーにて，軽度の腎盂拡張が認められる．
　腎生検を施行したところ，図1のような所見であった．蛍光抗体法では，IgG，IgMがメサンギウム領域に沈着していた．

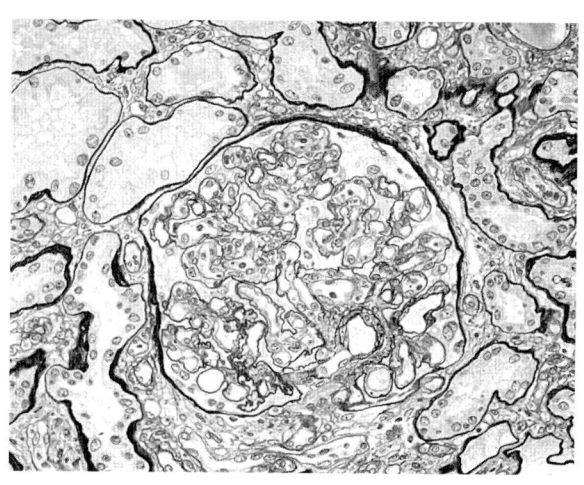

図 1

## 問題2 腎生検の光顕所見から，最も考えられる疾患はどれか．
a. allograft（transplant）glomerulitis
b. allograft（transplant）glomerulopathy
c. 再発性IgA腎症
d. 膜性増殖性糸球体腎炎
e. 糖尿病性腎症

## 問題3 治療として妥当なものはどれか1つ選べ．
a. シクロスポリンの減量
b. メチルプレドニゾロンパルス療法
c. 副腎皮質ステロイド薬の減量
d. 代謝拮抗薬の変更（ミコフェノール酸モフェチル）
e. 血漿交換の施行

# 解説編

## 腎移植後の腎機能低下と尿検査異常

移植後の腎機能低下を発見したとき，鑑別すべき疾患・病態は表1のごとく多数ある．単一の要因でなく，複数の要因が複合的に関与することもしばしばある．慢性拒絶反応に急性拒絶反応が合併することさえもある．最近では，単純に慢性拒絶反応のみが慢性期の移植腎機能障害に関与しているのではないという考え方から，慢性拒絶反応といわずに慢性移植腎症（chronic allograft nephropathy）という用語が使用される[1]．これは，免疫学的機序と非免疫学的機序が複合的に移植腎の障害を惹起し，腎機能低下をまねいているとする概念である．免疫学的，非免疫学的機序のそれぞれには，表2に示すごとく多種多様な要因があげられる．

### 表1 移植後腎機能低下の原因
- 拒絶反応
  - 超急性拒絶反応
  - 促進型急性拒絶反応
  - 急性拒絶反応
  - 慢性拒絶反応
- 移植後糸球体腎炎・間質性腎炎
  - 再発性腎炎
  - de novo 腎炎
  - 持ち込み腎炎
- 薬剤腎毒性
  - カルシニューリン阻害薬
  - 抗生物質
  - 抗ウイルス薬
  - 抗真菌薬
  - 非ステロイド系消炎鎮痛薬
- 腎・泌尿器科感染症
  - 一般細菌感染 ▶腎盂腎炎，腎周囲炎
  - ウイルス感染 ▶サイトメガロウイルス感染
              ▶アデノウイルス感染
              ▶BKウイルス感染
- 血流異常
  - 腎動脈狭窄症
  - 腎動脈血栓症
- 泌尿器科的合併症
  - 水腎症
  - 腎・尿路結石
  - 腎動脈狭窄
- 非特異的病因
  - 脱水
  - 発熱
  - 血圧上昇，血圧低下
  - 高血糖

### 表2 慢性移植腎症（CAN）に関与する因子
| 免疫学的機序 | 非免疫学的機序 |
|---|---|
| 急性拒絶反応 | 糸球体過剰濾過 |
| 慢性拒絶反応 | 腎血流量 |
| 細胞性拒絶 | 高血圧 |
| 液性拒絶 | 栄養状態 |
| 免疫抑制薬 | 高脂血症 |
| HLAミスマッチ | 高尿酸血症 |
| ABO不適合 | 耐糖能異常 |
| | 再発性腎炎 |
| | 薬剤副作用 |
| | 加齢 |

## 1．Banff分類
急性あるいは慢性拒絶反応の傷害度の国際的分類として，Banff分類が使用されている．腎臓以外の移植臓器にもBanff分類はある．移植腎のBanff分類は，1997年に発表されているものが最新版で[2]，急性拒絶反応の組織型は，borderline changes, Ia, Ib, IIa, IIb, IIIの6段階に分けられている．Ibまでは細胞性拒絶反応が主体の病変であり，IIa以上は液性抗体による血管性拒絶反応が認められる病変を示している．慢性拒絶反応の傷害度は，grade IからIIIまでの3段階に分けられている．主に間質の線維化と尿細管萎縮の拡がりで評価される．Allograft（transplant）glomerulopathyは，慢性拒絶反応のひとつで，最も障害度の強い糸球体で評価して，糸球体係蹄の二重化の拡がりからcg 0からcg 4までの4段階に評価される．

## 2．治療と予後
本邦で使用されている現在の基本的な免疫抑制療法

は，カルシニューリン阻害薬（シクロスポリンあるいはタクロリムス），副腎皮質ステロイド薬，代謝拮抗薬の併用である．近年では，モノクロナルIL2リセプター抗体を併用することで，さらに免疫抑制力が強化されている．これらの組み合わせにより，移植後の急性拒絶反応発症率は10～20％程度にまで抑えられている．カルシニューリン阻害薬とモノクロナルIL2リセプター抗体によりT細胞機能が抑制され，細胞性拒絶は強力に抑制されていると考えられる．

液性拒絶に対する治療法は，急性と慢性拒絶反応において異なる．とくに，臨床的に急性拒絶反応のなかで液性拒絶が認められる場合は，ステロイド薬パルス療法，血漿交換療法，免疫グロブリン大量療法，モノクロナル抗OKT3抗体，モノクロナル抗CD20抗体の使用などが適応となるが，臨床的に慢性拒絶反応のなかに液性拒絶があると確認された場合は，どのような治療法をとるべきか，確立したものがないのが現状である．とはいえ，一般的には，代謝拮抗薬を中心としたB細胞免疫抑制を一時的に強化する必要はあると考えられる．

## 問題の解説と解答

### 問題 1

移植腎機能の低下があった場合，拒絶反応，移植後腎炎，薬剤腎毒性，感染症，血流異常，泌尿器科的疾患などを鑑別する必要がある（表1）．したがって，炎症反応（CRP）と血中シクロスポリントラフ値が有用である．HLAタイピングは，移植前に施行する検査である．血清IgA値は鑑別診断の参考にはなるが，この症例は原疾患がIgA腎症であり，この段階で測定しても移植腎機能障害の鑑別に役立つとは考えられない．尿中β2ミクログロブリンの測定は，腎機能低下があると普遍的に増加することから，上記の5つの病態の鑑別には必ずしも役立たない．

### 問題 2

この症例は，10カ月の間に，徐々にクレアチニンの上昇と尿蛋白量，血尿が増加していることから，まず糸球体障害が考えられる．移植腎の場合，尿蛋白量の増加があり1g/日を超えている場合は，大別して，再発あるいはde novo糸球体腎炎，allograft（transplant）glomerulitisあるいはallograft（transplant）glomerulopathy，糸球体肥大あるいは糸球体過剰ろ過による蛋白尿である可能性がある．間質領域を主体とした急性拒絶反応あるいは慢性拒絶反応のみでは，1g/日以上の尿蛋白量を認めることはまれである．

腎生検所見では，メサンギウム領域の拡大と糸球体係蹄の二重化が全節性に認められる．これは，慢性拒絶反応の所見であるallograft glomerulopathyの典型的所見でcg 4に相当する[3]．膜性増殖性糸球体腎炎にも類似しているが，C3の沈着が認められなかった点が合致しない．Allograft glomerulitisは管内増殖性変化を示すのが特徴である．

### 問題 3

Allograft glomerulopathyの正確な発症機序は現在のところ不明である．しかし，抗ドナー抗体による液性拒絶が関与しているという推測もある．したがって，免疫抑制療法を強化することが原則として必要である．設問のなかでは，液性拒絶反応をも抑制するという配慮で，ミコフェノール酸への変更が望ましいと思われる[4]．この時点での，血漿交換に関しての効果はあまりないものと思われる．

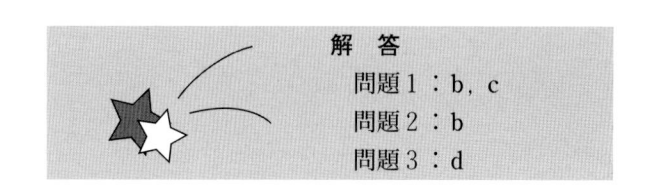

```
解　答
問題1：b，c
問題2：b
問題3：d
```

## レベルアップをめざす方へ

### 傍尿細管毛細血管（PTC）へのC4dの沈着

移植腎にみられる拒絶反応が，細胞性免疫が主体であるか，液性免疫が主体であるか，両者を鑑別することは予後をうらなううえでも重要である．腎内の動脈炎が存在すれば，液性免疫による拒絶反応が起こっていると判断される．しかし，抗ドナー抗体が存在しても，病理学的に血管炎所見がない症例もある．最近では，抗ドナー抗体の検出法が進歩し，リンパ球クロスマッチ試験のみではなく，FACSを利用した鋭敏な方法まで利用されるようになり検出率が向上している．組織学的な液性拒絶の確認法として，最近では，補体C4dの沈着を確認することが推奨されている．C4dは，正常腎でも糸球体内の沈着は認められるが，PTCには確認されない．ところが，液性拒絶反応が起こっている症例では，PTC

にC4dの沈着が広範に認められる[5]．この結果が，治療法の選択にも利用されている．

●文　献●

1) Nankivell BJ, Borrows RJ, Fung CL, et al：The natural history of chronic allograft nephropathy. N Engl J Med 349：2326-2333, 2003.
2) Racusen LC, Solez K, Colvin RB, et al：The Banff 97 working classification of renal allograft pathology. Kidney Int 55：713-723, 1999.
3) Ivanyi B：Transplant capillaropathy and transplant glomerulopathy：ultrastructural markers of chronic renal allograft rejection. Nephrol Dial Transplant 18：655-660, 2003.
4) Henne T, Latta K, Strehlau J, et al：Mycophenolate mofetil-induced reversal of glomerular filtration loss in children with chronic allograft nephropathy. Transplantation 76：1326-1330, 2003.
5) Abe M, Sawada T, Horita S, et al：C4d deposition in peritubular capillary and alloantibody in the allografted kidney suffering severe acute rejection. Clin Transplant 17（Suppl 10）：14-19, 2003.

［西　慎　一／下条　文武］

# 疾患 37 末期腎不全医療の生命倫理学的問題に正しい対応ができますか？

## 問 題 編

### 症例と設問

症　例：66歳，男性
主　訴：全身倦怠感，悪心，食欲不振，労作時息切れ
家族歴：とくになし
既往歴：52歳時に糖尿病，65歳時に糖尿病性増殖性網膜症を指摘
現病歴：糖尿病性腎症（腎不全期）にて近医に通院加療していたが，腎機能が悪化したため，当院を紹介受診した．受診時すでに厚生省（現厚生労働省）透析療法基準検討委員会の基準（案）（表1）を満たしており（80点），透析療法導入についてのインフォームド・コンセントを行ったが，患者は導入を拒否した．

身体所見：体温 36.4℃，血圧 150/90mmHg，脈拍 80/分，意識清明，眼瞼結膜貧血あり，外頸静脈怒張あり，心音　IV音聴取，呼吸音　湿性ラ音聴取，腹部　平坦軟，肝腎脾　触知せず，下腿浮腫あり
尿検査：蛋白（3＋），潜血（2＋），糖（2＋）
血液検査：WBC 5,400/$\mu$l，RBC 322万，Hb 7.5g/dl，Ht 25.6%，血小板 25万/$\mu$l
生化学検査：BUN 94mg/dl，Cr 8.6mg/dl，Na

**表1　厚生省透析療法基準検討委員会の基準（案）−1993年−**

下記のⅠ，Ⅱ，Ⅲ項のうち2項目以上が存在し，合計60点以上の場合を透析療法適応の基準とする．

**Ⅰ．末期腎不全に基づく臨床症状（下記1〜7のうち2項目以上が存在する）**
1. 体液貯留（全身性浮腫，高度の低蛋白血症，肺水腫，胸水，腹水など）
2. 体液異常（管理不能の電解質・酸塩基平衡異常など）
3. 消化器症状（悪心，嘔吐，食思不振，下痢など）
4. 循環器症状（重症高血圧，心不全，心包炎など）
5. 神経症状（中枢・末梢神経障害，精神障害など）
6. 血液異常（高度の貧血，出血傾向など）
7. 視力障害（糖尿病性増殖性網膜症）

これら1〜7小項目のうち3個以上のものを高度（30点），2個を中等度（20点），1個を軽度（10点）とする．

**Ⅱ．腎機能障害**
持続的に血清クレアチニン濃度が8mg/dl以上（あるいはクレアチニンクリアランス10ml/分未満）を示す場合．
点数はこの条件を満たす場合30点，血清クレアチニン濃度5〜8未満（クレアチニンクリアランス10〜20ml/分未満）の場合20点，3〜5（20〜30未満）の場合10点とする．

**Ⅲ．日常生活障害**
尿毒症状のため起床できないものを高度（30点），日常生活が著しく制限されるものを中等度（20点），通勤，通学あるいは家庭内労働が困難となった場合を軽度（10点）とする．

さらに10歳以下または60歳以上の高齢者，糖尿病，膠原病，動脈硬化疾患など全身性血管合併症の存在する場合については10点を加算する．また，小児においては血清クレアチニン濃度を用いないでクレアチニンクリアランス値を用いる．

134 mEq/l, K 5.1 mEq/l, BS 220 mg/dl, HbA1c 7.5％
動脈血ガス分析検査（room air）：pH 7.34, $PaO_2$ 86 Torr, $PaCO_2$ 36 Torr, $HCO_3^-$ 22.0 mEq/l, $SaO_2$ 97％
胸部レントゲン検査：ごく軽度の肺うっ血，少量の右胸水貯留，心胸比 51.8％
腎エコー検査：軽度萎縮，皮髄境界不鮮明

**問題1** 本症例に対する対応で，最も不適切なものを1つ選べ．
 a．患者を精神科医に受診させる．
 b．患者の自己決定について家族に連絡する．
 c．患者にセカンド・オピニオンを勧める．
 d．患者の自己決定を尊重した対応を考慮する．
 e．透析導入拒否書に署名してもらう．

症状の増悪は認めなかったが，家族と担当医が患者を説得し，透析療法導入を受け入れ，入院した．

＜入院時検査所見＞
血液検査：WBC 4,800/μl, RBC 274万，Hb 6.1g/dl, Ht 21.6％，血小板 27万/μl
生化学検査：TP 6.2g/dl, Alb 3.4g/dl, BUN 118mg/dl, Cr 9.8mg/dl, UA 9.4mg/dl, Na 132mEq/l, K 5.8mEq/l, Cl 118mEq/l, Ca 8.4mg/dl, P 7.8mg/dl, CRP 0.2mg/dl
便潜血検査：陰性

**問題2** 本症例に対する治療で，妥当なものを2つ選べ．
 a．輸血
 b．アルブミン製剤
 c．尿酸排泄促進薬
 d．カリウム交換イオン樹脂
 e．リン結合薬

**問題3** 透析療法選択時の腹膜透析についてのインフォームド・コンセントで最も不適切なものを1つ選べ．
 a．quality of life が向上する透析方法である．
 b．カリウムの摂取制限がほとんどない．
 c．残存腎機能が比較的長期間維持できる透析方法である．
 d．合併症として腹膜炎があり，発症すると排液が混濁し，腹痛や発熱などの症状が出現する．
 e．合併症として被嚢性腹膜硬化症があり，腸閉塞となる．

患者は血液透析を選択した．導入5年後，胸部レントゲン写真に異常影を認め，肝臓癌の肺転移と診断し，患者・家族に余命6カ月と告知した．患者は日本尊厳死協会に入会し，担当医にリヴィング・ウィルをみせ，終末期には血液透析を中止するように申し出た．

**問題4（a）** 5カ月後に呼吸困難が増強し，入院した．血液透析中の血圧は安定していたが，肺転移の増悪を認め，患者と家族は血液透析だけではなく一切の延命治療を拒否し，薬物による安楽死を強く希望した．本症例に対する対応で，最も妥当なものを一つ選べ．
 a．透析を中止する
 b．透析を継続する
 c．消極的安楽死を行う
 d．積極的安楽死を行う
 e．延命治療を行う

**問題4（b）** 5カ月後に昏睡となり，入院した．脳転移を認めたが，血液透析中の血圧は安定していた．本症例に対する対応で，最も妥当なものを2つ選べ．
 a．患者の自己決定を尊重し，家族の考えを聞かずに透析を中止する．
 b．家族のキーパーソンが透析中止を申し出ても，透析を継続する．
 c．家族のキーパーソンが透析継続を申し出た場合，透析を継続する．
 d．家族のキーパーソンが透析中止を申し出た場合，透析を中止する．
 e．家族のキーパーソンが透析継続を申し出ても，透析を中止する．

## 解説編

### 臨床倫理学

生命医学と医療技術の発達がもたらした社会的倫理問題を学際的に考察する応用倫理学として定義される生命倫理学（バイオエシックス）の一分野であり，臨床現場における倫理的問題を解決することを主目的とし，患者診療で直面する倫理的問題を同定・分析・解決し，医療従事者・医学生に対する倫理学教育・臨床研究などを扱う，つまり，臨床現場での倫理的問題を考察する分野である[1]．

### 透析療法導入基準

現在，日本で受け入れられている透析療法導入基準を表1に示す[2]．尿毒症に関する臨床症状，腎機能，日常生活の障害度の三点から点数をつけ，客観的に導入の適正（60点以上）を評価するものである．高年齢・痴呆・統合失調症などの理由で生命維持に必要な透析療法の導入を拒否した医師は，患者が死亡し，家族が訴えた場合には殺人罪で起訴され，有罪になる．

### 終末期医療の現状

終末期医療では，人間としての尊厳を保ちながら治療やケアを行うことが最も重要であり，米国では，患者の自己決定を尊重し，事前指定書による尊厳死が法的に認められ，患者の希望に沿った質の高い終末期医療が行われている．事前指定書とは，自分が末期になったときに備えて，知的判断能力がある間に，自分の意思を表明した書類であり，自己決定を尊重した治療・ケアを受けるための生前の遺言である．尊厳死とは，不治で末期の患者が，延命治療の自己決定を行い，患者本人が考える人間としての尊厳を保ちつつ，死を迎えることであり，無意味な延命により，患者の尊厳が損なわれるのを避け，個人の死生観を尊重している．日本では，国民の事前指定書と尊厳死への関心は深まりつつあり，終末期に自分の意思を尊重した治療を行ってもらいたいと希望する国民が増加してきているが，これらは法制化されていない．事前指定書に基づき延命療法を行わずに，尊厳死を実行した医師は，刑法に抵触し，処罰される可能性があり，早急に日本人の考え方に合う質の高い終末期医療を確立しなければならない[3]．

### 問題の解説と解答

#### 問題 1

透析療法導入の適応であるが，緊急に導入しなければならない状態ではない．担当医が透析療法を導入しない場合の転帰をよく説明し，患者を説得することは当然であるが，まず，今後の対応を考えるうえで，患者が正常な精神状態で透析療法導入を拒否しているのかを知ることが重要であり，同意が得られれば精神科医などを受診させて，うつ病などの精神疾患の有無を確認する．次に，家族に精神状態も含めて，現在の状態について連絡し，家族からも透析療法導入を説得してもらう．セカンド・オピニオンは現時点ではあまり整備されていないが，患者・家族にセカンド・オピニオンについて説明する義務があり，希望すれば，ほかの専門医師を受診させる必要がある．患者の自己決定を尊重しなければならないが，日本では法律上尊厳死を実行してはいけないので，患者の自己決定を熟慮したうえで，患者・家族ともよく話し合い，その状況のなかで法にふれない範囲で最善の対応をとることが重要である．

上記の対応を行っても，患者が透析導入を拒否した場合には，今までの経過をカルテに詳細に記録し，患者・家族から透析導入拒否書への同意の署名をもらわなければならない．現時点で，いきなり透析導入拒否書に署名をさせるのは，早急すぎ，倫理上問題である．

#### 問題 2

進行性の貧血を認めるが，症状の増悪はなく，消化管出血も否定できるので，肝炎やエイズ感染の危険がある輸血を急いで行う必要性は倫理上少ない．透析療法導入やエリスロポエチン製剤の増量などにより，貧血は改善する可能性もあるが，低球性低色素性貧血のため，鉄剤補充により貧血が改善する可能性が高いので，Hbが7g/dl以下であるが輸血を積極的に行う理由はない．また，アルブミン製剤も積極的に使用する理由もなく，倫理上も使用は控えるべきである．高尿酸血症は，残存腎機能を悪化させたり，心筋梗塞などの危険因子でもあるため，治療する必要があるが，腎不全患者には尿酸合成抑制薬を使用する．高カリウム血症と高リン血症は食事療法で改善する可能性がある

が，カリウム交換イオン樹脂とリン結合薬の投与はインフォームド・コンセントを得ていれば倫理上問題がなく，透析療法導入後のデータをみながら投薬内容を変更する．なお，輸血とアルブミン製剤を使用する場合には，同意書が必要なことはいうまでもない．

### 問題 3

被囊性腹膜硬化症（encapsulating peritoneal sclerosis：EPS）は，びまん性に肥厚した腹膜の広範囲な癒着により，持続的・間欠的・反復性にイレウス症状を呈する症候群であり，腹膜透析患者において，EPSは致命的かつ重大な合併症である．発症要因としては酸性透析液の使用，透析期間，腹膜炎の既往などが考えられている．EPSに対する治療法は，血液透析に移行し，原則として，絶食・高カロリー輸液管理を行ったうえで，薬物療法として免疫抑制薬（副腎皮質ステロイド薬など），外科的療法としては癒着剥離術が行われ，腹腔内洗浄の有効性も報告されているが，不幸な転帰をとることも少なくはない．現在のところ，EPS発症を予防するための治療法や指標は確立されていないうえ，腹膜透析から血液透析移行後にもEPSが発症することがあるため，EPSが発症すると腸閉塞症状を呈するだけの安易な説明だけではなく，すべてを説明しなければならない．

### 問題 4 (a)

判断能力があり，意思表示ができる患者の延命治療に関する判断である．まず，看護師も含めた医療チームのなかで，治療・ケア方針について話し合うことが重要である．リヴィング・ウィルとは事前指定書のことである．患者に適切な判断能力があり，すべての情報を理解したうえで，自らの価値観に基づいた決定は，他者に害を与えない限り，最大限に尊重されるべきであるが，患者・家族は日本で法的に認められていない尊厳死や安楽死を求めている．患者の理性的で安定した希望に反してまたは無視して行われる医療行為は正当化されず，治療の拒否や中断は倫理的に許容される自殺と考えることができ，あらゆる努力が行われたうえで，なおかつ，ほかの手段が残されていない場合は，患者の自殺は尊厳ある死として受け入れられるべきであろう[4]．医師が自らの個人的・職業的・宗教的な良心に従って，家族の同意のもとで患者を死に至らしめたとしても，その行為は倫理的に許容されるであろう．しかし，安楽死については，地方裁判所の判決（後述）はあるが最高裁判所の判決はなく，医療現場で医師によって行われることを前提とした安楽死に関する法的取り決めは存在せず，安楽死は絶対に行ってはいけない．以上の理由により，筆者は，透析中止を決断するであろう．

### 問題 4 (b)

意思表示ができなくなった患者の延命治療に関する判断である．このような状況下では，日本においては患者の自己決定よりも家族の意向が重要視される傾向が強い．自己決定を尊重することは大切であるが，医師には患者の死を決定する権利はなく，家族の考えを聞かずに透析療法を中止してはいけない．家族の意向により，やむを得ず透析療法を中止する場合には，キーパーソンだけではなく家族全員の同意がないとのちに殺人罪で起訴される可能性がある．家族が透析療法中止を申し出た場合に，透析療法を継続することについての法的問題はないが，家族との間にトラブルが生じる可能性があり，家族の意向を尊重する病院への転院なども考慮する必要がある[5]．

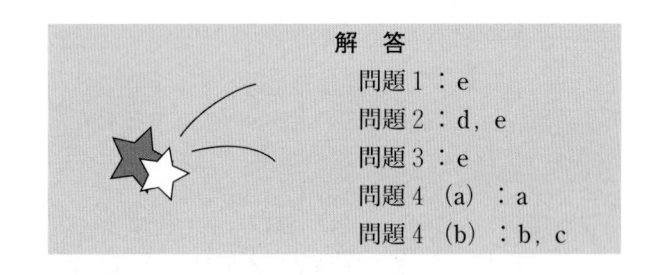

---

**解　答**
問題1：e
問題2：d, e
問題3：e
問題4 (a)：a
問題4 (b)：b, c

---

## レベルアップをめざす方へ

### 透析療法導入

基準を作成したときには，エリスロポエチン製剤が保存期腎不全では使用できなかったため，貧血の項目についてはエリスロポエチン製剤の反応性が低下した腎性貧血と解釈する必要がある．また，この基準を順守することも大切であるが，透析療法導入は患者および家族の生活に与える影響も大きく，個々の事情に応じた導入時期の決定もやむを得ないこともあり，早すぎる導入はいけないが，学生や就労者においては，休みに応じた早期導入や晩期導入もインフォームド・コンセントを得たうえで考慮する必要がある．

**エホバの証人医療過誤事件**

エホバの証人とは，聖書の教えを忠実に守ることを教義としているキリスト教系の宗派の人達であり，聖書のなかにある「血を避けるように」との教えを守り，輸血を受け入れない．1990年，エホバの証人が無血手術を希望し，その際，手術中，輸血をしないことによっていかなる結果が生じても病院や医師に対して一切の責任を追及しない旨の免責証書を提出し，医師はこのことに同意して手術は施行された．術後，安全性の面から輸血が行われたが，本人および家族に輸血の施行についての説明はなかった．1993年，無断輸血は違法であり，信仰心を深く傷つけられたとして，損害賠償請求の裁判を起こし，2000年，最高裁判所の判決が下された（表2）．患者の人格権としての自己決定権が，本邦において法律的に確立，つまり，自己決定権を憲法上の権利である人格権に由来すると位置づけた．

**表2 エホバの証人医療過誤事件（2000年の最高裁判所判決）**

| |
|---|
| I. 患者が輸血を受けることは自己の宗教上の信念に反するとして，輸血を伴う医療行為を拒否するとの明確な意志を有している場合，このような意志決定をする権利は，人格権の一内容として尊重されなければならない． |
| II. 輸血を伴わない手術を受けることができると期待して入院した場合には，医師は手術の際に輸血以外には救命手段がない事態に至ったときには輸血するとの方針を説明したうえで本件手術を受けるか否かを患者本人の意志決定にゆだねるべきであった． |
| III. そのような説明を怠ったことにより，輸血を伴う可能性のあった本件手術を受けるか否かについて患者の意志決定する権利を奪ったのは，同人の人格権を侵害したものである． |

**安楽死**

1962年に名古屋高等裁判所判決で安楽死の6要件が示され，1995年，横浜地方裁判所判決で，その6要件の一部を変更し，医師による積極的安楽死の4要件が示された（表3）．尊厳死が法的に認められていない日本で，裁判所が安楽死という言葉を使用したため，その解釈を誤った医師がおり，大混乱をまねく安楽死という言葉の使用は見直すべきである[6]．医師には，どんな状況下であろうとも患者を安楽死させる権利はなく，判決で認めた要件があれば，患者を安楽死させてもよいと考える医師が生まれたら危険であり，最高裁判所の正しい判断を期待する．

**表3 医師による積極的安楽死の4要件（1995年の地方裁判所判決）**

| |
|---|
| I. 耐えがたい肉体的苦痛があること |
| II. 死が避けられずその死期が迫っていること |
| III. 肉体的苦痛を除去・緩和するために方法を尽くし，ほかに代替手段がないこと |
| IV. 生命の短縮を承諾する患者の明示の意志表示があること |

● 文　献 ●

1）浅井 篤：臨床倫理学総論．臨床倫理学入門（福井次矢，浅井篤，大西基喜編集），pp1-16，東京，医学書院，2003.
2）川口良人：慢性透析療法の導入．臨牀透析 20：19-27, 2004.
3）岡田一義：本邦における終末期医療のあり方．腎と透析 55：815-818, 2003.
4）浅井 篤：終末期医療についての倫理的検討．臨床倫理学入門（福井次矢，浅井篤，大西基喜編集），pp188-229，東京，医学書院，2003.
5）岡田一義，ほか：透析医への意識調査：維持血液透析患者の悪性腫瘍終末期における透析中止について．透析会誌 36：1315-1326, 2003.
6）岡田一義：大混乱を招く「安楽死」の判例．臨牀透析 19：1293-1294, 2003.

［岡田　一義］

# 索　　引

## 和文索引

ア
アクアポリン　139
アザチオプリン　44
アシデミア　39
アニオンギャップ(AG)　37
アミロイドーシス　184
　AA型　184
　AL型　　184
アミロイド腎症　13
アルカレミア　37,39
アルドステロン　110
アルポート症候群　216
アンギオテンシンII　194
アンギオテンシン受容体拮抗薬　193, 203
アンギオテンシン変換酵素阻害薬　192, 203
悪性高血圧　192
悪性新生物　167
安楽死　241
イ
1型RTA　113
イヌリンクリアランス　14
インスリン-グルコース療法　95
インターフェロン　170
インフォームド・コンセント　67
遺伝形式　216
遺伝性腎疾患　216
ウ
ウレミックトキシン　31
運動後急性腎不全　75
運動神経伝達速度　88
エ
エネルギー補給食品　50
エリスロポイエチン抵抗性　230
遠位型RTA（1型RTA）　113
遠位部曲尿細管　102
オ
横隔膜交通症　227,229
横紋筋融解　79
カ
下垂体後葉　139
解離性大動脈瘤　117
粥状硬化症　117
感染症　175
甘草　110
管内増殖性糸球体腎炎　25,146
間質性腎炎　83,84,220
期待効用値理論　8
キ
ギテルマン症候群　102
偽性アルドステロン症　110
急性血流浄化法　52
急性糸球体腎炎　145,163
急性腎不全　78,83,220
急性腎盂腎炎　220
急性尿細管壊死　78
急速進行性糸球体腎炎　153
急速進行性腎炎症候群　149
強皮症　192
近位型RTA（2型RTA）　113
ク
クリアランスの概念　14
クリオフィルトレーション　170
クリオブロブリン　170,171
グリチルリチン　110
クレアチニンクリアランス　15
クロオグロブリン血管性糸球体腎炎　27
ケ
経皮経管的腎動脈拡張術(PTRA)　121
経皮的腎生検　18
蛍光抗体法　18
結節性多発動脈炎　154
血液浄化器　57
血小板減少　189
血栓　200
血栓症　175
血栓性血小板減少性紫斑病(TTP)　188
血尿　10
血流造影　56
血漿交換　150
血漿交換療法　189
血漿浸透圧　137
献腎移植　61
顕微鏡的多発血管炎　26,153
コ
コミュニケーション　9
呼吸性アシドーシス　37,143
呼吸性アルカローシス　37
光学顕微鏡　21
口蓋扁桃　164
抗$\beta_2$GPI抗体　200
抗dsDNA抗体　200
抗GBM抗体　23
抗ssDNA抗体　200
抗糸球体基底膜抗体　149
抗利尿ホルモン(ADH)　124
高カリウム血症　33, 94
高カロリー輸液　142
高血圧症　29, 110, 211
高脂血症　30
高ナトリウム血症　33, 137
高リン血症　98
サ
サイアザイド利尿薬　102
挫滅症候群　79
残存腎機能(RRF)　226
シ
シェーグレン症候群　114
シクロスポリン　233
シクロスポリンA　46
シクロホスファミド　44
糸球体過剰濾過　29, 50
糸球体基底膜　216
糸球体高血圧　29, 204
糸球体疾患のWHO分類　18
糸球体腎炎　10,11
紫斑病性腎炎　27
事故末梢血幹細胞移植　185
事前指定書　239
持続緩徐血液濾過器　54
持続携行式腹膜透析(CAPD)　226
手根管症候群　89,90
重鎖沈着症　186
除水不全　227
症候診断名　3,4
上皮性ナトリウムチャンネル(ENaC)
　107,108
常染色体優性遺伝型多発性嚢胞腎　207
浸透圧調節系　32, 130
腎移植　61
腎機能分類　4
腎血管性高血圧　119
腎限局性血管炎　156
腎周囲血腫　20
腎周囲膿瘍　220
腎性骨異栄養症　100
腎性低尿酸血症　74
腎生検　10, 175
腎臓超音波法　122
腎動脈ステント　121
腎動脈塞栓症　207
腎不全病期分類(Seldin)　16
ス
ステロイド　176
ステロイドパルス療法　149, 153
ステロイド受容体　43
ステロイド薬　42
ステント植え込み術　190
スーパー抗原関連腎炎　27
セ
セカンド・オピニオン　68
生命倫理　66, 239
線維筋性異形成　117

## 索引

全身性エリテマトーデス 196
全身性炎症反応症候群(SIRS) 53

### ソ
蘇生禁止オーダー(DNAR) 66,68
巣状糸球体硬化症
　経過・予後 180
　ステロイド治療 180
尊厳死 239

### タ
タクロリムス 47
多発性嚢胞腎 207
代謝性アシドーシス 37,141
代謝性アルカローシス 37,102,143
代謝性変化 141
体液バランス 32
脱水 102
蛋白尿 10,30,211

### チ
チクロピジン 188
治療関連理論 8
治療の差し控え(withhold) 68
治療の中断(withdraw) 68
中心性橋脱髄症(CPM) 126

### テ
テタニー 98
テント状T波 92
低カリウム血症 33,102,107,110
低カルシウム血症 98,99,102
低蛋白食 30,49
低蛋白特殊食品 50
低ナトリウム血症 32,124,128
低補体血症 146,170,200
低マグネシウム血症 102
電子顕微鏡 21

### ト
糖尿病性腎症 12,203
　remission, regression 205
　早期診断基準 203
　病期分類 204
透析アミロイドーシス 58,89
透析中止 239
透析療法 240
頭蓋内動脈瘤 208
突然変異 216

### ナ
ナトリウム利尿ペプチド 134
難聴 216

### ニ
2型RTA 113

24時間蓄尿 15
二次性アルドステロン症 104
二次性副甲状腺機能亢進症 58,99
肉眼的血尿 19
日本移植学会倫理指針 62
日本臓器移植ネットワーク 65
尿細管間質病変 30,164
尿細管糸球体フィードバック 80
尿細管性アシドーシス(RTA) 113
　遺伝子異常 117
　原因疾患 115
　分類と特徴 116
尿蛋白選択性 175
尿中NAG 84
尿中$\beta_2$ミクログロブリン 84,89
尿路感染症 220
妊娠高血圧症候群 211

### ネ
ネフローゼ急症 175
ネフローゼ症候群 166,185,198
　微小変化型― 174

### ハ
バーター症候群 102
ばね指 89
パルボウイルスB19 147
破壊性脊椎関節症 89
肺炎ウイルス 167
肺出血 149
肺腎症候群 153
半月体形成性糸球体腎炎 25,149,153
汎発性線維性骨炎 99

### ヒ
ビタミンB1 142
肥満症 211
被嚢性腹膜硬化症(EPS) 59,227
微小変化型ネフローゼ症候群 174
微量アルブミン尿 203
病理診断名 5
貧血 30

### フ
不均衡症候群 226
夫婦間移植 61
浮腫 175
副甲状腺ホルモン(PTH) 98
腹膜平衡試験(PET) 228

### ヘ
変形赤血球 10

### ホ
保存期腎不全 49

### マ
膜性腎炎と合併疾患 27
膜性腎症 166,168
膜性増殖性腎炎 170
慢性腎炎 99
慢性腎疾患(CKD)
　ステージ分類 16
慢性腎不全 29,61
　進行機序 29

### ミ
ミオグロビン尿 79
ミコフェノール酸モフェチル 48,234
ミゾリビン 46

### メ
メソトレキサート 45
免疫複合体 22
免疫抑制薬 176
免疫抑制療法 166

### ヤ
薬剤性腎障害 84,166

### ユ
輸液の基本 34
輸血 241
幽門狭窄症 140

### ヨ
4型遠位RTA 114
IV型コラーゲン 149,216
容量調節系 32,130
溶血性尿毒性症症候群(HUS) 192
溶血性貧血 189
溶連菌感染 145
陽イオン交換樹脂 95

### リ
リン酸カルシウム塩 30
臨床決断 8
臨床倫理 4
　分割法 66

### ル
ループス腎炎 12,196
　組織分類 197

### レ
レニン 110
レニン・アンギオテンシン系 204
レニン・アンギオテンシン・アルドステロン系(ARB) 193

---

## 欧文索引

### A
ABO血液型不適合移植 62
ACTH単独欠損症 128
ADH 137
ADH分泌刺激 130
adhesin 220
allograft glomerulitis 234
allograft glomerulopathy 234
ANCA 24
ANP(nANP) 134

APACHE-IIスコア 53
ASK 145
ASO(anti-streptolysin O) 144
autosomal dominant polycystic kidney disease(ADPKD) 207

### B
11$\beta$-hydroxydehydrogenaze 110
$\beta_2$-microgulobulin 84,89
BNP 134
Bonff分類 18

### C
C4d 235
CAPD 226,227
CAPP 56
Ccr推算式 16
cerebral salt wasting(CSW) 133
cerebral salt-wasting syndrome 129
CHD 55
chronic allograft nephropathy 234
chronic kidney disease(CKD) 17

## C
CMDF　53
CMF　53
complement dialysis　224,231
CRRT　53
C型肝炎　170

## E
ELK分類　158
ENaC　107,108
evidence-based medicine(EBM)　8
extended daily dialysis　54

## F
FEUA(fractional excretion of UA)　133

## G
GFR　14
Goodpasture症候群　26, 149

## H
heat shock protein　43
hump　146

## I
IgA腎症　11
　治療　162
　予後　162
intact PTH　100

## J
JAPAN-KD study　51

## L
Liddle症候群　107
mineral corticoid-responsive hyponatremia of the elderly　129

## M
MPO-ANCA　24, 153
MRSA関連腎炎　27

## N
nephritis-associated plasmin receptor(NAPlr)　145
NSAID　86

## O
OAT(organic anion transporter)　135
ouabain-like compound　134

## P
panci-immune型　153
PD＋HD併用療法　224,231
Phalen徴候　90
PKD1遺伝子　207
PKD2遺伝子　207
podocyte　181
PR3-ANCA　24, 159,160
　感度と特異度　159

## Q
QOL　68

## S
Sevelamer　100
SIADH(syndreme of inappropriate secretion of ADH；不適切ADH分泌症候群)　124, 129, 133
SIRS　53
SOFAスコア　53
Steal症候群　226
streptococcal plasmia exotoxin B(SPEB)　145

## T
Tinel徴候　90
TLR(toll-like receptor)　222
TTP(thrombotic thrombocytepenic purpur)　188

## U
URAT 1　135

## V
$V_2$受容体　139
vWF-CP　188

## W
Wegener肉芽腫症　26, 158
withdraw　68
withhold　68

シミュレイション内科
**腎疾患を探る**
じんしっかん　さぐ

ISBN4-8159-1729-9 C3347

平成17年10月5日　初版発行　　　　　　　　　　　　＜検印省略＞

|  |  |
| --- | --- |
| 編　著　者 | 今　井　裕　一 |
| 発　行　者 | 松　浦　三　男 |
| 印　刷　所 | 株式会社　太　洋　社 |
| 発　行　所 | 株式会社　永　井　書　店 |

〒553-0003　大阪市福島区福島8丁目21番15号
電話大阪(06)6452-1881(代表)/Fax(06)6452-1882

東京店
〒101-0062　東京都千代田区神田駿河台2-10-6
御茶ノ水Sビル
電話(03)3291-9717/Fax(03)3291-9710

Printed in Japan　　　　　　　　　　　　　©IMAI Hirokazu, 2005

・本書の複製権・翻訳権・上映権・譲渡権・公衆送信権（送信可能化権を含む）は株式会社永井書店が保有します．
・JCLS　＜(株)日本著作出版権管理システム委託出版物＞
本書の無断複写は著作権法上での例外を除き禁じられています．複写される場合には，その都度事前に(株)日本著作出版権管理システム（電話 03-3817-5670, FAX 03-3815-8199）の許諾を得て下さい．